Brendan Brazier

VEGAN POWER

Optimisez votre santé et vos performances sportives grâce au guide de nutrition végane

Le *Thrive Diet* sans gluten, sans soja du célèbre triathlète canadien

Unimedica

À Lynn, Seymour
et Stanley

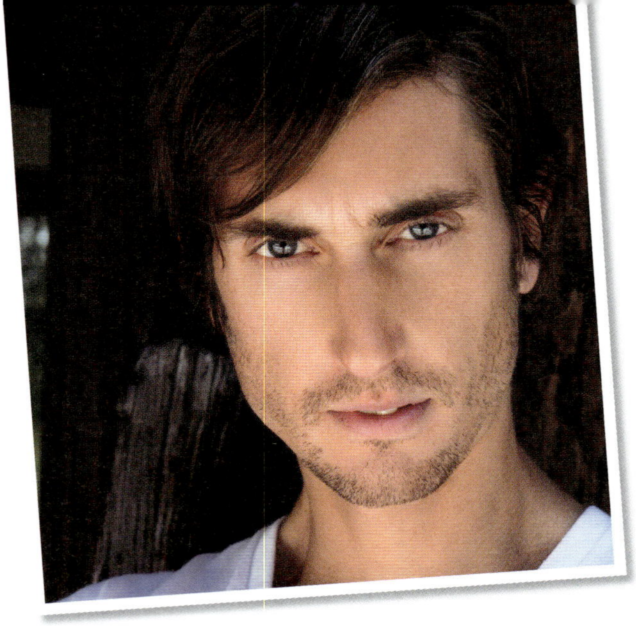

BRENDAN BRAZIER est l'un des rares athlètes professionnels au monde dont l'alimentation est à 100 % à base de plantes. Il est triathlète professionnel de l'Ironman, auteur de best-sellers sur une nutrition de performance et créateur primé d'une ligne de produits nutritionnels aux aliments complets, nommée Vega™.

Sélectionné en 2006 pour le prix *Innovation Manning*, prestigieux prix canadien pour l'innovation, Brendan a été parmi les finalistes pour l'élaboration de sa ligne de produits nutritionnels Vega™.

La même année, il a été invité à s'exprimer devant le Congrès américain au Capitole à Washington, sur les considérables bénéfices sociaux et économiques qui découleraient de l'amélioration de la santé de chacun par une meilleure alimentation. Le but de son propos était d'attirer l'attention sur le rôle que joue l'alimentation dans la prévention de la plupart des maladies chroniques que subissent actuellement les Nord-Américains.

Brendan Brazier est devenu un intervenant renommé et il apporte sa contribution à l'épanouissement des individus et au monde du travail en partageant son programme alimentaire de lutte contre le stress, le *Thrive Diet*.

Brendan vit à Vancouver, Colombie-Britannique.

Le *Thrive Diet* – ou comment perdre du poids, réduire son stress et rester en bonne santé durablement avec des aliments complets.

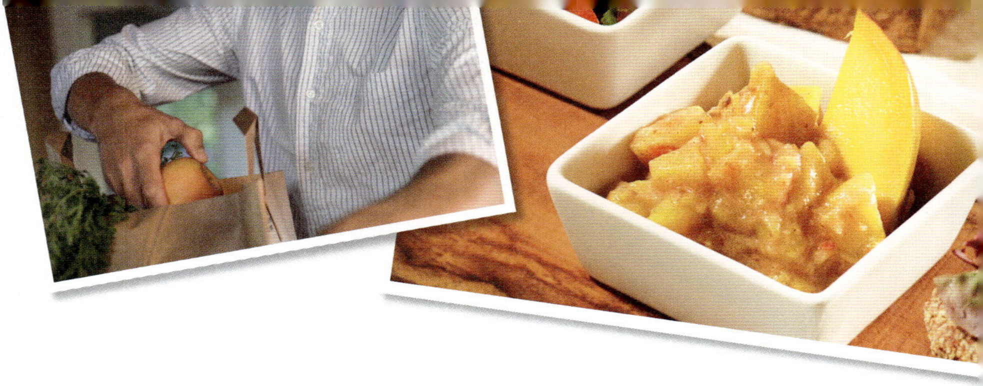

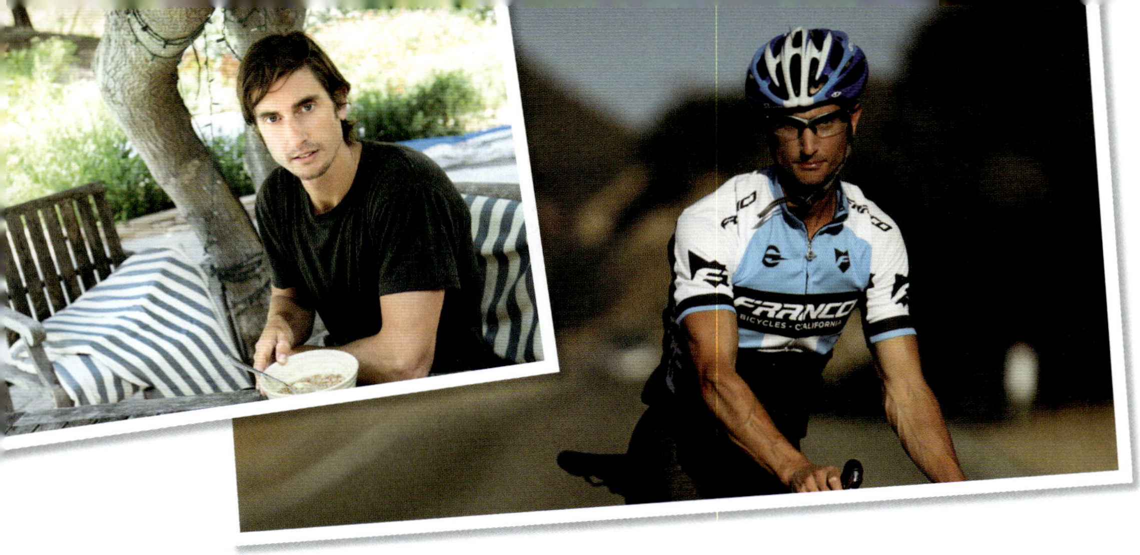
FRANCO
BICYCLES · CALIFORNIA

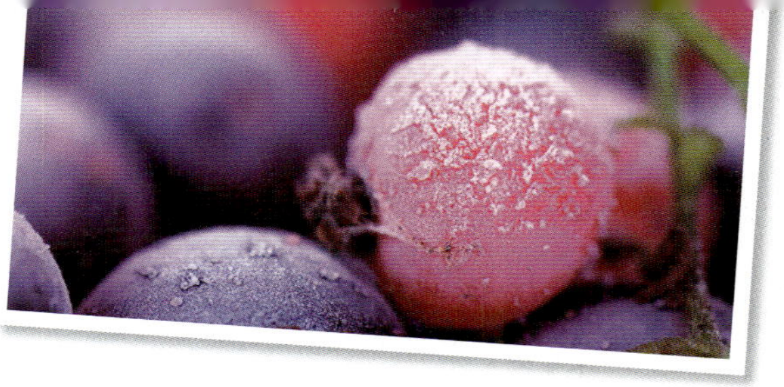

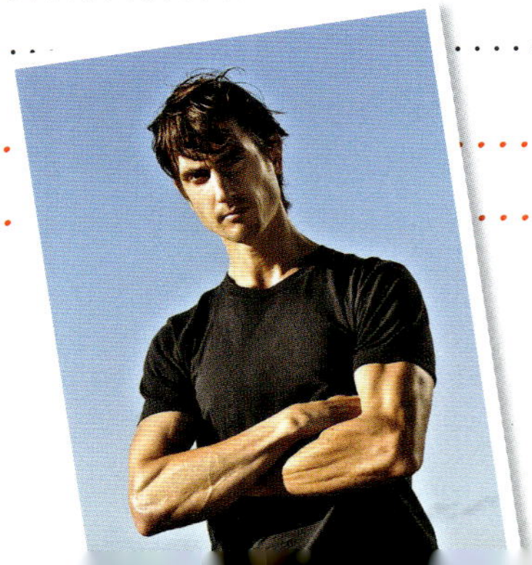

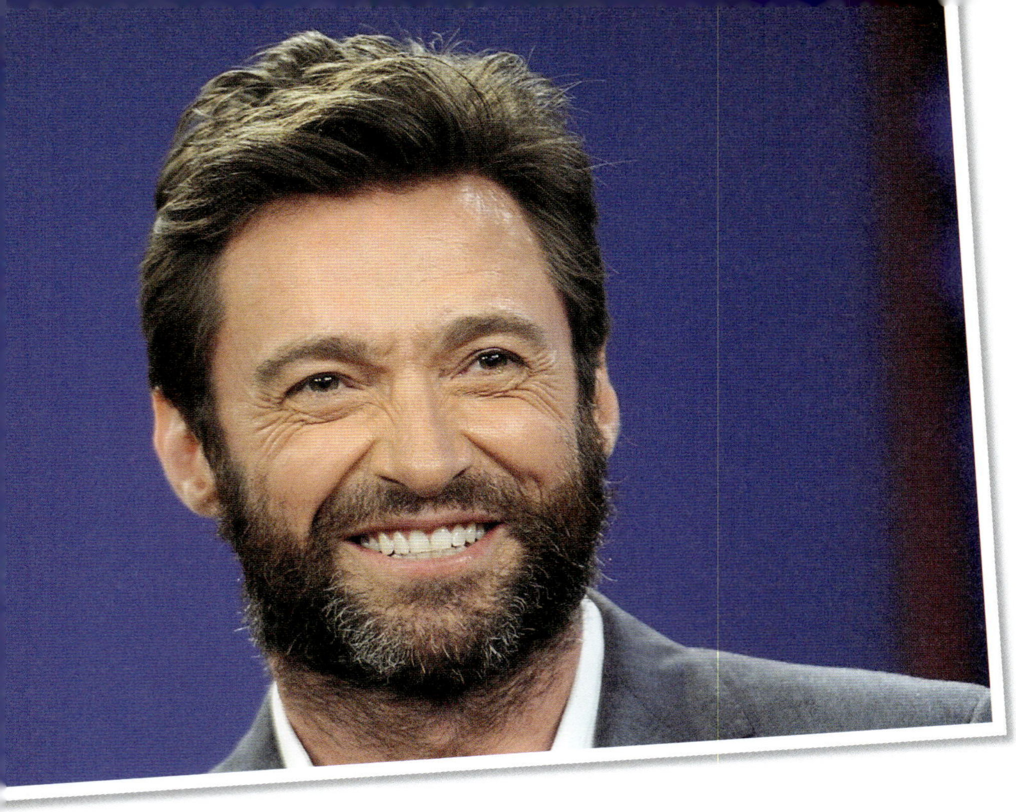

Préface Hugh Jackman

Cela vous semblera peut-être étrange qu'une préface pour un livre sur le régime végan ne soit pas écrit par quelqu'un suivant ce régime, et c'est une interrogation justifiée. Néanmoins, s'il est vrai qu'à l'instant où je rédige cette préface, je ne suis pas végan, il y a de fortes chances pour que lorsque vous la lirez, je le sois devenu.

Ce genre de décision a tendance à prendre du temps chez moi. Pourquoi? Parce que, comme pour la plupart d'entre vous, je désire ce qu'il y a de mieux dans la vie; je désire que mon corps et mon esprit fonctionnent au maximum de leur potentiel et je ne veux pas penser qu'être en bonne santé et plein de vitalité soit un acquis. De là jusqu'à devenir vegan? Cela semble un peu extrême, non? Après tout, j'ai quarante et un ans et, jusqu'à présent, tout va plutôt pour le mieux. Et si en plus, l'on ajoute les excuses habituelles: je suis très occupé, je n'ai pas de temps à consacrer à ce genre de choses, etc., etc.

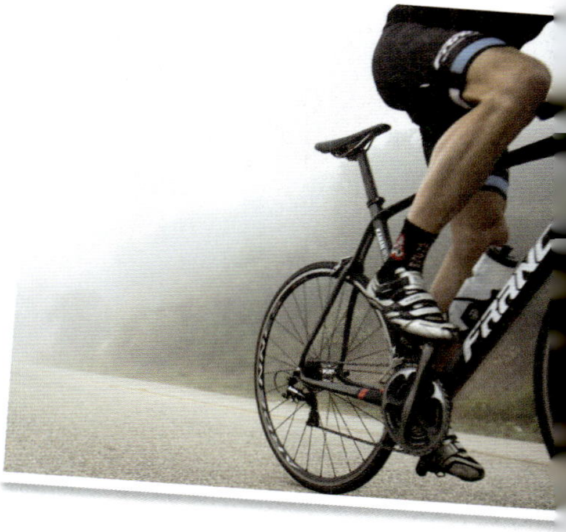

Bon… Pour les besoins d'une autre version du film « Wolverine », je devais prendre neuf kilos de beaux muscles, ce qui habituellement signifie un régime comprenant beaucoup de protéines animales et synthétiques. Bien que cela ait bien marché dans le passé, je savais qu'à long terme ce n'était pas gérable et qu'à un certain point mon corps (et probablement, mon cœur) allait se rebeller. Sans mentionner le fait que je me sentais souvent extrêmement léthargique après avoir ingéré autant de calories difficiles à digérer. De plus, il y avait l'aspect éthique de ce genre de régime à considérer, son impact sur l'environnement étant le plus important.

Dans ma tête, je me disais que, tout en reconnaissant le choix d'être végétarien ou vegan admirable, il me semblait impossible d'obtenir les résultats que je souhaitais.

Assis à mon bureau, je regardais ce livre qui semblait me crier, « il y a un moyen… IL Y A UN MOYEN », et je décidai d'essayer les produits Vega de Brendan Brazier pour voir si, au moins, je pouvais remplacer les protéines synthétiques en poudre avec les « Vega Complete Whole Food Health Optimizer » et « Vega Sport Performance Optimizer ». J'adorais et pour un temps, mon esprit fut plus tranquille. L'image de Brendan sur son vélo, dans son habit de triathlète, eut finalement raison de moi et je décidai de lire son livre.

WAOUH !

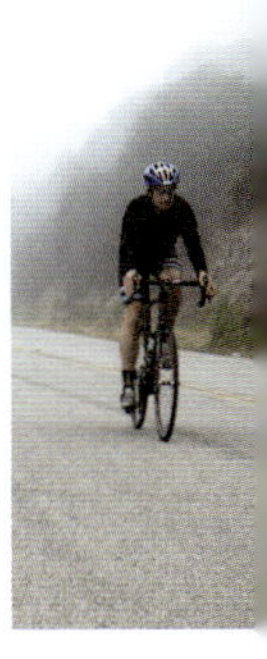

J'avais sous les yeux un athlète professionnel décrivant les bénéfices que son régime vegan apportait à son entraînement - un régime bien plus exigeant que le mien — et comment il l'avait libéré des mêmes sentiments que je ressentais dans mon propre entraînement. Plus je tournais les pages et plus mon enthousiasme grandissait. Non seulement c'était possible mais, en plus, c'était plus facile et plus sain.

Je suis tellement excité par ce que je découvre. Mon travail nécessite des changements physiques en fonction des différents rôles à jouer mais je ne suis plus intéressé par la partie « à tout prix » de l'équation. Ma famille est ce qu'il y a de plus précieux pour moi et j'ai toujours accordé beaucoup d'importance au fait d'être en bonne santé, de traiter nos corps avec respect, d'essayer d'être un exemple pour nous enfants et de les conduire sur un chemin de vie sain et plein de vitalité. Je suis éternellement reconnaissant à ce livre et, maintenant que j'ai rencontré Brendan, je suis incroyablement impressionné par sa dévotion à partager ses connaissances extraordinaires.

Je suis convaincu que la manière dont nous nous nourrissons depuis des décennies nous a égaré et que les nombreuses épidémies actuelles sont probablement dues aux changements dans la qualité des aliments que nous consommons : utilisation croissante de conservateurs et d'additifs, et aliments pauvres en valeur nutritionnelle. Ce que ce livre propose est un guide d'une importance capitale pour nous tous.

Bien que je ne sois pas encore végan, je m'en rapproche de plus en plus chaque jour. Comme le décrit Brendan dans ce livre, j'ai déjà remarqué que mon énergie a augmenté et que mon sommeil est bien plus réparateur. Mon désir de sucre et de sel est en train de disparaître et, qui l'aurait cru, je suis les recettes proposées et je les adore (les smoothies sont fantastiques !)

Si vous me ressemblez un tant soit peu, il y a fort à parier que le chemin qui vous a conduit jusqu'à lire cette préface n'a pas été facile. Je peux, cependant, vous garantir que vous ne regretterez rien.

Profitez de ce nouveau bien-être et de cette nouvelle vitalité qui viennent à votre rencontre.

Hugh Jackman

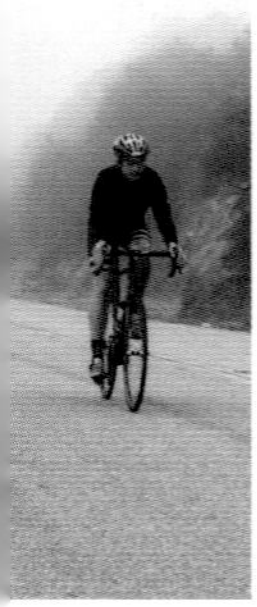

Introduction

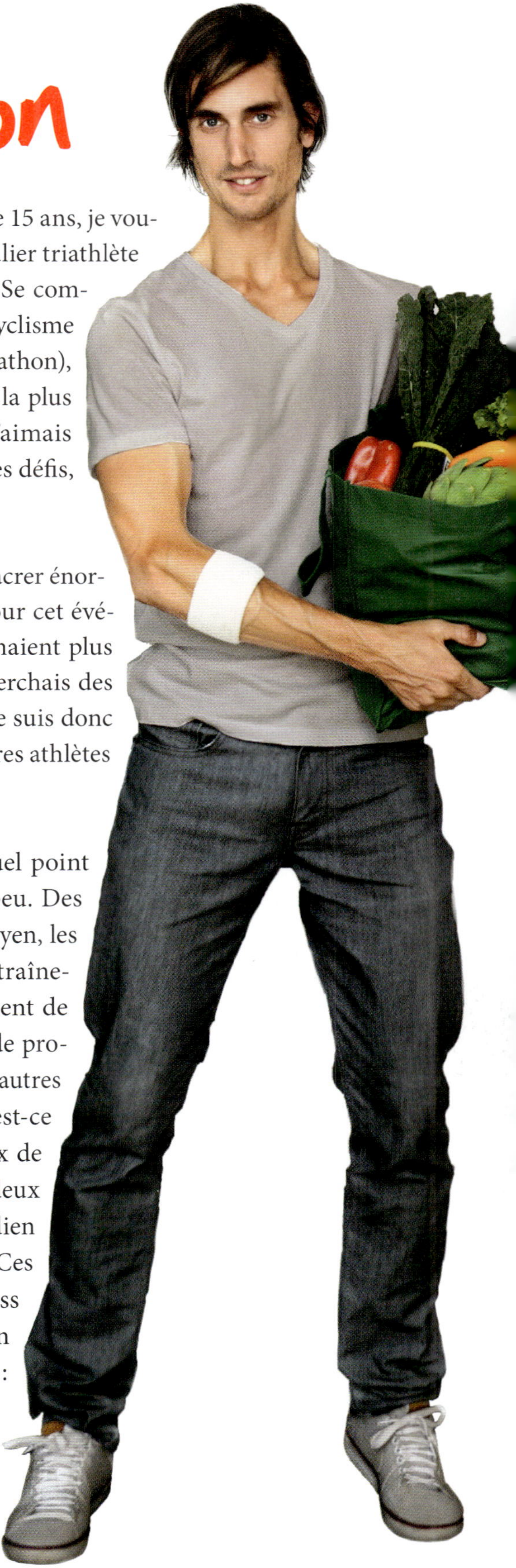

Le *Thrive Diet* est né d'une nécessité. A l'âge de 15 ans, je voulais devenir un athlète professionnel, en particulier triathlète de compétition extrême, telle que l'Ironman. Se composant de 3,8 km de natation, de 180,2 km de cyclisme et d'une course à pieds de 42,195 km (un marathon), le triathlon de l'Ironman n'est pas la manière la plus facile de gagner sa vie. Mais cela m'attirait. J'aimais les exercices à l'extérieur, le travail difficile et les défis, alors pourquoi ne pas en faire une carrière ?

Comme vous pouvez l'imaginer, je devais consacrer énormément de temps et d'efforts à m'entraîner pour cet événement. Tandis que mes entraînements devenaient plus sérieux et que je poursuivais mon but, je recherchais des manières d'améliorer mes performances. Je me suis donc logiquement intéressé à la manière dont les autres athlètes s'entraînaient.

Ce que j'ai tout de suite remarqué, c'est à quel point leurs programmes d'entraînement variaient peu. Des pros de haut niveau aux athlètes de niveau moyen, les variations de leurs séances quotidiennes d'entraînement étaient infimes. Si l'on met l'entraînement de côté, qu'est-ce qui permet à certains athlètes de progresser à une vitesse exceptionnelle, alors que d'autres stagnent ou ne progressent que très peu ? Qu'est-ce qui sépare les athlètes de haut niveau de ceux de niveau moyen ? Comme je l'ai découvert, il y a deux éléments primordiaux qui composent le quotidien d'un athlète : l'entraînement et la récupération. Ces deux éléments, que l'on nomme souvent le stress et le repos, sont d'une égale importance, bien qu'habituellement un seul retienne l'attention : l'entraînement.

Alors que les programmes d'entraînement sont méticuleusement planifiés et que chaque séance d'entraînement est organisée en détails, au contraire de la phase de récupération. Tous les processus de récupération du corps ne sont pas encore scientifiquement connus mais il est certain qu'un repos de qualité et sans stress est crucial pour la régénération. Ainsi l'athlète sera mieux préparé physiologiquement pour la prochaine séance d'entraînement. C'était donc la récupération qui allait principalement retenir mon attention, et non l'entraînement.

Après avoir lu plusieurs articles et parlé avec différents athlètes de haut niveau de sports de force ou d'endurance, j'ai remarqué que ce que qui variait le plus chez eux était le régime alimentaire. Cela allait d'un régime très pauvre à un régime plutôt convenable, ce qui se reflétait dans leurs performances : un bon régime favorise une récupération rapide ; plus le régime est bon, plus rapide est la récupération. Mais qu'est-ce qui constitue une bonne alimentation ? Quels sont les meilleurs aliments à consommer pour la récupération et ceux qui devraient être évités ? Quels aliments aident le corps à réduire le stress de manière à récupérer plus rapidement ?

Mon attention, tout d'abord portée sur l'entraînement, se déplaçait désormais sur la récupération et, en particulier, sur le régime alimentaire. J'ai essayé différents régimes, pas ceux qui sont restrictifs, lesquels sont courants, mais ceux qui sont supposés améliorer les performances. J'ai essayé les régimes riches en glucides, à base de céréales, pauvres en matières grasses, pauvres en protéines, les régimes pauvres en glucides, riches en matières grasses, riches en protéines, et plusieurs autres intermédiaires. Bien qu'apprendre les principes de base des différents régimes m'ait été d'une grande aide, je n'arrivais pas à trouver un régime qui ait les aspects que je recherchais.

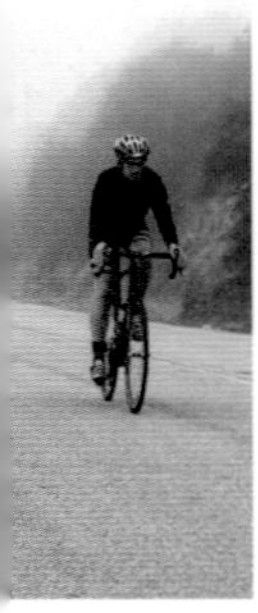

J'ai ensuite essayé un régime qui à l'époque était considéré comme une nouveauté. C'était au début des années 90 et les régimes qui n'étaient pas composés de viande et de produits laitiers, malgré leurs autres apports, étaient habituellement rejetés de suite, surtout par les athlètes. J'ai néanmoins essayé ce régime uniquement à base de plantes. Après deux semaines environ, j'ai commencé à penser que les critiques qu'on lui portait étaient justes – je me sentais très mal. Fatigue générale, courbatures locales des muscles, baisse d'énergie, faim constante – j'ai fait l'expérience de tout cela. Mais pourquoi ? Quelle était la cause de cet état ? J'ai été d'abord découragé, puis intrigué par le fait que la manière de s'alimenter avait des effets sur le bien-être du corps. Il devait être possible d'inverser cet état des choses.

La réticence de la communauté athlétique à l'égard d'un régime strictement à base de plantes m'a aussi intrigué. Plusieurs entraîneurs et coachs m'avaient dit que j'aurais besoin de prendre une décision : soit prendre un régime à base de plantes, soit devenir un athlète. Étant d'un naturel curieux, j'ai décidé de le découvrir par moi-même : pourrais-je être un athlète de haut niveau tout en suivant un régime à base de plantes ?

J'ai lu des revues médicales, des publications sur la santé et l'alimentation pour en apprendre davantage et j'ai mis en pratique des études diététiques. J'ai acquis une bonne compréhension théorique du sujet, mais est-ce qu'un tel régime allait marcher en pratique ? C'est à ce moment-là que j'ai commencé à tester sur moi-même un régime à base de plantes, avec pour but rien de moins que d'avoir une santé et une vitalité optimales.

Sachant que l'entraînement exige beaucoup de la masse musculaire, j'ai pensé que ce qui peut reconstruire les muscles pouvait également être un facteur majeur de récupération rapide. Si j'étais capable de récupérer plus rapidement après chaque séance d'entraînement, je pourrais rapprocher les séances et de ce fait m'entraîner plus que mes concurrents. Ainsi, je progresserais plus vite. Comme je l'avais supposé, les aliments étaient la bonne solution : de grande qualité, riches en substances nutritives, alcalins, faciles à digérer si les proportions sont appropriées (j'ai appris ce dernier point plus tard). J'ai expérimenté quelques « régimes de performance » que j'ai créés moi-même pour tenter de minimiser le temps de récupération entre les séances d'entraînement. J'ai commencé à utiliser mon corps comme une sorte de baromètre diététique, sachant que plus j'étais prêt rapidement à m'entraîner après une séance, plus mon régime était bon. Qu'est-ce qui faisait que certains aliments accéléraient la récupération alors que d'autres la retardaient, parfois considérablement ? J'avais désormais besoin de déterminer quels aliments étaient les meilleurs et pourquoi, et quels étaient leurs dénominateurs communs – cela n'allait pas être une tâche facile. Une expérience approfondie d'une telle ampleur demanderait du temps. Je lui en ai consacré. J'ai commencé il y a 17 ans.

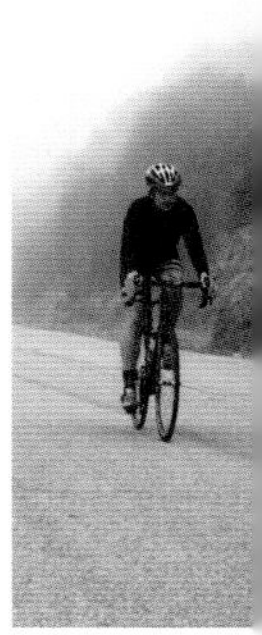

Au fil des années, j'ai commencé à voir un modèle se dessiner – une série de dénominateurs communs a commencé à apparaître. Les caractéristiques rendant certains aliments très précieux pour le corps et d'autres sans valeur ou vraiment facteurs de stress, commençaient à se présenter d'elles-mêmes. Ces aliments précieux allaient devenir la base du *Thrive Diet*.

J'ai ensuite développé une série de recettes à tester et un programme d'une semaine de repas ayant pour base les aliments aux caractéristiques que j'ai estimées précieuses. Le résultat a été stupéfiant. Non seulement mon temps de récupération a chuté, mais mon niveau d'énergie, mon rapport résistance-poids et mon endurance ont aussi rapidement augmenté. Tout cela avait pris plusieurs années, mais ça y était, j'avais la base pour le programme. Mettant ces principes en pratique, j'ai concocté une boisson mixée riche en substances nutritives, complètement à base de plantes, que je buvais quotidiennement.

C'était en 1996 et j'avais alors 21 ans. Avec ce même programme, j'ai commencé à m'entraîner plus – parce que je le pouvais. Je récupérais à une vitesse sans précédent. A partir de ce moment, je me suis rendu compte que mon but, participer au triathlon professionnel de l'Ironman, devenait réaliste. Seulement deux ans après, en 1998, je débutais ma carrière professionnelle. La vitesse à laquelle mon corps était capable de s'adapter à ce type d'entraînement global fut ma réussite la plus impressionnante. J'ai attribué ces bénéfices exceptionnellement rapides à l'attention méticuleuse que j'ai prêtée à mon alimentation.

Au cours des années, les paramètres fondamentaux du régime n'ont pas changé, ayant résisté au test du temps. Ce qui ne veut pas dire que le régime n'a pas évolué – en fait, il a évolué : j'ai ajouté de nouveaux aliments au programme de nutrition après qu'ils aient passé le test de la récupération et été validés par des recherches publiées.

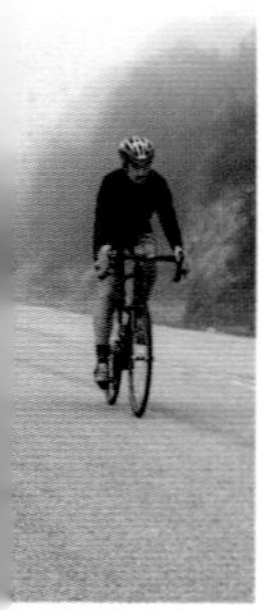

Ce que j'ai réalisé par la suite allait devenir l'une des étapes les plus importantes du régime. Que le régime m'ait aidé à accélérer ma récupération était vraiment bien, mais sur une plus grande échelle, il y avait beaucoup plus de choses à concrétiser. En effet, que le temps de récupération entre les séances d'entraînement puisse être significativement plus court m'incitait à aller encore plus loin. Au niveau cellulaire, le régime permettait d'accélérer le renouveau des tissus musculaires. Cela signifiait que suivre ce régime aidait vraiment le corps à se régénérer plus fréquemment, suggérant ainsi qu'il pourrait aider à réduire l'âge biologique. (Je parle de cet aspect en détail dans le chapitre 2). Pourtant, il y avait encore plus : un déterminant majeur pour la vitesse de récupération est le niveau de stress. Plus le corps est stressé, plus la récupération est lente. Puisque mon stress externe restait à un même niveau et que la seule variable était ce que je mangeais, il m'est apparu évident que mon régime à base de plantes aidait à réduire le stress, simplement grâce à une meilleure nutrition. Ce concept est devenu le principe du

Thrive Diet. Dans le chapitre 1, je développe ce sujet et j'explique les différentes formes de stress.

Le fait que ce régime puisse réduire le stress était important. Le stress est maintenant considéré comme la cause principale de bien des maladies et de problèmes de santé. L'obésité, la fatigue, la mauvaise digestion et les troubles du sommeil sont souvent les symptômes du stress. Dans la mesure où le Nord-Américain lambda est assailli par différents types de stress, le principe du *Thrive Diet*, qui est de faire diminuer le stress, est la solution idéale pour rester en bonne santé dans notre monde moderne. De là, le régime n'était plus seulement pour les athlètes de haut niveau – il pouvait convenir à tout le monde, le niveau d'activité important peu : en aidant à réduire le stress nutritionnel, et ainsi le stress en général, le *Thrive Diet* est bénéfique pour tout le monde. En fait, le *Thrive Diet* éliminera potentiellement jusqu'à 40 % de stress du corps d'un Nord-Américain lambda.

Je parle en détails du stress nutritionnel dans le chapitre 1, mais, en bref, le stress nutritionnel est le terme employé pour décrire le stress de l'organisme en réponse à la nourriture dépourvue de valeur nutritionnelle et/ou aux aliments qui requièrent une grande quantité d'énergie pour être digérés et assimilés – c'est-à-dire ceux qui sont raffinés et non naturels. Le stress nutritionnel provoque les mêmes dégâts physiologiques que les autres types de stress. Avec les exigences modernes et un régime à base d'aliments raffinés, le corps du Nord-Américain lambda est aussi stressé que celui d'un athlète d'endurance professionnel. Bien que les sources du stress puissent être différentes, le besoin de réduire les effets négatifs est le même. Le stress peut être la cause de bien des problèmes de santé, mais la bonne nouvelle est que nous pouvons prévenir et empêcher un bon nombre de ces problèmes, en mangeant simplement une alimentation contrôlée qui soulage le stress nutritionnel. C'est exactement ce que j'ai développé avec le *Thrive Diet* : un moyen de rendre notre santé fondamentalement meilleure.

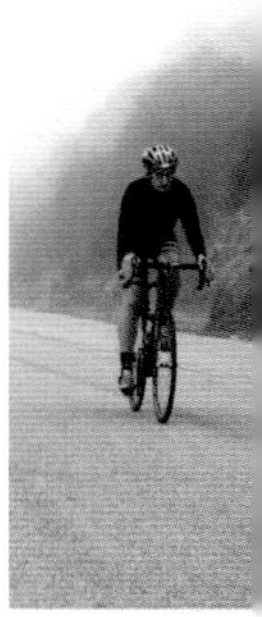

Le *Thrive Diet* a pour but :

- de réduire l'âge biologique
- d'augmenter l'espérance de vie
- d'aider à réduire les tissus adipeux et de préserver la minceur des muscles
- d'augmenter l'énergie sans consommer de café ni de sucre
- d'augmenter la force et l'endurance
- d'améliorer la productivité
- d'améliorer la clarté d'esprit
- d'améliorer la qualité du sommeil
- de réduire le besoin de sommeil
- d'améliorer la résistance aux infections
- d'accélérer la récupération après les exercices
- de réduire ou d'éliminer les envies de sucre
- d'augmenter le désir de se surpasser

En plus de ses bénéfices pour la santé, le *Thrive Diet* est bon pour l'environnement. Dans le chapitre 3 j'explique comment le régime est fait pour utiliser le moins de ressources possibles, ce qui en fait un des régimes les plus respectueux de l'environnement qui soient. De fait, la préservation de l'environnement a pour résultat une alimentation de plus grande qualité, qui influence directement ceux qui la consomment.

Dans le chapitre 4, j'explique la valeur qu'a l'exercice pour la régénération et le renouvellement. Je traite des aliments qui sont optimaux pour une séance d'entraînement et des aliments les meilleurs à manger après l'exercice afin de récupérer rapidement. J'y inclus des recettes spécifiques aux exercices que je me suis faites il y a des années.

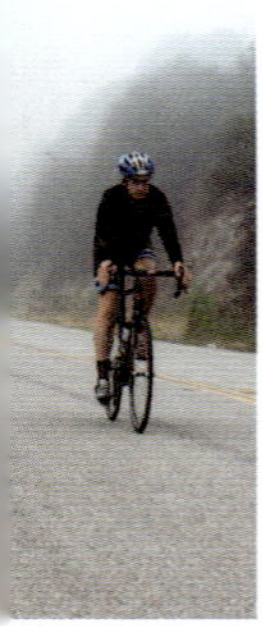

Le Chapitre 5 est une liste et une description des principaux aliments du régime, et le chapitre 6 est un programme de repas de 12 semaines qui vous aidera à démarrer le *Thrive Diet*. Vous pouvez choisir de suivre exactement le programme de repas, ou de l'utiliser simplement pour vous orienter. Vous trouverez dans le chapitre 7 les recettes pour le programme de repas, avec les instructions pour le trempage et la germination des graines, des noix et des légumineuses. Cela inclut des recettes de barres énergétiques, de céréales, de smoothies, de burgers, de salades, d'assaisonnements, et bien plus encore.

J'ai également fourni un appendice détaillant les vitamines, les minéraux et les autres substances nutritives et composants pour une alimentation saine, ainsi qu'un glossaire des termes que j'utilise souvent dans le livre.

Avec ce livre comme guide, vous ferez des progrès pour récolter les bénéfices d'une meilleure qualité de vie. En appliquant les principes du *Thrive Diet*, vous créerez le fondement même de votre santé. Aucune étape, si infime soit-elle, n'est négligeable ; chaque aspect du régime que vous adopterez donnera directement des résultats significatifs. Démarrez lentement et construisez votre régime petit à petit.

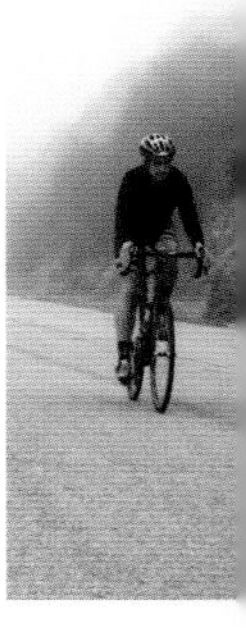

Sachregister

Chapitre 1

Réduire le stress pour accroître sa vitalité

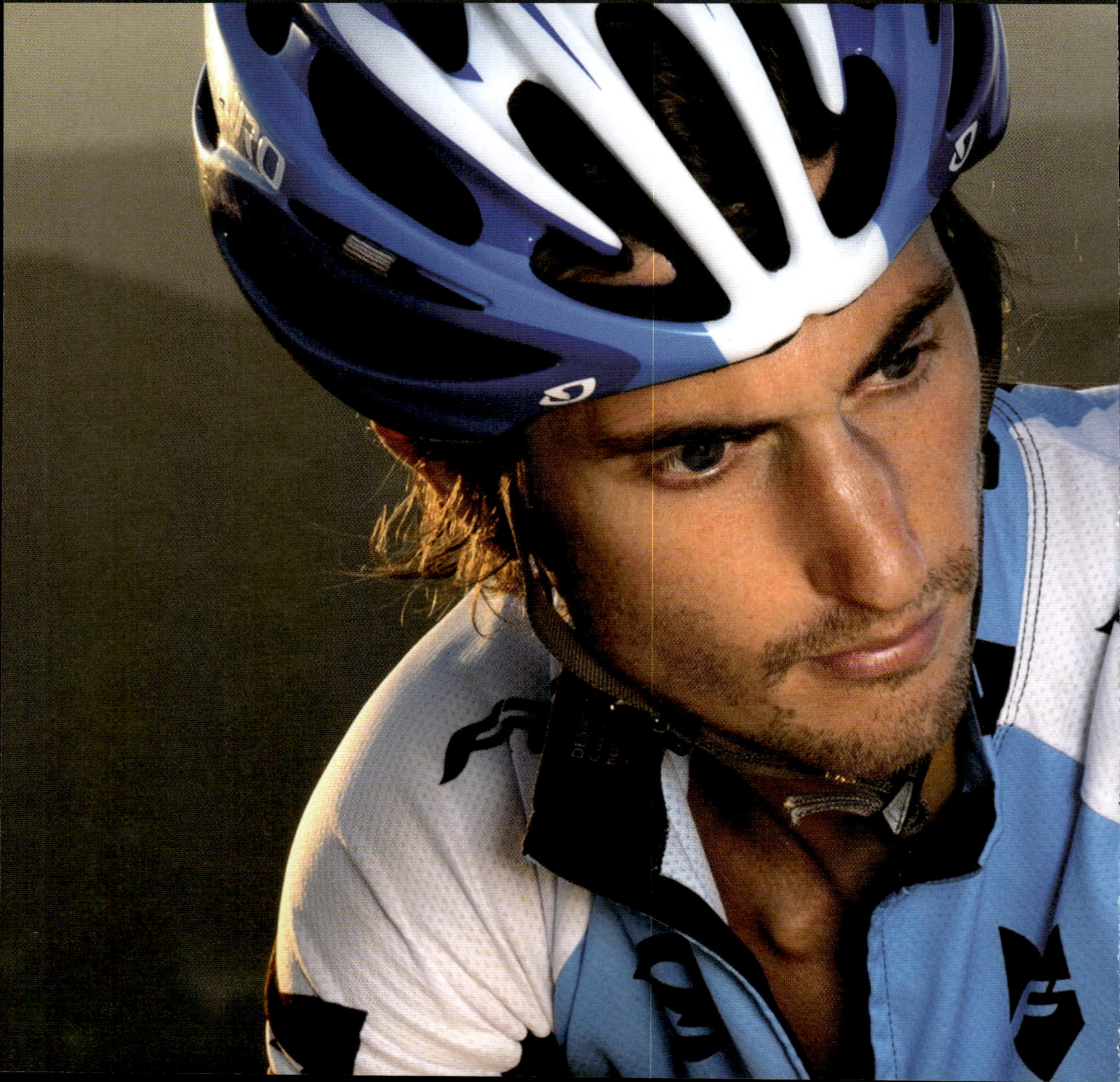

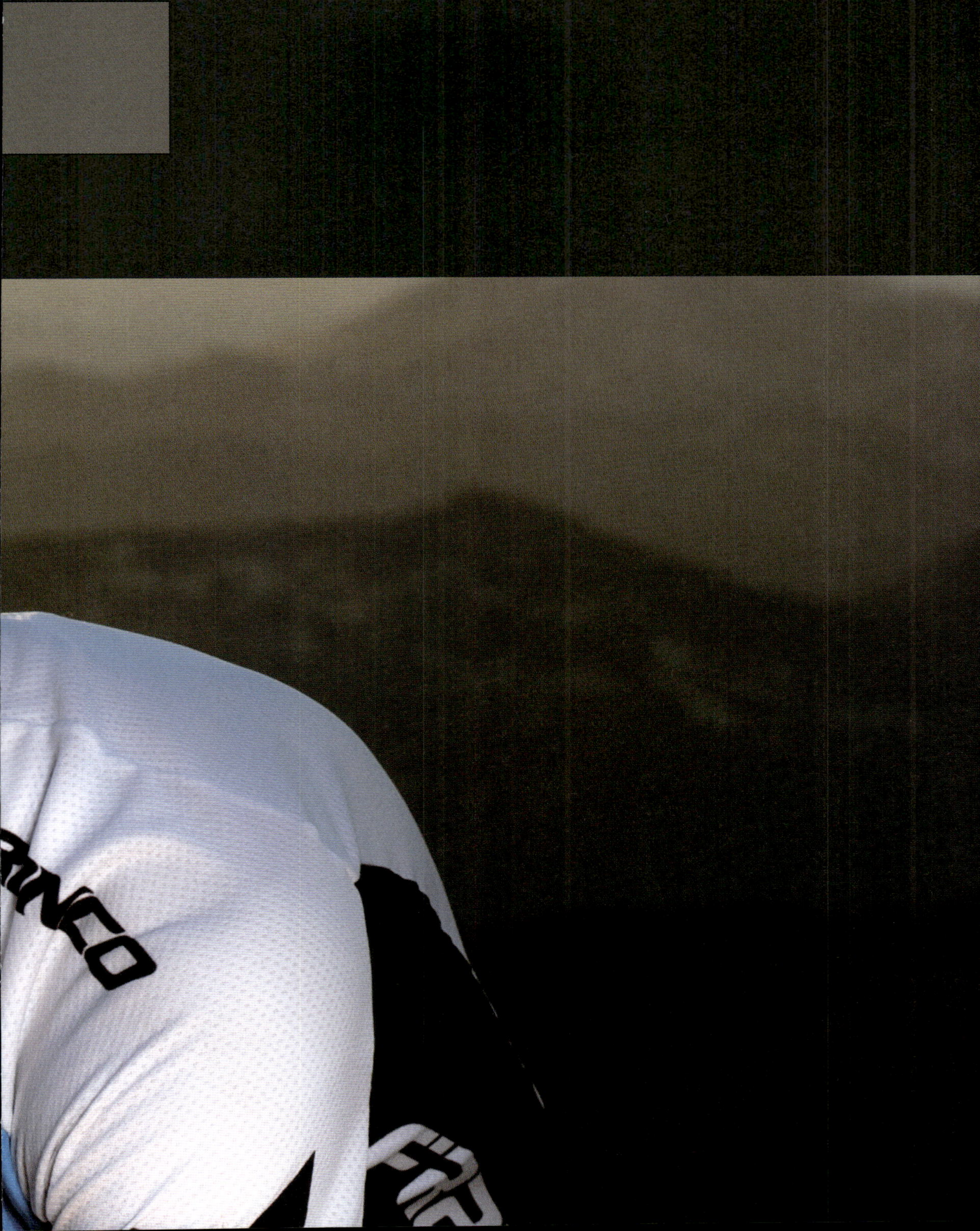

Le stress est quelque chose qui nous est familier – le monde moderne est un terrain qui lui est propice. Beaucoup d'entre nous n'ont pas encore conscience de sa portée et de la manière dont il peut affecter profondément chaque aspect de notre vie. En résumé, le stress est tout ce qui provoque une tension. Mental ou physique, quelle qu'en soit l'origine, le stress et ses conséquences considérables touchent tout le monde d'une manière ou d'une autre. La vie moderne présente de nombreuses sources de stress; de la présence de polluants dans notre eau potable et notre mauvaise nutrition, à nos problèmes relationnels et nos déceptions professionnelles, en passant par le surmenage et le manque d'activité – tous sont des facteurs de stress.

Le stress est comme le feu: lorsqu'il est maîtrisé et utilisé dans un but précis, il peut nous être utile. Non contrôlé, il peut nous consumer. Selon la quantité que notre corps peut supporter, certains stress peuvent être bénéfiques. L'exercice, par exemple, est stressant (c'est une tension). Mais si vous faites de l'exercice et que vous vous reposez ensuite, votre corps se renforcera. Cependant, le stress est devenu, aujourd'hui plus que jamais, une véritable menace pour notre santé et notre quotidien; il nous submerge et, dans certains cas, il nous domine.

Situées au-dessus des reins, nos deux glandes surrénales sont des petites glandes triangulaires qui jouent un grand rôle dans la façon dont le corps répond au stress. Durant les périodes de stress intense, quelle qu'en soit la source, les glandes surrénales sont activées et sécrètent du cortisol. Le cortisol est parfois désigné comme « l'hormone du stress » pour la simple raison qu'il est libéré par le stress.

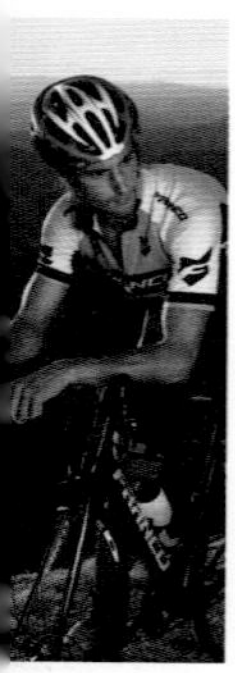

Grâce à la libération du cortisol due à l'apparition du stress, notre corps, en réalité, fait le plein d'énergie: nous devenons plus vigilants, notre force peut augmenter, nous sommes capables de traiter l'information plus rapidement et de réagir un peu plus vite que d'habitude. C'est un mécanisme de défense inné. Faisant appel à ses racines primitives, notre corps suppose que s'il est stressé, c'est qu'il doit être en danger. En convoquant ses ressources hormonales pour améliorer provisoirement sa force et son temps de réaction, le corps augmentera ses chances de sortir d'une mauvaise situation, mécanisme qui remonte à la préhistoire. Les premiers hommes, confrontés par exemple à un prédateur, voyaient ainsi leurs chances de survie augmenter. Pour eux, le manque d'approvisionnement était perçu comme un stress et, par conséquent, comme une menace pour leur survie. La menace ainsi enregistrée provoquait la même réponse hormonale. De ce fait, plus de vigueur et une énergie accrue amélioraient leur aptitude à chercher de la nourriture.

Ce qui menaçait les premiers hommes devait être plus direct que ce qui nous menace aujourd'hui, pourtant notre mécanisme de réponse au stress reste presque le même. Dans la société occidentale moderne, nous avons rarement recours à notre instinct de conservation originel. Nos menaces quotidiennes semblent bien pâles si on les compare au fait d'être attaqué par un animal ou d'avoir à chercher intensément de la nourriture. Mais même si nos menaces semblent moins terribles, elles sont plus nombreuses – beaucoup plus – et elles s'accumulent. Dans la mesure où notre réaction primitive au traitement des menaces n'est plus adaptée, le stress nous ronge lentement. En fait, notre mécanisme de réponse au stress empire la situation à cause d'une réaction démesurée. En voulant nous protéger lorsque nous sommes confrontés à une situation de stress – même pour nous sortir de la plus petite impasse – nos glandes surrénales libèrent du cortisol pour nous faire passer à l'action. Nos glandes surrénales sont mises à l'épreuve quotidiennement, voire toutes les heures.

Bien entendu, la quantité de cortisol libérée varie selon la gravité des facteurs de stress perçue par le corps. Réagir fréquemment ou excessivement à un événement aussi banal que travailler des heures supplémentaires est stressant en soi et, de ce fait, produit du stress. Le cortisol va finalement « ronger » le corps en désagrégeant les tissus musculaires. Alors que le cortisol nous stimule pour traiter une menace apparente, cette stimulation récurrente entraîne la fatigue : dans la mesure où nos glandes surrénales n'ont pas été faites pour être stimulées autant qu'elles le sont aujourd'hui. Elles sont surmenées, épuisées. Cet épuisement des glandes surrénales est un problème répandu.

De nos jours, beaucoup de nos problèmes de santé, sinon tous, sont causés par le stress : l'obésité, la fatigue, la confusion mentale, les troubles du sommeil, les problèmes digestifs, les rides prématurées, la dépression… et la liste continue. Si le stress, et par conséquent le cortisol, restent élevés, certains problèmes surviennent et gênent le bon fonctionnement de l'organisme. L'un de ces problèmes est que le corps va déplacer ses sources de combustible. Le système organique d'une personne stressée, au lieu de brûler les graisses comme un combustible, brûlera des glucides sous forme de sucre ; le corps va ainsi commencer à stocker les graisses au lieu de les utiliser comme énergie.

Les personnes stressées ne brûlent pas les graisses aussi efficacement que les personnes qui ne le sont pas.

Les personnes sans stress sont des machines à brûler les graisses. Les personnes stressées, quant à elles, les brûlent et ont en retour un grand be-

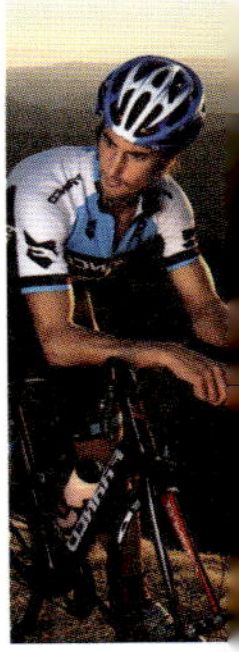

soin de glucides. Ces besoins représentent eux-mêmes une forme de stress psychologique, comme je le dis plus loin dans ce chapitre.

Le stress peut également provoquer un déséquilibre hormonal. Quand le taux de cortisol change rapidement, sa relation symbiotique avec les autres hormones est altérée. Le déséquilibre hormonal peut, par exemple, toucher le fonctionnement des électrolytes, réduisant la capacité du corps à rester suffisamment hydraté. Cela aboutit, à court terme, à des crampes musculaires, et si on le néglige, à une peau ridée et moins élastique. Quand le corps a des difficultés à maintenir les fluides à un niveau optimal, la distribution des substances nutritives jusqu'aux cellules est compromise. Cela conduit à une foule de problèmes – la malnutrition de base étant la plus évidente. Même si le régime est idéal, les substances nutritives sont presque inutiles si elles ne sont pas correctement distribuées. Le déséquilibre hormonal peut aussi causer un ralentissement des capacités mentales et perturber la distribution des messages du cerveau aux autres parties du corps, ce qui ralentit les mouvements.

Un autre problème de santé qui survient régulièrement lorsque le stress augmente, est la difficulté à dormir profondément. Nous avons probablement tous eu des difficultés à nous endormir après un événement traumatisant, ou peut-être même après avoir accepté, au travail, un projet nouveau et incertain. Comme vous l'aurez probablement soupçonné, le taux élevé de cortisol en est une fois de plus responsable. Et le manque de sommeil augmente toujours plus le taux de cortisol. C'est un cercle vicieux : le corps a un besoin accru de sommeil lors des périodes de stress intense et il est incapable d'y remédier.

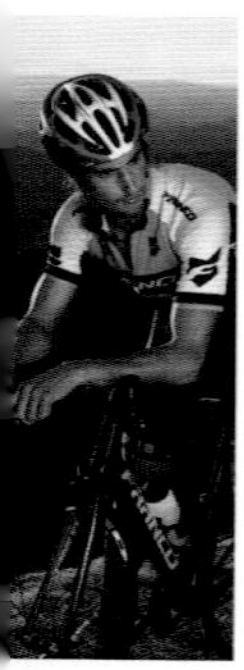

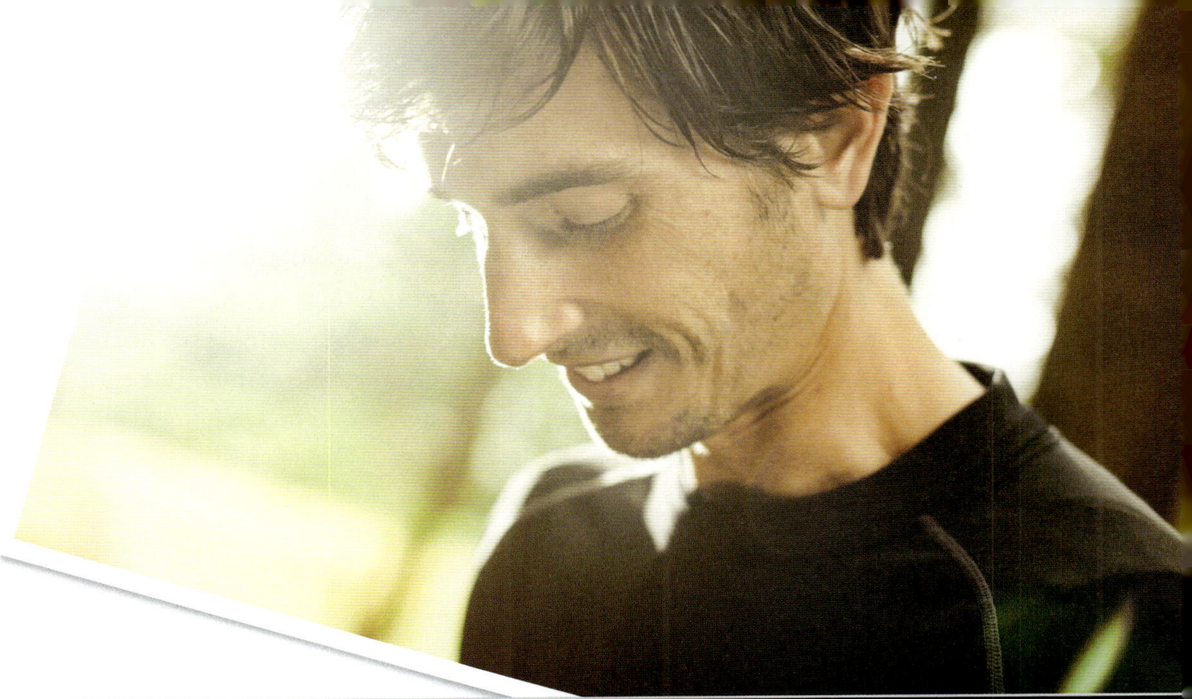

Mon introduction au stress

J'ai appris quelque chose la première année lors de laquelle j'ai décidé de concourir pour des courses plus longues. C'était au printemps 1997. J'avais graduellement, mais significativement augmenté mon kilométrage pour l'entraînement, d'environ 10 % par semaine. Les premières semaines, je n'ai pas eu le moindre problème ; tout allait bien. Mais lorsque les mois se sont écoulés et que l'été est arrivé, j'ai remarqué que dès que mon niveau d'exercices augmentait, la qualité de mon sommeil diminuait. C'était étrange. J'avais supposé que plus je ferais d'exercice, plus je serais fatigué et mieux je dormirais. J'ai continué à m'entraîner comme d'habitude. Au fil des semaines, la qualité de mon entraînement a décliné et j'ai eu plus d'appétit.

J'ai fait subir à mon corps beaucoup de stress physique. Il en a résulté une augmentation du taux de cortisol, ce qui a eu un effet défavorable sur mon sommeil. Le taux de cortisol, s'il est trop élevé, inhibe l'aptitude du corps à atteindre l'état de sommeil profond connu sous le nom de *delta*. C'est dans la phase *delta* que le corps est le plus apte à se rétablir et à se régénérer. Avoir besoin de plus de temps pour atteindre cette phase abrège le temps que l'on y passe, pour une durée de sommeil identique. Par conséquent, pour atteindre le même effet de rétablissement, le corps a besoin de dormir plus longtemps.

Pour maintenir la qualité de mes sessions d'entraînement, je devais presque dormir une heure de plus chaque nuit. Alors que j'agissais ainsi, ma saison était de nouveau sur les rails et j'étais capable de conserver mon niveau d'entraînement voulu. A l'époque, je n'ai pas réalisé quelle en était la véritable cause, j'ai donc traité le symptôme en m'autorisant à dormir plus longtemps. Cette méthode a marché mais, comme je l'ai compris plus tard, elle était loin d'être la meilleure. Réduire le nombre d'entraînements aurait aussi traité le symptôme, mais ce n'était pas non plus optimal. De plus, à ce moment-là, mon programme était adéquat mais sûrement pas des meilleurs. Une partie du stress dont je faisais l'expérience était certainement due à des causes nutritionnelles. Si mes glandes surrénales surmenées avaient été nourries avec des aliments complets de grande valeur, la qualité de mon sommeil aurait augmenté suffisamment pour me remettre sur les rails.

Une situation encore plus mystérieuse se produisit l'année suivante, lors de mon second entraînement à plein temps pour l'Ironman. Je m'entraînais 8 à 10 heures par jour et malgré mes 40 heures d'exercices par semaine, je commençais à amasser lentement de la graisse. Pas beaucoup, environ 500 grammes par semaine, mais c'était notable, et le poids supplémentaire faisait diminuer mon rapport résistance-poids. Comment cela s'était-il produit ? Est-ce que je mangeais tout simplement trop, plus que ce que je pouvais brûler ? Succombant à cette manière conventionnelle de penser, j'ai essayé ce que la plupart des gens font pour perdre de la graisse : j'ai réduit ma quantité de nourriture. Après avoir consommé moins pendant quelques semaines, la situation était encore pire : j'ai stocké de la graisse plus rapidement, et la fatigue était désormais un véritable sujet d'inquiétude.

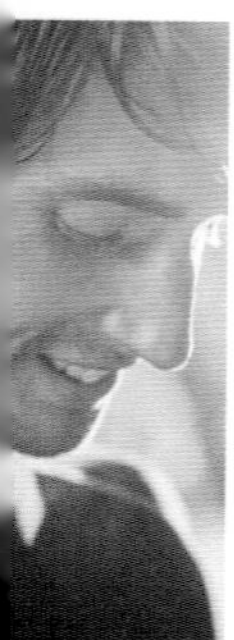

Il s'est avéré que la cause de cette accumulation de graisse était la même que celle qui avait compromis mon sommeil l'année d'avant : le stress. En l'occurrence, c'était le stress physique – plus important que ce que mon corps pouvait supporter. Si le nombre de mes entraînements avait été optimal, je serais resté mince. Comme je l'ai appris plus tard, le nombre de mes entraînements confrontait mon corps à ses limites. Le résultat a été un taux de cortisol quotidiennement élevé pendant deux mois – un temps suffisant pour augmenter considérablement mes tissus adipeux.

Mes glandes surrénales étaient épuisées et ma santé hormonale a brusquement décliné. Ignorant cela, j'ai réduit ma consommation de substances nutritives à un moment où mon stress était déjà extrêmement élevé, ce qui a exacerbé le problème. Désormais, le stress nutritionnel était de nouveau une problématique.

Si j'avais mangé des aliments complets riches en substances nutritives plutôt que moins d'aliments, j'aurais aidé mon corps à se remettre des exigences de l'entraînement. En somme, je serais resté plus maigre en mangeant plus.

Le stress et une nourriture inadéquate ont pour résultat l'accumulation de tissus adipeux.

Mon alimentation à l'époque était essentiellement composée de glucides complexes, avec une quantité modeste de protéines et presque aucune matière grasse. Une alimentation riche en acides gras essentiels, comme ceux que l'on trouve dans les aliments complets tels que les graines de lin et de chanvre, aurait apporté le combustible supplémentaire dont mon corps avait besoin pour fonctionner plus efficacement, et par conséquent réduire le stress.

Comme j'ai pu le découvrir, même le stress physique sous la forme du surentraînement peut causer une accumulation de tissus adipeux, ce n'est donc pas étonnant que le stress provenant d'autres sources soit un catalyseur de l'obésité. Ne pas manger assez d'aliments riches en substances nutritives est considéré par le corps comme stressant. Donc, oui, il y a des situations où manger plus réduira votre pourcentage de tissus adipeux. Cependant, la qualité de votre régime est primordiale. Le *Thrive Diet* a pour base des aliments complets riches en substances nutritives. Leurs propriétés nutritives réduisant le stress vous aideront à passer plus de temps dans la phase *delta* du sommeil et à atteindre un poids idéal. Manger uniquement des aliments riches en substances nutritives aura donc pour résultat une réduction toujours plus grande des tissus adipeux.

Si votre but est de perdre des tissus adipeux, demandez-vous pourquoi vous en avez plus que vous ne le voudriez. Êtes-vous en surpoids parce que vous consommez plus de calories qu'en demande le niveau d'activité de votre corps ? S'il en est ainsi, une réduction globale des calories que vous consommez vous aidera. Cependant, si vous êtes une de ces nombreuses personnes qui ont essayé beaucoup de régimes avec très peu de succès, il est temps d'aller à la racine du problème. Les instructions dans ce livre vous aideront à minimiser le stress nutritionnel pour optimiser votre santé. Une fois cela accompli, vos tissus adipeux diminueront. Cela signifie qu'avec le *Thrive Diet* il n'est pas nécessaire de cibler les tissus adipeux en particulier.

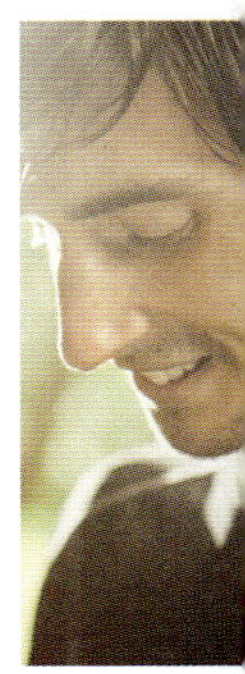

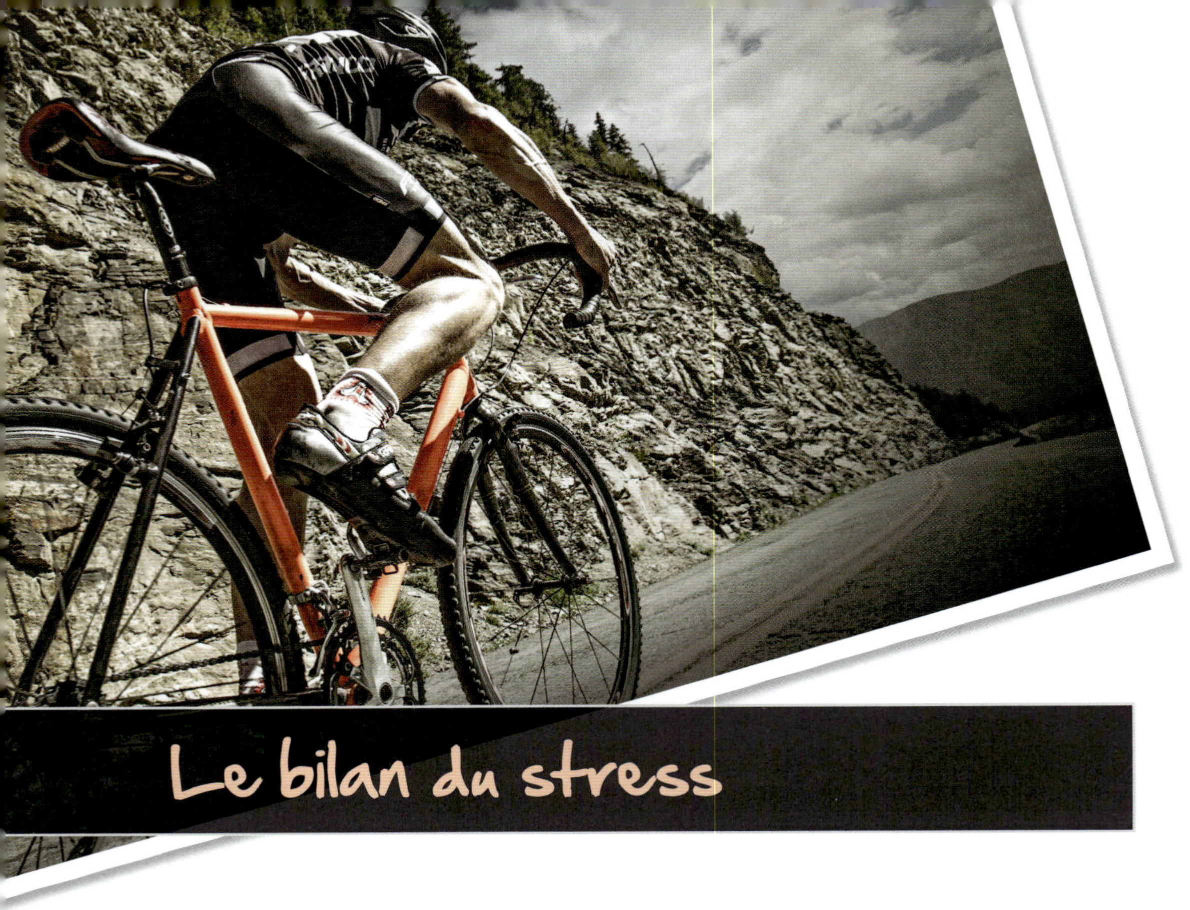

Le bilan du stress

Se manifestant initialement par une fatigue ou une prise de poids, le stress, s'il n'est pas traité, peut mener à des états de santé beaucoup plus préoccupants. Considéré aujourd'hui comme l'une des causes principales de troubles de la santé, il a été démontré que le stress provoque plusieurs maladies. L'aptitude à affaiblir le système immunitaire est l'un des aspects pour lequel le stress est connu, et affaiblir les fonctions immunitaires rend l'organisme plus sensible aux maladies.

Avez-vous déjà remarqué que lorsque vous travaillez avec une échéance – alors que la pression monte et que le stress augmente – c'est le moment où la maladie est la moins susceptible de frapper ? Puis, une fois que vous avez atteint l'échéance de votre travail, vous tombez malade. Ou encore, un jour ou deux après une longue course ardue, la maladie s'installe. Le corps est capable de se montrer à la hauteur de la situation dans un environnement stressant ; en fait, plus on stresse, meilleure est la performance – à court terme. Mais quand le projet est achevé et que le stress s'atténue, le corps se relâche et tombe malade. Nous sommes équipés d'un mécanisme de défense plutôt efficace qui permet de repousser l'infection jusqu'au moment du repos. Cela suppose que notre système immunitaire serait en fait plus apte à recevoir la maladie lorsque nous nous reposons et relaxons que lorsque nous sommes dans une période de pression, et c'est vrai. De là, vous pourriez conclure que la solution est d'être tout le temps très stressé. Mais il n'en est pas ainsi. La sévérité avec laquelle le système immunitaire est réprimé est directement reliée à la durée et à l'intensité du stress. Cela signifie que plus l'organisme est stressé longtemps, plus il y a de chances qu'il y ait un gros problème par la suite.

L'organisme ne peut tolérer qu'une certaine quantité limitée de stress à laquelle il peut faire face. Le dépassement de cette limite peut se manifester de différentes manières. Les premiers signes indiquant que le corps est stressé au-delà de ses limites sont relativement bénins : fatigue, troubles du sommeil et confusion d'esprit. Si la surcharge de stress est plus sévère, une prise de poids considérable, des envies intenses de nourriture et un état dépressif deviennent des signes indiquant que le stress a submergé l'organisme. Si l'on ne traite pas ces symptômes et si on les laisse devenir chroniques, les chances de développer une maladie telle que le diabète de type 2, la fibromyalgie, ou même un cancer augmenteront considérablement.

Nutrition et aptitude cognitive

Je suis sans cesse surpris par le peu de crédit que les gens accordent au rôle de la nutrition dans la réalisation et le maintien de la santé psychologique. Comme je le traite dans le chapitre 2, l'impact de la nourriture de grande qualité sur la reconstruction des tissus cellulaires ne peut être sous-estimé. La qualité de cette reconstruction dépend sérieusement des composantes que nous rendons disponibles – comme toutes les autres parties de l'organisme, le cerveau est alimenté par la nourriture que nous consommons. Orchestrant sans cesse des calculs et d'innombrables évaluations en seulement quelques millisecondes, le cerveau est le garant de notre sécurité. C'est dans notre propre intérêt de préserver sa santé.

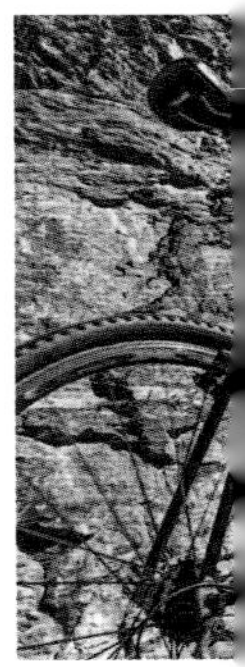

Les acides aminés, que l'on trouve dans les protéines non raffinées, sont les principaux aliments constructeurs de notre corps. Les acides gras essentiels sont aussi indispensables pour une construction et un fonctionnement sains du cerveau. Le glucose et le fructose, deux sucres que l'on trouve dans les fruits, sont les sources de combustible préférées du cerveau. Je traite de toutes ces substances nutritives plus loin dans le livre.

Un autre rôle important que joue notre nutrition dans la fonction du cerveau implique nos cellules sanguines. Elles ont plusieurs fonctions, dont la distribution des substances nutritives dans le corps et l'aide à la digestion. Bien que toutes les parties du corps requièrent du sang pour fonctionner correctement, le sang se dirige vers la partie du corps qui en a le plus besoin. Lorsque nous mangeons des aliments raffinés peu digestes, du sang supplémentaire est tiré vers l'estomac pour aider à la digestion. Puisque le sang est moins présent dans les parties de l'organisme qui en ont aussi besoin, les autres fonctions corporelles sont ralenties. Vous devez avoir remarqué qu'après avoir mangé un repas lourd et substantiel, votre énergie diminue et votre organisme ralentit. Essayer de se concentrer sur quelque chose qui requiert une attention considérable devient difficile. Le cerveau ne peut pas avoir le sang dont il a besoin pour fonctionner de manière optimale. Lorsqu'il n'y a pas assez de sang dans la tête, il n'y a pas assez de substances nutritives qui alimentent le cerveau, et dans la mesure où les globules rouges transportent de l'oxygène, un repas lourd prive également le cerveau d'oxygène. Il n'est pas étonnant que les gens aient des troubles de la concentration après un gros repas. En Espagne, il est courant de faire une sieste après le déjeuner. Le déjeuner, dans ce pays, est le repas le plus lourd de la journée. Les Espagnols ne vont pas à l'encontre de cela ; ils savent que le corps est fortement sollicité lors de la digestion, ils s'accordent donc du temps pour recharger les batteries. Un des bénéfices de la consommation d'aliments complets et non raffinés, comme ceux qui figurent dans le *Thrive Diet*, est leur faible impact sur le système digestif et les autres fonctions biologiques. Ceux qui mangent conformément au *Thrive Diet* seront plus aptes à réfléchir avec clarté après un repas.

Envies irrésistibles

Une des raisons pour lesquelles les gens prennent trop de poids est qu'ils mangent trop de matières grasses mauvaises pour la santé. Pourquoi est-ce que les gens ont envie de matières grasses ? Elles engourdissent les récepteurs du cerveau qui régulent les réponses émotionnelles ; cela veut dire que manger certains aliments riches en matières grasses aidera à diminuer certains sentiments indésirables – du moins à court terme. Le meilleur moyen de mettre fin à ces envies de matières grasses est d'éliminer les causes de la mélancolie, ce qui est plus facile à faire une fois qu'un bien-être physique et mental a été atteint. Le programme de repas du *Thrive Diet* vous mettra sur la bonne voie.

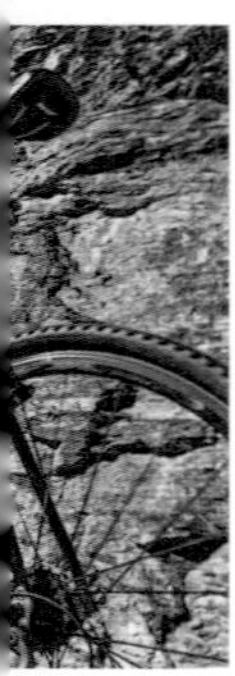

Trop de stress peut provoquer un état dépressif ou de la mauvaise humeur. En réponse à ce stress, le cerveau, toujours plein de ressources, tente de se soigner lui-même. Les envies alimentaires sont le premier signe de cette tentative. Afin de comprendre pourquoi notre cerveau se comporte ainsi, nous avons encore besoin de faire allusion à une époque primitive, où les formes de sucre ne pouvaient être trouvées que dans des fruits riches en substances nutritives. Les premiers hommes avaient besoin d'aliments sucrés, tout comme nous, mais ces besoins étaient satisfaits exclusivement en mangeant des fruits. En fait, quand le stress augmente, nous avons davantage besoin d'aliments de grande qualité. Les fruits ont été ces aliments pour les premiers hommes : le cerveau « supposait » que sucré signifiait alimentation sous forme de fruit. Cependant, la plupart des sucres que les gens mangent aujourd'hui – sous la forme de glucides raffinés et de sucres traités – sont sans valeur nutritionnelle.

Le stress, et de ce fait les envies alimentaires, créent la saturation mentale, réduisant l'aptitude du cerveau à être pleinement performant.

Être amateur de sucreries permet aussi de maintenir une attitude positive : le cerveau moderne a besoin d'aliments sucrés ou riches en féculents raffinés (ces aliments dont les fibres ont été enlevées et dont les composants sucrés provenant des glucides sont relativement élevés) parce qu'ils délivrent de la sérotonine, un élément chimique que l'on trouve dans l'hypophyse. La libération de la sérotonine a un effet puissant sur notre humeur. Un taux constamment bas de sérotonine peut provoquer une fatigue chronique ou une dépression nerveuse. Les gens qui libèrent régulièrement de la sérotonine dans leur système sanguin se sentent mieux et, par conséquent, sont plus productifs, se sentant moins stressés que ceux ayant un taux de sérotonine bas. La sérotonine est abondante et fluide quand le stress est peu important ; par contre, lorsque le stress augmente, la production de sérotonine diminue. Les envies d'aliments sucrés ou riches en féculents sont donc susceptibles d'être une tentative du cerveau de se « sentir mieux ». C'est pourquoi on parle de tels aliments comme d'aliments réconfortants – ce sont ceux dont on a besoin après une journée particulièrement pénible. Les crèmes glacées et les pâtisseries, qui en font partie, ont le taux de sucre requis pour produire le pic de sérotonine inconsciemment désiré. Céder à ces envies satisfera le cerveau, mais cette satisfaction sera de courte durée. Et vous mangerez plus d'aliments libérant de la sérotonine, ce qui finalement provoquera plus de stress, dans la mesure où ces glucides raffinés offrent très peu de substances nutritives – ne pas avoir suffisamment de substances nutritives dans votre alimentation est une forme de stress nutritionnel et demande donc une réponse à ce stress. En ayant simplement des taux de cortisol plus bas (c'est-à-dire moins de stress), le corps produira plus de sérotonine naturellement. La lumière naturelle et une nourriture saine sont les meilleurs moyens de faire augmenter naturellement la sérotonine.

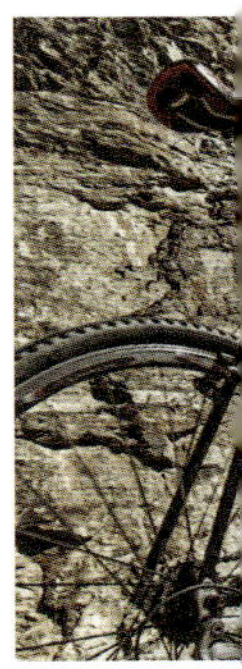

Quand nos pensées sont occupées de manière incontrôlée par le besoin d'une chose ou d'une autre, c'est une envie. Avoir envie d'aliments précis préoccupe le cerveau, le rendant moins apte à se concentrer sur quoi que ce soit : la saturation mentale créée par les envies le rend donc moins fonctionnel. Certaines personnes considèrent même les envies alimentaires comme malsaines pour l'esprit. Une rumeur dit qu'Albert Einstein portait tous les jours les mêmes vêtements. Son raisonnement était simple : il ne voulait pas avoir à penser à comment s'habiller. Einstein savait qu'il avait besoin que son cerveau se focalise sur son travail et non sur sa vie de tous les jours. Pour la même raison, il a également été dit qu'Einstein faisait exprès de ne pas se rappeler son numéro de téléphone – ce qui n'allait que l'encombrer mentalement.

Avoir envie d'aliments précis empêche les idées de circuler librement : si ces envies font partie intégrante de notre fonctionnement mental, cela signifie que, d'un point de vue chimique, le cerveau est concentré sur l'obtention de quelque chose, il est donc logique que la probabilité d'avoir des idées « spontanées » soit réduite. C'est comme avoir une radio constamment allumée à côté de soi – même si le volume est bas, peu importent vos efforts, vous ne pouvez pas complètement vous en détourner. Si la fluidité de la pensée est rendue impossible par la saturation mentale, alors les nouvelles idées, les innovations et les manières de résoudre des problèmes, générées par le subconscient, ne se présenteront pas aussi facilement ou ne se manifesteront pas aussi clairement. Le chemin vers un mental fluide commence avec la gestion du stress, et le régime alimentaire est ce qu'il faut considérer en premier.

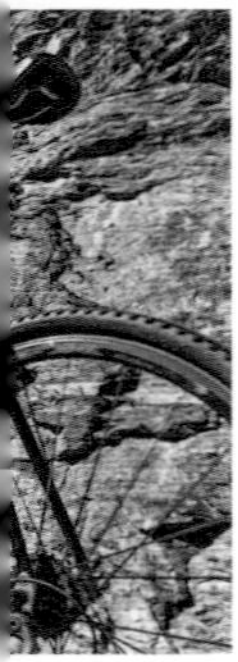

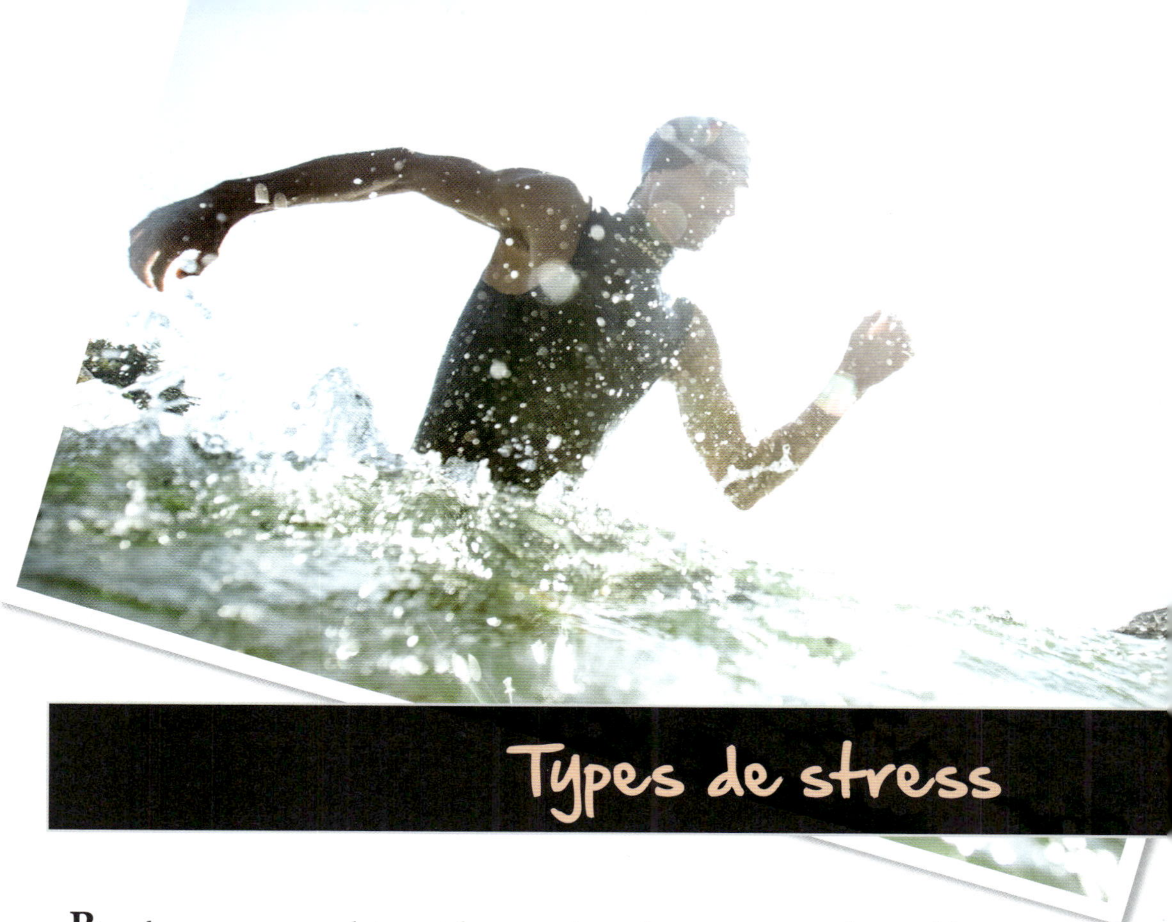

Types de stress

Bien des personnes se plaignent des symptômes du stress, et consultent médecin ou autres praticiens à ce sujet. Vous remarquez que lorsque votre niveau d'énergie est bas et que vous avez des troubles du sommeil; vous êtes susceptible – la moindre chose vous irrite – et prendre une décision simple peut s'avérer pénible. Ce sont les signes typiques du stress. Habituellement, le conseil que nous recevons est de ne pas nous engager dans autant d'activités stressantes – « Ne travaille pas autant » ou « Ralentis et prends plus du temps pour toi ». Suivre de tels conseils est une manière de réduire le stress. Cependant, agir ainsi réduit également la productivité, ce qui en fait peut contribuer au stress: la dernière chose qu'une personne très performante veut entendre est qu'il ou elle devrait ralentir.

C'est facile à dire: « Réduis la quantité de stress dans ta vie et tu seras en meilleure santé ». C'est juste mais trop général. Au lieu de cela, « sélectionnez » vos facteurs de stress; cultivez ceux qui sont bénéfiques et éliminez ceux qui ne le sont pas. Tous les facteurs de stress peuvent être classés au moins dans une des trois catégories suivantes: non complémentaire, complémentaire et productif. Il est possible de réduire considérablement le stress et ses effets négatifs sans réduire la productivité; en fait, la productivité sera même améliorée si les mauvais facteurs de stress sont supprimés. L'augmentation de l'énergie, l'aptitude

L'absence d'aliments sains dans l'alimentation est une forme de stress.

à récupérer rapidement après l'exercice et atteindre un poids idéal sont quelques-uns des bénéfices que la suppression du stress non complémentaire peut apporter.

Le stress non complémentaire

Le stress non complémentaire est le terme que j'utilise pour décrire l'anxiété qui ne produit aucun bénéfice. Ce type de stress devrait être éliminé ou du moins réduit autant que possible, dans la mesure où il n'a rien à nous apporter. Un des buts principaux du *Thrive Diet* est de réduire le stress non complémentaire.

Il est estimé qu'environ 60 % du stress total d'un Nord-Américain lambda peut être catégorisé comme non complémentaire. C'est une quantité particulièrement énorme, étant donné les effets néfastes de ce stress, dont l'hôte ne retire aucun avantage. Globalement, près de 10 % du stress non complémentaire est dû au stress environnemental. La pollution de l'air, en hausse surtout dans les zones

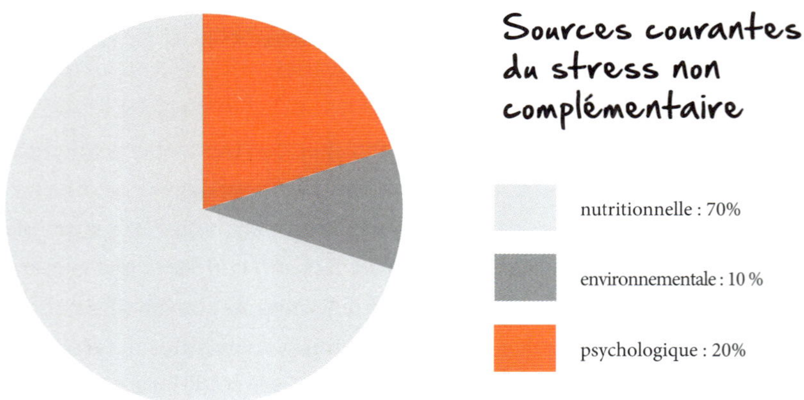

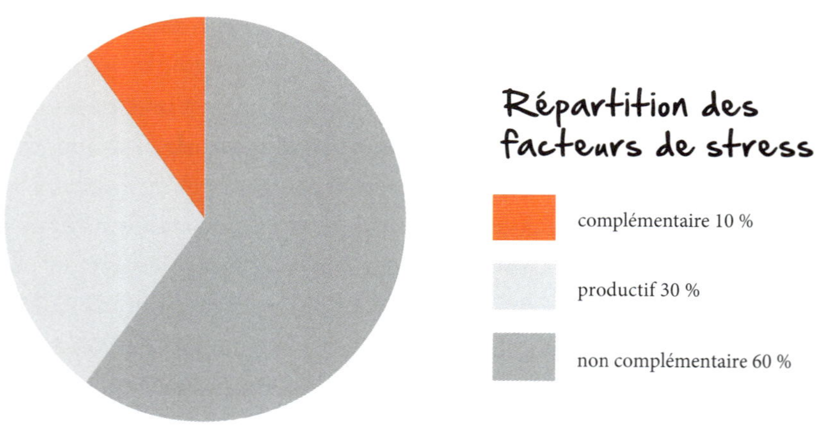

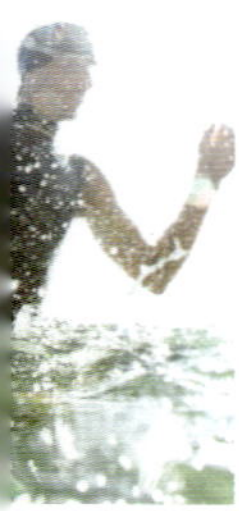

urbaines, est un facteur significatif de stress environnemental : nous respirons un air rempli de toxines. L'abondance de véhicules à moteur à explosionest la menace la plus immédiate pour la qualité de l'air dans les centres urbains. A une plus large échelle, la production d'une nourriture inefficace et le transport de cette même nourriture est une des plus grandes menaces pour la qualité de l'air, ainsi que pour la santé environnementale dans son ensemble. Je traite de la production alimentaire et de l'environnement en détail dans le chapitre 3.

Environ 20 % du stress non complémentaire est dû au stress psychologique. Ce type de stress est celui que nous nous imposons à nous-même ; certaines personnes y sont plus sujettes que d'autres. S'inquiéter à propos d'événements futurs que l'on ne peut maîtriser d'aucune manière, comme les conditions climatiques, est une forme bénigne de stress psychologique. Se fixer des objectifs irréalistes et ne pas les atteindre est une des causes courantes de stress psychologique. Se sentir frustré, insatisfait ou critiqué en sont encore d'autres formes. Par exemple, il a été démontré que les critiques non constructives que les personnes reçoivent régulièrement de leur entourage affaiblissent leur système immunitaire, à cause du stress élevé que cela provoque chez eux. Il est intéressant de noter que si les critiques sont émises par une personne qui ne fait pas partie des proches ou par une personne que le destinataire de la critique n'apprécie pas, elle aura peu, voir aucun effet sur ses fonctions immunitaires.

Voici un autre exemple de stress psychologique : récemment, un ami a eu la grippe. Il est tombé malade, a-t-il dit, parce qu'il a été « stressé et très fatigué ». Plus tard, il a plaisanté en disant que c'était son ordinateur qui lui avait passé le virus. C'est en effet ce qui s'est passé. Son ordinateur a été contaminé par un virus qui a effacé son disque dur – et tous ses fichiers. Comme vous pouvez l'imaginer, mon ami a été stressé psychologiquement par cet événement. Le stress a affaibli son système immunitaire, et son corps est devenu vulnérable à l'infection – la grippe, en l'occurrence. Ainsi, même si son ordinateur ne lui a pas passé littéralement son virus, il a eu un effet sur son système immunitaire, ouvrant la voie à une attaque virale biologique.

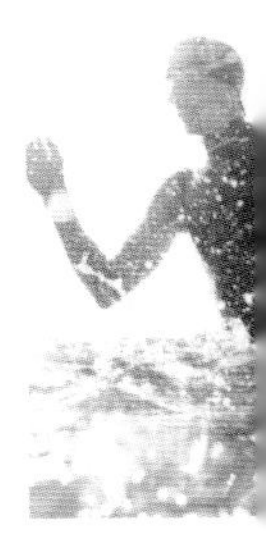

Le stress nutritionnel, pour le Nord-Américain lambda, est de loin la plus grande source de stress non complémentaire : il en représente approximativement 70 %. Le stress nutritionnel est un terme relativement nouveau. Il est défini simplement comme étant un stress causé par les propriétés malsaines d'un certain type de nourriture. Mais cette définition va plus loin que ce qu'on peut imaginer, puisqu'elle inclut la plupart des aliments que beaucoup d'entre nous considèrent comme basiques. Et bien que cette définition soit exacte, elle n'est pas complète – le stress nutritionnel est bien plus que de la nourriture malsaine. Ne pas manger les bons aliments peut provoquer le stress nutritionnel ; ne pas manger assez d'aliments naturels et non traités, riches en vitamines, en minéraux, en enzymes, en protéines de grande qualité, en fibres, en acides gras essentiels, en antioxydants et en bonnes bactéries (probiotiques) est une des sources majeures de notre stress. Sans ces composantes nutritionnelles, l'organisme manque des éléments dont il a besoin pour être régénéré complètement et efficacement. Il en résulte un corps plus faible et moins résistant et, bien sûr, plus de stress. L'appendice traite des substances nutritives en détail. J'explique en quoi elles sont importantes et comment vous assurer que votre régime en soit bien pourvu. J'explique également comment leur introduction dans votre alimentation réduira considérablement votre stress global.

Une consommation régulière d'aliments complets riches en substances nutritives aide la régénération cellulaire, laquelle reconstruit les nouveaux tissus organiques. Ce processus est indispensable pour la santé et la vitalité. Les aliments complets riches en substances nutritives sont ceux qui n'ont pas été raffinés et dont la valeur nutritive n'a pas été enlevée pendant leur traitement. Les fruits et les légumes frais, les graines de chanvre et de lin non raffinées, le quinoa, les noix et graines germées, certains légumes de mer, les algues, et certains types de céréales en sont des exemples. Les recettes d'aliments complets dans ce livre, ainsi que le programme de repas de 12 semaines (voir p. 186), vous aideront à intégrer les aliments complets à votre régime quotidien.

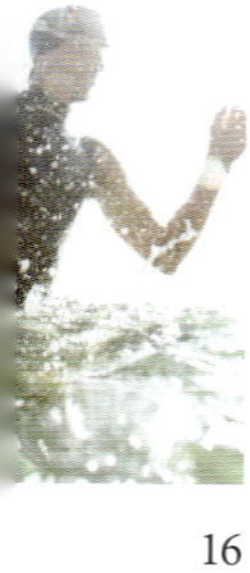

Mais revenons d'abord à la cause courante du stress nutritionnel : la surconsommation d'aliments raffinés. La plupart d'entre eux sont consommés dans la restauration rapide et les plats cuisinés – en effet, les repas préparés qui ont seulement besoin d'être réchauffés au micro-onde sont devenus extrêmement populaires à mesure que les Nord-Américains ont été de plus en plus débordés. Raffinés, dénaturés ou fractionnés, ces aliments ne sont plus naturellement complets – des parties en ont été supprimées pendant le traitement. Le pain blanc est un bon exemple. La farine blanche est faite à partir d'un blé dont le germe – la partie riche en fibres et en minéraux – a été ôté du grain, le rendant nutritionnellement nul. Contrairement aux aliments complets, les aliments raffinés offrent peu de valeur nutritionnelle ; souvent, ce sont simplement des calories vides.

Le stress non complémentaire réduit la motivation, rendant même les petits défis intimidants.

Les aliments raffinés, contenant un taux élevé de glucides raffinés et de matières grasses nuisibles, n'ont aucune place dans le *Thrive Diet*.

La consommation régulière d'aliments traités a été reliée à de nombreux problèmes de santé. L'alimentation typique du Nord-Américain, par exemple, a été associée au développement des sensibilités et des allergies alimentaires. Il a aussi été montré que bien des allergies déclenchent des envies alimentaires, rendant l'élimination des aliments « standards » du régime plus difficile. Au fil du temps, ces habitudes alimentaires épuisent le système endocrinien, le système glandulaire qui sécrète les hormones dans le système sanguin pour réguler les fonctions corporelles, et finalement l'aptitude de nos organes à fonctionner efficacement. Les insuffisances nutritives se développent et ont une influence sur l'apparition prématurée des signes de vieillissement. La rigidité et la léthargie globales des muscles suivront sûrement, ainsi qu'une maladie. De tels symptômes, souvent ignorés parce qu'ils seraient dus au processus de vieillissement, ne sont pourtant pas naturels pour une personne d'âge moyen : en fait, ils sont le résultat direct du stress, et principalement du stress nutritionnel. Le ralentissement de la régénération du corps à un niveau cellulaire est certes dû au vieillissement ; cependant, la vitesse à laquelle cela se révèle dépend de l'alimentation. Ajouter la nature destructrice d'une alimentation faite en grande partie à base d'aliments raffinés à d'autres facteurs de stress courants, ouvre la voie à bien des dysfonctionnements, et leur permet de devenir des maladies chroniques – une haute tension artérielle, des problèmes de glycémie, une dyslipidémie élevée telle que le cholestérol en sont quelques exemples. Le système immunitaire en sera sérieusement endommagé, et cela sera susceptible de mener à des infections récurrentes et à des malades sérieuses comme le syndrome de la fatigue chronique ou la fibromyalgie.

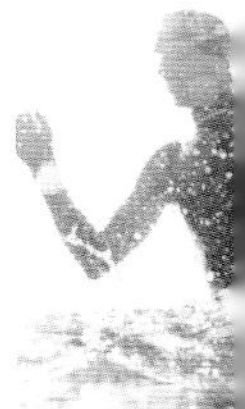

Il a été montré qu'en plus de ses effets physiques négatifs, le stress non complémentaire a un effet considérablement défavorable sur le psychisme et la motivation. Les scientifiques pensent désormais qu'il amoindrit la volonté, que nos réserves peuvent être épuisées par un stress excessif, et en particulier par le stress non complémentaire. Le désir de réalisation d'une personne est d'ailleurs relié de près à son niveau de stress. Ce fut une surprise pour moi. J'avais toujours pensé que la motivation était simplement un trait de caractère inné, que chacun utilise ou non. Bien que la personnalité soit un facteur important, il semble désormais qu'il y ait quelque chose d'autre. Indépendamment du désir de se surpasser, si une personne est forcée de faire face à un stress croissant, ce dernier pourra amoindrir la motivation ou bien l'anéantir complètement.

Pour faire une analogie avec la voiture, la volonté est brûlée comme du carburant. La volonté est au stress ce que l'essence est au moteur à explosion. Lorsque la voiture rencontre un vent contraire, elle brûle plus de carburant. En somme, plus elle résiste, plus elle consomme du carburant. Si une personne n'est pas satisfaite par son lieu de travail – les horaires, le manque d'aptitude requise et le salaire deviendront une source de mécontentement. Elle devra «brûler» de la volonté pour faire face à sa situation. La personne devant se forcer pour terminer chaque journée de travail, elle n'aura plus de motivation en rentrant chez elle. Même les moindres défis lui sembleront grands. Il est important de le comprendre. Beaucoup de personnes croient que ceux qui ont du mal à atteindre leurs objectifs sont paresseux, ou simplement pas motivés. Mais il se pourrait bien que leurs efforts soient épuisés par le stress; c'est le stress qui se tient entre eux et leurs objectifs, non un manque d'aptitude ou de rigueur.

Je ne soulignerai jamais assez l'importance de profiter de l'existence: vous ne pouvez pas être stressé autant d'heures par jour et vous attendre à être en bonne santé. Même si vous ne vous en rendez pas compte, vous aurez moins de détermination et le moindre changement, y compris ceux aussi simples que les changements alimentaires, deviendra un véritable défi. Le *Thrive Diet* requiert moins de ressources biologiques – donc moins de dépenses en énergie pour la digestion – et par conséquent ne stressera pas votre organisme. De plus, il est très nourrissant, ce qui est en soi une qualité qui réduit le stress. Moins de stress non complémentaire aura pour résultat plus d'efforts, et les efforts sont les catalyseurs du changement. Suivre les principes diététiques du *Thrive Diet* aura un effet boule de neige: votre corps commencera à s'adapter aux changements, votre niveau de stress diminuera, ce qui vous fera progresser toujours davantage.

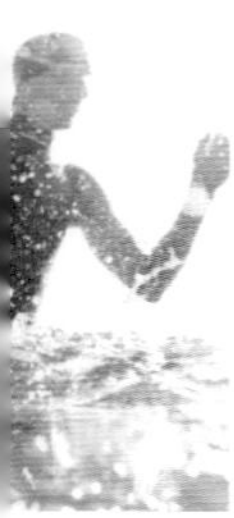

La production alimentaire est aussi grandement responsable du stress nutritionnel. L'agriculture conventionnelle implique l'usage continu d'engrais chimiques, d'herbicides et de pesticides pour la culture des aliments. Contrairement à l'agriculture biologique, l'agriculture conventionnelle pulvérise chimiquement les cultures pour empêcher les insectes de les manger. Si un insecticide – un poison – est pulvérisé à la fois sur les cultures et sur le sol, il y a de grandes chances qu'il s'achemine jusqu'à notre assiette. Lorsque les pesticides, conçus pour tuer les insectes nuisibles, sont consommés par les humains, ils peuvent provoquer une réaction du système immunitaire sitôt qu'il essaie de défendre l'organisme. Les gens dont la fonction immunitaire est affaiblie seront plus susceptibles d'être touchés et d'attraper une maladie.

Les infiltrations de produits chimiques dans les eaux souterraines sont également un problème. Est-ce que les pesticides, en s'acheminant dans le sol, finiront dans l'eau que nous consommons? Selon certains experts, c'est exactement ce qui se passe: les alimentations municipales en eau potable ont été positives au test du ruissellement agricole. Boire de l'eau qui contient des pesticides aura évidemment un effet négatif sur notre système immunitaire et notre santé.

Le stress non complémentaire est destructeur et répandu, mais l'aspect positif est que nous pouvons le contrôler. Il faut tâcher de le comprendre afin de prendre des mesures pour l'éliminer, avec le *Thrive Diet* comme guide.

Le stress complémentaire

J'appelle stress complémentaire la quantité de stress qui stimule le renouveau et favorise la croissance de notre organisme. L'exercice physique est une forme de stress complémentaire: au fond, même si l'exercice n'est rien de moins qu'une dégradation des tissus musculaires, c'est le meilleur moyen pour stimuler la régénération des cellules.

Avez-vous déjà remarqué que ceux qui font régulièrement des exercices ont l'air plus jeune que ceux qui n'en font pas? Même si nous n'avons aucune influence sur notre âge véritable, nous pouvons contrôler notre âge biologique. L'âge biologique, c'est le temps qui s'est écoulé depuis la dernière régénération de nos cellules. Quand vous faites des exercices, les cellules de votre organisme doivent être régénérées plus rapidement que lorsqu'il est au repos. Selon notre niveau d'activité, en six-huit mois, presque 100 % des tissus de notre organisme auront été régénérés à un niveau cellulaire. Ces nouveaux tissus seront littéralement faits de ce que nous aurons mangé pendant ce laps de temps. Le corps d'une personne active est forcé de se régénérer rapidement; par conséquent, il est composé de cellules produites plus récemment – elles sont plus jeunes et constituent donc un corps plus jeune.

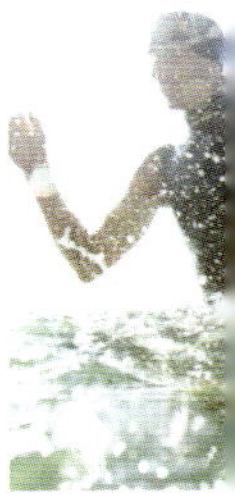

L'exercice est un stress complémentaire qui aide le corps à devenir plus tolérant à l'activité physique. Si une personne fait régulièrement des exercices et se trouve en bonne forme, des activités physiques quotidiennes ne produiront pas une réponse au stress, ce qui est significatif. Voici pourquoi: si, par exemple, quelqu'un faisant régulièrement des exercices monte quelques marches d'un escalier, la pression exercée sur son corps sera bien inférieure à ce que ce dernier est habitué à endurer lors d'une séance d'entraînement. Cette pression exercée sur son corps et provoquée

Une certaine quantité de stress est un composant inévitable de la réussite.

par l'ascension des marches, ne sera même pas notable, c'est-à-dire qu'en fait il n'y aura pas de réponse au stress. Le taux de cortisol, l'hormone combattant le stress, n'augmentera pas, et le système immunitaire ne sera pas affaibli non plus. Une personne qui s'engage dans une activité physique même minime, se maintiendra en forme et sera moins sensible aux maladies qu'une personne ne faisant pas d'exercices.

De même, les gens qui font du jogging régulièrement ne provoquent pas de réponse au stress en marchant, et seulement un peu en courant lentement. A l'opposé, les personnes qui ne font pas régulièrement d'exercices, ressentiront la moindre activité physique comme une pression exercée sur leur organisme, ce qui déclenchera une réponse au stress. C'est une chose à laquelle il faut être attentif lorsqu'on commence un programme d'exercices. Tant que le corps ne se sera pas adapté à un taux élevé d'exercices, le système immunitaire sera vulnérable. Il serait bon d'éviter les contacts avec des gens qui ont un virus jusqu'à ce que votre corps se soit habitué à un niveau plus élevé d'exercices.

Des exercices bien équilibrés nous renforcent, à la fois mentalement et physiquement. Une bonne quantité d'exercices (laquelle est déterminée par votre aptitude à récupérer et à faire face aux autres types de stress) renforcera le corps dans son ensemble. Cela aura pour bénéfices la tonification des muscles, la réduction des tissus adipeux, l'augmentation du rapport résistance-poids, l'amélioration de la fonction immunitaire, des idées plus claires et un sommeil de meilleure qualité. Les exercices créent un cercle complémentaire : ils activent la guérison naturelle et le processus de régénération de l'organisme.

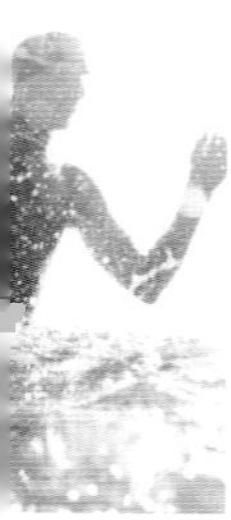

Paradoxalement, le stress complémentaire peut apparaître lorsque le stress non complémentaire n'est plus tolérable – et provoquer ainsi un changement positif. Quand le stress atteint un point où il ne peut plus être ni détruit, ni accepté, ni toléré, il commence à motiver et à inciter à l'action ; un changement *doit* survenir. Par exemple, l'insatisfaction au travail est l'une des situations à long terme parmi les plus néfastes. Dans la mesure où cette situation est supportable au quotidien, elle est souvent tolérée – parfois, pendant des années. Néanmoins, l'effet cumulatif de ce mécontentement quotidien provoque des problèmes de santé liés au stress. Et lorsque l'insatisfaction au travail ne devient plus tolérable, une incitation au changement doit survenir. C'est comme un pneu de voiture qui fuirait lentement, situation qui sera tolérable tant que vous le remplirez d'air régulièrement. Mais si le pneu en venait à crever, rendant toute conduite impossible, vous le changeriez immédiatement. Beaucoup de gens supportent des choses qui sont déplaisantes, mais tolérables, au lieu de les changer; leur situation doit devenir insupportable avant qu'ils ne passent à l'action. En fin de compte, un travail insupportable sera préférable à un travail seulement insatisfaisant, dans la mesure où il sera le catalyseur d'un changement.

Le stress productif

Le stress productif est celui qui survient lorsque vous vous efforcez d'atteindre un objectif. Les exigences physiques des séances d'entraînement pour une compétition athlétique, les heures de travail supplémentaires pour un projet important, la résolution de problèmes familiaux ou encore une prise de risque calculée, sont autant de situations pour lesquelles le stress productif n'est pas à mettre de côté. Souvent nommé le « syndrome des personnes performantes », le stress productif, comme son nom le laisse entendre, est la conséquence indispensable d'une vie productive, la part nécessaire à une réussite moderne.

Quand j'ai participé au triathlon de l'Ironman, mon stress productif était physique – c'était la quantité d'exercices parfois nocive pour la santé que j'avais à faire afin de m'améliorer en tant qu'athlète. Ce stress productif physique diffère en fait du stress complémentaire, dans la mesure où il intervient à partir du moment où la santé est déjà bonne. Les 35 heures d'entraînement hebdomadaire requises pour être compétitif ont des conséquences néfastes sur le corps. Avant de pouvoir entreprendre ce type d'entraînement, j'ai eu à construire un cadre de santé optimale capable de le supporter. Cependant, durant cet entraînement intense, il n'était plus question de santé mais de performance – telle est la nature des sports de compétition. Même si le système immunitaire en est affaibli et que le taux de cortisol augmente, s'engager dans ce genre d'activités pour de courtes périodes apporte de bons résultats. Dans mon cas, cela a grandement amélioré ma condition physique et mon aptitude à faire la course à un haut niveau. Néanmoins, j'ai dû autant que possible réduire tous les autres facteurs de stress, afin de faire concorder l'augmentation de la pression physique avec la charge de travail de l'entraînement. Et, comme vous devez l'avoir deviné désormais, réduire le stress nutritionnel dans ces conditions était le facteur le plus important.

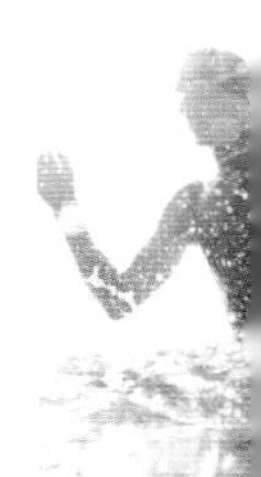

Mais, comme je l'ai mentionné, le stress productif n'est pas seulement physique. Travailler sans répit sur un projet – qui ne demande pas d'efforts physiques – peut être tout autant exigeant et gratifiant. Dans ce cas, le stress productif peut être vu simplement comme un moyen de réussir. Par exemple, travailler avec acharnement sur un projet professionnel ou scolaire exercera indubitablement une pression sur vous, grâce à laquelle vous obtiendrez un résultat. Que vous obteniez un produit tangible comme résultat d'un travail ou simplement un peu plus de savoir grâce aux études, c'est quelque chose que vous n'aviez pas avant d'avoir travaillé dessus. Quelles que soient les circonstances, encourager le stress productif en faisant des efforts pour accomplir quelque chose, et ainsi se débarrasser du stress non complémentaire, est une stratégie judicieuse que je recommande à tout le monde.

Stimulation

Un autre type de stress peut être catégorisé soit dans le stress productif, soit dans le stress non complémentaire, selon l'usage qui en est fait : c'est la stimulation. Que ce soit pour le travail, l'école, le sport ou n'importe quelle autre activité, il est parfois dans notre meilleur intérêt de rassembler notre énergie par la stimulation. Quand les glandes surrénales sont stimulées afin que nous atteignions ce qui, sans cette stimulation, ne pourrait pas être fait, ou du moins fait comme il faut, le stress qui en résulte peut être classé dans la catégorie du stress productif.

Voici, par exemple, comment utiliser de manière raisonnable la stimulation pour qu'elle devienne un stress productif. Un athlète, qui a réussi à rééquilibrer son régime (j'explique comment le faire dans le chapitre 2) en adoptant une alimentation saine et en s'abstenant d'aliments stimulants comme le sucre raffiné ou le café, boit une tasse de thé yerba maté (une herbe sud-américaine) avant une course. La caféine qui se trouve dans la yerba maté stimulera ses glandes surrénales, améliorera ainsi son endurance et l'aidera à réaliser une meilleure performance. Cela provoquera une plus grande fatigue pendant un jour ou deux, mais c'est normal. Au moment de la course, l'athlète aura simplement puisé dans ses réserves d'énergie pour alimenter sa performance. Être fatigué pendant un jour ou deux sera finalement un petit prix à payer pour sa performance. La même chose est vraie pour ceux qui essaient d'en faire plus au travail. La stimulation peut leur permettre de réaliser plus de choses à court terme.

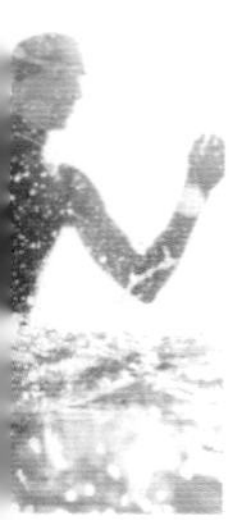

Cependant, si l'on a recours trop souvent à cette stratégie d'emprunt, elle perdra de son efficacité et deviendra simplement une autre forme de stress non complémentaire. Pour être efficace, cette stratégie ne devra être adoptée que quelques fois par mois seulement, une fois par semaine tout au plus, lorsqu'un stimulant peut vraiment être bénéfique. Dans l'idéal, il faudrait en avoir besoin le moins possible ; en tout cas, le *Thrive Diet* est structuré de telle manière que vous n'aurez pas le désir ou le besoin d'emprunter de l'énergie.

Si vous avez recours à la stimulation sans but spécifique à atteindre, elle deviendra un stress non complémentaire. Je considère par exemple le café comme un facteur de stress non complémentaire. Je le vois comme une sorte de crédit, comme peut l'être la carte de crédit lorsque vous faites du shopping. Vous avez sur le moment une énergie qu'en réalité vous n'avez pas, mais que vous « paierez » plus tard – quand « l'addition », ou la fatigue, surviendra. (Boire plus de café pour simplement repousser une fatigue inévitable, c'est comme se servir d'une autre carte de crédit sans avoir plus d'argent : bref, cela vous rattrapera tôt ou tard). Vous serez également susceptible de payer un taux d'intérêt élevé, car vous aurez besoin de plus de temps pour récupérer. C'est le début d'un cercle vicieux. Dans le prochain chapitre, je propose des stratégies pour rééquilibrer le corps et, de ce fait, avoir le maximum d'énergie en consommant simplement des aliments naturels.

En bref

- Pour la population nord-américaine, le stress est à la base de la plupart des maladies, aussi bien bénignes qu'importantes.
- Environ 40 % du stress des Nord-Américains peut être attribué à l'alimentation.
- Le stress excessif peut avoir un effet psychologique négatif et être responsable d'envies alimentaires précises et de la saturation mentale.
- Une alimentation plus saine est la meilleure façon de réduire globalement le stress.
- Le stress complémentaire peut renforcer le physique et augmenter la motivation.
- Une fois que l'alimentation est meilleure, il est possible d'avoir recours au stress productif, et par conséquent d'améliorer sa productivité.

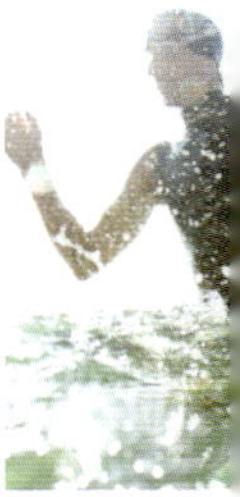

Chapitre 2

Comprendre le *Thrive Diet*

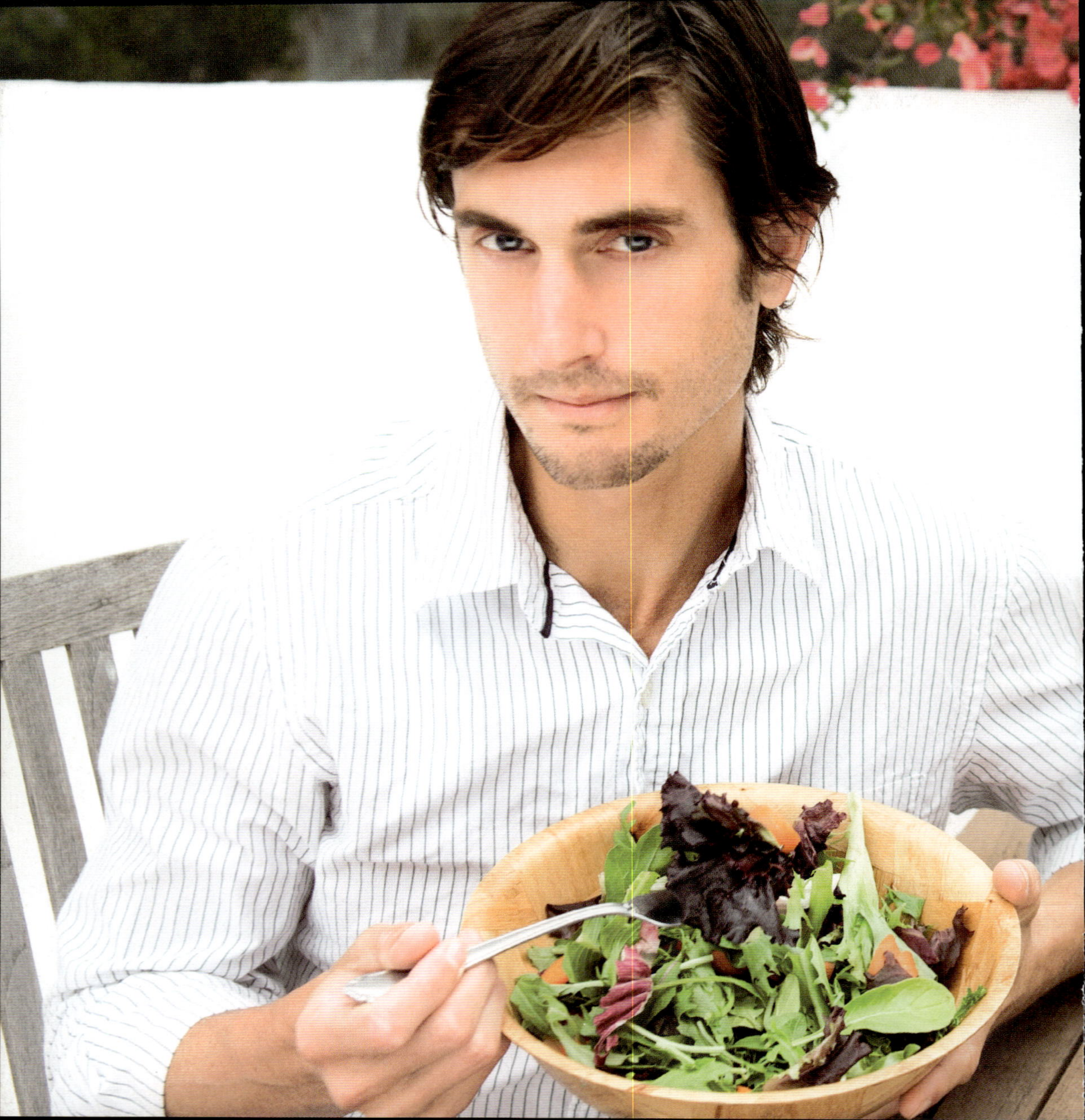

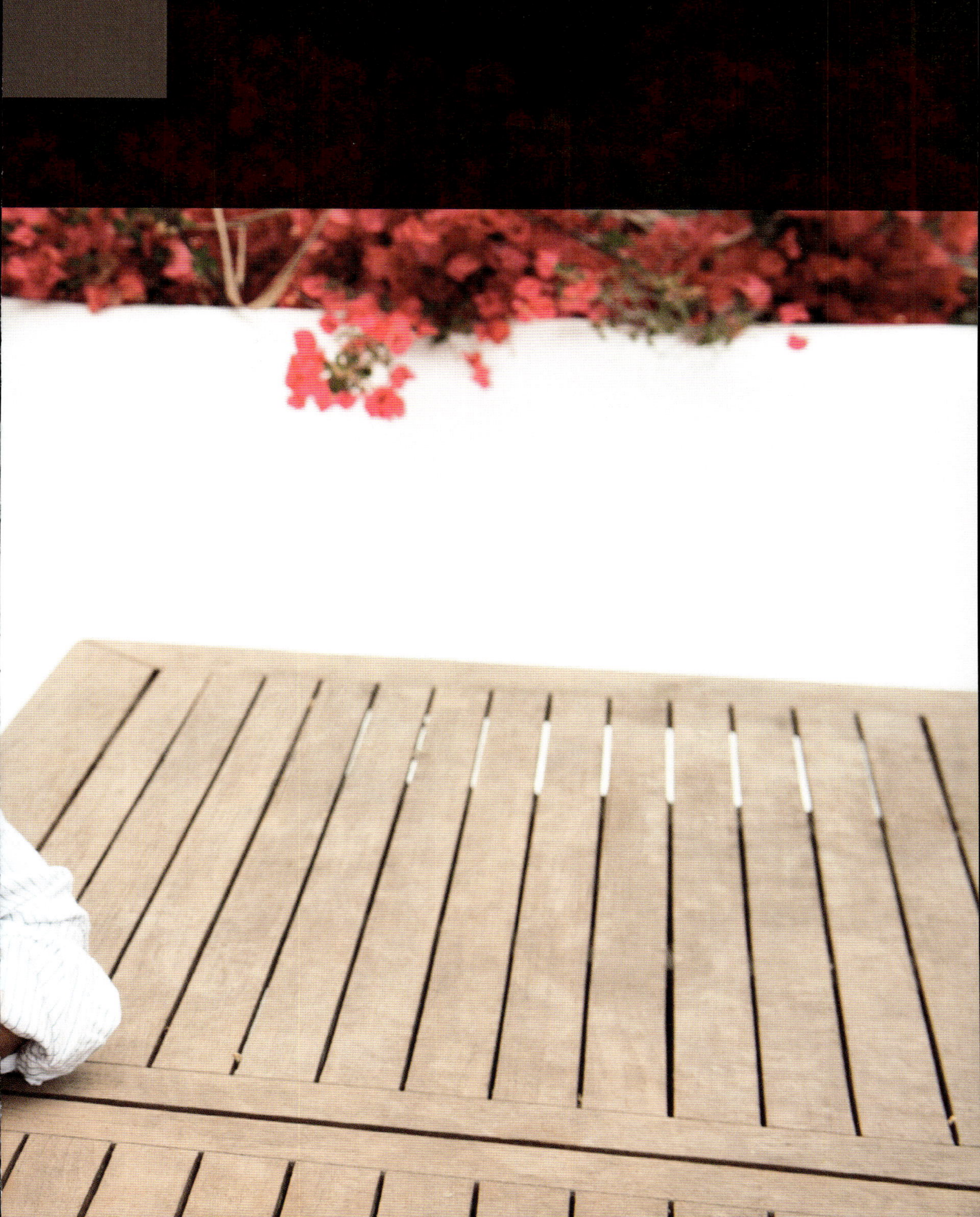

Le *Thrive Diet* est basique et ses paramètres sont simples. Comme vous venez de l'apprendre, le stress non complémentaire est ce qui menace le plus notre bien-être. Malheureusement, l'éviter est presque impossible dans notre société occidentale. Nous avons cependant la possibilité de prendre notre santé en mains et, en agissant ainsi, de vivre une vie gratifiante, saine et pleine d'énergie.

Le Thrive Diet *prend le problème à la racine.*

De nos jours, le mot santé est utilisé à tout va. Pourtant, ce mot désigne réellement tout ce à quoi nous pouvons aspirer physiologiquement et psychologiquement. Si nous avions tous une excellente santé, chacun pèserait son poids idéal, personne n'aurait des envies alimentaires, nous dormirions profondément, nous n'aurions pas à compter sur les aliments qui stimulent pour nous donner de l'énergie et nous serions toujours capables de réfléchir clairement et rationnellement. Mais nous sommes peu de personnes à être dans cette situation, l'une des raisons en cause est que nous traitons souvent les symptômes des maladies dès qu'ils surgissent, tout en en ignorant les causes.

En bref, le *Thrive Diet* est une manière d'aller à la racine du problème. Les programmes traitant les symptômes ont gagné en popularité au cours des dernières années à cause de la vitesse à laquelle on obtient un résultat et, pour bien des gens, le traitement des symptômes est devenu la normalité. Même s'il est vrai que des résultats à court terme peuvent être atteints, on ne peut s'en satisfaire sur le long terme. Le *Thrive Diet* ne produira probablement pas des résultats notables aussi rapidement. Cependant, il donne un cadre pour une réussite à long terme. C'est un régime sain, bien équilibré, qui est donc basé sur le long terme. Ceux qui consomment une alimentation plus saine sont en meilleure santé : ils approchent de leur poids idéal, ils ont plus d'énergie et de motivation et, tout simplement, ils profitent plus de la vie.

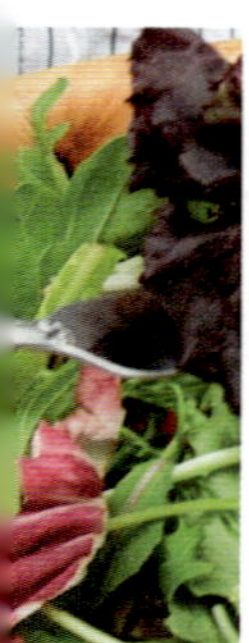

Les résultats que vous pouvez attendre du *Thrive Diet* comprennent :

- une amélioration de l'aptitude de votre organisme à brûler les tissus adipeux pour en faire de l'énergie
- un sommeil de meilleure qualité et, de ce fait, moins nécessaire
- une élimination des envies de malbouffe
- une réduction des tissus adipeux
- une réduction des inflammations articulaires
- une plus grande clarté d'esprit
- l'élimination du besoin de compter sur des stimulants pour l'énergie

- une amélioration de l'aptitude de votre organisme à construire des tissus musculaires minces
- une récupération rapide après les exercices
- une réduction du taux de cholestérol
- des os plus solides
- une meilleure peau

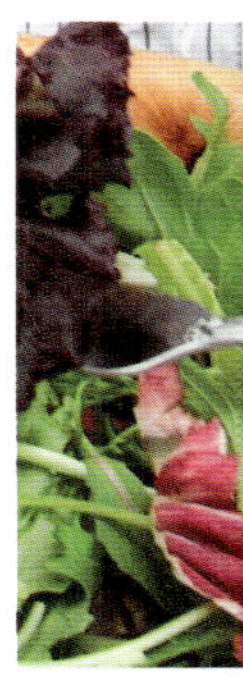

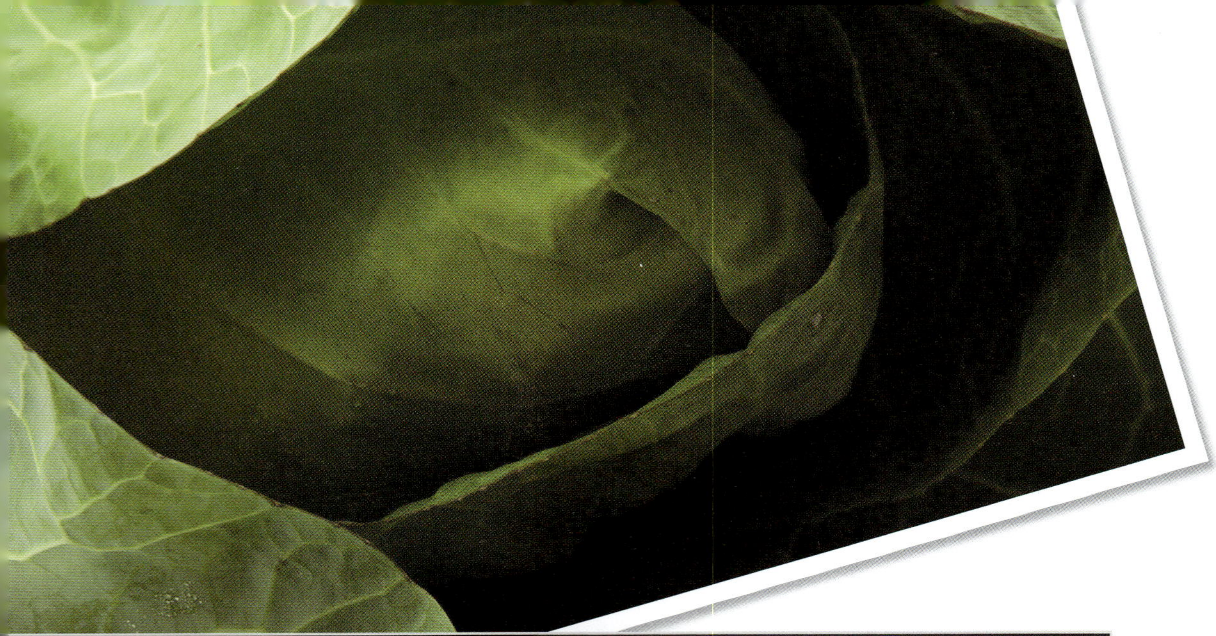

Une alimentation au gain net élevé est la clef

Le premier conseil, et l'un des principaux du *Thrive Diet,* est de faire en sorte que les aliments au gain net élevé deviennent la pierre angulaire de votre régime. Le *gain net* des aliments est le terme que j'utilise pour parler de l'énergie et des éléments nutritifs que notre organisme conserve une fois que les aliments ont été digérés et assimilés. Notre organisme obtient de l'énergie par le biais des substances nutritives qui se trouvent dans les aliments. Plus le corps doit dépenser de l'énergie pour digérer, assimiler et utiliser les substances nutritives qu'on a consommées, moins il lui en reste. Comme je l'ai dit un peu avant, le *Thrive Diet* a été conçu pour réduire le stress. Pour que le stress nutritionnel soit minimisé, l'efficacité de la digestion et de l'assimilation des substances nutritives doit être maximisée. Le rôle essentiel de la consommation des aliments au gain net, c'est d'éliminer le travail supplémentaire opéré par l'organisme. Et comme vous le savez, travailler sans bénéfices nous ramène au stress non complémentaire.

Malheureusement, la plupart des aliments que consomme un Nord-Américain *lambda* contiennent autant d'énergie qu'ils en requièrent pour être assimilés. Par conséquent, ils ont un gain net extrêmement bas. La valeur nutritionnelle des aliments indiquée sur l'étiquette d'emballage renvoie à ce qui se trouve dans les aliments – et non pas à ce dont le corps bénéficie vraiment. Le processus de digestion requiert de l'énergie, dont une grande proportion est expulsée comme de la chaleur. Les gens qui consomment l'alimentation habituelle d'un Nord-Américain, laquelle inclut beaucoup d'aliments traités, brûlent une quantité considérable d'énergie en la digérant. Pareille à une lampe à incandescence qui produit de la chaleur en émettant de la lumière, la quantité substantielle de chaleur créée et expulsée pendant la digestion se traduit par une perte d'énergie nette considérable. Les corps dont la température est constamment élevée ne fonctionnent pas efficacement. L'énergie utilisée pour digérer se transforme en chaleur qui est ensuite expulsée dans l'environnement. De ce fait, l'énergie elle aussi, s'échappe du corps. Si l'énergie n'était pas perdue pendant ce processus – si, en somme, elle avait été conservée grâce à une digestion plus efficace – elle aurait pu être utilisée comme combustible pour les autres fonctions de l'organisme ou bien la fabrication de nouveaux tissus cellulaires.

Dans la mesure où les aliments au gain net élevé sont plus digestes, vous remarquerez que la température centrale de votre corps baisse légèrement lorsque vous suivez le *Thrive Diet*. Vous le remarquerez en particulier pendant les mois les plus froids de l'hiver. Bien qu'elle soit plus saine et témoigne du fonctionnement efficace de l'organisme, une température plus basse peut demander une période d'adaptation.

Nous pouvons tous faire le bénéfice d'un organisme qui, en fonctionnant plus efficacement, retient l'énergie – et ce bénéfice est particulièrement important pour les athlètes. Commencer à faire des exercices avec une température centrale peu élevée ouvre à de plus grandes capacités. Quand l'intensité physique augmente, la température du corps fait de même. En commençant avec une température plus basse, l'athlète sera capable de générer une plus grande intensité physique avant d'atteindre la température maximum avec laquelle le corps peut fonctionner efficacement. Ce qui signifie que, dans le cadre des exercices, une température corporelle plus basse se convertit en une aptitude à être plus performant avant d'éprouver de la fatigue. Voici un exemple : si deux athlètes couraient côte à côte et que la température corporelle de l'un était plus haute que celle de l'autre, ce dernier mettrait plus de temps à atteindre sa température corporelle maximale, ce qui lui permettrait d'accélérer et de courir devant l'autre sans faire plus d'efforts. Ainsi, le fait que le corps – et donc le cœur – soit loin d'atteindre sa température maximale signifie qu'il fera moins d'efforts, et que son rythme cardiaque restera plus bas. Un rythme cardiaque plus bas entraîne une dépense d'énergie moindre lors de l'exercice physique, et améliore l'endurance.

On me demande souvent comment je suis capable d'obtenir et de maintenir de la force ainsi qu'une musculature mince, et d'avoir beaucoup d'énergie pour des entraînements de haute performance alors que je mange moins de calories que la plupart des gens. Un des facteurs les plus importants est que je sélectionne la nourriture avec le concept du gain net à l'esprit, plutôt qu'avec la méthode conventionnelle de contrôle des calories. Prenons le pain blanc comme exemple. Au bon vieux temps, quand j'allais au restaurant, j'engloutissais du pain français que l'on sert habituellement avant les repas ; alors que mon estomac devait être plein, j'avais encore faim, dans la mesure où le pain blanc est dépourvu de substances nutritives utiles à l'organisme. Digérer, assimiler et ensuite éliminer le pain blanc requièrent une grande dépense d'énergie – le gain net d'énergie est donc dans ce cas très bas. Et si le pain est beurré ou si on ajoute une pâte à tartiner contenant des acides gras trans, une grande baisse d'énergie en résultera sans doute.

Dans le monde mouvementé d'aujourd'hui, nous sommes submergés par des aliments pauvres en substances nutritives. Ces aliments traités et raffinés, consommés pour des raisons de facilité, ont affaibli notre santé et engendré des dépenses médicales élevées. Nous commençons à nous rendre compte que nous devons consommer toujours plus de ces aliments pour être rassasiés, parce qu'ils sont dépourvus de substances nutritives utilisables. Leur taux élevé de sucres raffinés et de calories nous a rendus moins énergiques et obèses.

Une calorie est définie comme étant la mesure énergétique d'un aliment. De ce fait, il pourrait sembler logique de supposer que plus on consomme de calories, plus notre corps est fourni en énergie. Bien sûr, nous savons que ce n'est pas le cas, autrement les gens qui auraient le plus d'énergie seraient ceux qui mangent dans les *fast-foods*. En fait, en consommant plus de calories, il n'est pas certain que nous ayons plus d'énergie. Beaucoup de livres conventionnels sur l'alimentation voudraient nous faire croire qu'une certaine quantité d'énergie dépensée, pourra être quantifiée et remplacée. Ils suggèrent qu'en respectant simplement le nombre de calories, sans considérer les autres facteurs, nous pouvons mesurer précisément la quantité de nourriture dont nous avons besoin pour maintenir un poids minime et obtenir beaucoup énergie. Mais ça ne marche pas comme ça.

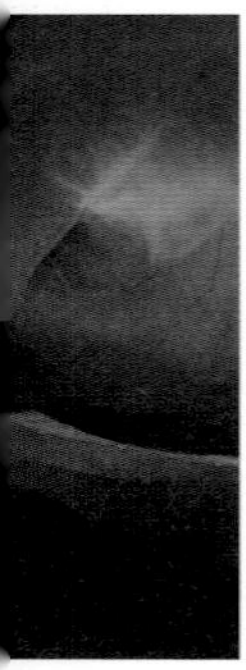

Il y a quelques années, avant la création du *Thrive Diet*, j'ai essayé de mesurer mon besoin en calories en me basant sur mon niveau d'activité et sur mon poids. En mangeant environ 8000 calories les jours de grand entraînement – le nombre de calories que j'avais estimé nécessaire – j'avais habituellement besoin d'un jour de repos peu de temps après. Je me rends compte maintenant que cette journée de repos, en grande partie, n'était pas tant nécessaire pour récupérer l'énergie dépensée pendant l'entraînement, mais pour récupérer celle dépensée à digérer toute cette nourriture. J'ai mangé beaucoup d'aliments riches en féculents et en glucides comme des pâtes et du pain blanc. Les arachides grillées, qui se présentent habituellement sous la forme de beurre de cacahuète, ont aussi constitué une grande partie de mon régime riche en calories mais pauvre en substances nutritives. Elles sont difficiles à digérer et à assimiler, et ont peu à offrir en termes de substances nutritives, ce qui veut dire qu'à chaque bouchée, je perdais mon énergie.

J'ai aussi découvert qu'il y a plusieurs autres moyens par lesquels les aliments courants mettent le corps dans un état de stress constamment élevé. Heureusement, ce problème, comme beaucoup de ceux causés par les aliments conventionnels, peut être atténué par les aliments au gain net élevé.

J'ai remarqué qu'en consommant plus d'aliments facilement assimilables, je pouvais conserver une grande quantité d'énergie et par conséquent réduire mon stress. Il y a deux raisons principales à cela. Premièrement, les aliments naturels riches en substances nutritives, peuvent être digérés et assimilés en utilisant moins d'énergie que les aliments traités et raffinés. Deuxièmement, plus l'alimentation sera riche en substances nutritives, moins il sera nécessaire de manger en quantité. De plus, quand le corps a atteint le taux de substances nutritives dont il a besoin, le cerveau coupe le signal de la faim. De la sorte, le besoin de consommer continuellement – un état qu'éprouvent bien des personnes ayant une alimentation conventionnelle – cesse en même temps que les envies d'aliments raffinés (lesquels sont difficiles à digérer). Et, comme je l'ai déjà noté, dans la mesure où le processus de digestion et d'assimilation des aliments traités puise une quantité d'énergie exceptionnellement grande, supprimer de tels aliments se traduira immédiatement en un surplus d'énergie nette, c'est-à-dire en énergie utilisable. Avec cette énergie supplémentaire, la fonction immunitaire de votre organisme sera susceptible d'être améliorée, ce qui aura pour conséquence d'accélérer la restauration des cellules endommagées par le stress – autant d'éléments qui ralentissent le vieillissement.

Quand j'ai réalisé quelle était la valeur des substances nutritives, de l'assimilation et de l'absorption des aliments, j'ai commencé à manger en termes de gain net, plutôt qu'en suivant les conseils de consommation en calories. Je me suis donc concentré sur la consommation d'aliments riches en substances nutritives et facilement assimilables. Le résultat a été une augmentation considérable de mon taux de récupération. Le jour supplémentaire qu'il me fallait auparavant pour récupérer de ma consommation d'aliments conventionnels n'était plus nécessaire. Renforcées par une efficacité croissante, les ressources d'énergies qui ont été conservées par mon organisme me permettent désormais de récupérer plus rapidement des dégâts musculaires causés par l'entraînement. Aujourd'hui, je consomme environ 30 % de calories de moins qu'il y a deux ans, mais j'ai plus d'énergie – grâce à la conservation plutôt que par la consommation.

> *La consommation d'aliments riches en substances nutritives réduit la réponse au stress et permet à l'organisme de conserver de l'énergie, pour qu'elle soit utilisée en tant que combustible et pourla régénération des cellules.*

Désormais, au lieu de me gaver d'aliments traités, je consomme presque exclusivement des aliments complets. Les aliments crus, alcalins, aux enzymes inaltérés, sont devenus la base de mon alimentation. Mon point de départ a été de changer ma source principale de glucides, provenant d'amidons raffinés, par des fruits et des légumes complets. Grâce à cela, la majorité de mes besoins énergétiques, obtenus autrefois essentiellement par des glucides, est maintenant comblée par une grande variété de fruits et complétée par des pseudo-céréales. Bien qu'on y fasse habituellement allusion comme à des céréales, les pseudo-céréales sont en fait des graines, mais elles sont plus riches en protéines, en fibres et en oligo-éléments – elles sont également sans gluten. Celles que j'utilise le plus souvent dans mes recettes sont l'amarante, le sarrasin et le quinoa.

Ainsi, comme je l'ai dit plus tôt, les aliments au gain net élevé sont la pierre angulaire du *Thrive Diet*. C'est aussi simple que cela. En mangeant plus d'aliments au gain net élevé, votre énergie augmentera, vos tissus adipeux diminueront, votre clarté d'esprit sera meilleure et vos envies d'aliments raffinés s'atténueront. Le *Thrive Diet* a été conçu pour qu'il soit facile de le suivre et de s'y tenir. Je crois que les régimes stricts, même s'ils peuvent marcher à court terme pour certaines personnes, ne mènent pas à une réussite à long terme. Je trouve qu'ils créent souvent plus de stress, réduisant par-là l'efficacité du programme. En fait, le *Thrive Diet* est une manière de vivre, une philosophie plutôt qu'un programme. D'après moi, suivre aveuglément un régime strict n'est pas, sur le plan psychologique, une manière très saine de chercher à être en bonne santé. J'ai créé le *Thrive Diet* pour qu'il puisse servir de cadre de santé, grâce auquel nous pouvons devenir indépendants dans nos choix nutritionnels.

Donc, en quoi consistent exactement les aliments au gain net élevé ? Le *Thrive Diet* est basé sur les principes directeurs suivants.

Manger essentiellement des aliments qui sont :

- crus ou cuits à basse température

- naturellement alcalins pour le maintien du pH du corps (traité plus loin dans ce chapitre, p. 40)
- riches en substances nutritives que le corps peut utiliser sans avoir à les convertir (j'appelle cela la nutrition *one-step*)
- complets et riches en substances nutritives
- riches en vitamines et en minéraux provenant d'aliments complets
- non stimulants pour rééquilibrer le corps et éliminer la dette biologique.

Les degrés de la pyramide *Thrive Diet* montrent la répartition conseillée par groupe d'aliments pour un régime quotidien. Cela ne veut pas dire que les aliments qui se trouvent en haut de la pyramide sont de moindre valeur que ceux qui sont en bas. Les différents niveaux se complètent pour former une alimentation équilibrée et de première qualité – chaque groupe étant indispensable à l'ensemble. En quantité, le régime consiste *grosso modo* en 45 % de légumes fibreux ; 20 % de fruits ; 20 % de légumineuses, de graines et de pseudo-céréales ; 10 % d'huiles pressées à froid, de noix et d'avocats ; et 5 % de légumes riches en féculents et de céréales complètes.

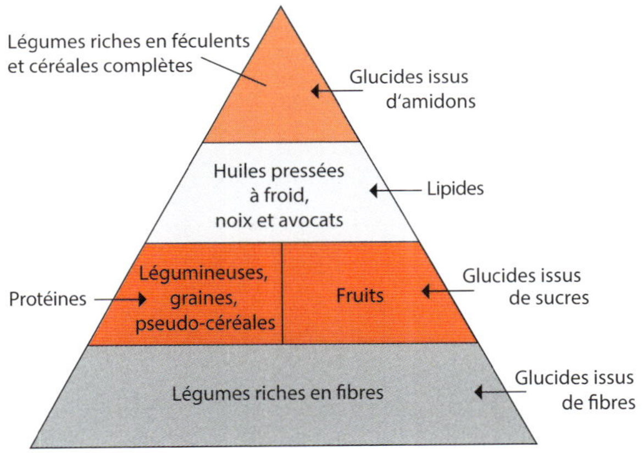

La pyramide Thrive Diet

La pyramide sert seulement de guide. Vous n'avez pas besoin d'y adhérer strictement au quotidien pour bénéficier du *Thrive Diet*. Cependant, sur des périodes plus longues, les proportions illustrées dans la pyramide devraient être respectées. Par exemple, certaines collations pourraient n'inclure qu'un seul de ces groupes d'aliments – comme les fruits ; même votre alimentation sur une journée entière pourrait outrepasser cette répartition. A partir du moment où votre alimentation se conforme aux proportions de la pyramide sur une durée d'une semaine environ, c'est bien.

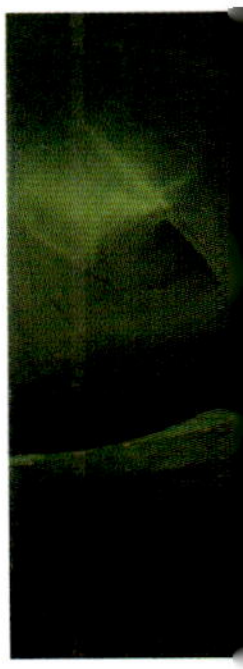

La pyramide alimentaire du *Thrive Diet* est basée sur des glucides riches en fibres. Les légumes constituent la base de la pyramide. Avec un accent mis sur les légumes-feuilles verts et les légumes colorés, ce degré comprend de nombreuses variétés. En plus de l'approvisionnement en glucides fibreux, les aliments de ce degré sont une source riche en vitamines, en minéraux et en phytonutriments.

Les aliments riches en fibres incluent :

- Carottes
- Céleri
- Concombres
- Courges
- Courgettes
- Poivrons
- Radis blancs
- Tomates
- Jicamas (un légume, bien que sa constitution nutritionnelle ressemble plutot à celle d'un fruit sans sucre)

- **Légumes-feuilles :**
  - Bettes
  - Bettes à cardes jaunes
  - Bettes-épinards
  - Betteraves
  - Celeri-branche
  - Chou frisé
  - Chou nagoya
  - Chou nagoya blanc
  - Chou palmier
  - Endive rouge
  - Feuilles de betteraves
  - Feuilles de chou vert
  - Feuilles de kale
  - Feuilles de laitue rouge
  - Feuilles de moutarde rouge
  - Feuilles de pissenlit
  - Feuilles de pois
  - Feuilles vertes de laitue
  - Frisée
  - Kale
  - Kale peacok blanc
  - Kale peacock rouge
  - Kale de Russie
  - Laitue feuille de chêne rouge
  - Laitue feuille de chêne verte
  - Laitue grasse
  - Laitue romaine
  - Laitue romaine rouge
  - Lollo rossa
  - Mâche
  - Mizuna
  - Pousses d'épinards
  - Pousses de red-chard
  - Radicchio
  - Roquette
  - Tatsoi

- **Légumes de mer :**
  - agar-agar
  - aramé
  - dulse
  - kombu
  - wakame.

Le deuxième degré de la pyramide contient deux sections. La première se compose des protéines principales: légumineuses, graines et pseudo-céréales. Cette section comprend plus d'aliments qu'on peut l'imaginer.
Elle inclut:

Légumineuses de toutes sortes:

- Haricots: azuki; noirs; fèves;
- Haricots kidney.
- Lentilles: marron, vertes, rouges.
- Pois: à œil noir, verts, jaunes.

Graines de toutes sortes:

- Chanvre
- Chia blanc
- Lin
- Sésame
- Pseudo-céréales:
  - amarante,
  - sarrasin,
  - quinoa,
  - riz sauvage.

Toutes sortes de germes:
toutes les légumineuses et les graines listées ci-dessus mais germées

- Brocoli
- Luzerne
- Oignon

La seconde section de ce degré est formée de glucides simples sous la forme de fruits riches en antioxydants.
Elle inclut:

Fruits:

- Abricots
- Ananas
- Bananes
- Baies (mûres, myrtilles, canneberges, framboises, fraises)
- Cerises
- Dattes
- Fruits du dragon
- Figues
- Grenades
- Kiwis
- Mangues
- Melons (cantaloups, melons miel, pastèques)
- Nectarines
- Oranges
- Pamplemousses
- Papayes
- Pêches
- Pommes
- Poires
- Prunes
- Raisins

La troisième section de la pyramide est constituée de matières grasses de grande qualité, sous la forme d'acides gras bons pour la santé – et comprenant des acides gras essentiels.
Elle inclut :

Matières grasses :

- Avocats
- Noix de coco
  - chair et lait
- Noix crues
  - noix du Brésil
  - noix de cajou
  - noisettes
  - noix de pécan
  - pignons de pin
  - pistaches, noix
- Huiles pressées à froid crues (non raffinées)
  - noix de coco
  - graines de lin
  - graines de thé vert
  - graines de chanvre
  - olive, extra-vierge
  - graines de courge

La dernière section correspond aux amidons, provenant principalement de céréales complètes non modifiées et de légumes amidonnés. Elle inclut :

Légumes riches en amidon :

- Courges
- Panais Patates douces
- Pommes de terre nouvelles
- Navets

Céréales complètes :

- Avoine
- Boulgour
- Épeautre
- Ignames
- Orge
- Riz
- Seigle

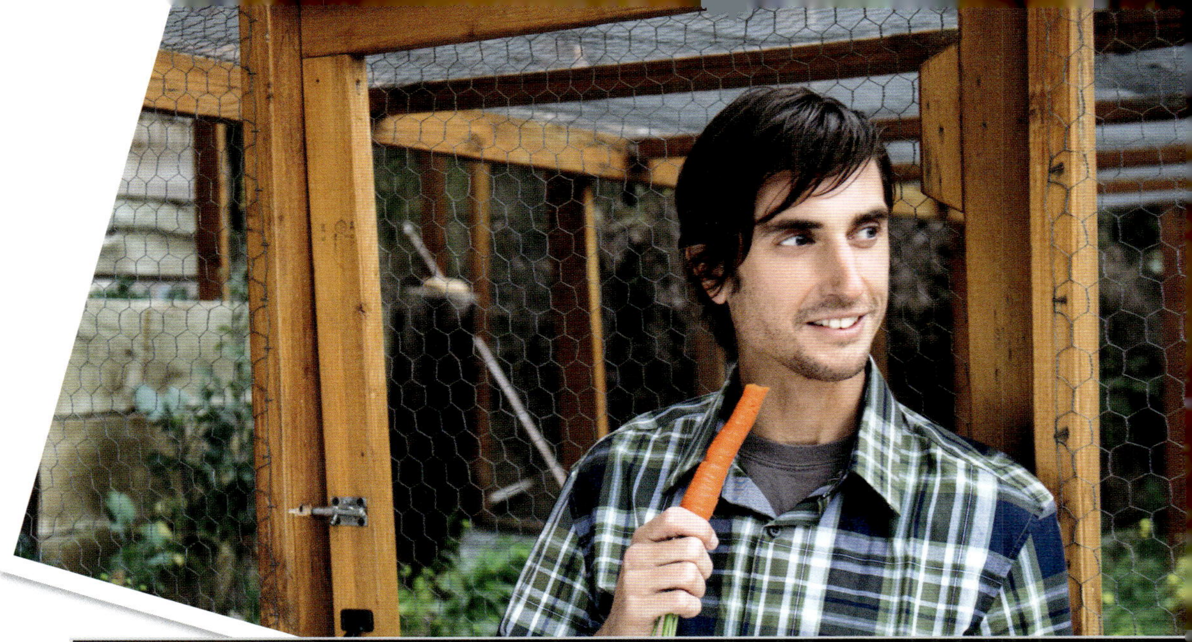

Aliments crus ou cuits à basse température

Augmentation des enzymes

Les aliments qui n'ont pas été chauffés à plus de 48° C sont considérés comme crus. La cuisson à haute température et le traitement des aliments détruisent les enzymes et les substances nutritives qui leur permettent d'être digérés facilement. Par conséquent, pour que les aliments cuits puissent être utilisés par le corps, ce dernier doit produire des enzymes pour aider la digestion. Cela demande du travail – une grande énergie créant une quantité considérable de stress.

Les enzymes, un des composants les moins considérés de notre alimentation mais des plus importants, sont vitales pour atteindre une santé optimale. L'absence d'enzymes dans votre alimentation peut aboutir à une maladie associée à la malnutrition, même si votre régime est sain. Sans enzymes, les aliments ne peuvent pas être convertis en un combustible utile au corps. Comme celle des hormones, la production d'enzymes diminue avec l'âge, ce qui fait que seule l'alimentation peut les fournir.

Par le passé, ce n'était pas un souci car les enzymes étaient abondantes dans la nourriture. Lorsque notre alimentation à base d'aliments complets et frais a été amoindrie, cédant la place à ceux qui sont fortement raffinés et traités, la quantité d'enzymes a diminué. Dès lors, le nombre de nos maladies a augmenté. Coïncidence ? Probablement pas. Pour le redire, je pense qu'une alimentation pauvre et le stress sont à la racine du problème. Ce type d'alimentation fatigue notre système organique : la digestion d'aliments sucrés, gras et riches en féculents diminue la production d'enzymes, réduisant toujours plus nos précieuses réserves.

Les aliments à base de plantes ont plusieurs avantages, tels une digestion facile et une biodisponibilité (c'est-à-dire la vitesse à laquelle l'aliment est absorbé et utilisé par le corps). La fatigue, les ballonnements, les crampes ainsi qu'un estomac dérangé peuvent souvent être la conséquence d'une mauvaise digestion. Beaucoup d'aliments complets à base de plantes ont des enzymes qui facilitent une digestion rapide et efficace. Plus les substances nutritives sont extraites rapidement des aliments, plus tôt les aliments peuvent être éliminés – ce qui est un facteur clef pour une santé optimale. De plus, les matières résiduelles provenant des plantes aux fibres insolubles (cette question est traitée dans le chapitre 5) accélèrent l'élimination, réduisant le risque d'installation de toxines dans le côlon et leur diffusion dans notre organisme.

Certains éléments laissent à penser que consommer pendant des années trop d'aliments traités et cuits épuise les glandes productrices d'enzymes, ce qui, plus tard, aboutira à une mauvaise digestion et assimilation. C'est une des causes possibles des signes prématurés de vieillissement et de maladie – l'organisme n'est plus nourri par les aliments comme il l'a été, tout simplement parce qu'ils ne sont plus digérés comme avant.

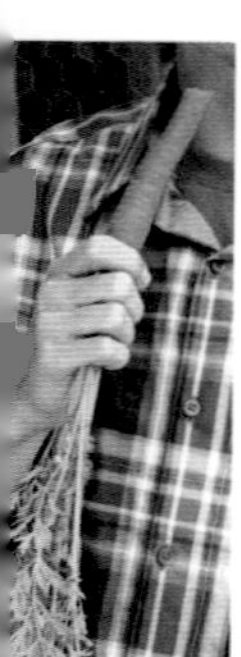

Le stress aussi détruit les enzymes et il endommage les cellules qui ont besoin des enzymes pour être reconstruites. Mais le stress inhibe aussi l'aptitude du corps à produire des enzymes, créant par là une situation inextricable. Prenons un exemple : les polluants dans l'air puisent dans les ressources de notre système immunitaire qui fait appel aux enzymes pour le fortifier, mais ce stress environnemental réduit l'aptitude de l'organisme à produire ces enzymes nécessaires.

La vitesse et la qualité de la reconstruction cellulaire après les exercices dépendent en partie du taux d'enzymes. Si le corps n'a pas assez de réserves d'enzymes, le processus de reconstruction prendra plus de temps, accélérant ainsi les signes de vieillissement. Un taux enzymatique bas, dû en partie au stress, ralentit la réparation des dégâts qui lui sont relatifs, en usant plus d'énergie sur une plus longue durée. La production d'enzymes va générer du stress supplémentaire, ce qui n'aurait pas été le cas si le corps avait eu les enzymes nécessaires pour accélérer la récupération. Ce stress supplémentaire peut à son tour entraîner une baisse du taux d'enzymes – et donc créer un cercle vicieux. En somme, les enzymes constituent une part vitale du processus de régénération, lequel est indispensable au processus anti-vieillissement.

Pour la préservation des enzymes, l'idéal serait que nous mangions seulement des aliments crus et biologiques dès leur récolte, de ne pas être exposés aux polluants environnementaux et de vivre sans stress. Évidemment, ce n'est pas réaliste. Mais il est quand même possible d'accroître notre consommation et notre production d'enzymes. Dans la mesure où les enzymes sont intacts dans les aliments crus, ces derniers sont les composants vitaux d'une alimentation saine. Le *Thrive Diet* est basé sur une alimentation riche en enzymes. Les personnes suivant le régime acquerront et maintiendront un taux d'enzymes correct sans effort supplémentaire. Consommer une dose quotidienne d'aliments crus, réduire le stress non complémentaire grâce à une alimentation appropriée et éviter les aliments réduisant les enzymes comme les produits riches en féculents et frits, sont autant de principes importants du régime.

Les aliments riches en enzymes aident le corps à faire usage des substances nutritives qui se trouvent dans les aliments.

Réduction de l'inflammation

Les aliments cuisinés à haute température peuvent aussi provoquer des inflammations dans le corps. En plus de détruire les enzymes et de convertir les acides gras essentiels en acides gras trans (un composé dangereux dont je parle en détail dans le chapitre 5, p. 136), la cuisson à haute température crée les produits finaux de glycation avancée, ou PGA. Le corps perçoit les PGA comme des intrus, ce qui pousse les cellules immunitaires à sécréter de grandes quantités d'agents anti-inflammatoires pour en venir à bout. Si ce processus naturel est sollicité trop souvent, cela pourra entraîner une maladie généralement associée à la vieillesse, mais qui serait en fait davantage liée aux toxines créées par la cuisson à haute température. Une peau moins élastique, l'arthrite, une mémoire moins bonne, des articulations douloureuses et même des maladies cardiaques sont souvent attribuables à l'inflammation des tissus.

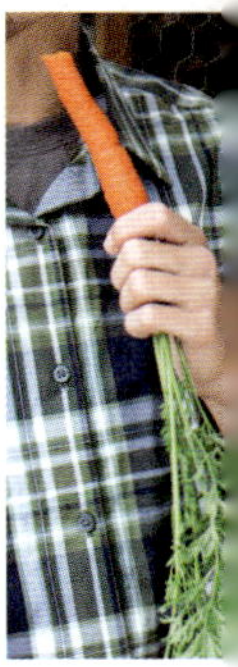

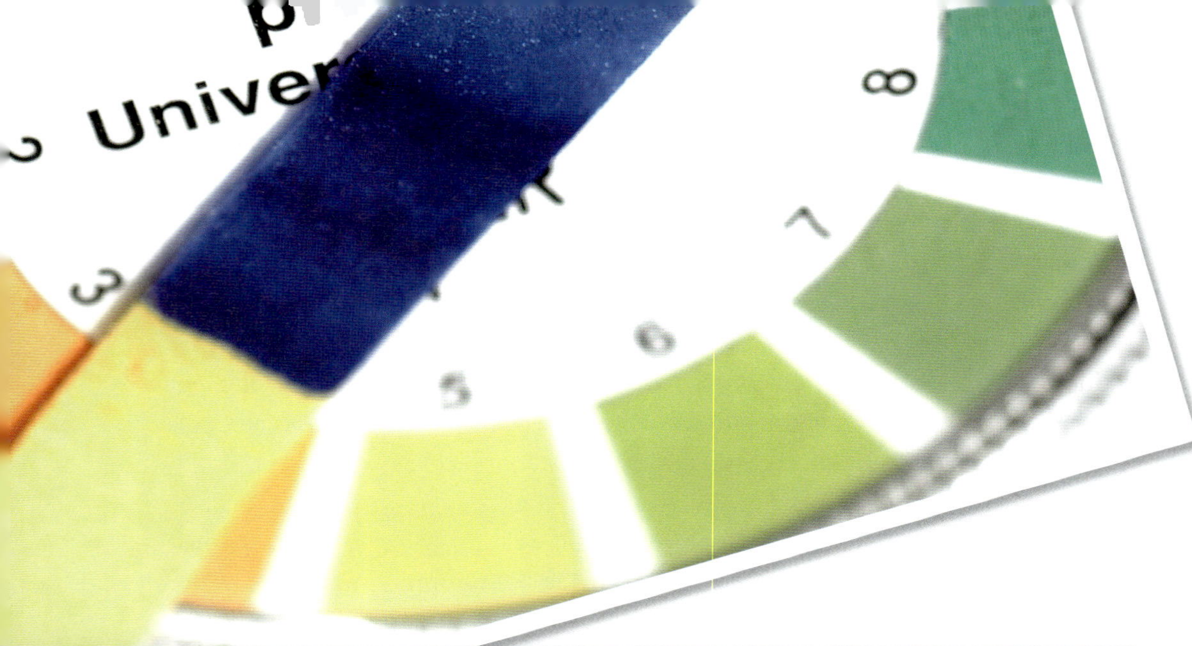

Des aliments alcalins pour équilibrer le pH du corps

Le pH (ou « potentiel hydrogène ») désigne l'équilibre entre l'acide et l'alcalin dans le corps, il se mesure sur une échelle allant du pH 1 (le plus acide) au pH 14 (le plus alcalin). Un bon pH – neutre – est de 7,35 ; maintenir cet équilibre est vital. Si le pH baisse, cela veut dire que notre corps est devenu trop acide, ce qui augmente fortement la probabilité d'attraper des maladies. Un environnement corporel acide affecte la santé au niveau cellulaire. Il n'est pas possible d'être vraiment en bonne santé quand le corps est en état constant d'acidose (caractérisé par un taux d'acide excessivement élevé). Les gens qui ont un terrain acide sont aussi sujets à la fatigue : dans la mesure où l'acidité est un facteur de stress, le taux de cortisol augmente et perturbe le sommeil. La consommation d'aliments acidifiants est la cause numéro un d'un système excessivement acide, et la surconsommation de ces aliments acides joue un rôle considérable dans l'un des plus grands problèmes de santé des Nord-Américains : le surpoids.

Dans la mesure où notre corps est équipé d'un pouvoir tampon, notre pH sanguin varie seulement d'un léger degré, indépendamment du facteur alimentaire. L'aptitude du corps à s'adapter témoigne de ses grandes ressources. Mais les systèmes organiques qui sont sollicités pour faire fonctionner ce pouvoir tampon utilisent de l'énergie et peuvent provoquer une tension qui, si elle est prolongée, stressera considérablement notre corps, affaiblissant ainsi ses fonctions immunitaires et ouvrant la porte à une foule de maladies.

Une acidose métabolique – provoquée lorsque les cellules sont dans un état excessivement acide à cause des trop nombreux aliments acides qui ont été consommés ou à cause d'un style de vie très stressant – est, suppose-t-on, une des causes principales de plusieurs problèmes de santé, tels que le développement de calculs rénaux, une perte de la masse osseuse et la réduction du taux des hormones de croissance – ce qui a pour résultat une perte de la minceur de la masse musculaire et une augmentation des tissus adipeux. Une acidose métabolique affecte le corps au niveau cellulaire, elle est responsable d'une augmentation des radicaux libres et d'une diminution de la production d'énergie cellulaire. En plus de ces problèmes sérieux, les virus et les bactéries prospèrent plus volontiers dans un corps acide, ouvrant de nouveau la porte à de nombreuses maladies. Il est intéressant de noter qu'il est impossible qu'un cancer se développe dans un environnement alcalin ; cela montre l'importance de l'alcalinité dans la prévention de la maladie.

Un corps acide peut mener à de nombreux problèmes de santé comme l'obésité et des maladies graves.

Que pouvons-nous faire pour prévenir tout cela ? La réponse : consommer plus d'aliments alcalins et moins d'aliments acides. Un facteur qui augmente le pH de l'aliment, et à son tour celui du corps, est la teneur en chlorophylle.

On parle souvent de la chlorophylle (laquelle donne aux plantes leur pigment vert) comme du sang des plantes. Équivalent botanique de l'hémoglobine dans le sang humain, la chlorophylle synthétise l'énergie. Elle convertit l'énergie solaire absorbée par la plante en glucides. Connu sous le nom de photosynthèse, ce processus est responsable de la vie sur terre. Dans la mesure où les humains et les animaux mangent des plantes, nous prenons également l'énergie du soleil qu'elles nous transmettent. La chlorophylle est connue pour son aptitude à nettoyer notre sang en aidant à la disparition des toxines provenant des aliments et de l'environnement. Elle est également liée à la production de globules rouges, ce qui rend indispensable la consommation quotidienne d'aliments riches en chlorophylle assurant la régénération constante des cellules et améliorant le transport d'oxygène dans le corps – et, par conséquent, le taux d'énergie. Optimiser la régénération des cellules sanguines vous permettra d'atteindre un niveau maximal pour vos performances athlétiques.

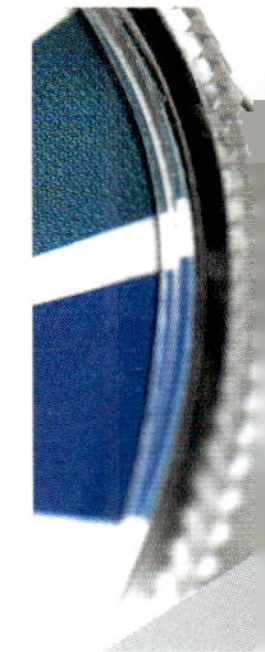

Bien que certains aliments soient considérés comme acides, ils produisent un effet alcalin une fois qu'ils sont digérés. Les agrumes, le vinaigre balsamique et de cidre sont tous acides, mais une fois consommés, ils deviennent très alcalins. Voici une liste de certains aliments et de l'effet qu'ils ont sur le corps une fois digérés.

Le pH des aliments sélectionnés du *Thrive Diet*

Fortement alcalin	Alcalin	Neutre	Légèrement acidifiant
Légumes			
Légumes-feuilles (tous)	Potiron		
Chou-fleur	Patate douce		
Brocoli	Igname		
Endive			
Aneth			
Petits pois			
Haricot vert			
Concombre			
Carotte			
Poireau			
Légumes de mer			
Poivron			
Panais			
Persil			
Algue rouge			
Betterave rouge			
Céleri-branche			
Asperge			
Jeunes pousses (toutes)			
Courgette			
Oignon			
Pseudo-céréales			
	Amarante		
	Sarrasin		
	Millet		
	Quinoa		
	Riz sauvage		
Légumineuses			
			Haricots Azuki
			Pois
			Pois chiche
			Lentille
			Haricot « œil noir » (cornille)
			Haricot noir

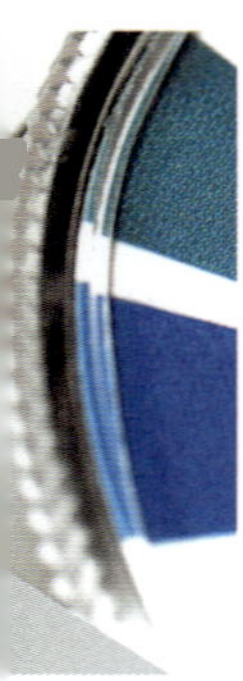

Le pH des aliments sélectionnés du *Thrive Diet*

Fortement alcalin	Alcalin	Neutre	Légèrement acidifiant
Graines			
	Sésame	Chanvre	Courge
		Lin	Tournesol
		Chia blanc	
Fruits			
Pamplemousse	Ananas		
Lime	Pomme		
Mangue	Avocat		
Melons (la plupart)	Banane		
Papaye	Baies (la plupart)		
Citron	Poire		
	Melon cantaloup		
	Datte		
	Figue		
	Grenade		
	Kakis		
	Cerise		
	Nectarine		
	Orange		
	Pêche		
	Raisin		
Huiles			
	Graines de chanvre	Noix de coco	
	Graines de courge		
	Graines de lin		
Noix			
	Noix de coco	Noix de Macadamia	
	Amandes	Noix	
Céréales			
			Épeautre
			Avoine
			Riz nature
Farines			
		Sarrasin	Chanvre
		Orge, épeautre	Pois chiche
Édulcorant			
Stevia		Nectar d'agave	

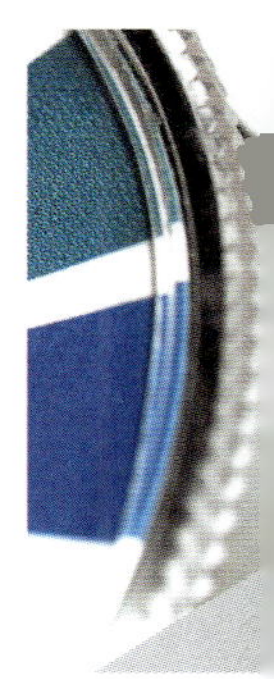

Le pH des aliments sélectionnés du *Thrive Diet*

Fortement alcalin	Alcalin	Neutre	Légèrement acidifiant
		Divers	
Thé vert	Vinaigre de pommes	Épices (en général)	
Gingembre (racine)	Vinaigre balsamique	Herbes aromatiques séchées (en général)	
Herbes aromatiques fraîches (en général)	Ail	Miso	
Rooibos			
Yerba-Mate			

Alimentation typiquement occidentale

Légèrement alcalin	Neutre	Légèrement acidifiant	Fortement acidifiant
		Céréales	
			Flocons de céréales
			Nouilles
			Farines banches
			Riz blanc
		Viande	
		Gibier	Volailles
		Poissons d'eau douce	Viande de bœuf
			Viande de porc
			Fruits de mer
		Produits laitiers	
		Lait cru	Beurre
			Fromages (tous)
			Lait pasteurisé
			Crème fraîche
		Édulcorants	
			Aspartam
			Sucre blanc
		Divers	
		Multi-vitamines synthétiques	Bonbons
			Cacahuètes grillées
			Café
			Margarine
			Médicaments
			Sodas

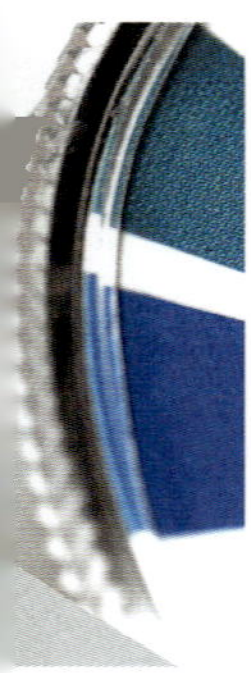

Alimentation typiquement occidentale

Légèrement alcalin	Neutre	Légèrement acidifiant	Fortement acidifiant
			Isolat de protéines de soja
			Isolat de protéines de blé

Je me suis rendu compte que même si la plupart des gens qui ont une alimentation typiquement nord-américaine mangent des aliments alcalins, comme des fruits et des légumes, les quantités sont rarement suffisantes pour compenser l'acidité formée par la base de leur alimentation. Beaucoup d'aliments soi-disant sains, particulièrement ceux basés sur des céréales cuisinées, laissent le corps dans un état excessivement acide, provoquant un ralentissement de la régénération cellulaire. Il n'est pas nécessaire que tous les aliments que vous mangez soient très alcalins ; cependant, pour une santé optimale, il est important que la plupart d'entre eux le soient.

La plupart des alimentations modernes sont basées sur des aliments acidifiants, provoquant une réponse au stress.

Comme vous avez pu le voir dans le tableau ci-avant, les aliments acidifiants présents dans le *Thrive Diet* ne le sont en réalité que très légèrement, contrairement aux ingrédients de base de beaucoup d'alimentations courantes, qui sont généralement très acidifiants. Prenez le cas de la pizza, par exemple. Comparez les ingrédients d'une pizza traditionnelle avec celles du *Thrive Diet* (les recettes commencent p. 210). Une pizza conventionnelle est faite avec de la farine blanche, du fromage et de la viande traitée – le tout est cuit à une température élevée. Ces ingrédients très acidifiants combinés à une cuisson à haute température en font un repas assez peu digeste. A l'opposé, une pâte à pizza du *Thrive Diet* est faite de lentilles et de betteraves, nappée d'une sauce de tomates séchées, garnie de légumes, et cuite au four à basse température.

Protéines

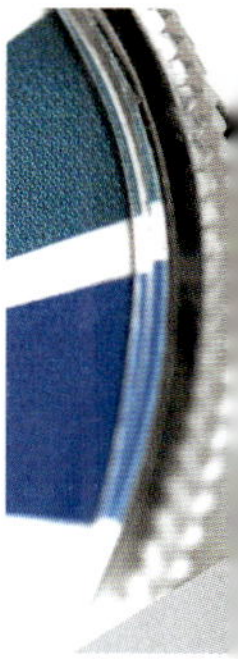

Comme vous le remarquerez aussi dans le tableau p. 42 à p. 45, les aliments alcalins sont des aliments naturels – ils n'ont pas été raffinés, altérés chimiquement ou enrichis. À l'opposé, plusieurs des aliments les plus acidifiants sont industriels et lourdement traités. Les aliments riches en protéines sont composés d'acides aminés et sont, comme vous pouvez vous y attendre, plus acidifiants. Cependant, il y a trois questions que vous pouvez vous poser afin de sélectionner les aliments qui ont le pH le plus élevé. Premièrement, est-ce que l'aliment a été traité ? C'est un facteur déterminant de son pH. Si, par exemple, on a supprimé les fibres de l'aliment, augmentant ainsi son taux de protéines, il sera plus acidifiant. (La suppression des substances nutritives, bien sûr, le rendra aussi moins sain). Le traitement des protéines le plus courant consiste à les isoler. Ceci est obtenu par la suppression des glucides et des matières grasses, créant par conséquent des isolats de protéine. Les poudres de protéine de petit-lait et de soja sont deux types d'isolats de protéines. Ironiquement, vous aurez probablement vu ces isolats dans des magasins de diététique. Popularisés par les culturistes, les isolats ont été fortement commercialisés grâce au recours à la logique du « le plus sera le mieux ». Mais ce n'est pas vraiment logique. Le processus d'isolation implique de hautes températures et généralement des produits chimiques. Les protéines qui en résulteront auront un pH beaucoup plus bas qu'avant le traitement et seront acidifiantes.

La seconde question à poser est : les protéines sont-elles crues ? Cuire les protéines peut les rendre plus acidifiantes. Dans la mesure où la pasteurisation est une forme de cuisson, il est mieux de sélectionner des aliments non pasteurisés. Le cru est meilleur, mais si les protéines doivent être pasteurisées pour tuer les bactéries, assurez-vous qu'il s'agit d'une pasteurisation éclair. La pasteurisation est un procédé par lequel les protéines sont cuites assez longtemps pour réduire la prolifération des bactéries dangereuses – mais pas assez pour endommager leur qualité. Les deux premières questions, donc, concernent le traitement industriel des aliments. Moins ils sont altérés par ce processus et la cuisson, mieux c'est.

La troisième question est la suivante : est-ce que la source de protéines contient de la chlorophylle ? Dans la mesure où la chlorophylle est très alcaline, des protéines qui en contiennent auront un pH élevé. Une manière facile de déterminer la teneur en chlorophylle d'un aliment est de regarder sa couleur. Est-ce vert ? Par exemple, le chanvre, beaucoup de variétés de pois, les légumineuses, les légumes à feuilles vert foncé et les algues, bien qu'ils soient riches en acides aminés, et par conséquent en protéines, sont aussi riches en chlorophylle, ce qui équilibre le pH.

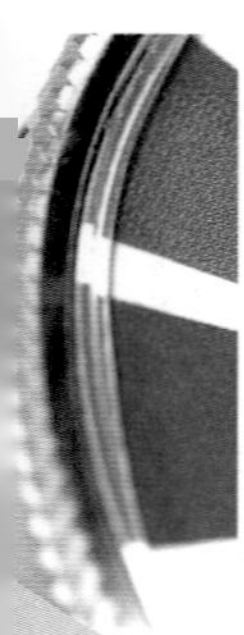

Les protéines naturelles ayant un pH relativement élevé incluent les germes (n'importe quelle sorte – les noix, les graines, les légumineuses) ; les algues comme la chlorella et la spiruline ; les graminées comme le blé, l'avoine et l'orge ; les légumineuses cuites (bien qu'elles ne soient pas aussi alcalines que les légumineuses germées) ; les graines de lin et de chanvre. Les protéines de chanvre, par exemple, ne sont pas isolées et restent ainsi dans un état relativement naturel, conservant leur alcalinité. De plus, le chanvre est cru, ce qui est un autre facteur contribuant à maintenir son pH élevé.

calcium en tablettes est couramment dérivé des coquilles d'huître, de farine d'os bovins, du corail ou de la dolomite (un type de pierre), et tous sont, pour le corps, contre-nature et extrêmement difficiles à assimiler – ce ne sont pas vraiment des aliments. La grande variété de ces compléments et, pour certains d'entre eux, la quantité recommandée pour la consommation quotidienne, témoignent de la pauvreté de leur biodisponibilité. Le corps doit user beaucoup d'énergie pour obtenir du calcium de ces ressources.

Les taux de pH et la joie de vivre

Le facteur qui a le plus grand impact sur le taux de pH du corps est l'alimentation ; cependant, il y a d'autres facteurs déterminants. Maintenir une attitude positive et prendre régulièrement le temps de faire une activité qui vous plaît préservera l'équilibre du pH dans votre corps. Prendre du temps en dehors d'un planning chargé pour faire quelque chose d'agréable bien qu'improductif en apparence, est, en fait, un élément-clé pour améliorer sa santé et sa longévité – et par conséquent sa productivité. Bien sûr, si vous aimez avoir un emploi du temps chargé, cela sera moins stressant que si vous percevez ce dernier comme décourageant – ce qui est anxiogène pour une personne pourra être une source de plaisir pour une autre personne. Si vous aimez travailler la nuit, alors il n'est pas nécessaire de se reposer. Cela souligne l'importance d'apprécier ce que vous faites afin d'avoir une bonne santé à long terme.

Voici d'autres moyens d'encourager l'alcalinité du corps :

- les exercices de respiration profonde,
- le yoga,
- de légers étirements,
- la méditation,
- n'importe quelle autre activité qui vous plaît.

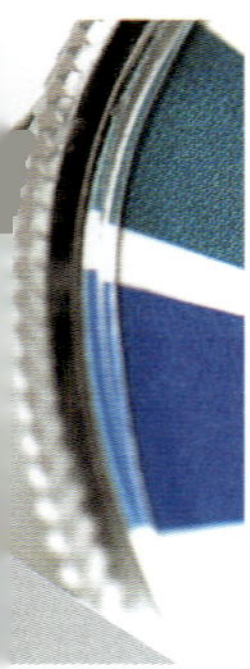

Rapport aliments alcalins – aliments acidifiants

Certains experts suggèrent que notre alimentation soit composée de 75 % d'aliments alcalins et de 25 % d'aliments acidifiants. Je crois qu'essayer d'atteindre un taux alimentaire spécifique n'est pas nécessaire. En partie parce que, comme je l'ai observé au-dessus, plusieurs facteurs autres que les aliments affectent le pH. Généralement, le stress a un impact significatif sur le pH. Le corps oscillera du côté acide, même si l'alimentation est alcaline, quand il sera confronté à des taux élevés de stress non nutritionnel. Dans ce cas, essayer d'atteindre un certain taux alimentaire allant des alcalins aux acidifiants ne sera pas utile. Adopter le *Thrive Diet* est la chose la plus simple que vous puissiez faire pour garantir que le pH de votre corps soit neutre ou légèrement alcalin.

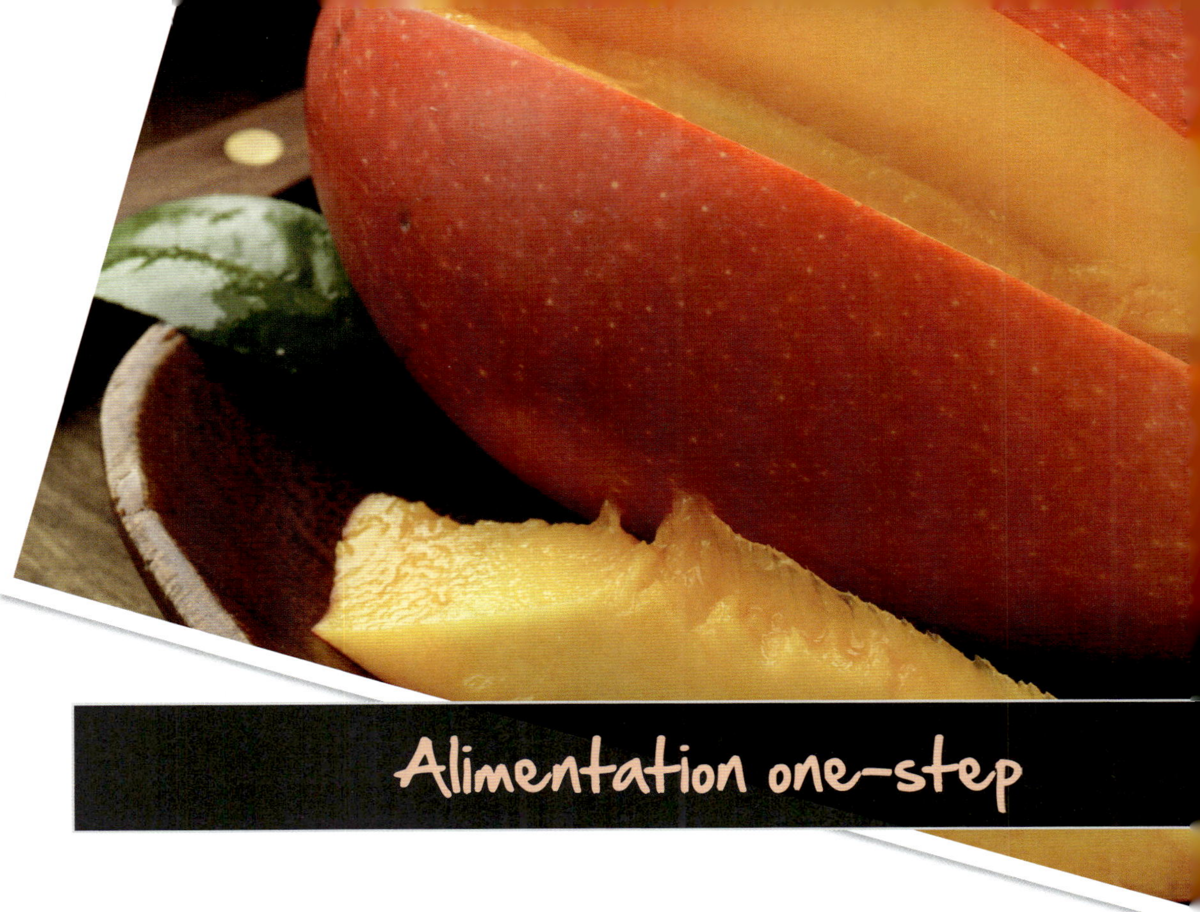

Alimentation one-step

L'alimentation *one-step* est le terme que j'utilise pour décrire les aliments contenant déjà des substances nutritives sous une forme utilisable par l'organisme, sans qu'une décomposition soit requise. Ainsi, les substances nutritives une fois dans l'organisme se mettent rapidement au travail.

Les substances nutritives dans l'alimentation normale d'un Nord-Américain se présentent sous une forme que l'organisme doit d'abord décomposer et convertir avant de pouvoir les utiliser.

Forme dans une alimentation nord-américaine normale		**Forme que le corps utilise directement, prévalente dans le *Thrive Diet***
Glucides complexes	doivent être converties en…	glucides simples
Matières grasses	doivent être converties en…	acides gras
Protéines	doivent être converties en…	acides aminés

En consommant des aliments *one-step*, le corps se nourrit de combustibles qui le rendent capable de se reconstruire efficacement. Requérant une énergie minimale pour être utilisés et assimilés, les aliments contenant des substances nutritives *one-step* apportent au corps *plus* d'énergie en l'aidant à conserver son énergie. Gagner la plus grande quantité d'énergie à partir de la plus petite quantité d'aliments est le but du *Thrive Diet*.

Les aliments ont trois composantes principales : les glucides, les protéines et les matières grasses. Les glucides, présents dans la plupart des aliments que nous mangeons, consistent en sucres, en amidons et en fibres. Leur taux varie selon les aliments. En général, les fruits ont un taux de sucre élevé ; le pain, les pâtes et le riz ont de grandes quantités d'amidons, aussi connus sous le nom de glucides complexes ; et les légumes sont riches en fibres.

La base de la pyramide du *Thrive Diet* (voir le chapitre 2, p. 33) se compose de légumes fibreux. En plus de leurs fibres, ces aliments contiennent une grande quantité de chlorophylle, de vitamines, de minéraux et de fluides qui aident à maintenir l'hydratation. Pour le combustible, néanmoins, les fruits sont un aliment de choix. Cela reste en phase avec les principes *one-step* du *Thrive Diet* dans la mesure où ils sont faciles à digérer et riches en glucides simples. Aussi connus comme sucres simples, les glucides simples sont des substances nutritives *one-step* ; ils peuvent directement être utilisés par le corps comme combustibles. A l'inverse, le corps doit décomposer les glucides complexes en glucides simples avant de pouvoir les brûler, ce qui demande à l'organisme un travail supplémentaire – une énergie dont le corps sera privé.

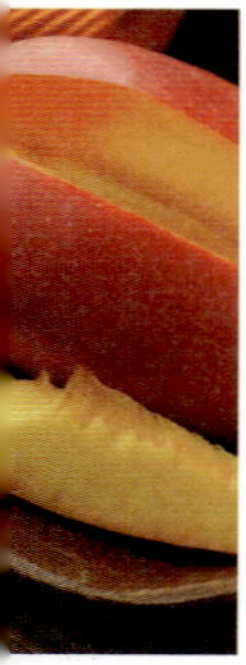

Les glucides complexes complets, non raffinés, ont néanmoins leur place dans notre régime. Les pseudo-céréales et autres graines, produits de base du *Thrive Diet*, apportent des protéines de grande qualité mais contiennent également des glucides complexes, sous une forme qui est plus facilement utilisable par le corps que les sources traditionnelles telles que le blé. En plus de cela, les vitamines et les minéraux que l'on trouve dans les fruits et les légumes s'ajoutent à ceux présents dans les céréales complètes et non raffinées comme le riz complet, et dans les légumes riches en féculents comme la patate douce et l'igname. Par conséquent, ces aliments se trouvent au sommet de la pyramide *Thrive Diet* : ils font partie du régime, mais leur rôle, en termes de quantité, est modeste.

Aliments riches en glucides simples :

- Bananes
- Baies
- Dattes
- Figues
- Mangues
- Papayes
- Ananas.

Les protéines, dont le rôle est de reconstruire les tissus de l'organisme, sont les substances nutritives constructives du corps. La régénération est un processus continu : au cours de la journée, les tissus de l'organisme sont constamment décomposés et reconstruits. Le corps convertit les protéines des aliments que nous mangeons en acides aminés car il ne peut pas les utiliser directement. Cependant, nous pouvons aider notre organisme à accélérer le processus de régénération et à être plus efficace dans la fabrication de nouvelles cellules, en mangeant des aliments riches en acides aminés – les aliments *one-step*. De cette manière, le corps n'a pas à dépenser de l'énergie pour convertir les protéines en acides aminés. Les légumes verts ont le pourcentage le plus élevé d'acides aminés (par 30 grammes environ) de tous les aliments. Cependant, dans la mesure où les légumes verts sont légers, ils doivent être consommés quotidiennement pour que soient récoltés tous les bénéfices qu'offre leur teneur en acides aminés. Manger une grande salade verte chaque jour fait partie du *Thrive Diet*.

Aliments riches en acides aminés

- Légumes-feuilles (tous ceux qui composent la base de la pyramide du *Thrive Diet* ; voir p. 33)
- Chanvre
- Germes de légumineuses, pseudo-céréales, graines.

Les graisses alimentaires sont nécessaires pour la lubrification des articulations et pour la l'activation des vitamines liposolubles. C'est également une ressource dans laquelle l'énergie est puisée quand les réserves de glucides de l'organisme sont presque vides. Comme les glucides et les protéines, les graisses alimentaires doivent être décomposées pour que l'organisme puisse les utiliser. Le corps convertit les graisses en acides gras – substances nutritives qu'il peut assimiler et faire travailler. Consommer des matières grasses directement composées d'acides gras est avantageux dans la mesure où le corps sera capable d'en faire un usage immédiat.

Aliments riches en acides gras

- Graines et huile de lin et de chanvre
- Graines de courge
- Graines de sésame

Les aliments germés constituent la forme la plus équilibrée et complète de la nutrition *one-step*. Crus et riches en enzymes, les germes sont constitués des trois principales composantes alimentaires : les glucides simples, les acides aminés et les acides gras. Ils sont prédigérés (comme certains les décrivent), le corps n'a donc pas à produire ses propres enzymes, de plus ces substances nutritives sont utili-

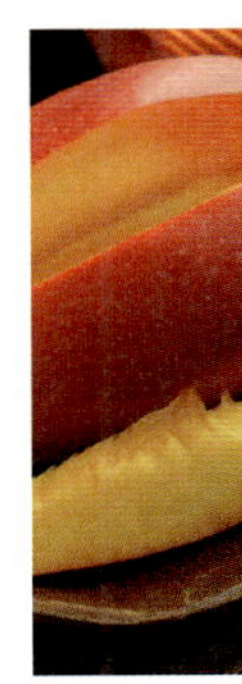

sables tout de suite par l'organisme – ce qui est un gain net considérable d'énergie globale. (Comparez cela avec les protéines traitées et cuisinées que le corps doit décomposer avant qu'elles puissent être utilisées, causant une perte considérable du point de vue de l'efficacité énergétique). Les légumineuses germées telles que les pois chiches, les lentilles et les haricots mungo sont d'excellents aliments. Le processus de germination convertit les glucides complexes des légumineuses en glucides simples, les protéines en acides aminés utilisables et les matières grasses en acides gras, ce qui ne demande aucun travail supplémentaire à l'organisme et, de ce fait, le gain net ne s'en trouve que meilleur. Les aliments riches en acides gras essentiels, comme le lin, peuvent également être germés pour devenir une source de combustible utilisable de première qualité. Les acides gras essentiels sont donc une source supérieure d'énergie saine.

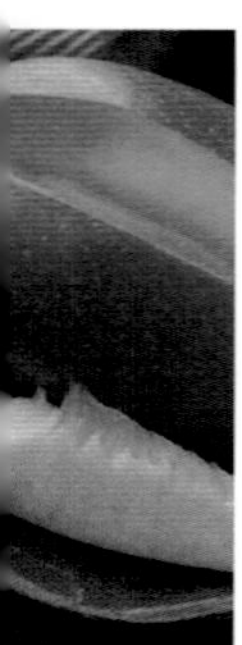

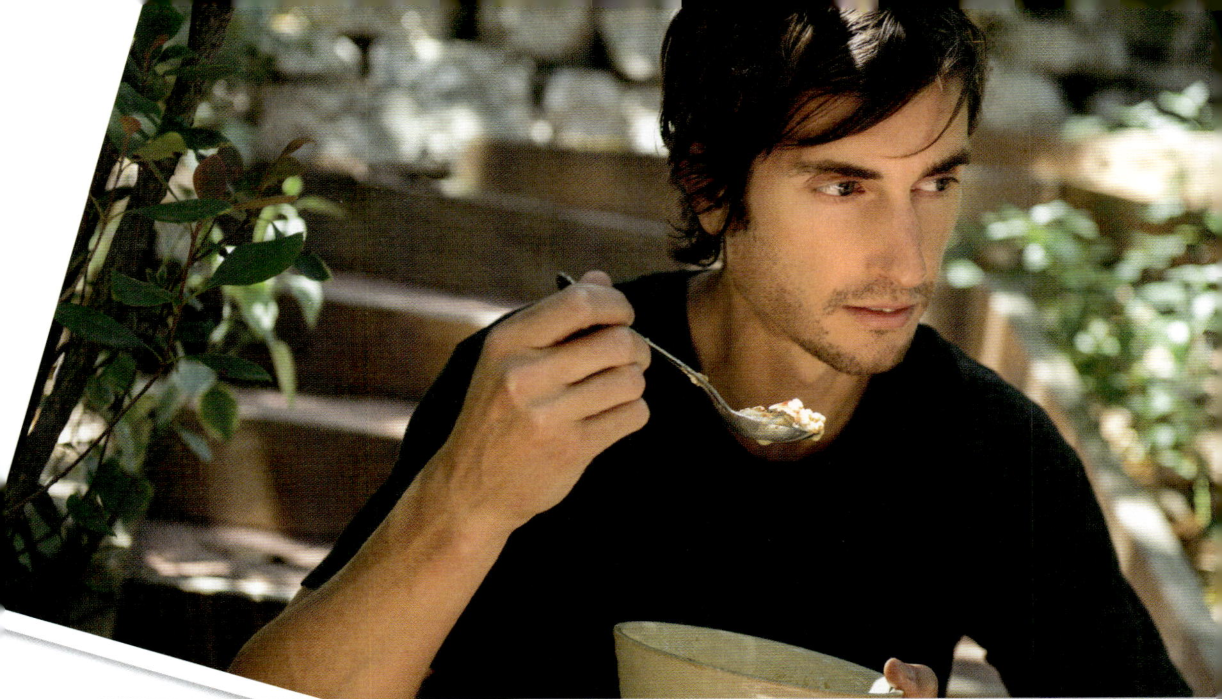

Les aliments complets riches en substances nutritives sauront vous satisfaire

« Vous êtes ce que vous mangez ». Ce n'est vrai qu'en partie. Manger des aliments qui ne seront pas efficacement absorbés et assimilés par le corps limitera grandement leur efficacité. La manière de garantir une restitution maximale de ce que vous mangez – c'est-à-dire la plus grande énergie possible provenant de vos aliments – est plus simple que vous ne pourriez le croire. En fait, la solution la plus simple est la meilleure. En règle générale, moins on aura touché aux aliments, meilleure sera leur restitution.

Les aliments ayant une valeur nutritionnelle pauvre constituent le facteur majeur de l'intensification du taux d'obésité. Ce problème de santé sérieux, s'il n'est pas souhaitable, sert néanmoins à nous montrer clairement que quelque chose n'est pas bien équilibré. Pour une santé optimale et des bénéfices durables, on doit s'intéresser à la cause du problème, non au symptôme. Traiter spécifiquement l'excès de graisse, comme de nombreux régimes le font, c'est traiter seulement le symptôme. L'excès de graisse indique clairement que la santé optimale n'a pas été atteinte, et le traiter sans chercher un mode de vie plus sain à un niveau holistique, c'est ne traiter que partiellement le problème. Les envies alimentaires, généralement de sucres et d'aliments riches en féculents, sont souvent un signe révélant que l'alimentation manque de substances nutritives ou qu'elle est pauvre. Si l'on ne s'attaque pas aux envies alimentaires et à la faim chronique, elles mèneront à court terme à une prise de poids, à une fatigue et à n'importe quel problème de santé à long terme.

Omniprésents dans notre société, les aliments habituels dépourvus de substances nutritives causent une déperdition d'énergie.

Nous sommes submergés par les aliments dépourvus de substances nutritives et la plupart d'entre eux, traités et raffinés, sont consommés pour des raisons de commodité. Nous savons que les fruits frais, les légumes, les légumineuses, les graines, les acides gras essentiels et les protéines complètes font partie d'une alimentation saine, mais nous croyons que nous n'avons tout simplement pas le temps de préparer des repas avec ce type d'aliments. Le résultat ? Un faible taux d'énergie dans une société pourtant suralimentée.

L'appétit diminue si la qualité des aliments est meilleure. Un exemple concret, celui d'une écurie de chevaux de race des États-Unis, illustre bien cette idée : ces chevaux sont connus pour avoir des résultats impressionnants aux courses et dans la mesure où les enjeux des sports hippiques sont importants, les chevaux ont des séances d'entraînement intenses. Mais les entraîneurs ont un jour remarqué une habitude étrange que les chevaux ont adoptée. Ils ont tous, au cours de la même semaine, commencé à ronger les poutres en bois de leurs écuries. Leurs entraîneurs ne savaient pas quoi faire face à ce comportement bizarre. Ils ont pensé initialement que les chevaux avaient besoin de plus de nourriture. Du coup, de la nourriture supplémentaire leur a été donnée – mais ils ont continué à ronger les poutres. A compter de ce moment-là, les chevaux ont commencé à grossir : ils ne ressemblaient plus à des chevaux de race mais à des chevaux de trait.

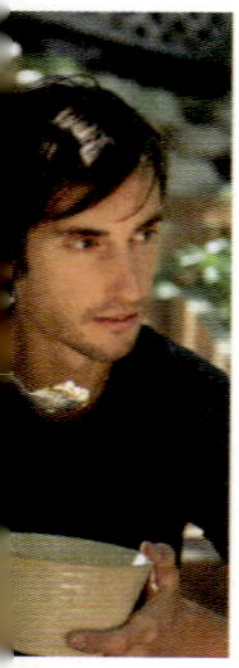

Après mûre réflexion, les entraîneurs ont déterminé que les céréales mangées par les chevaux avaient poussé sur un sol surexploité et avaient été broyées au point de perdre beaucoup de leurs fibres. Par conséquent, ils manquaient de substances nutritives essentielles. Lorsqu'une nouvelle source de céréales riches en substances nutritives a été trouvée et que ces grains ont été donnés aux chevaux, leur appétit a rapidement diminué et ils ont arrêté de ronger les poutres. En somme, la faim chronique des chevaux était due à un manque d'éléments nutritifs, non à un manque d'aliments.

Quand on fournit à l'organisme de nombreux minéraux et vitamines, il est alimenté convenablement et il n'aura pas besoin de plus de nourriture. Son mécanisme de faim signalera que nous ne sommes plus affamés. Le *Thrive Diet* est construit sur une base d'aliments riches en substances nutritives. En suivant simplement le programme de repas de 12 semaines, vous serez nourri convenablement et la perte des graisses viendra naturellement.

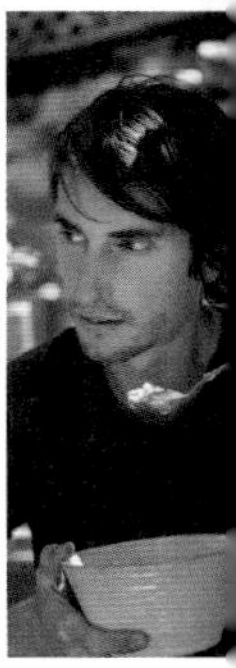

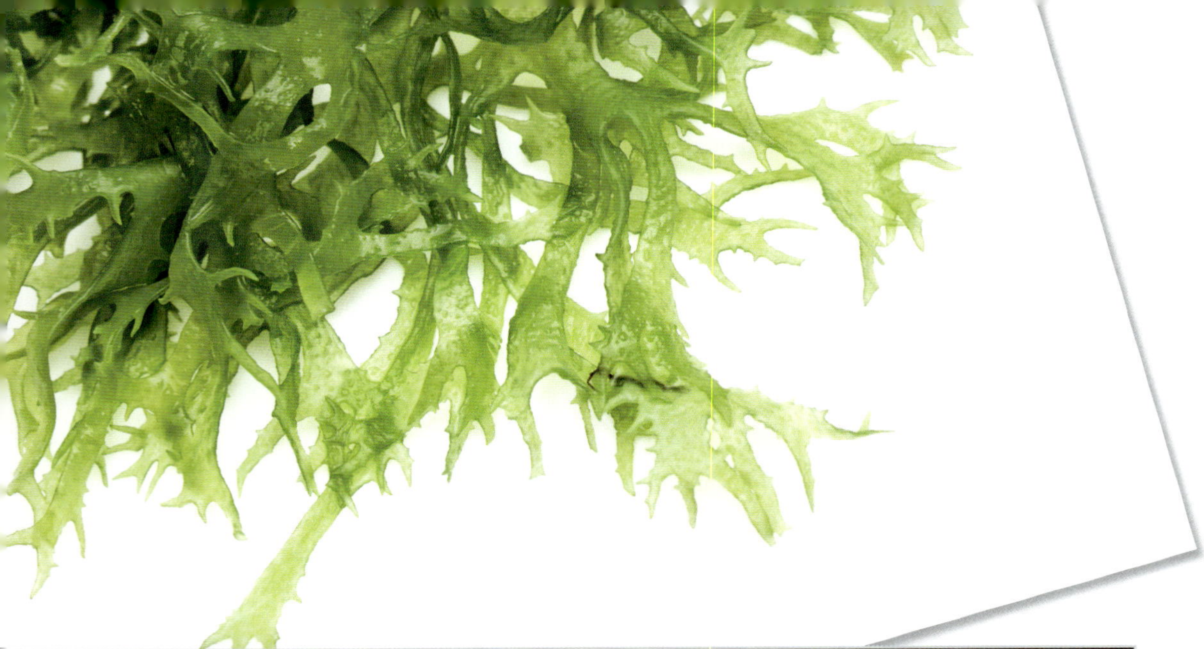

Des aliments complets pour une nourriture complète

Le moyen le plus sain de faire face aux besoins nutritionnels est de consommer une alimentation riche en aliments complets. Les vitamines et les minéraux que l'on trouve dans les aliments sont supérieurs à leurs homologues créés en laboratoire. Comme je l'ai noté précédemment, beaucoup de compléments alimentaires de calcium sont dérivés de sources non alimentaires – coquilles d'huître, farine d'os bovins, dolomite – et aucun d'eux ne peut être utilisé efficacement par l'organisme. Encore une fois, le corps devra travailler pour assimiler les substances nutritives, moins il aura d'énergie utilisable. Le sel en est une autre illustration. Le sel provenant de la terre ou de la mer est souvent ajouté aux aliments durant leur traitement. Toutefois, le sel est rarement consommé sous sa forme alternative, les plantes, qui le puisent dans les sols ou la mer et l'assimilent avec d'autres minéraux, font ainsi pour vous la plus grande partie du travail. Ma source de sodium favorite est la dulse crue. Légume de mer, la dulse est exceptionnellement saine, offrant un très grand nombre de minéraux qui aident à prolonger l'hydratation et par conséquent l'endurance.

J'entend souvent dire: « Je veux juste être sûr d'avoir toutes les vitamines dont j'ai besoin, je prends donc tous les compléments alimentaires disponibles et plus il y en a, mieux c'est. Mon corps excrétera tout simplement ce qui lui est inutile ».

Et même si cela est vrai pour les vitamines solubles dans l'eau (vitamines B et C) et les minéraux comme le potassium, le chlorure et le sodium, il n'en est pas de même avec les vitamines liposolubles et certains minéraux, comme le fer, lesquels ne sont pas facilement excrétés. Cependant, c'est une pratique courante, surtout chez les athlètes. Mais à quel prix ?

Même si pour un organisme sain, se débarrasser des vitamines et des minéraux dont il n'a pas besoin ne demande pas énormément d'énergie, cela en exige quand même quelques uns. Après les séance d'entraînement l'organisme éprouve beaucoup de stress dû à la récupération, la reconstruction des cellules, au maintien d'un système immunitaire vigoureux, la dernière chose dont il a besoin est un travail supplémentaire. La plupart des gens prennent trop de compléments alimentaires afin d'accélérer la régénération. Souvent, ils ne font qu'interférer avec ce processus, prolongeant le temps nécessaire pour une récupération complète.

Un excès de vitamines synthétiques liposolubles (A, D, E et K) dans le système organique peut avoir un effet considérablement plus négatif qu'un excès de celles hydrosolubles. En effet les vitamines liposolubles restent dans le système organique pendant une longue période – tout surplus est conservé dans les cellules adipeuses du corps, ce qui peut provoquer une intoxication. Une fatigue générale et un système immunitaire affaibli sont les effets les plus bénins d'une telle toxicité ; les effets les plus sévères vont de l'hémorragie à une réduction grave de la flore intestinale.

Une toxicité provenant d'une surconsommation de vitamines liposolubles est presque impossible avec des aliments complets. Les fibres empêchent la surconsommation : il est difficile de manger une grande quantité d'aliments riches en fibres dans la mesure où ils gonflent dans l'estomac et le remplissent.

Regardez n'importe quel magazine de sport ou de fitness et vous remarquerez sans doute des publicités revendiquant que tel produit « améliore votre performance de 20 % ». Même des articles, au demeurant plus crédibles que les publicités revendiquent de telles choses. Est-ce que ces compléments en vitamines et en minéraux améliorent vraiment les performances athlétiques ? Si une alimentation saine a déjà été adoptée, la réponse est non.

Généralement financées par les fabricants, plusieurs des études citées dans ces publicités et ces articles ont été faites sur un panel présentant des carences en

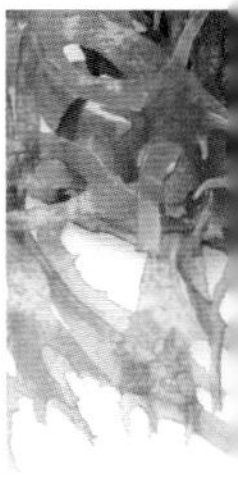

vitamines ou en minéraux, erronant les résultats. En fait, une personne ayant des taux extrêmement bas de n'importe quelle de ces substances nutritives essentielles, n'atteindra pas son potentiel maximal, que ce soit dans une compétition athlétique ou simplement dans la vie de tous les jours. Une fois que la personne aura comblé ce déficit, ses symptômes seront atténués et elle fera de meilleures performances.

Des aliments complets fourniront au corps toutes les substances nutritives dont il a besoin.

Tout ce que revendiquent ces publicités – les gains obtenus une fois que l'on a pris tel produit – n'est pas faux en soi. Mais ces résultats ne sont pas valables pour une personne en bonne santé ayant une alimentation convenable. En suivant le *Thrive Diet*, vous n'aurez pas besoin de prendre le moindre complément pour améliorer vos performances – le *Thrive Diet* fournit toutes les substances nutritives dont votre corps a besoin.

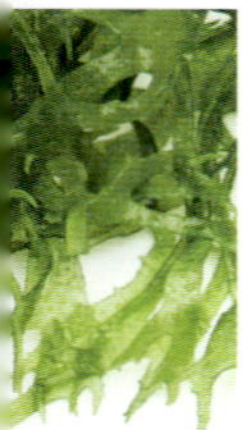

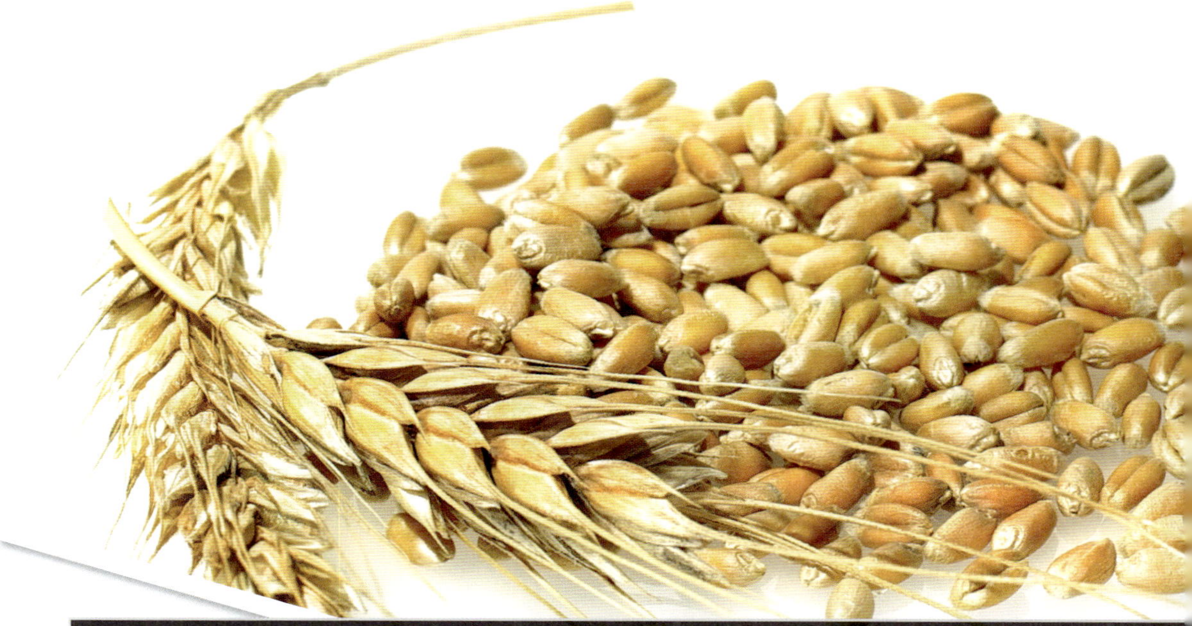

Déterminer les sensibilités aux aliments courants

Avec des symptômes comprenant des états grippaux, des maux de tête, des problèmes de sommeil, des ballonnements et de la fatigue, les sensibilités alimentaires sont en train de devenir de plus en plus courantes. Le maïs, le blé (et le gluten, protéine se trouvant dans le blé), les produits laitiers et le soja sont devenus si fréquents dans notre chaîne alimentaire que bien des gens ont développé une intolérance à ces produits à cause de leur surconsommation. Au fil du temps, cependant, le contraire pourrait arriver – nous pourrions créer une résistance contre eux.

Une pratique fréquente en naturopathie est d'éliminer de l'alimentation toutes les sources courantes d'allergènes. C'est une manière logique de déterminer si le patient a une allergie ou une sensibilité aux aliments communs. La sensibilité peut être définie comme une réaction désagréable causée par des aliments que le corps ne peut pas digérer correctement, n'ayant pas les enzymes ou les composantes chimiques requises pour cela. Contrairement à une réaction allergique, une sensibilité n'affecte pas le système immunitaire. Généralement, les allergies aux aliments ne sont pas un problème majeur parce qu'elles deviennent souvent visibles dès que l'aliment est consommé : on ne peut pas se tromper à leur sujet, les symptômes survenant rapidement – picotements dans la bouche, gonflement de la langue et de la gorge, difficultés à respirer, crampes abdominales, vomissements.

La consommation quotidienne de protéines au pH relativement élevé (plus alcalin) réduira l'acidité dans le corps. Une alimentation riche en légumes-feuilles verts, aidera également à garantir que le système organique reste alcalin.

Aliments acidifiants et digestion

Quand les aliments acidifiants sont consommés (incluant la digestion et l'élimination), ils produisent des toxines que le corps doit traiter. Les aliments raffinés et traités sont, comme vous le savez, très acidifiants, et dépourvus de toute substance nutritive utilisable, mais ils conservent leur valeur calorique. Aussi, ces aliments dénaturés ne créent-ils pas seulement, dans l'immédiat, un environnement acide dans le corps à cause de leur composition chimique, ils contiennent également des toxines, causant un vieillissement prématuré dû à la dégénérescence cellulaire. La plupart des médicaments, les édulcorants artificiels, les vitamines synthétiques et les compléments en minéraux sont aussi très acidifiants.

Dès que le corps accomplit ses fonctions normales telles que le mouvement ou la digestion, il devient, naturellement, de plus en plus acide : la formation d'acides est la conséquence naturelle d'un métabolisme sain. Cette fonction biologique normale devient un problème seulement lorsqu'une quantité excessive d'aliments est consommée. Comme je l'ai dit plus tôt, les aliments riches en substances nutritives et au gain net élevé sont la clef. Plus le gain net de l'aliment est bas, plus il doit être consommé en quantité pour que soient obtenues toutes les substances nutritives dont le corps a besoin. Cela ne mène pas seulement à une surconsommation de calories vides mais aussi à la digestion de plus d'aliments que nécessaire. Plus il y aura d'aliments qui passeront par l'organisme, plus le corps deviendra acide.

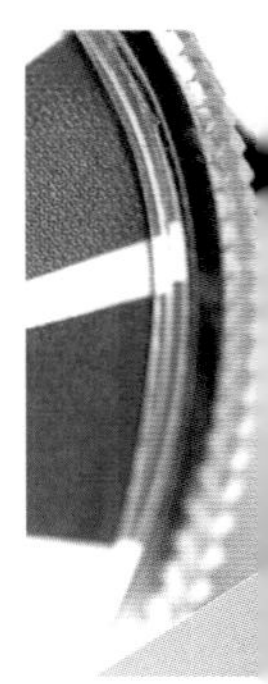

La santé des os

Un pH équilibré joue un rôle majeur dans la santé des os. Des études indiquent que la mauvaise santé des os et l'ostéoporose ne sont pas liées à un manque de calcium, comme on le pense généralement, mais au stress et à la surconsommation d'aliments acidifiants et de compléments alimentaires. Le sang reste toujours neutre – ce qui est impératif pour survivre – donc, si le corps est systématiquement nourri d'acidifiants, d'aliments dénaturés et de suppléments, ou s'il rencontre un stress provenant d'autres sources, il doit faire en sorte de maintenir le sang à un pH neutre. En agissant de la sorte, le corps puise du calcium dans les os – le minéral le plus alcalin de notre corps – et au fil du temps, ce mécanisme de survie les affaiblit.

La manière conventionnelle de traiter le taux faible de calcium et l'ostéoporose est de « prendre » plus de calcium, généralement sous la forme de compléments. Le

Arrêtez de consommer l'aliment problématique résout le problème. Cependant, les symptômes d'une sensibilité spécifique aux aliments peuvent ne pas être visibles pendant quelques jours, voire une semaine après leur consommation, ce qui est susceptible de rendre leur identification difficile ; dans ce cas, la stratégie consistant à éliminer de l'alimentation les allergènes courants peut être utile.

Pendant quelques années, j'ai eu chaque printemps ce que je pensais être un cas sévère de rhume des foins. A l'époque, je ne me suis pas posé trop de questions. Puis est venue l'année où j'ai appris l'existence des sensibilités alimentaires, j'ai donc décidé d'éliminer tous les allergènes courants de mon alimentation. Cette année, le printemps est arrivé mais pas mon rhume des foins. En fait, la congestion dont j'avais fait l'expérience les années précédentes provenait d'une sensibilité au maïs et non de l'augmentation du taux de pollen. Au printemps, je fais habituellement plus de vélo – et, avant d'avoir éliminé les aliments allergènes, je buvais en grande quantité une boisson pour sportifs améliorant soi-disant les performances. L'ingrédient principal de cette boisson est la maltodextrine, un mélange peu coûteux de sucres issus du maïs et, comme je l'ai découvert, c'était ce qui provoquait mes symptômes ressemblant à ceux du rhume des foins.

Beaucoup de personnes ont une sensibilité alimentaire mais ne le savent pas. « Je ne me sens pas au mieux », est souvent leur manière de décrire leur état. Ils ne croient pas leur alimentation coupable dans la mesure où elle est restée la même pendant de nombreuses années. Certaines personnes blâment les facteurs environnementaux tels que les particules ou les pollens. Pour certaines personnes, une sensation d'abattement, ou parfois une simple sensation de malaise, peut persister pendant des années ; mais dans la mesure où certaines activités leur semblent simplement un peu plus difficile que d'habitude (sans que cela les empêche réellement de les faire) elles ne prennent aucune mesure.

Mais c'est leur régime alimentaire inchangé qui est derrière ces symptômes. Si vous pensez avoir une sensibilité alimentaire, essayez d'éliminer les allergènes courants de votre alimentation – maïs, blé/gluten, produits laitiers, soja, levure active et arachides – pendant 10 jours environ. Regardez les ingrédients des aliments industriels que vous prenez ; vous êtes susceptible de consommer une ou plusieurs de ces sources d'irritation à chaque repas. Les recettes du *Thrive Diet* ne contiennent aucun de ces allergènes ; le programme de repas de 12 semaines (p. 182) vous indiquera la bonne direction à prendre.

Pourquoi certains aliments sont susceptibles de provoquer des sensibilités ? Brièvement, parce qu'ils ne sont plus dans leur état naturel ou parce qu'ils sont mangés par une personne autre que le consommateur prévu.

Maïs

Tel qu'on le connaît, le maïs est – croyez-le ou non – un aliment artificiel. Les peuples amérindiens, en particulier au Mexique, ont croisé des herbes pour produire une culture qui serait plus apte à les nourrir. Les premiers épis n'étaient longs que de 3 à 5 cm et ne représentaient que peu de nourriture ; mais pendant environ 7 000 ans, le maïs a été cultivé pour produire un épi plus grand, apportant par conséquent un meilleur rendement. Cet ajout relativement nouveau à l'alimentation humaine a causé une réaction allergique chez certaines personnes.

Le sirop de maïs riche en fructose, un des dérivés du maïs les plus mauvais pour la santé, est fréquemment utilisé dans les boissons pour sportifs ainsi que dans d'autres aliments traités requérant un édulcorant bon marché. Les dérivés du maïs sont utilisés dans plus de 90 % des aliments traités, et les gens qui consomment les aliments habituels développent souvent une intolérance et une sensibilité au maïs. Cependant, si votre corps l'accepte sans réaction défavorable, il n'est pas nécessaire d'éviter le maïs complet et sain, tel que le maïs en épi.

Blé et gluten

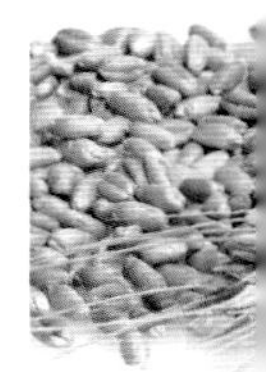

Le gluten, la protéine se trouvant dans le blé, est difficile à digérer pour certaines personnes. Un taux élevé de gluten, historiquement, n'est pas naturel à notre alimentation ; en fait, c'est une création moderne. Les anciennes céréales telles que l'épeautre ou l'orge contiennent de petites quantités de gluten que beaucoup de personnes peuvent tolérer sans le moindre problème. Les anciennes céréales peuvent être un complément sain à votre alimentation si votre système organique tolère de petites quantités de gluten. Le blé, cependant, n'est pas un aliment naturel. Sa culture a été « encouragée » pour produire plus de nourriture sur moins de terres, et le résultat corollaire a été un taux plus élevé de gluten dans nos récoltes. Malheureusement, en manger souvent a pour conséquences des problèmes de digestion bénins ou graves – allant d'une simple sensation d'abattement à des réactions allergiques, ou même à la maladie cœliaque. Les aliments riches en gluten sont aussi assez acidifiants. Le blé, ou un de ses dérivés, se retrouve presque dans tous les aliments industriels.

Produits laitiers

Le lait de vache provient de la vache laitière. Le lait naturel et non pasteurisé d'une vache est une source idéale de nourriture – pour le veau. Lorsque les humains se nourrissent de lait, celui-ci est détourné de son usage initial. Beaucoup de personnes, spécialement les adultes, ont des problèmes de digestion quand ils consomment du lait de vache. La même chose est vraie pour le lait de chèvre et de brebis et pour les produits faits à partir d'eux. Il est courant que des personnes aient une sensibilité alimentaire parce que leur corps n'est pas habitué à certains types d'aliment. Par exemple, les Asiatiques sont plus sujets aux sensibilités laitières dans la mesure où cet aliment ne fait pas partie de leur culture : leur corps n'a pas eu assez de temps pour se construire une résistance aux produits laitiers. La plupart des gens, d'origine asiatique ou non, qui éliminent les produits laitiers s'en trouvent mieux et perdent du poids plus facilement. Les corps les plus sains sont capables de construire une résistance aux petites quantités de produits laitiers ; cependant, en faisant cela, l'organisme use de l'énergie et réduit l'efficacité du système immunitaire.

Soja

Le soja est traditionnellement mangé en Asie en tant que condiment, et non comme plat principal. Dans la mesure où le monde occidental a adopté le soja comme substitut de la viande, ce dernier s'est fait une large place dans notre alimentation, et est devenu un aliment de base pour beaucoup de personnes qui ne mangent plus de viande. Bien sûr, je vois ça comme un progrès ; cependant, certaines personnes n'ont pas obtenu la vitalité qu'ils recherchaient en passant à une alimentation végétalienne. Beaucoup d'occidentaux ayant consommé du soja quotidiennement ont développé une sensibilité à ce dernier au bout de quelques années. Du lait de soja avec des céréales le matin, un burger au tofu pour le déjeuner et un sauté de tofu pour le dîner – tout cela est fréquent dans l'alimentation des gens nouvellement soucieux de leur santé.

Certains experts appellent le soja le nouveau gluten, signifiant par là qu'il est utilisé en tant qu'agent de remplissage dans beaucoup d'aliments industriels. Même quand ce n'est pas apparent, on retrouve le soja, comme le gluten et le maïs, dans presque tous les aliments industriels, c'est pourquoi nous risquons de développer une intolérance à son égard. Cependant, manger du tofu organique environ une fois par semaine comme seule source de soja est une option parfaitement saine, si vous n'y êtes pas sensible. Je vous suggère de faire comme les Asiatiques et de consommer les produits à base de soja comme condiments, et non comme plat principal.

Levure active

Il y a deux catégories de levure : inactive et active. La levure nutritionnelle est inactive, ce qui signifie qu'elle ne se développe plus. Cette levure se développe dans la mélasse et est ensuite récoltée puis pasteurisée, ce qui la rend inactive. De ce fait, elle ne se nourrira pas des sucres présents dans l'organisme et n'encouragera pas le développement du *candida albicans*, un champignon semblable à la levure qui vit dans le système digestif. C'est un aliment sain bourré de substances nutritives (j'en parle en détail dans le chapitre 5, p. 172).

La levure active, par contre, est vivante et a besoin de sucre pour survivre une fois qu'elle est en contact avec l'humidité. Utilisée pour faire monter la pâte à pain, c'est un ingrédient courant dans la plupart des aliments cuits. La levure se nourrit du sucre présent dans le pain et elle n'est pas détruite par la chaleur de la cuisson ; elle entre donc dans notre organisme quand nous mangeons du pain et survit en se nourrissant des sucres qui s'y trouvent, ce qui peut causer une levurose ou une candidose. Certaines personnes ont des ballonnements et développent des symptômes bénins quand ils mangent de la levure active. Toutefois, si vous ne ressentez pas le moindre trouble en mangeant des aliments qui contiennent de la levure active, il n'y a aucune raison spécifique de l'éliminer de votre alimentation. Néanmoins, si vous choisissez de manger des aliments cuits contenant de la levure, assurez-vous de choisir ceux qui ont été faits avec des céréales complètes germées.

L'alimentation courante peut provoquer des sensibilités dues aux aliments altérés.

Arachide

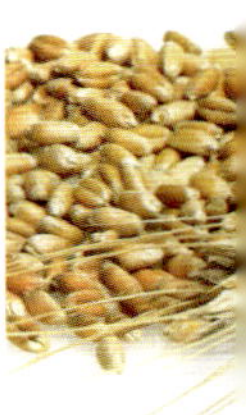

Même si un nombre de personnes relativement faible est affecté, les allergies et les sensibilités à l'arachide sont à la hausse en Amérique du Nord, touchant plus sévèrement les enfants (bien qu'environ 20 % ne soient plus allergiques ou sensibles en grandissant). Les réactions à l'arachide peuvent être bénignes ou graves – certaines personnes sont affectées rien que par la présence d'aliments contenant de l'arachide dans la pièce où ils se trouvent, à cause des particules en suspension dans l'air. La raison d'une réaction à l'arachide aussi conséquente n'a toujours pas été comprise. Les systèmes immunitaires de ces personnes affectées semblent percevoir la protéine de cacahuète comme une forme de poison, un envahisseur du corps. En réponse à la menace perçue, le corps produit des anticorps. Quand il n'y a pas de véritable poison à combattre et que les anticorps ont été libérés, une réaction allergique est courante. Les symptômes de l'allergie incluent des gonflements autour des yeux, des difficultés respiratoires et des rougeurs. Ceux qui ont une allergie grave à l'arachide peuvent avoir des difficultés à respirer, et même un choc anaphylactique. Pour ceux d'entre vous qui aiment le beurre de cacahuètes mais qui sont allergiques à l'arachide, le pâté de graines de tournesol du *Thrive Diet* est une bonne alternative (la recette se trouve p. 290).

Il est estimé que plus de 98 % des aliments industriels consommés par un occidental contiennent au moins un des allergènes courants. En fait, les dérivés de maïs et de blé se retrouvent dans toute restauration rapide habituelle. Le *Thrive Diet* n'est basé sur aucun de ces aliments. Quelques-unes des recettes contiennent de l'avoine, laquelle contient du gluten, mais je suggère également quelques substituts.

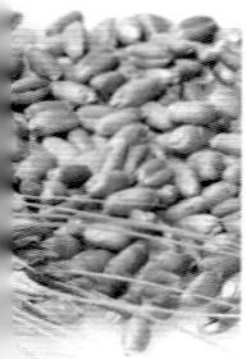

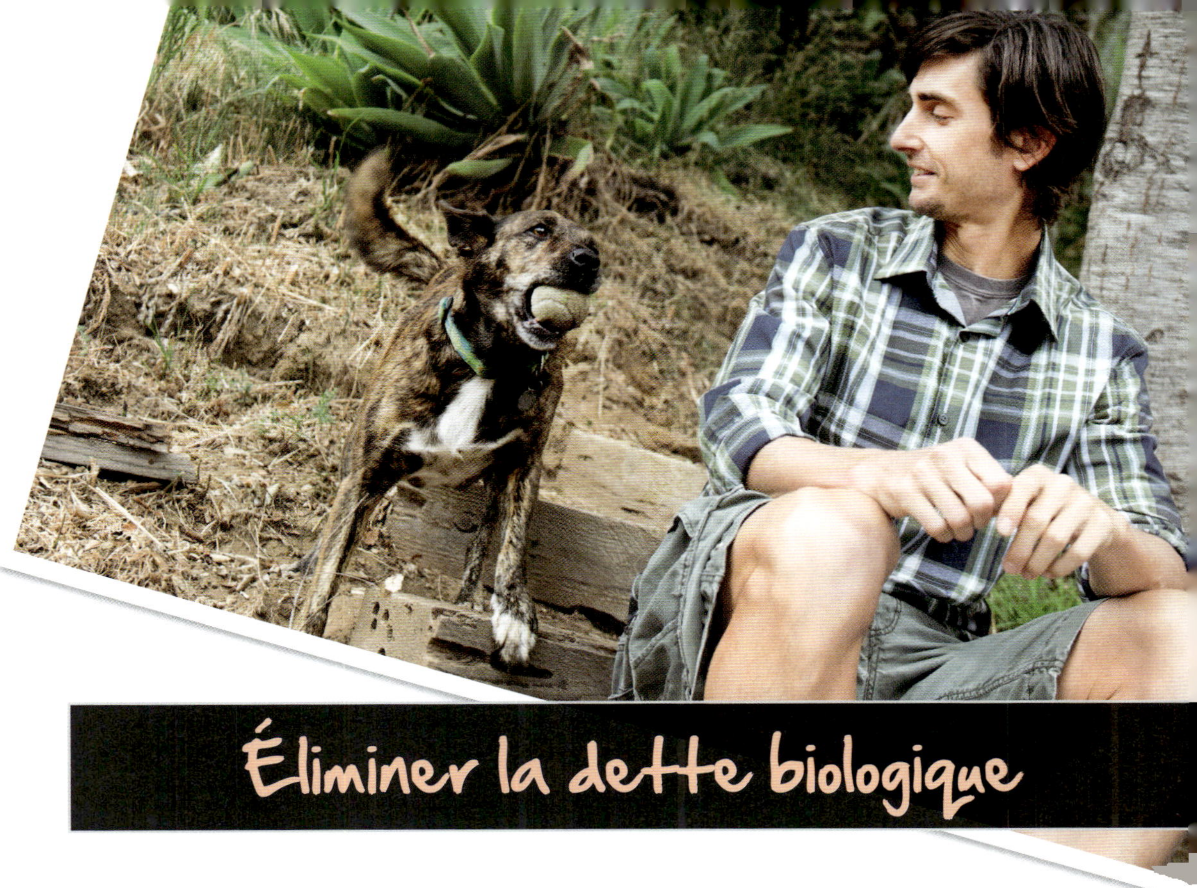

Éliminer la dette biologique

Je fais usage du terme dette biologique pour me référer à un état éprouvé par l'organisme après que l'énergie venue de la stimulation ait été dissipée. Souvent provoquée par l'absorption de sucres raffinés ou de café afin d'obtenir de l'énergie à court terme, la dette biologique est assimilable à un état de fatigue. Malheureusement, c'est un état habituel auquel beaucoup d'entre nous sont accoutumés.

Pour une santé et une vitalité à long terme, nous avons besoin de comprendre la différence entre deux types d'énergie : l'une obtenue par la stimulation, l'autre par la nourriture. En règle générale, plus la nourriture est traitée, plus son effet stimulera le système nerveux et moins elle sera nourrissante. Par contre, plus un aliment est naturel et complet – cru et germé c'est encore mieux – moins il sera stimulant et plus il sera nourrissant. A cause de notre désir insatiable d'énergie facile et rapide, « à emporter », nos rues sont envahies d'établissements où l'on vend du café, des beignets et de la cuisine rapide – ce qui résout un problème de commodité et offre à court terme une solution énergétique par le recours à la stimulation. Cependant, il en coûtera inévitablement à l'organisme si ce comportement alimentaire devient régulier. L'organisme ne pourra résister avec des aliments stimulants mais sans substances nutritives que jusqu'à ce qu'il soit épuisé ou malade – et on peut être sûr que cet affaiblissement du corps affectera l'esprit.

Dans l'après-midi, à 15 heures environ, lorsque le déjeuner est presque digéré, la faim et la fatigue approchent. Il est courant à ce moment-là d'aller chercher un café, un casse-croûte plein de glucides raffinés, ou bien les deux. Le café et les glucides raffinés stimulent sur le coup mais stressent l'organisme. Le café augmente également le taux de cortisol, ce qui affaiblit le système immunitaire, rend le corps plus vulnérable aux infections et peut éventuellement favoriser le stockage des graisses. Les glucides raffinés provoquent un pic d'insuline qui élève le taux de cortisol. La consommation excessive de café et de glucides raffinés aura aussi pour résultat des inflammations, une des causes principales du vieillissement prématuré (voir p. 39).

Beaucoup d'entre nous ont constamment une dette biologique. En termes simples, c'est un facteur qui contribue énormément au stress global et qui, par conséquent, est devenu une des causes majeures de la fatigue et de la prise de poids – compromettant la santé en général. Si elle n'est pas traitée, elle peut mener à des maladies graves.

Pour la santé, la mesure à prendre est d'opter pour une énergie gratuite – une énergie qui dure et qui n'a pas à être « approvisionnée » continuellement avec des glucides traités, du sucre industriel ou de la caféine. La stimulation de l'énergie ne peut aboutir qu'à un seul résultat : moins d'énergie. Ironiquement, beaucoup d'aliments soi-disant énergétiques sont ceux qui absorbent le plus d'énergie. Leur traitement garantit qu'ils pourront être conservés longtemps, en revanche leur qualité nutritionnelle en sera nettement amoindrie. Ces aliments ne font certainement pas partie d'une alimentation durable et riche en énergie.

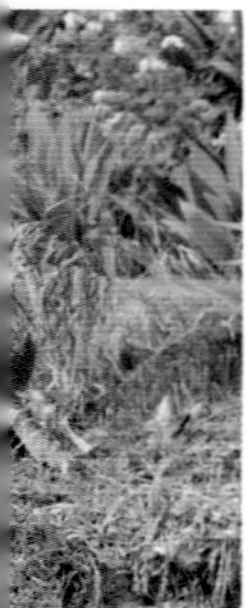

Beaucoup de barres énergétiques, même si elles sont pratiques, n'offrent en fait rien de plus, au niveau nutritionnel, que de simples barres chocolatées. Riches en calories qui proviennent d'aliments raffinées (provoquant la fatigue des glandes surrénales), les barres énergétiques donnent de l'énergie à court terme (comme tout aliment contenant des calories), mais en consommer pendant plusieurs mois provoquera de la fatigue. Le traitement qu'elles subissent pendant leur fabrication, lequel diminue leur pH et détruit leurs enzymes, en fait un aliment au gain net bas, stressant à la fois le système digestif et le système immunitaire.

Déclenchement du stress et taux de cortisol

Stimulation accrue que l'on impose à nos glandes surrénales ; plus grande fatigue ; stimulation que l'on impose à nos glandes surrénales ; stress ; stimulation naturelle des glandes surrénales ; cortisol élevé ; fatigue.

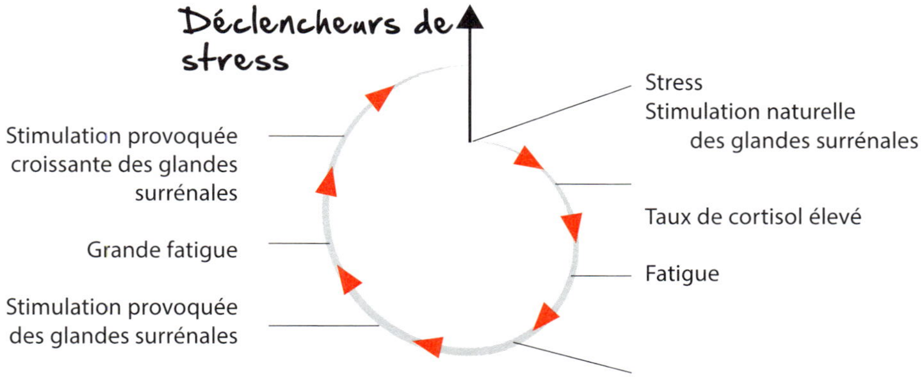

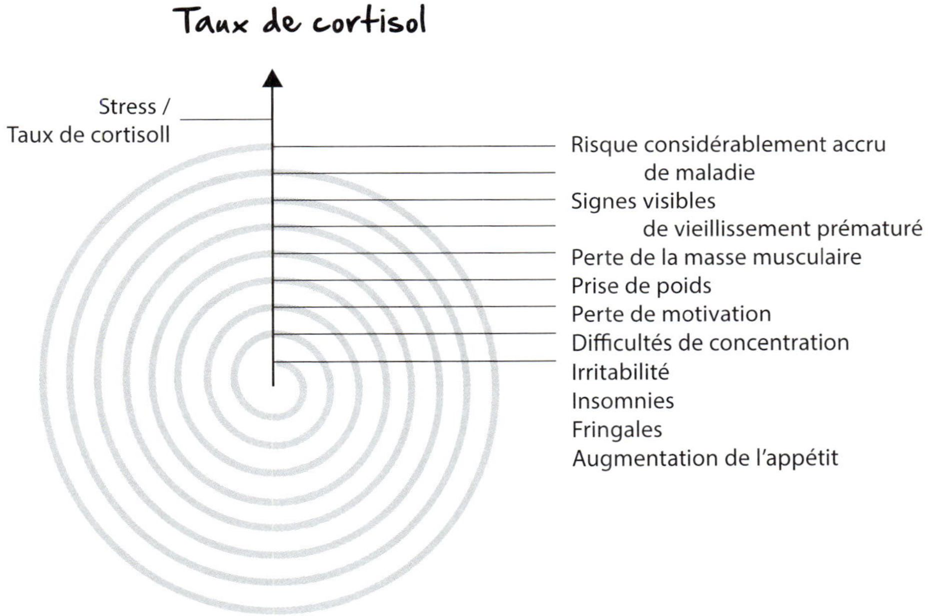

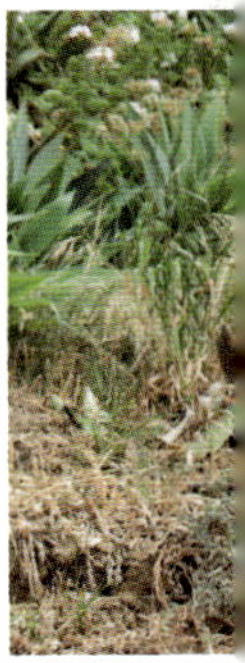

Les aliments de qualité supérieure qui maximisent l'énergie sont ceux qui offrent une énergie durable, non de brèves périodes de stimulation. Les aliments complets au gain net élevé fournissent un cadre dans lequel une vitalité à long terme se construit. Dans la partie de ce livre dédiée aux recettes, plusieurs sont consacrées aux barres énergétiques au gain net élevé – barres que j'ai faites pour moi-même pendant des années.

Comme vous pouvez le voir avec l'illustration p. 67, le stress déclenche une spirale. Vous l'avez lu dans le chapitre 1,40 % de ce stress peut être directement relié à l'alimentation. Avec la première apparition du stress vient la stimulation naturelle des glandes surrénales, laquelle n'est pas nuisible à petites doses. Cependant, l'augmentation du taux de cortisol a toujours la fatigue pour résultat. En somme, n'importe quelle stimulation, indépendamment de sa gravité ou de sa bénignité, produit une énergie à court terme, laquelle est toujours suivie par de la fatigue. Le degré de fatigue dépend du degré de stimulation : plus grande est la stimulation et plus grande sera la fatigue. Les choses les plus saines qu'une personne puisse faire à ce stade sont de se reposer et d'éliminer les éléments provoquant le stress, tels qu'une alimentation pauvre. Mais c'est à ce moment-là que la plupart des gens imposent à leur organisme une stimulation des glandes surrénales, par le café et des aliments qui ont été raffinés, pour retrouver de l'énergie, ce qui mène à une plus grande fatigue, puis de nouveau à un besoin de stimulation. Après cela, la boucle est bouclée.

Le stress mène à la fatigue, qui impose une stimulation de l'organisme. De là, la spirale est amorcée et les effets négatifs des symptômes vont s'aggravant.

Et à chaque fois, la gravité de l'état empire, ce qui détériore progressivement la santé et augmente les facteurs de risque d'une maladie sérieuse. Comme le montre l'illustration p. 67, l'achèvement du premier cycle sera susceptible de n'avoir pour résultat qu'un appétit légèrement accru. Les cycles suivants auront pour conséquences des envies d'aliments probablement d'origine industrielle et riches en féculents. Ces échelons successifs impliquent des troubles du sommeil, de l'irritabilité, un esprit confus, un manque de motivation, une prise de poids, une perte de la minceur des muscles, des signes visibles de vieillissement prématuré et des maladies. Chaque cycle se superposant au précédent produit des symptômes et des effets de plus en plus graves. Si on laisse ce taux élevé de cortisol s'aggraver, la dégénérescence des tissus, la dépression, le syndrome de la fatigue chronique et même des maladies comme le cancer pourront se développer.

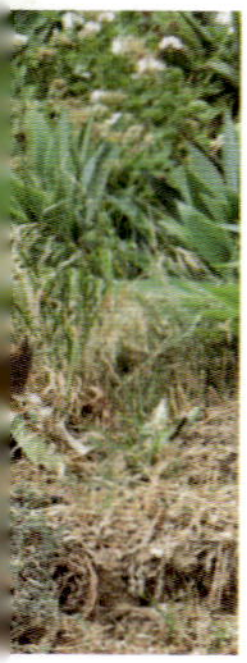

Le *Thrive Diet* a pour but de briser ce cercle vicieux en fournissant de l'énergie par la nourriture, sans stimulation artificielle. Cela, ainsi qu'un repos convenable obtenu grâce à un sommeil efficace (en raison de la diminution du stress due à une meilleure alimentation), empêche une spirale telle que celle-ci de se développer.

Vous avez sûrement fait l'expérience de la stimulation dont je parle ici. En entendant soudainement un son bruyant, par exemple, alors que le lieu dans lequel vous vous trouvez est calme, vous ressentirez une bouffée subite d'adrénaline. C'est un restant de notre mécanisme primitif de survie. Votre corps suppose que le son bruyant est une menace et vous prépare donc à l'action en sollicitant les glandes surrénales pour qu'elles puisent plus d'énergie. Écouter de la musique bruyante est également une forme de stimulation. Par exemple, mettre de la musique heavy métal immédiatement avant une épreuve préparera mieux un athlète : à un volume élevé, la musique est perçue par le corps comme une menace et fait monter l'adrénaline, préparant ainsi l'athlète pour la compétition. A court terme, le stress provoqué par la musique réduira l'efficacité des nocicepteurs (récepteurs sensoriels de la douleur) ; dans ces conditions, cet état est avantageux pour les athlètes. Cependant, si ce même style de musique est écoutée avant une course ou une autre épreuve athlétique, même le jour précédent, elle fatiguera l'athlète avant le début de la compétition.

Il a été montré que la musique classique écoutée à un volume bas a un effet positif sur le corps. Plusieurs études ont également démontré l'efficacité de la thérapie par la musique, laquelle aide à réduire les symptômes relatifs au stress et à stimuler la relaxation.

L'activité apparemment banale qu'est regarder la télé a fait l'objet de beaucoup d'attention ces dernières années. Plusieurs professionnels de la santé pensent que les enfants occidentaux regardent trop la télé et que l'obésité infantile y est liée. C'est logique : les enfants qui rentrent chez eux après l'école et s'assoient sur le canapé, devant la télé, au lieu de jouer au football par exemple, sont tout simplement inactifs physiquement. Pour empirer les choses, la plupart des enfants grignotent quand ils regardent la télé. Mais beaucoup d'études sur les habitudes des enfants qui regardent la télé s'arrêtent là : le sédentarisme lié au fait de regarder la télé a été considéré comme coupable de la prise de poids des enfants. Je crois cependant que la télé elle-même est à blâmer en grande partie. La télé est un stimulant, spécialement s'il s'agit d'un programme violent.

Comme vous l'avez lu, un des premiers signes du stress est une plus grande énergie, suivie de près par un état de fatigue. Et quand les enfants sont fatigués, que sont-ils susceptibles de faire ? Généralement, ils vont manger quelque chose de sucré pour avoir un regain d'énergie. En agissant ainsi, ils stimulent davantage leurs glandes surrénales et de ce fait les épuisent, ce qui aboutit de nouveau à un état de fatigue. En résumé, elles sont surmenées en étant sous-alimentées et trop stimulées.

Les jeux vidéo violents sont devenus très populaires ces dix ou vingt dernières années. Est-ce parce que les enfants deviennent naturellement plus violents ? Ou est-ce simplement parce qu'ils sont fatigués, et qu'ils puisent inconsciemment de

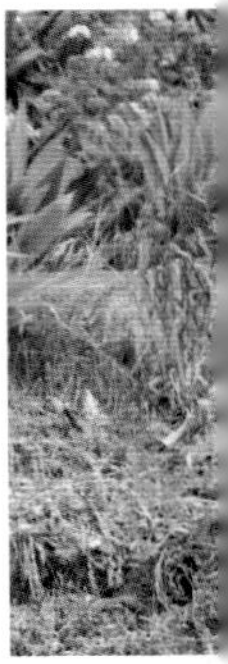

l'« énergie » fournie par la stimulation que provoquent les jeux vidéo ? Le meilleur moyen d'aider les enfants à sortir de ce cercle vicieux est de leur apporter une alimentation convenable. A cause de la nature non stimulante de la plupart des aliments sains, les enfants trop stimulés seront susceptibles de leur résister au début. Mais une fois qu'ils se seront accoutumés à leur nouvelle alimentation – comme c'est le cas avec les adultes, qui ne sont que des enfants plus grands – le désir subconscient d'exploiter l'énergie par la stimulation des glandes surrénales diminuera.

Toutes les recettes de ce livre sont saines pour les enfants ; certaines sont même faites spécialement pour eux :

- les pancakes choco-banane (p. 229) : ils sont remplis de substances nutritives dont l'effet est durable pour bien commencer la journée,
- le pudding énergétique et le pudding de récupération (p. 131 et p. 132) : de savoureuses collations pleines de substances nutritives, faciles à emporter à l'école. Pour les enfants, je recommande la version sans yerba maté,
- les barres énergétiques pommes-cannelle, ou à la banane (recettes p. 246 et p. 247) : ces barres sont un aliment transportable de grande qualité, parfaites pour les collations et les déjeuners à l'école,
- le smoothie au chocolat-amandes et celui à l'ananas et à la papayes (recettes p. 238 et p. 239) : ces smoothies sont très bien pour le petit-déjeuner, après l'école, ou après les entraînements sportifs.

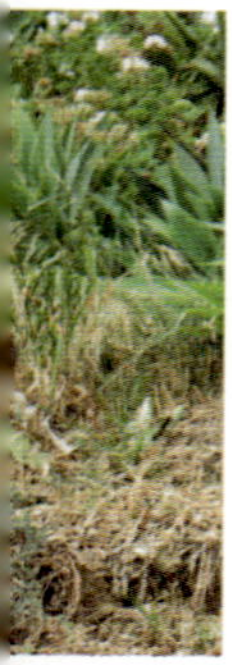

Moins une personne est stimulée dans sa vie de tous les jours, plus les stimuli auront un grand impact sur son corps. C'est une bonne chose. Cela signifie que la personne est peu stressée, et nous savons quels en sont les bénéfices. Mais ce n'est pas tout. Cela signifie aussi qu'une stimulation considérablement moindre est nécessaire pour susciter une réponse au stress des glandes surrénales. Un des aspects les plus stupéfiants du corps est sa capacité à s'adapter. L'accoutumance à la stimulation n'est en rien une exception.

Voici un exemple. Si vous éclairez une pièce qui est dans le noir, elle semblera très lumineuse bien qu'en fait elle ne soit pas plus lumineuse que d'habitude. De même, quand le volume d'un son ambiant est bas, l'ouïe s'intensifie. Avez-vous déjà remarqué que parfois la sonnerie du téléphone est très forte, et à d'autres moments semble relativement basse ? Le mot-clé est relativement. Notre corps a la capacité de s'adapter à la majeure partie de ce qui l'entoure. Que notre système s'adapte automatiquement aux stimuli externes est tout à notre avantage ; mais si l'adaptation ne se fait pas conformément aux stimuli, cela peut être à notre détriment.

Pour calibrer notre système sensoriel, notre organisme doit évaluer à quel niveau il sera sensible aux stimuli. La seule jauge que notre organisme possède est faite des informations que nous lui transmettons par le son, la vue, le toucher, l'odorat et le goût. Ceci est défini en fonction du niveau d'information que nous lui transmettons. Si nous buvons quotidiennement une tasse de café pour augmenter notre énergie, son effet diminuera rapidement – car une tasse de café ne provoquera pas durablement une stimulation de même intensité. Cela pourrait sembler logique de boire une seconde tasse de café pour obtenir l'« énergie » qu'une seule tasse avait l'habitude de nous procurer – mais quand cela se terminera-t-il ?

Notre corps est trop stimulé quotidiennement bien que la plupart d'entre nous ne le réalisent pas – notre corps s'est adapté, mais à un certain prix. Le fait d'avoir à grimper un nouvel échelon pour, en fin de compte, rester au même niveau est une manière de vivre épuisante mais cependant trop commune. La meilleure manière de régler ce problème et de rééquilibrer son organisme est de réduire considérablement les sources de stress et par là même d'augmenter son énergie.

En conclusion : une fois que le stress sera réduit et que la stimulation sera minimale, le corps aura un taux plus élevé d'énergie durable.

Le *Thrive Diet* est un régime rééquilibrant. Il est naturellement non stimulant, le système sensoriel de votre organisme va donc se réajuster, en fonctionnant à un niveau plus sain et plus énergétique – et ce, sans les dommages cellulaires provoqués par la stimulation. Le rééquilibre peut être atteint en éliminant autant de stimuli que possible pendant une période déterminée. Les stimuli évidents sont la caféine et les glucides raffinés mais il en existe d'autres. En vous basant sur votre santé actuelle, vous pouvez déterminer où vous voulez commencer. Votre alimentation habituelle et votre niveau de stress détermineront combien de temps prendra la rééquilibration. Si vous buvez du café et mangez des aliments raffinés régulièrement, cela prendra plus de temps que si vous en consommez des quantités moindres – mais pas d'inquiétude. Commencez lentement et doucement. Les effets dépuratifs et les symptômes de manque sont courants. S'ils sont trop intenses, ralentissez simplement la vitesse à laquelle vous adoptez le *Thrive Diet*. A la fin de ce chapitre, j'explique comment établir cette transition avec succès.

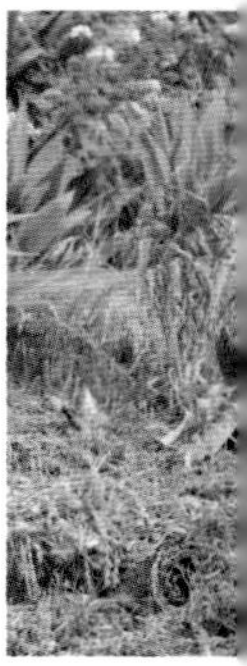

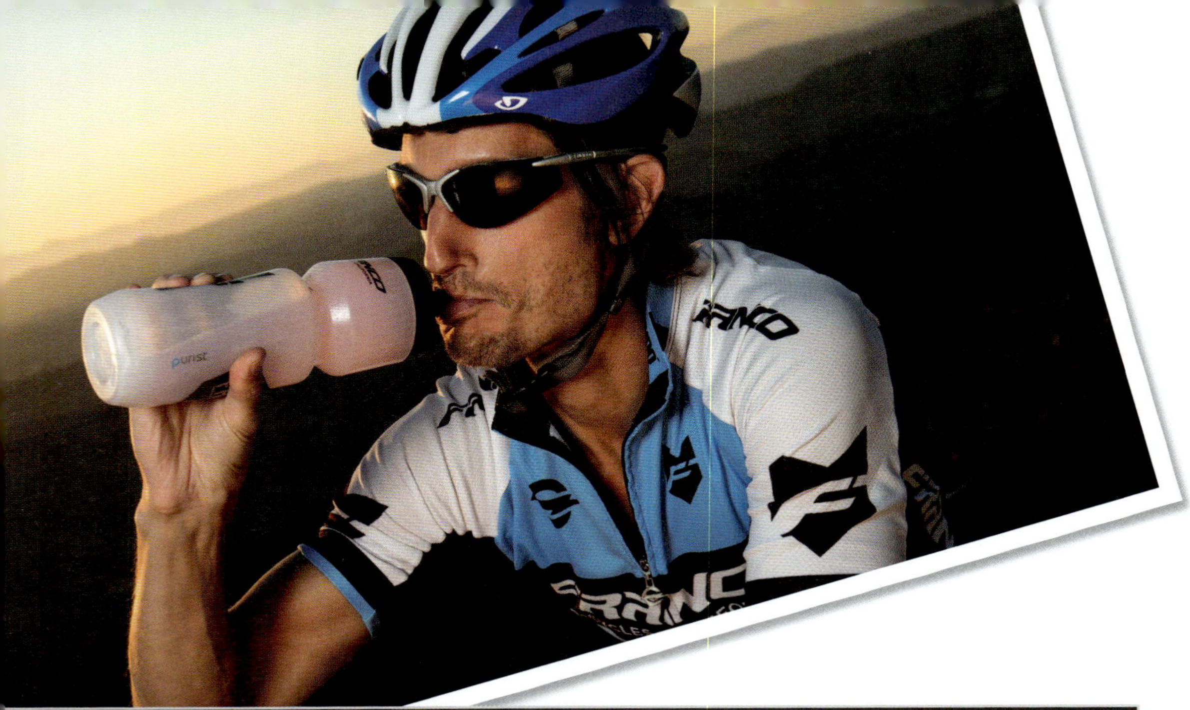

Hydratation

L'hydratation est une partie extrêmement importante du processus de régénération et, par conséquent, du *Thrive Diet*. Quand le corps est correctement hydraté, le sang a la consistance qui convient pour être distribué efficacement dans tout le corps. Les cellules d'un corps hydraté grossissent, ce qui provoque une réponse anabolique (croissance des tissus musculaires) et accélère le renouveau cellulaire. De plus, les cellules hydratées restent alcalines. En revanche, une réponse catabolique (dégradation des tissus musculaires) se produira si les cellules sont déshydratées, causant une dégénérescence précoce. Maintenir un volume sanguin adéquat grâce à une hydratation convenable permet aussi :

- aux globules rouges de distribuer efficacement l'oxygène aux muscles,
- de distribuer des substances nutritives à travers le corps,
- la suppression de déchets tels que le dioxyde de carbone,
- la distribution convenable des hormones.

En plus de l'eau et des aliments riches en eau, le *Thrive Diet* propose des boissons mixées et bonnes pour la santé offrant le liquide nécessaire au quotidien. Le programme de repas de 12 semaines du *Thrive Diet* inclut un smoothie pour chaque jour. Les smoothies sont parfaitement adaptés pour être bus petit à petit dans la matinée ou dans l'après-midi. En plus de donner à votre organisme la possibilité de faire une pause avec l'eau, vous lui fournirez une nutrition très digeste et favorable à la santé.

Bien que maintenir l'hydratation soit important, il n'est pas nécessaire de boire de grandes quantités de liquide. Vous remarquerez qu'avec le *Thrive Diet*, la soif n'est pas si fréquente ni si intense pendant les repas. C'est parce que le régime est basé sur des aliments crus et complets, qui conservent une grande partie de leur taux d'humidité. Par exemple, les fruits et les légumes – une part prédominante du régime – sont remplis d'eau. Quand l'aliment est cuit, surtout à haute température, il perd son humidité et peut même agir comme une éponge une fois consommé, en puisant l'eau de votre organisme et en augmentant votre soif. La suppression de la coque et du germe dans le traitement des céréales supprime aussi son humidité ; quand vous consommez des céréales traitées, votre organisme a davantage besoin de liquide pour faciliter la digestion. De plus, beaucoup d'aliments dénaturés sont pleins de sodium et de dérivés chimiques additifs comme le GMS[1] qui assoiffent. Souvent ajouté pour rehausser la saveur des aliments qui n'en ont presque pas (la saveur ayant été perdue pendant le processus de raffinement), le sodium est généralement utilisé avec excès.

Maintenir l'hydratation est primordial mais la manière dont elle est maintenue est tout aussi importante. Les boissons contenant de la caféine, tout comme l'alcool, sont diurétiques et en réalité déshydratent le corps. Vous aurez besoin de boire plus d'eau que d'habitude après avoir bu des boissons caféinées ou alcoolisées pour réapprovisionner votre corps en liquide. Une alimentation composée d'ingrédients traités et cuits à haute température requiert la consommation de plusieurs litres de liquide par jour pour combler la soif et le manque résultant d'une telle alimentation. Mais boire de grandes quantités d'eau ou d'autres liquides pour compenser le manque d'humidité dans les aliments est difficile pour le système digestif. Le liquide bu pendant ou immédiatement après avoir mangé affectera l'efficacité de la digestion en faisant davantage travailler l'organisme.

Comme je l'ai mentionné plus tôt, ceux qui ont une alimentation « sèche », dans laquelle les aliments ne contiennent presque pas d'humidité, remarqueront qu'ils ont souvent soif, car leur corps requiert plus de liquide. Beaucoup de personnes trouvent l'eau plate ennuyeuse, c'est souvent une des raisons pour laquelle ils introduisent des calories excédentaires dans leur alimentation, sous la forme de liquides sucrés comme les sodas et les jus.

Franchement, est-ce que tout le monde a besoin de boire huit verres d'eau par jour ? Je crois que vous ne devriez pas boire d'eau si vous n'avez pas soif. En consommant une alimentation à base d'aliments complets, les besoins en liquide de l'organisme seront comblés naturellement.

1 Glutamate Monosodique, composé utilisé comme exhausteur de goût, dans l'alimentation

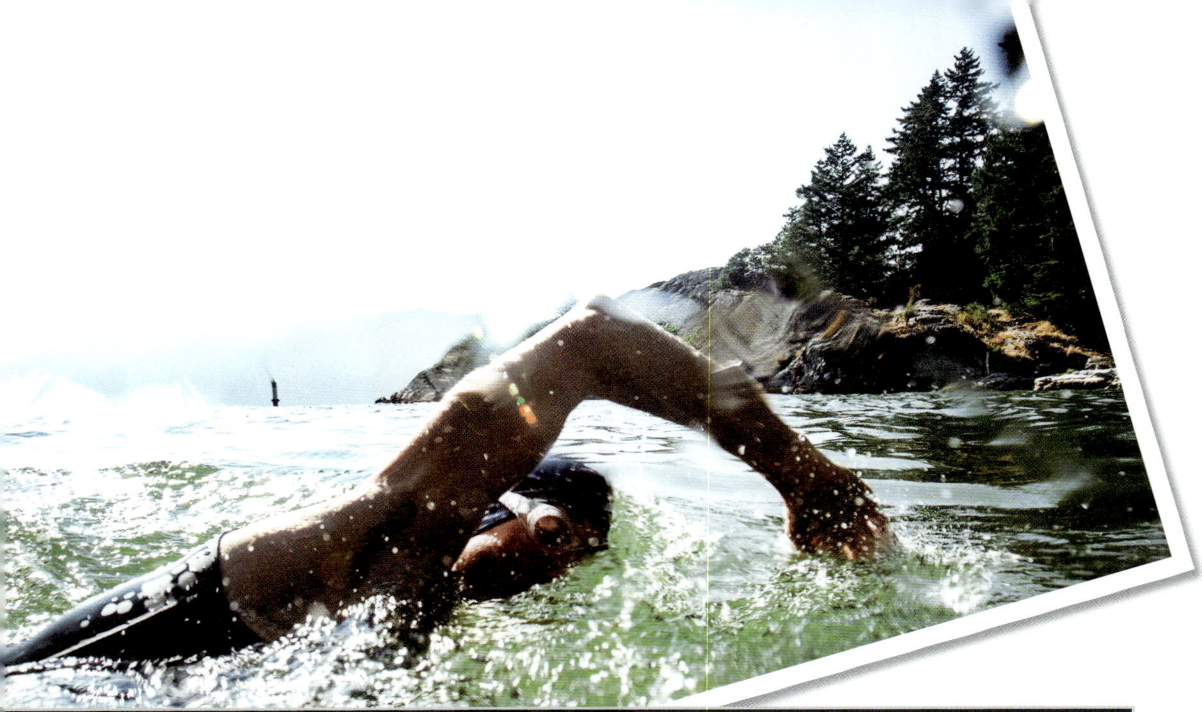

Conseils pour compléter le Thrive Diet

Ne compromettez pas votre santé en lui courant après

Prenez conscience du coût de la santé. Si vous suivez un programme rigide et inhibant, est-ce que les bénéfices en valent la peine ? Ne pas oublier de prendre de nombreuses pilules plusieurs fois par jour, ou coller à un programme d'exercices sans considérer tout ce qui se déroule dans votre vie – est-ce vraiment sain ? Souvent, nous nous forçons à suivre un régime même si nous ne l'aimons pas. Mais ironiquement, si l'on court après la santé – et par conséquent la performance – elle nous fuit. Dans cette mesure, les gens heureux sont finalement en meilleure santé que les gens malheureux. Même des exercices et un programme d'alimentation idéal ne seront pas bénéfiques s'ils ne sont pas ressentis comme agréables.

Exposition à la lumière naturelle

S'exposer à la lumière naturelle est essentiel pour une santé optimale. Certains experts considèrent la lumière du soleil comme une substance nutritive, aussi vitale pour le bien-être que certaines substances nutritives alimentaires. Lorsque la lumière du soleil entre par nos yeux, elle incite notre système endocrinien à produire des hormones qui aident à réguler les fonctions de base de l'organisme et à maintenir un système immunitaire en bonne santé.

La vitamine D, également connue en tant que vitamine du soleil, est synthétisée dans notre organisme quand notre peau est exposée aux ultraviolets. Composante essentielle pour l'absorption et l'utilisation du calcium, la vitamine D se trouve dans certains aliments mais il est quand même mieux de l'obtenir par la lumière du soleil.

Les gens qui ne s'exposent pas trop à la lumière naturelle – un fait commun, vu la prépondérance des éclairages artificiels à l'intérieur – remarquent souvent chez eux une baisse de moral. La lumière naturelle incite à la production de sérotonine dans l'organisme, l'hormone qui nous aide à nous sentir bien quand elle est distribuée dans notre système sanguin. J'en ai parlé dans le chapitre 1 : lorsque la production de sérotonine baisse, la dépression, la prise de poids (à cause d'un appétit accru) et les problèmes de concentration deviennent des problèmes courants. Ainsi, comme c'est le cas avec l'absence de substances nutritives essentielles pour la santé, le manque de lumière naturelle déclenchera finalement une réponse au stress.

J'essaie de m'assurer que ma peau est suffisamment exposée à la lumière du soleil. C'est une chose facile quand je m'entraîne beaucoup. Mais hors saison – cela correspond au moment de l'hiver là où je vis – je remarque que mon énergie baisse, à moins que je passe du temps devant une lumière à spectre entier. Cependant, comme pour beaucoup de choses, un peu c'est bien, mais beaucoup n'est pas nécessairement mieux. Exposer votre peau à la lumière du soleil environ 10 minutes, deux ou trois fois par semaine, fournira à votre corps la lumière dont il a besoin. Même les jours nuageux, les rayons du soleil ont un effet positif sur la peau. Mais assurez-vous de ne pas surexposer votre peau directement au soleil ; le coup de soleil qui s'ensuivra aura pour résultat la création de radicaux libres dans votre organisme. Et dans la mesure où la couche d'ozone continue de diminuer, notre peau sera de plus en plus touchée.

L'obscurité pour améliorer le sommeil et la récupération

La mélatonine est une hormone produite dans l'épiphyse, une petite glande endocrine qui se trouve dans le cerveau. Son émission dépend de la quantité de lumière à laquelle le corps est exposé. Lorsque la lumière baisse vers la fin de la journée, la mélatonine est émise. Elle prépare le corps au sommeil en réduisant sa vigilance et en faisant baisser légèrement sa température. J'ai découvert que mon aptitude à bien dormir la nuit est liée de près à la production naturelle de mélatonine dans mon organisme. Pour cette raison, je ne m'expose plus à la lumière au moins une heure avant d'aller dormir.

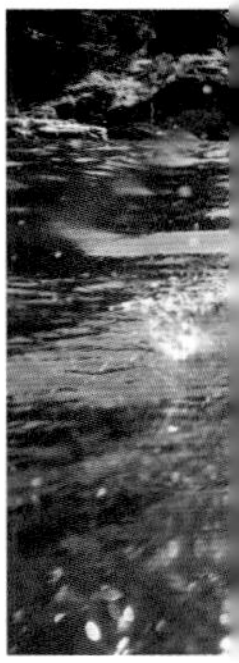

Pour ceux d'entre vous qui ont des troubles du sommeil malgré une alimentation riche en substances nutritives et des méthodes pour réduire le stress, je recommande une relaxation profonde. Environ une heure avant d'aller vous coucher, baissez la lumière, laissez-en juste assez de manière à pouvoir marcher sans heurter quelque chose. Cette atténuation de la lumière déclenchera l'émission de la mélatonine dans votre organisme, ce qui vous aidera à nettoyer votre esprit des pensées trop distinctes – les événements de votre journée vont commencer à se troubler si vous y pensez. Asseyez-vous confortablement, où vous voulez, avec les yeux fermés, respirez ensuite lentement, pleinement et de manière contrôlée, et laissez votre esprit s'égarer. Si la mélatonine fait son travail, une pensée structurée sera difficile. En général, je pratique cette relaxation profonde environ 20 minutes, je vais ensuite me coucher et je glisse dans un sommeil profond. Méditer avant d'aller au lit vous aidera aussi à vous relaxer.

L'obscurité libère la mélatonine, une hormone favorisant le sommeil et un antioxydant puissant.

La mélatonine est un antioxydant puissant. Son pouvoir ne concerne pas seulement un sommeil profond et régénérateur, il permet également d'accélérer la récupération au niveau cellulaire.

Éviter trop de changements à la fois

Le stress dégrade l'organisme à des degrés différents. Ce n'est pas mauvais en soi : c'est ainsi que nous devenons plus forts – du moins, une fois que nous avons récupéré. A condition que vous ayez les ressources nécessaires et que vous sachiez comment faciliter la récupération, ce processus est sain. Sinon, il peut être nuisible.

L'ordinateur offre une bonne analogie. Si un ordinateur essaie de télécharger des documents sur plusieurs sites à la fois, la distribution de toutes les informations est ralentie. De la même façon, le corps ne peut tout simplement pas faire face à toutes les demandes qui lui sont faites. Le submerger, c'est ralentir la distribution de tous les résultats. Cependant, contrairement à un ordinateur, le corps est capable de donner des priorités. Si vous avez une infection virale comme la grippe alors que vous faites de la musculation, le temps dont votre corps aura besoin pour récupérer de cette séance d'entraînement sera considérablement plus long que d'habitude. C'est parce qu'il considère que l'infection virale doit être traitée en priorité, par rapport aux dégâts habituels provoqués par l'exercice sur les tissus musculaires. Mais dans la mesure où le corps doit quand même réparer les tissus musculaires, au moins à un certain degré, la grippe va persister un peu plus longtemps.

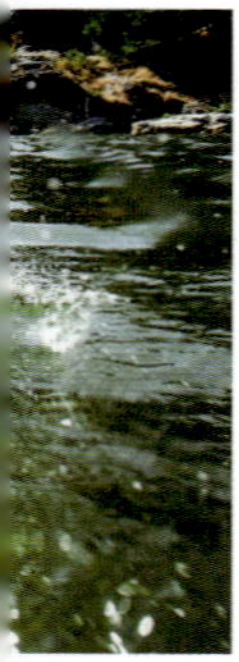

Parfois, il n'est pas dans notre meilleur intérêt d'accepter des projets qui au bout du compte ralentissent nos progrès. Je pars de ce principe quand j'élabore mon programme d'entraînement : je travaille tout d'abord sur un aspect jusqu'à ce que je devienne compétent, et je passe ensuite au prochain. Un parallèle peut être établi entre la phase de préparation à l'entraînement et la vie de tous les jours : si vous traversez une période stressante au travail, que vous venez juste de récupérer d'une grippe et que vous avez déménagé récemment dans une nouvelle ville, ce n'est pas le meilleur moment pour commencer à s'entraîner au triathlon.

La connexion esprit-corps

Beaucoup de choses requièrent notre attention quotidiennement. Des publicités télévisées aux pop-up sur internet et aux panneaux d'affichage, nos sens sont très sollicités. Partout où notre regard se pose, quelqu'un vend quelque chose. Mais lorsque nous nous concentrons sur un produit en particulier, quelle influence a le marketing sur la perception que nous en avons ? Apparemment, une influence considérable : plus la campagne publicitaire sera bonne, plus le produit aura l'air de marcher.

L'effet placebo en est une bonne illustration. De nombreuses études montrent que les placebos ont un taux de succès d'environ 30 %. Cela veut dire que si 10 personnes ont mal à la tête et que l'on donne à chacune une pilule dont on a dit qu'elle les guérirait, trois de ces personnes se sentiront mieux. Cette pilule pourrait n'être composée que de sucre, sans propriétés agissant sur le mal de tête – car ce qui guérit la personne, c'est simplement de croire que la pilule va la guérir. Quand l'efficacité du marketing entre en jeu, l'« effet placebo » est plus actif – et peut atteindre un taux de succès de 60 %. En faisant usage de mots impressionnants ayant l'air scientifique, tout en affirmant systématiquement des choses infondées, l'industrie alimentaire pour sportifs est parmi celles qui exploitent le plus cet effet. Et ça marche, non seulement pour la vente des produits, mais aussi pour leur utilisation. Les athlètes croient souvent avoir plus d'énergie après avoir pris une pilule – et ils y croient vraiment. Ceux qui croient pouvoir soulever plus de poids y arrivent parfois. Il y a même plus impressionnant, la couleur de la pilule peut jouer un rôle dans ce résultat : on pense que la couleur rouge correspond aux pilules « énergétiques », tandis que les pilules bleues ont un effet calmant et facilitent une récupération rapide.

Le contraire est également vrai : le corps a un effet persuasif sur l'esprit. Si le corps est stressé à un point qui pourra compromettre une bonne récupération, la réflexion sera troublée. La chimie du cerveau, affectant l'humeur et la manière

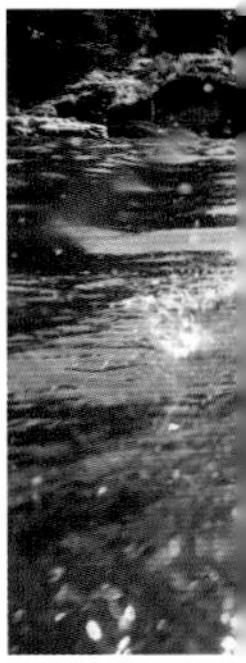

de penser en général, est faussée quand le corps est stressé. J'avais bien remarqué cet effet après des semaines d'entraînement intensif. Ma capacité à penser clairement et à raisonner, ainsi que mon aptitude cognitive en général, étaient altérées.

Il est important d'être à l'écoute de la relation entre l'esprit et le corps. Comprendre l'importance de cette relation pourra nous éclairer sur le pourquoi de certaines pensées que nous avons parfois, même si celles-ci ne sont pas toujours rationnelles.

Une alimentation saine fait la différence

Beaucoup de gens adhèrent à la philosophie du : « on ne change pas une équipe qui gagne ». Cette manière de penser est logique dans certaines situations, mais elle n'est pas adaptée lorsqu'il s'agit de l'alimentation et la nutrition. Une alimentation pauvre est en partie responsable de beaucoup de maladies, mais beaucoup de personnes croient que si leur cœur bat toujours, c'est parce que leur alimentation doit être bonne. C'est vrai jusqu'à un certain point. Mais je pense que certaines personnes attendent de la vie plus que simplement survivre. Nous savons que le désir de réussite et l'humeur peuvent être affectés par une alimentation pauvre. Souvent, un manque de motivation, croire qu'on ne peut pas changer ou que ce que l'on veut atteindre est hors de portée, ne sont rien de plus que le signe d'une alimentation quotidienne pauvre. Comment briser ce cercle ? La réponse se trouve dans une connaissance appliquée.

L'esprit peut considérablement influencer la perception physique. Réduire le stress améliore la clarté d'esprit.

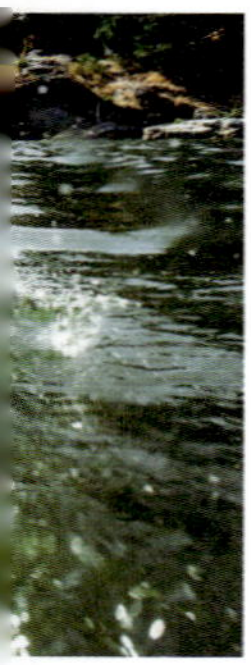

Je connais des gens qui commencent à manger de la « nourriture saine » quelques jours avant une course, le changement brusque soudainement leur corps – résultat : ils font une mauvaise course et présument ensuite que « la nourriture saine ne fait pas la différence ». La nourriture saine n'est pas une drogue. Même si le changement qu'elle entraîne est positif, le corps met du temps à s'adapter. Il faut être patient. L'adaptation aux aliments sains et complets se fait progressivement, en donnant du temps à votre organisme. Dans l'ensemble, votre santé ne pourra qu'être améliorée. Et avec le temps, une meilleure santé mènera à de meilleures performances.

Il est vrai que de grands athlètes se nourrissent mal. « Regardez son alimentation, elle est pleine d'aliments raffinés et traités et ça ne semble pas l'affecter », aiment à signaler certains. Je crois qu'il existe en effet des cas d'athlètes qui sont performants malgré une alimentation pauvre, et non grâce à elle. Prenez le tabagisme, par exemple. Je pourrais commencer à fumer aujourd'hui et fumer pendant des années, voire des décennies, avant que des problèmes évidents qui lui soient directement liés se présentent. Je pourrais avoir des problèmes de santé sous-jacents sans faire le lien avec les symptômes du tabagisme. Mais il serait erroné de ma part de conclure que fumer n'est pas mauvais parce que je semble aller bien. Il en est de même avec une alimentation pauvre : des performances suboptimales en seront le résultat à court terme alors que de sérieux problèmes de santé se manifesteront plus tard.

Comme vous l'aurez probablement deviné, je suis un avocat des méthodes préventives. En mangeant maintenant des aliments complets et riches en substances nutritives, nous continuons à réduire la probabilité d'être malade plus tard et nous prolongeons notre espérance de vie.

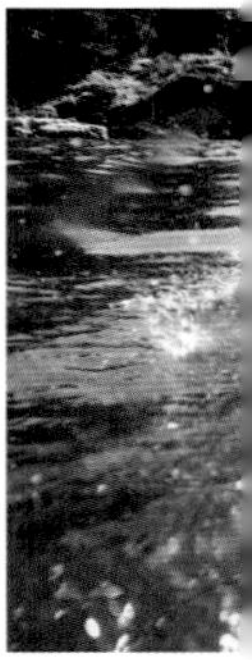

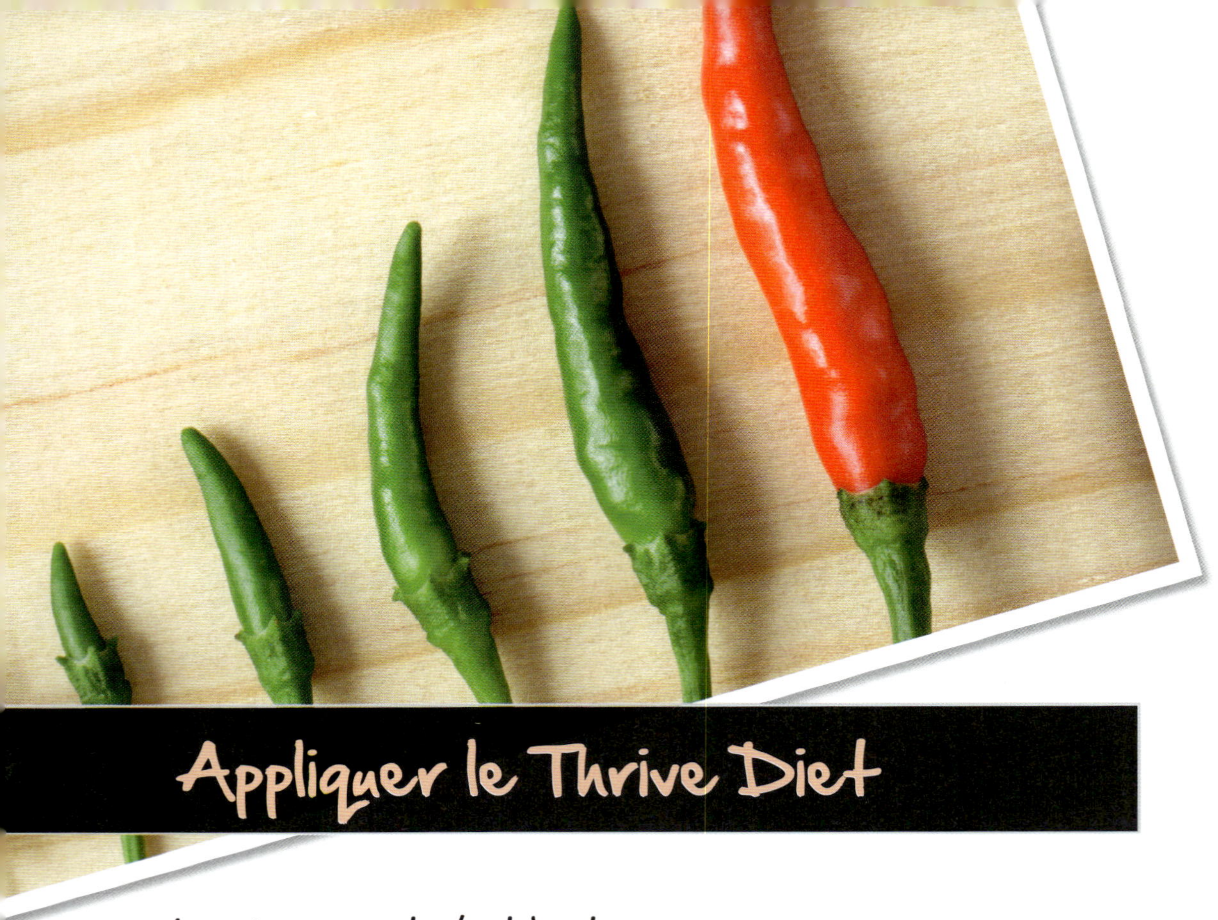

Appliquer le Thrive Diet

Le changement, c'est le stress

Le corps perçoit chaque écart physique de la routine comme un stress. Même si le changement est positif, le corps doit s'adapter. La meilleure manière d'arrêter de fumer, pour quelqu'un qui en a l'habitude depuis des années, par exemple, est de diminuer graduellement la quantité de nicotine dans son organisme. C'est de cette manière que le patch à la nicotine agit – il sèvre lentement une personne des propriétés addictives de la cigarette. Avec cette méthode, les chances de réussite sont bien plus grandes car le stress lié au sevrage est réduit.

Souvent, un sevrage brutal pour arrêter la cigarette n'est pas une réussite et peut même être contre-productif. Qu'il soit plus facile et moins stressant (et par conséquent plus sain) de continuer à fumer peut sembler illogique. Cependant, le fumeur qui arrêtera brutalement éprouvera plus de stress que celui qui arrêtera progressivement. Avec le temps, le corps s'adaptera au stress dû au manque, le surmontera et sera plus sain. Mais tout cela prend du temps.

Il en va de même avec la nutrition. Quand vous adoptez une nouvelle manière de manger, votre corps met du temps à s'adapter. Si vous suivez le *Thrive Diet*, le corps aura également besoin de faire face à la détoxification. La détoxification est le fait d'éliminer de l'organisme des toxines accumulées par des années de consommation d'aliments de mauvaise qualité. C'est un processus extrêmement positif. Notre corps est équipé de mécanismes de survie qui lui permettent de fonctionner de manière aussi optimale que possible, selon la nourriture qu'on lui donne. Les premiers jours d'une alimentation optimale peuvent ne pas être très agréables. Des années d'une alimentation tout sauf idéale, ont stressé notre corps au niveau nutritionnel. Plus la qualité de votre alimentation précédente aura été mauvaise, plus le processus de détoxification sera long. Convertir notre organisme d'une alimentation typiquement occidentale à une autre exclusivement basée sur des plantes et des aliments complets, prendra probablement plus de six semaines à certaines personnes – un temps nécessaire au corps pour qu'il puisse se purger de ses toxines.

La chlorophylle en particulier a un effet purgatif, aidant l'organisme à extraire les toxines du foie. Lorsque les toxines seront éliminées, les symptômes de manque s'intensifieront, mais le manque dans l'ensemble sera de plus courte durée. Il a été montré que manger des aliments riches en chlorophylle aide certaines personnes à mettre fin à leur addiction à la nicotine et à arrêter de fumer.

Les symptômes courants du processus de détoxification incluent le mal de tête, les ballonnements, la diarrhée, la nausée, la fatigue et des troubles du sommeil. Il est important de se rappeler que la détoxification implique des symptômes purgatifs. Les symptômes graves, cependant, indiquent que vous devriez réduire la vitesse à laquelle vous mettez en œuvre le changement. Mais gardez en tête que plus vous vous sentirez mal au départ, plus il y aura à gagner.

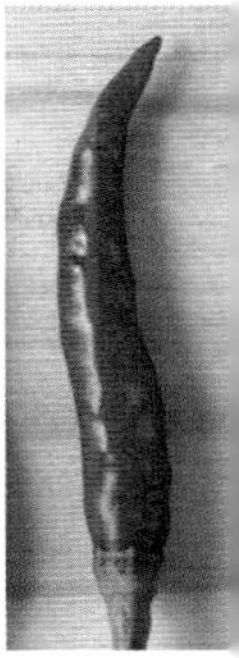

S'adapter au Thrive Diet

Quand vous commencez le *Thrive Diet*, plutôt que d'éliminer des aliments spécifiques, ajoutez des aliments présents dans le *Thrive Diet.* Au fil du temps, l'organisme commencera à avoir besoin d'aliments au gain net élevé et perdra de l'intérêt pour les aliments industriels. Ainsi, en faisant une grande part aux aliments à gain net élevé dans votre alimentation, il n'y aura tout simplement plus de place pour les autres. Le corps prendra toute la nutrition dont il aura besoin dans la nouvelle alimentation et ensuite bloquera son mécanisme de la faim. A ce stade, manger plus n'est pas nécessaire – c'est même à éviter. Cependant, jusqu'à ce que le corps rompe avec ses habitudes de manger en cas de fatigue ou de grand stress, les envies alimentaires persisteront – ce qui est normal. Une fois que l'organisme sera mieux alimenté grâce au *Thrive Diet*, toutes ces envies disparaîtront et leurs causes sous-jacentes – stress ou fatigue – diminueront de même.

Si votre alimentation habituelle inclut déjà quelques éléments du *Thrive Diet*, vous pouvez commencer à suivre le programme de près. Cependant, si la façon dont vous mangez contraste manifestement avec le *Thrive Diet*, commencez en incorporant peu d'éléments à la fois. Par exemple, vous pourriez commencer par boire chaque jour un smoothie riche en substances nutritives à la place d'un repas ou d'une collation moins saine ; ou encore incorporer graduellement plus d'aliments verts dans votre alimentation – incluant une salade par jour. Cela permet à votre corps et à votre esprit de s'adapter au changement en douceur. Au fur et à mesure que vous progresserez et vous sentirez plus à l'aise avec le régime, continuez à inclure de nouveaux ingrédients du *Thrive Diet* à votre alimentation quotidienne. Avant que vous vous en rendiez compte, vous serez en train de suivre le programme et vous en récolterez tous les bénéfices.

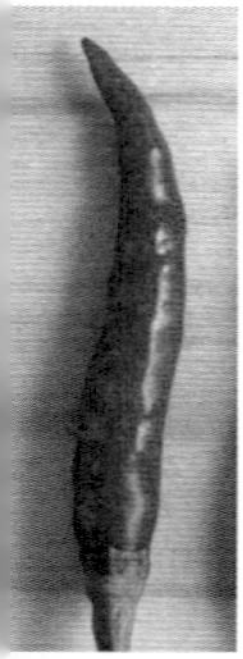

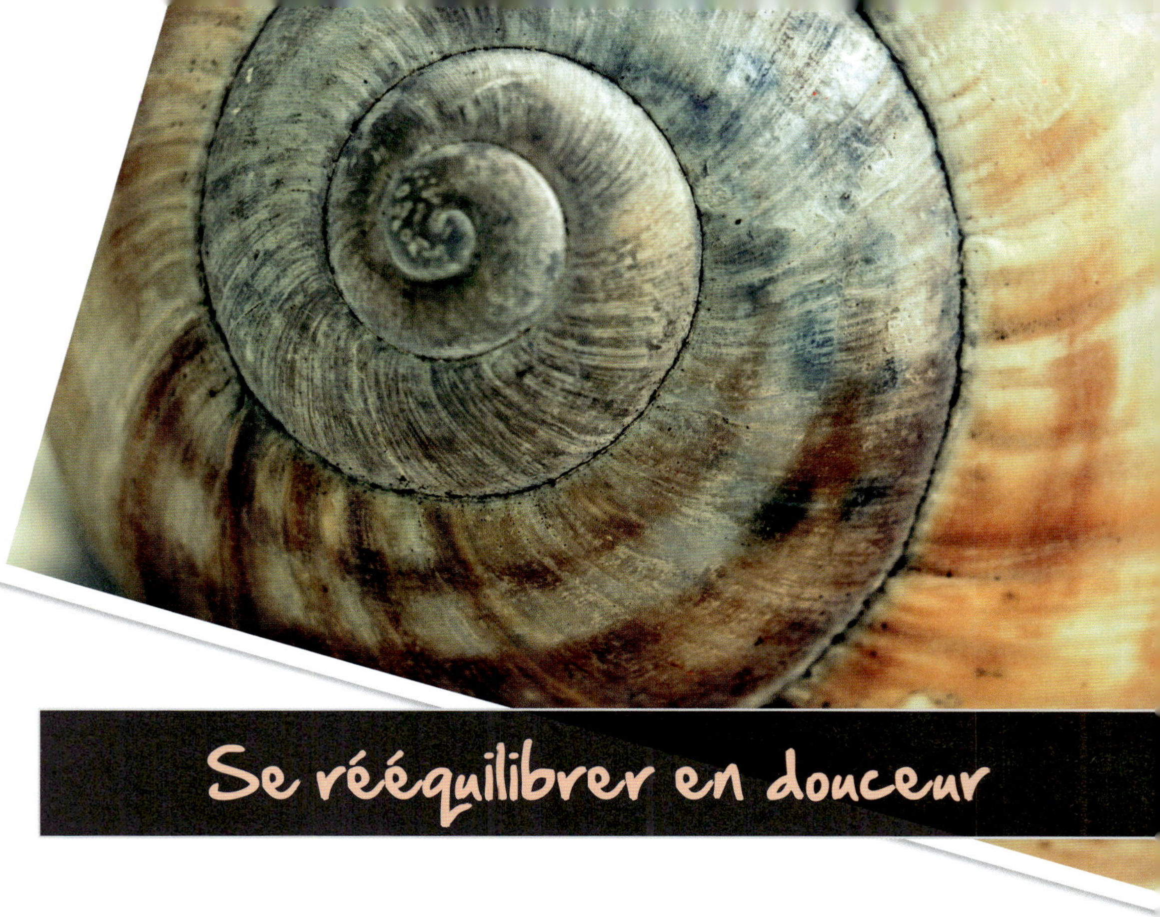

Se rééquilibrer en douceur

Le *Thrive Diet* implique la rééquilibration – c'est-à-dire la suppression des stimulants, tels que la caféine et les glucides raffinés. Dans la mesure où le corps est habitué à être stimulé par la nourriture, il se sentira probablement plus fatigué que d'ordinaire, et peut-être même irrité, lors des premiers jours de la rééquilibration. C'est normal. Il est mieux de ne pas entamer un processus de rééquilibration quand il y a dans votre vie d'autres facteurs de stress importants. Attendez une période calme.

Il y a quelques étés, même si mon alimentation était bonne, j'ai voulu la rééquilibrer à un niveau supérieur, juste pour faire l'expérience. Pendant trois jours, je n'ai pas mangé quoi que ce soit contenant du sucre – pas même des fruits. J'étais alors dans un état calme et productif. A la fin de ces trois jours, j'ai mangé quelques myrtilles. Prendre juste une petite quantité de sucre sous la forme de fruits a eu un effet stimulant immédiat. C'était pareil à ce que j'avais l'habitude d'expérimenter quand je buvais une tasse de café. Je ne suis pas en train de vous suggérer de consommer moins de fruits. En revanche, cette expérience a bien souligné la valeur de la rééquilibration.

Éliminer les stimulants de notre alimentation fournira un cadre dans lequel le Thrive Diet sera plus fructueux.

Réduire les stimuli de manière à ce que notre corps y devienne plus sensible aura pour résultat une obtention facile d'énergie grâce à des aliments naturels. Que l'organisme perçoive ces apports d'une autre manière est crucial : vous décidez vous-même de la manière dont votre organisme répondra aux apports divers. Les aliments sont évidemment l'un de ses apports les plus importants. En les rééquilibrant, nous contrôlons leurs effets sur notre corps et notre esprit.

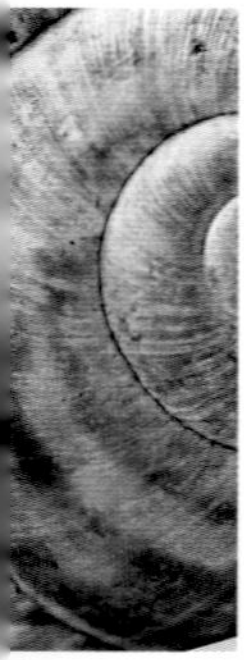

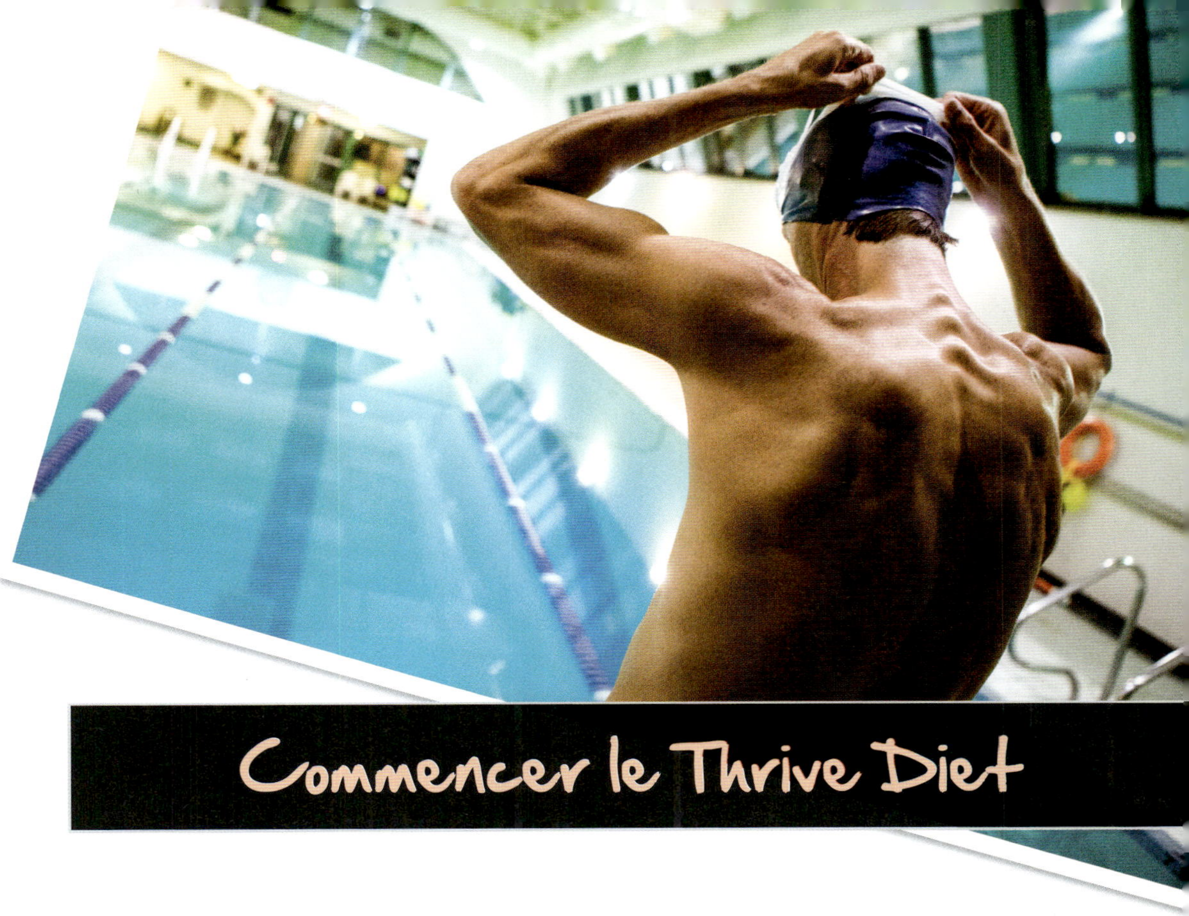

Commencer le Thrive Diet

Lignes directrices générales

Gardez ces lignes directrices en tête en vous embarquant pour le *Thrive Diet* :

- Consommez assez de substances nutritives pour soutenir votre niveau d'activité et la régénération biologique de vos cellules, qui contribuent à réduire l'âge biologique
- Allez à la recherche de vos besoins nutritionnels en consommant des aliments complets et riches en substances nutritives, plutôt que de prendre des compléments alimentaires comme des comprimés
- Évitez les aliments dénaturés – raffinés et traités
- Gagnez de l'énergie grâce à la nourriture et non par la stimulation
- Mangez des aliments efficaces pour l'organisme : augmentez votre énergie en la conservant grâce à la digestion et à l'assimilation
- Rééquilibrez-vous en réduisant votre consommation de sucre et d'aliments riches en féculents.

Instructions spécifiques

Les instructions spécifiques ci-dessous vous aideront à programmer votre alimentation quotidienne :

▶ *Mangez tout au long de la journée.*

En mangeant plusieurs petits repas chaque jour, comme des collations, vous ne serez jamais trop rassasié ou affamé. Manger fréquemment aide à maintenir le niveau d'énergie et aura pour résultat une plus petite quantité d'aliments consommés que si vous mangiez trois gros repas par jour. C'est aussi une bonne manière de faciliter la digestion, de distribuer les substances nutritives tout au long de la journée et d'améliorer leur taux d'absorption.

▶ *Utilisez le programme de repas de 12 semaines comme guide.*

Toutes les recettes de ce livre vous aideront à commencer le *Thrive Diet*. Plusieurs recettes incluent des variations, et ne craignez pas d'expérimenter davantage. Si vous suivez les lignes directrices générales ci-dessus ainsi que les principes directeurs du *Thrive Diet*, listés p. 32, les repas nutritifs et savoureux que vous pourrez créer seront sans limites.

▶ *Boire un smoothie nutritif chaque jour.*

Un smoothie quotidien riche en substances nutritives fournira à votre organisme toute la nourriture dont il aura besoin sous la forme d'un aliment complet. Les smoothies suggérés dans ce livre ne sont pas des suppléments aux aliments complets : ce sont des aliments complets qui sont seulement mixés. Une nourriture quotidienne sous une forme liquide aidera à réduire la pression exercée sur votre système digestif et vous fournira par là même plus d'énergie.

▶ *Manger une grosse salade verte chaque jour.*

Bourrée de chlorophylle, la salade verte compte parmi les aliments les plus sains. Manger une grosse salade chaque jour stimulera votre santé dans son ensemble. Elle aidera l'organisme à construire de nouvelles cellules sanguines et à maintenir le processus de régénération. Riches en fibres et en minéraux, les salades font partie de la base de la pyramide du *Thrive Diet* (voir p. 33). Napper votre salade d'un assaisonnement de grande qualité, fait d'huiles pressées à froid, y ajoutera des acides gras essentiels et des antioxydants. Vous trouverez les recettes pour les assaisonnements à partir de la p. 280.

▶ *Manger une barre énergétique crue chaque jour.*

Les barres énergétiques crues s'emballent facilement et sont pratiques. J'en prépare une grande quantité à peu près toutes les deux semaines que je stocke, soit dans le réfrigérateur soit dans le congélateur. Vous découvrirez qu'elles font partie du programme quotidien de repas du *Thrive Diet.*

▶ *Manger une collation substantielle et équilibrée dans l'après-midi.*

Une collation convenablement équilibrée qui contient suffisamment de protéines, de matières grasses de grande qualité et de fibres vous fournira de l'énergie et permettra de clarifier votre esprit. Elle fournira la nourriture dont l'organisme a besoin et garantira que la faim ne soit pas trop féroce au moment du dîner. Être trop affamé à ce moment-là est une cause courante de prise de poids : le soir, beaucoup de personnes prennent un repas trop important. Répartir la consommation d'aliments tout au long de la journée est une approche plus saine.

En bref

- Une approche holistique est l'élément-clé pour une santé et une réussite à long terme.
- Les aliments au gain net élevé réduisent les dépenses d'énergie et par conséquent le stress non complémentaire.
- Les gains importants pour la santé à la fois physique et mentale peuvent être obtenus en mangeant simplement des aliments complets et naturels.
- La fatigue et la dette biologique peuvent être éradiquées en nourrissant les glandes surrénales. Le programme alimentaire de 12 semaines est conçu pour diminuer le stress nutritionnel, et donc rééquilibrer les glandes surrénales.
- La rééquilibration produira une énergie sans fin.
- Pour des résultats durables, permettez à votre organisme de s'adapter progressivement à un nouveau plan de repas.
- Avec le *Thrive Diet*, il ne s'agit pas de perfection ou d'idéalisme, il s'agit de progrès.

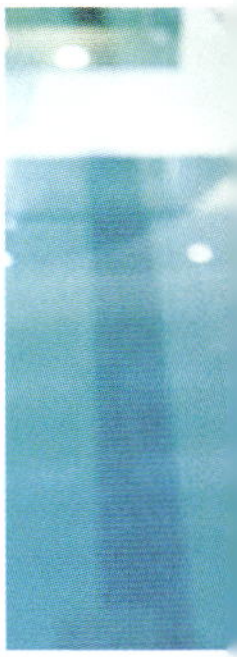

Chapitre 3

Le *Thrive Diet* pour un environnement sain

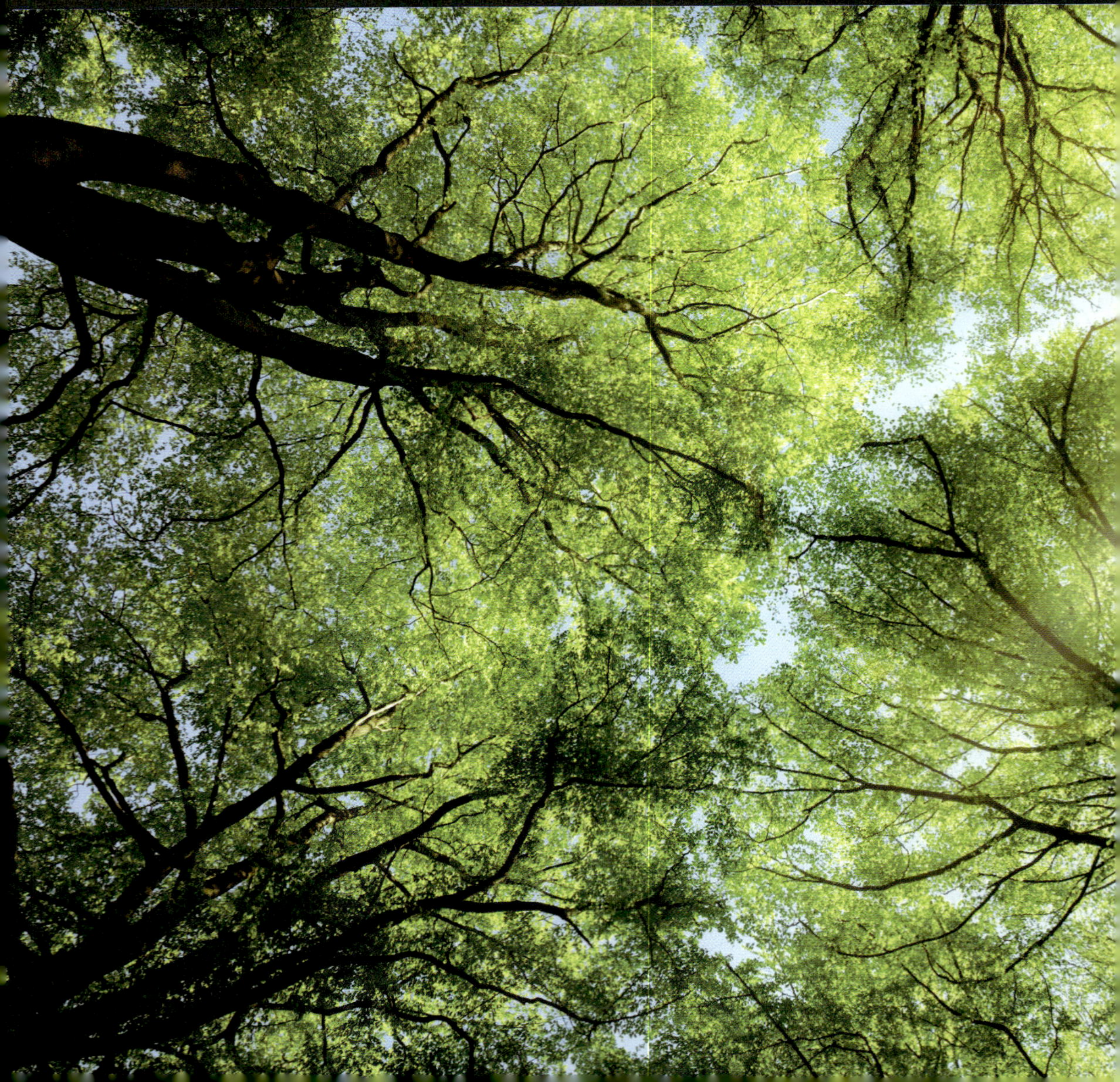

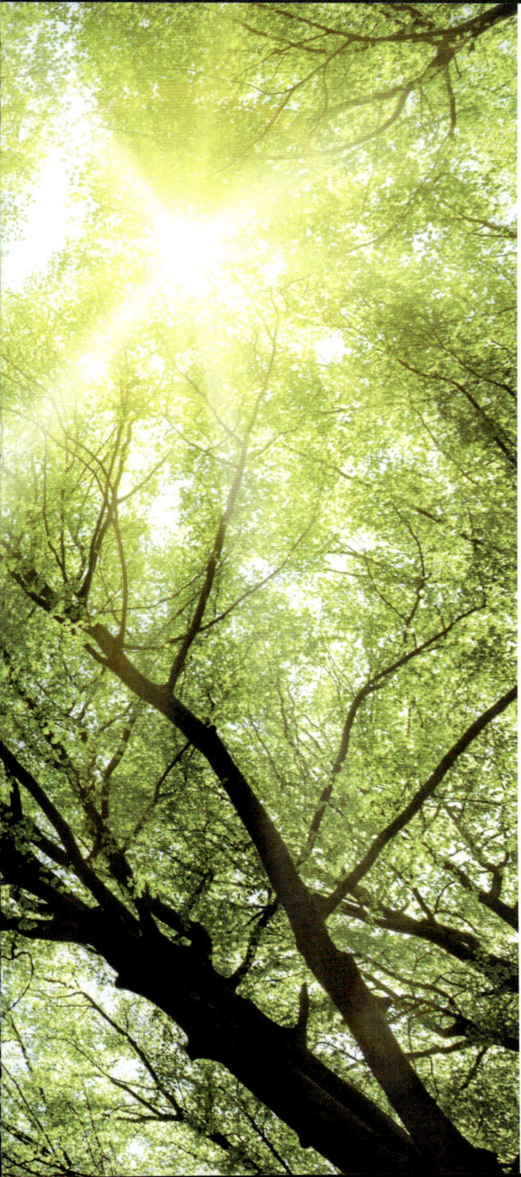
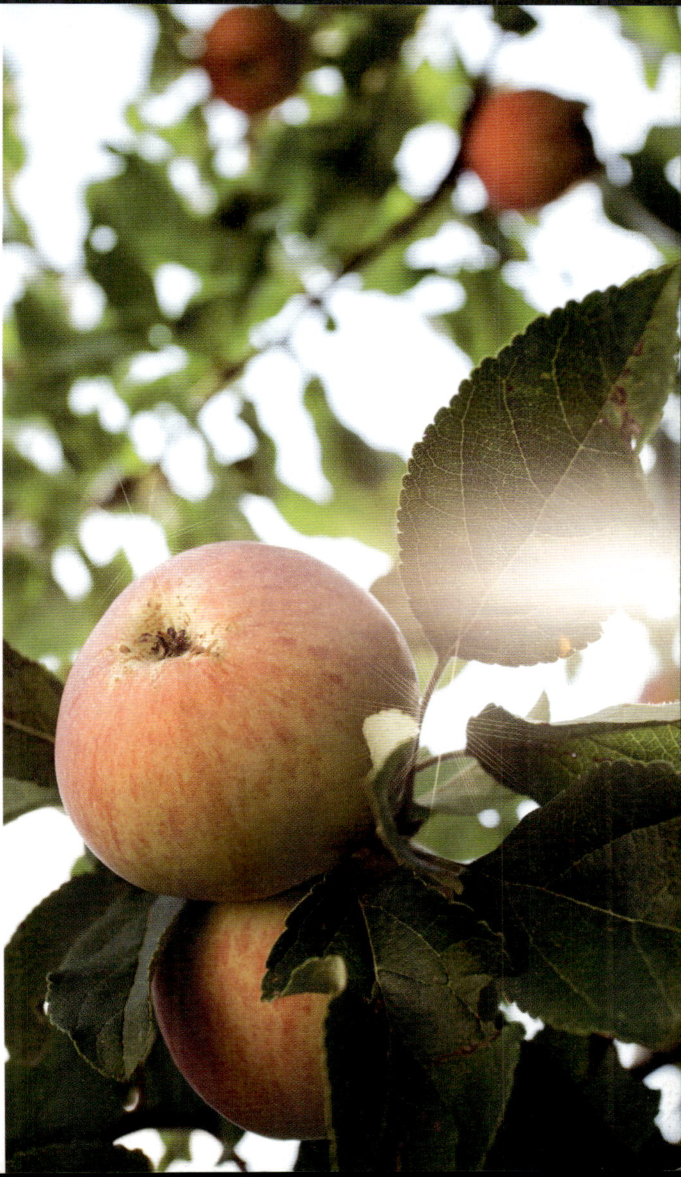

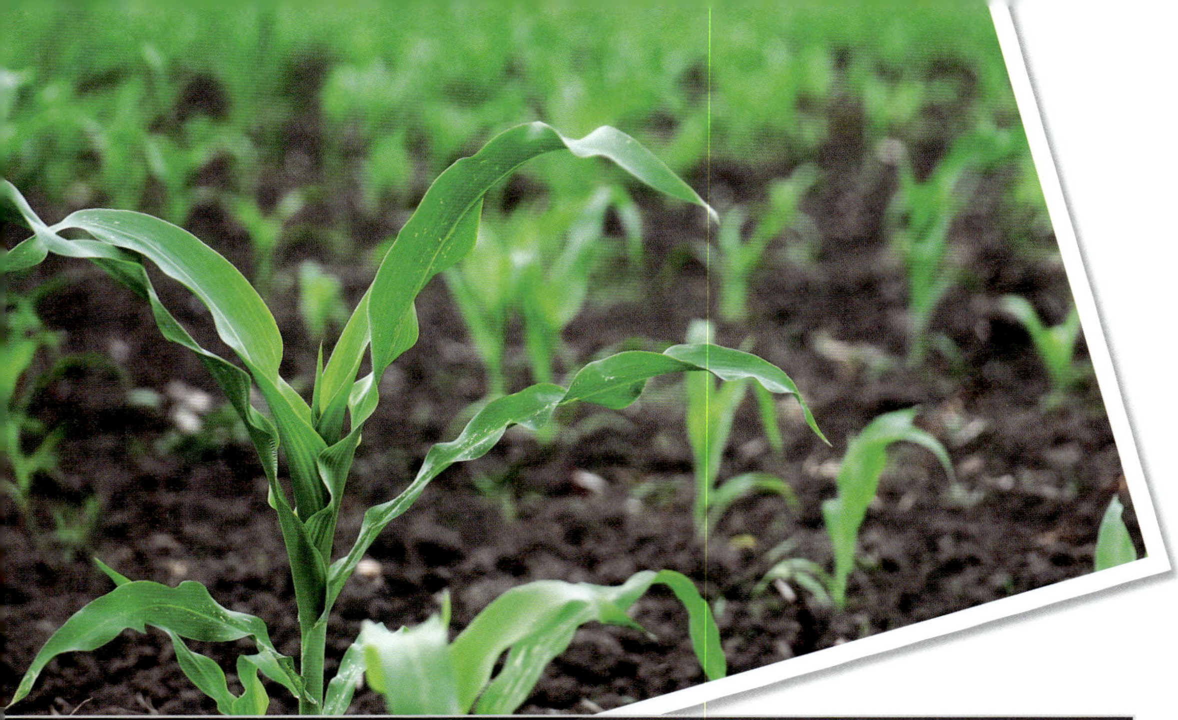

Les besoins énergétiques de la production alimentaire

La production, le traitement et la distribution alimentaires ont un impact énorme sur notre environnement – plus que n'importe quelle autre industrie. L'énergie utilisée pour la production et la distribution alimentaires correspond environ à 60 % de l'énergie totale produite par les Nord-Américains. Parmi ces 60 %, plus de 85 % sont générés par les combustibles fossiles – charbon, pétrole et gaz naturel. Les combustibles fossiles servent à produire de l'énergie, laquelle crée à son tour du gaz à effet de serre. Aujourd'hui, il est couramment admis parmi les climatologues et autres experts que le gaz à effet de serre contribue au réchauffement de la planète. A cause de la hausse du coût environnemental lié à l'extraction et à la combustion du pétrole, pour ne rien dire de son coût en dollars, la recherche d'une source d'énergie alternative est en marche.

Bien qu'il y ait des alternatives qui peuvent aider à réduire très légèrement notre dépendance au pétrole pour les années à venir, aucune ressource miraculeuse n'a été trouvée. L'éthanol, par exemple, un dérivé du maïs, est une ressource renouvelable et une alternative au pétrole ; cependant, de grandes étendues de terre sont nécessaires pour faire pousser le maïs, lequel ne produirait qu'un gain d'énergie insignifiant sous forme d'éthanol. Même si tous les champs arables d'Amérique du Nord étaient consacrés à la culture du maïs pour produire de l'éthanol, ce dernier ne remplacerait qu'un cinquième du pétrole que nous consommons actuellement. De plus, si les champs sont utilisés à la production d'éthanol, ils ne pourront plus être utilisés pour la production alimentaire. En bref, le cycle énergétique de l'éthanol est plutôt élevé, très légèrement plus bas que celui du pétrole lorsqu'il est extrait, traité et raffiné.

Le terme cycle énergétique fait référence à la quantité d'énergie totale utilisée pour produire n'importe quel objet donné: c'est la préoccupation primordiale de notre recherche de sources alternatives de combustible. Le but est simple: le gain net. Tout comme il est dans notre meilleur intérêt de manger des aliments avec un gain net élevé afin d'obtenir un maximum d'énergie, la production alimentaire devrait adhérer aux mêmes règles d'efficacité – plus d'énergie devrait être puisée du combustible qu'il n'en a été utilisée pour le produire. C'est logique mais le traitement des sources de combustible puise énormément d'énergie, à tel point qu'au final, il n'y a pas de gain net d'énergie. Certaines énergies alternatives ayant été expérimentées ont eu pour résultat une perte nette, ce qui n'en a pas fait des sources d'énergie viables.

La production, le traitement et la distribution alimentaires sont ce qui menace le plus la santé de l'environnement.

Beaucoup d'experts pensent que la production alimentaire use plus d'énergie qu'elle n'en produit. Un rapport suggère que pour 10 calories d'énergie de combustible fossile brûlées pour la production alimentaire, seulement 1 calorie d'énergie alimentaire est produite. Ce qui inquiète beaucoup de producteurs alimentaires et d'environnementalistes. Si la production alimentaire use plus d'énergie qu'elle n'en produit, alors c'est seulement une question de temps avant que les ressources, nommément les combustibles fossiles, soient taries. En plus de cette possible pénurie prochaine de combustible fossile, rappelons que sa conversion en énergie pollue. Cependant, cette étude est basée sur l'agriculture standard, qui inclut l'élevage d'animaux pour la consommation – rendant ce type d'agriculture jusqu'à 30 % moins efficace qu'une agriculture basée exclusivement sur les plantes. Cette dernière puise également dans les ressources, mais considérablement moins. Un repas à base de plantes consomme moins de ressources qu'un repas contenant de la viande. Suivre le *Thrive Diet* contribue à réduire l'usage du pétrole en consommant des aliments qui, pour leur production, exigent moins d'énergie.

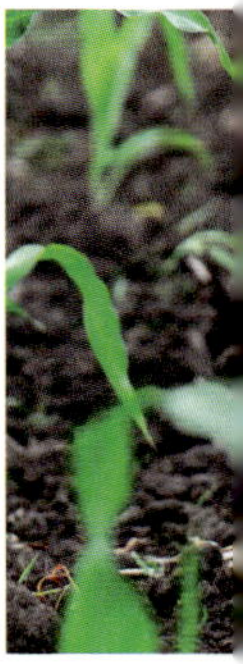

Les scientifiques s'accordent pour dire que jusqu'à ce que soit trouvée une nouvelle source écologique – au gain net élevé – chacun de nous peut faire la différence en réduisant notre dépendance au pétrole. Dans la mesure où la production alimentaire en Occident est l'industrie qui puise le plus d'énergie, c'est un bon endroit pour commencer à s'attaquer au problème : une production qui traite moins est meilleure non seulement d'un point de vue de la santé, mais aussi d'un point de vue environnemental. La première chose à faire, et la plus facile, est de réduire le nombre d'étapes de la production alimentaire et votre assiette. Car si plus de broyage, de cuisson et de raffinement sont requis avant qu'un aliment soit consommable, plus d'énergie partira dans son élaboraton.

Une autre préoccupation majeure concernant la préservation de l'énergie, c'est sa conversion. A chaque fois que l'énergie est transférée d'une forme à une autre, il y a une perte considérable : le transfert d'énergie est extrêmement improductif. Dans notre écosystème, l'énergie est transférée de la plante à l'herbivore puis au carnivore. A chaque transition, une grande quantité de cette forme d'énergie est gaspillée. Il est estimé que chaque transfert n'est efficace que de 5 à 20 % environ, ce qui veut dire que 80 à 95 % de cette énergie est rejetée dans l'environnement, principalement sous forme chaleur. Cela signifie que lorsqu'une personne mange une plante, selon sa digestibilité et son gain net, seulement 20 % tout au plus de l'énergie de cette plante sera transmise à la personne pour être utilisée comme combustible ou pour reconstruire les tissus de l'organisme. Si un animal mange une plante, une perte d'énergie similaire a lieu. Si un humain devait ensuite manger cet animal, 80 à 95 % de l'énergie serait encore perdue. Par conséquent, nourrir les animaux avec des plantes, uniquement pour manger les animaux ensuite, n'est pas efficace au niveau énergétique. Du pétrole au combustible, ces étapes supplémentaires sont considérables. En fait, la quantité de pétrole que nous consommons pourrait être réduite jusqu'à 30 % si nous avions tous une alimentation efficace au niveau énergétique.

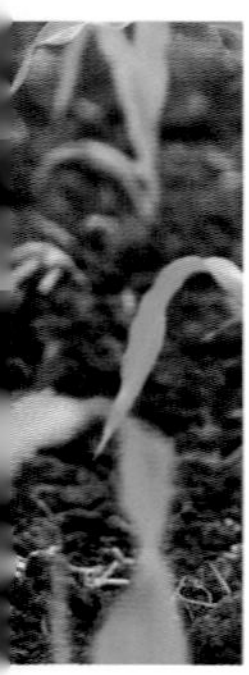

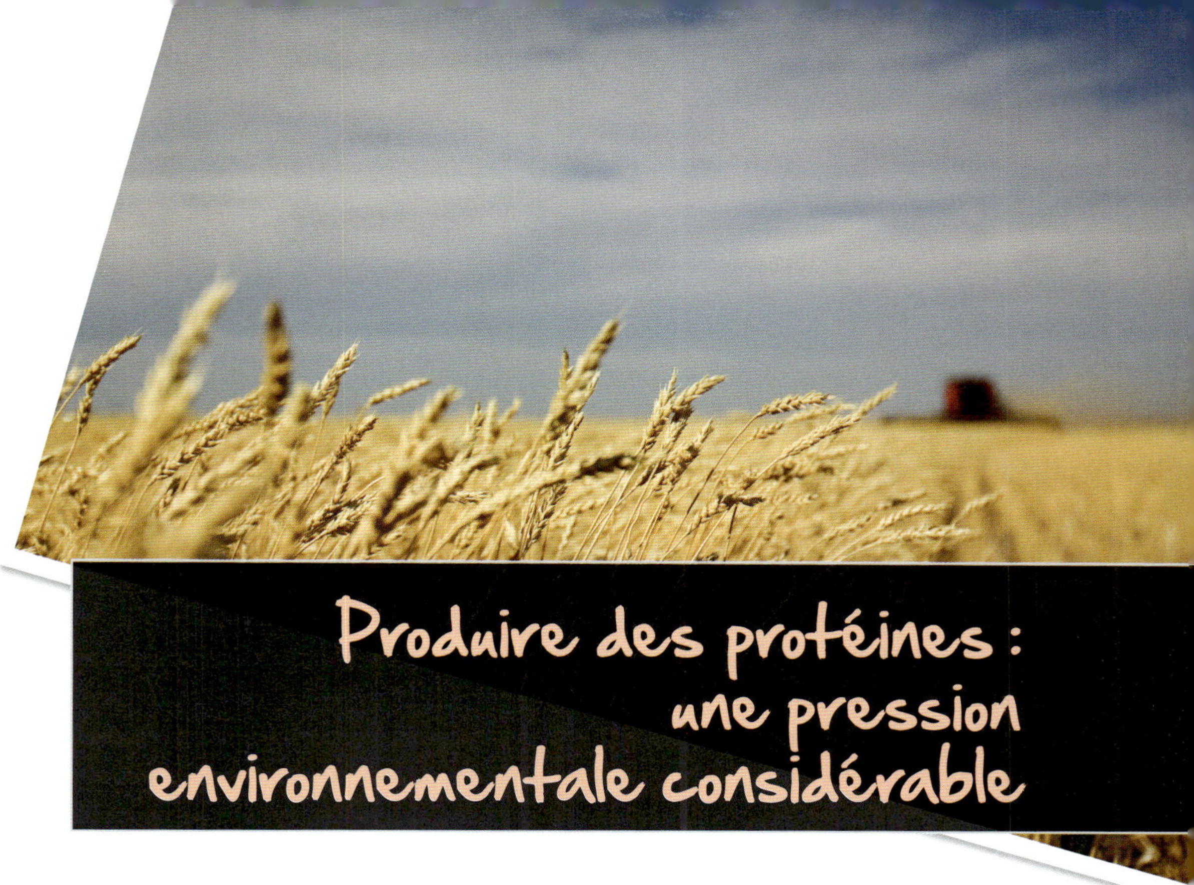

Produire des protéines : une pression environnementale considérable

Traditionnellement, les aliments riches en protéine demandent un maximum de ressources pour être produits, exigeant beaucoup de terres, d'eau et d'énergie. La culture traditionnelle riche en protéines est basée sur l'élevage d'animaux, produisant la viande et le lait. Dans ce contexte, des terres doivent être utilisées pour faire croître la nourriture qui alimente les animaux, et des pâturages sont nécessaires pour les élever. De là, le traitement et la distribution des produits animaux nécessitent une main-d'œuvre abondante (et donc beaucoup d'énergie).

La plupart des cultures courantes, comme celles du blé et du maïs, produisent très peu de protéines. Ce qui serait donc nécessaire, c'est une plante contenant beaucoup de protéines, pour qu'elle puisse être consommée directement par des humains, sans avoir à passer par de nombreuses étapes qui gaspillent de l'énergie pour la convertir en une source viable de protéines. Heureusement, cette plante existe : le chanvre. Le chanvre est supérieur à la plupart des plantes à la fois d'un point de vue nutritionnel et environnemental. Ses graines, dont 35 % environ sont des protéines, offrent de nombreuses substances nutritives. Et contrairement à beaucoup de cultures, le chanvre peut pousser à la fois sous des climats chaud ou froid. De plus, dans la mesure où il pousse bien plus rapidement que les cultures traditionnelles, le cycle de récolte du chanvre est plus court, ce qui permet d'en produire plus dans un même laps de temps. Enfin, puisqu'elles résistent naturellement à la plupart des ravageurs, les cultures de chanvre peuvent pousser efficacement sans herbicides et pesticides.

Au Canada, au Japon et en Europe, les cultures de chanvre ont été plantées dans des champs surexploités pour rajeunir le sol. (Il est illégal de faire pousser du chanvre aux États-Unis). Une fois que le cycle de croissance du chanvre est terminé – il dure en général trois mois – il est enfoui dans le sol où on le laisse se décomposer. Après quelques rotations des cultures, le sol peut être utilisé pour faire pousser moins de cultures productives. Le chanvre peut prospérer dans des conditions arides, les techniques d'irrigation ne sont donc pas nécessaires – ce qui, par conséquent, préserve l'eau. De plus, dans la mesure où une grande partie de l'eau utilisée pour irriguer les cultures est loin d'être pure, les risques sanitaires dus à l'irrigation sont moins importants avec les cultures de chanvre. Et au final, contrairement aux sources de protéines de l'alimentation habituelle des occidentaux, les sources végétales, le chanvre en particulier, demandent moins de pétrole pour être produites.

Les autres aliments ayant des protéines pour source principale comprennent les légumineuses, les graines et les pseudo-céréales. J'en parle en détail au chapitre 5. Une alimentation à base de plantes réduit considérablement notre dépendance au pétrole. Avec le prix actuel du pétrole, comment se fait-il que certains aliments requérant tant d'énergie pour être produits soient toujours à petit prix dans les supermarchés ? Les subventions agricoles, toujours en place dans beaucoup de pays, dont les États-Unis et le Canada, nous mettent à l'abri des grandes dépenses dues à la production alimentaire. Si le prix auquel nous achetons nos aliments reflétait vraiment les ressources qui ont servi à leur production, le coût de la nourriture produite de manière inefficace serait extrêmement élevé. Le prix du pétrole étant ce qu'il est, nous devrions payer plus cher pour des aliments requérant plus de pétrole pour être produits. Et c'est en effet ce que nous faisons, dans la mesure où les subventions sont fournies par le gouvernement et qu'une partie de nos impôts sert au maintien de ces industries alimentaires inefficaces.

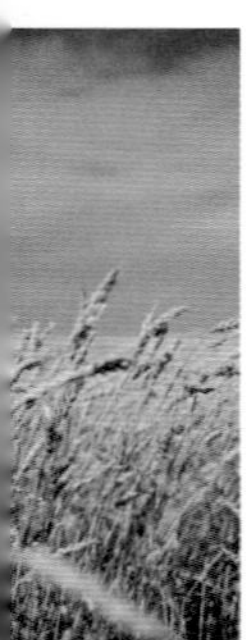

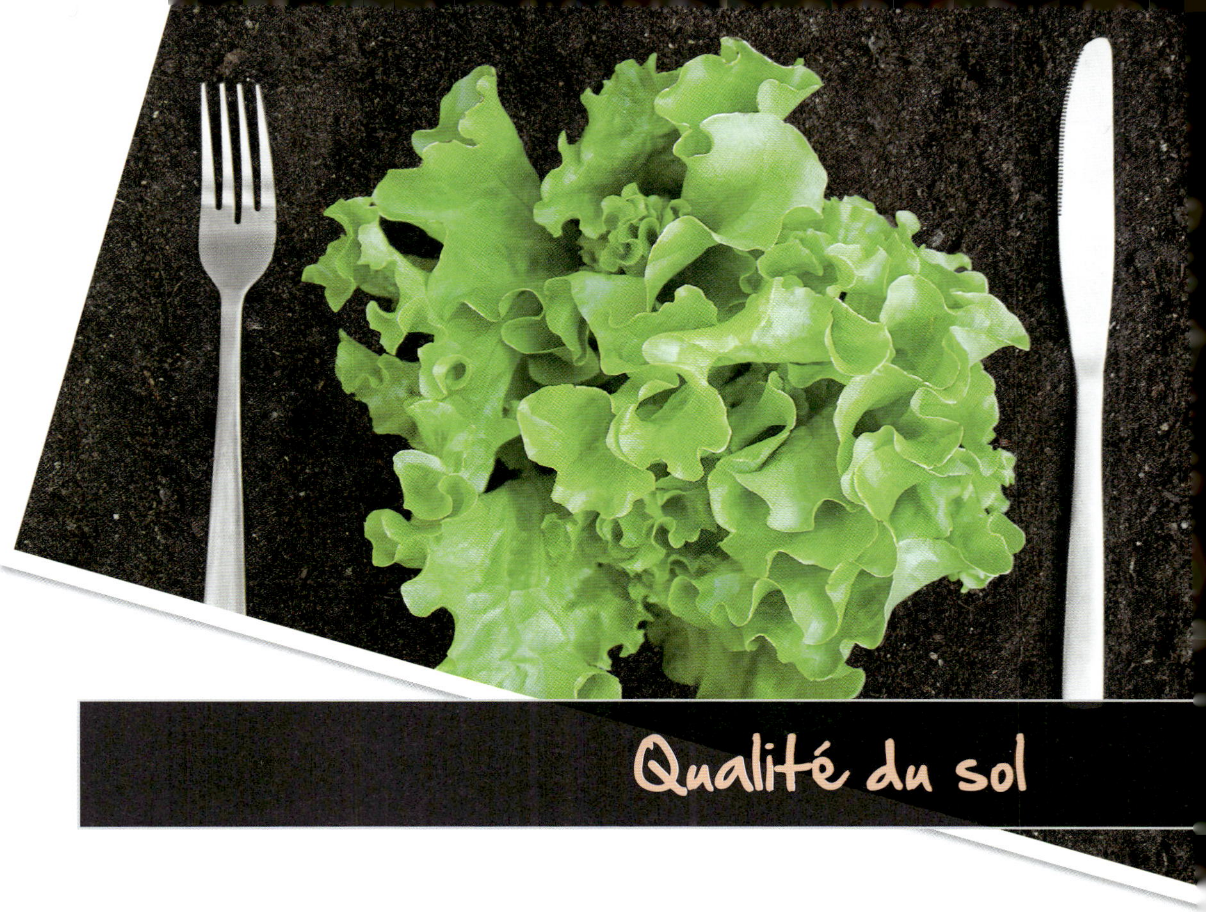

Qualité du sol

Le sol sur lequel nous faisons pousser nos aliments est un facteur déterminant de leur valeur nutritive. Nous obtenons de nos aliments beaucoup des oligo-éléments dont notre organisme a besoin. Plusieurs de ces substances nutritives nous sont transmises par les plantes qui puisent les minéraux du sol. Que ces plantes passent ou non par les animaux avant d'être acheminées jusqu'à notre assiette, le point de départ est toujours le même – la terre.

Les agriculteurs biologiques ont été attentifs à la valeur du sol pendant des siècles, avant même qu'ils soient dénommés agriculteurs « biologiques ». Un sol surexploité par un trop grand nombre de cultures ayant poussé sans rotation, par exemple, commence à produire moins de plantes dynamiques – c'est-à-dire des cultures plus petites, moins colorées et moins savoureuses qui manquent des qualités que possèdent leurs homologues ayant poussé dans un sol riche. Ainsi, les agriculteurs ont commencé à enrichir le sol. Utiliser les déchets de plantes décomposées – le compostage – a été une manière courante de réintégrer des minéraux et des substances nutritives précieux dans le sol. Permettre aux vers de développer des colonies dans le sol a aussi été une manière d'améliorer la qualité des cultures. Les vers aident à accélérer la décomposition de la matière organique et préparent plus rapidement le sol à une nouvelle plantation. De nos jours, ces méthodes sont encore utilisées par quelques agriculteurs biologiques tandis que la plupart des grosses entreprises alimentaires s'occupent moins de nourrir le sol. Au lieu de cela, elles se focalisent sur les plantes et s'assurent qu'elles ne sont pas menacées par la maladie ou les insectes. Les plantes sont pulvérisées d'herbicides et de pesticides, ce qui, ironiquement, amoindrit leur qualité. Cette manière de cultiver est perpétuée à cause des demandes accrues de production alimentaire sans que soit prise en compte la question de la valeur nutritionnelle. La grande majorité de ces cultures nourrissent des animaux qui seront eux-mêmes consommés. Une fois de plus, faire passer les aliments par ces étapes supplémentaires puise beaucoup d'énergie et aggrave le mauvais usage des terres.

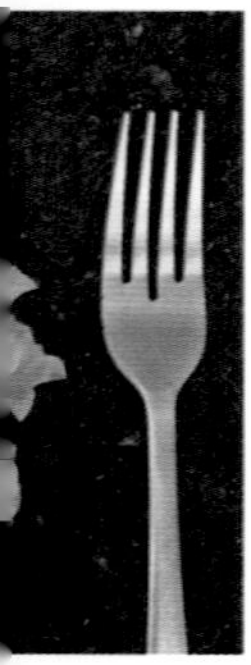

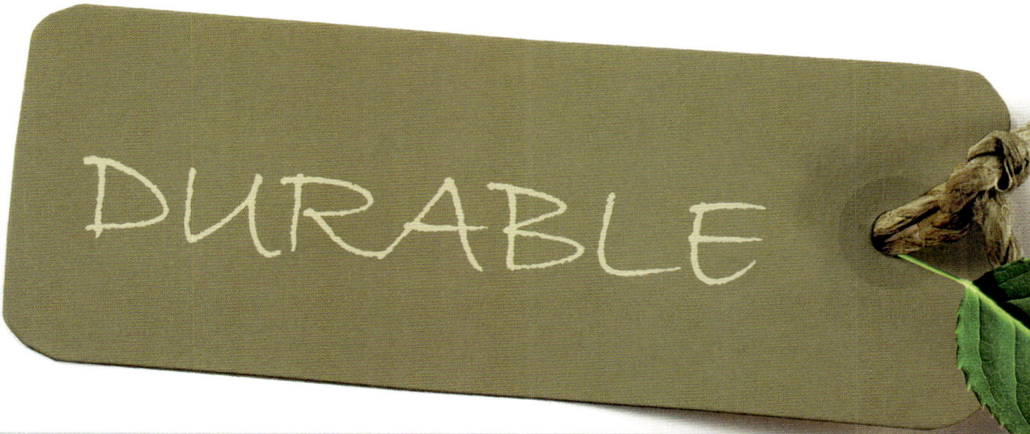

Pourquoi le Thrive Diet est moins exigeant à l'égard de l'environnement

Un régime à base d'aliments ayant été traités le moins possible et provenant de source première de nutrition est moins exigeante à l'égard de l'environnement. Ce que je nomme une nutrition de source première, c'est le fait de manger des aliments uniquement à base de plantes. Comme je l'ai noté plus haut, si l'on supprime ces étapes supplémentaires – celles des plantes consommées par les animaux qui seront consommés à leur tour – à la base de l'alimentation habituelle d'un occidental, une quantité considérable d'énergie sera préservée, 30 % environ – et 30 %, c'est énorme. Dans la mesure où les gains d'énergie estimés dans un éventail de 1 et 2 % sont considérés comme « significatifs », 30 %, c'est massif.

Imaginez-vous qu'une économie d'énergie de 30 % pourrait être réalisée si le monde occidental se nourrissait sur des bases véganes !

Le *Thrive Diet* est une alimentation amie de l'environnement. Il incite à la consommation d'aliments dans leur état naturel, lesquels demandent peu de préparation. Et ces aliments consistent entièrement en nourriture de source primaire – les plantes.

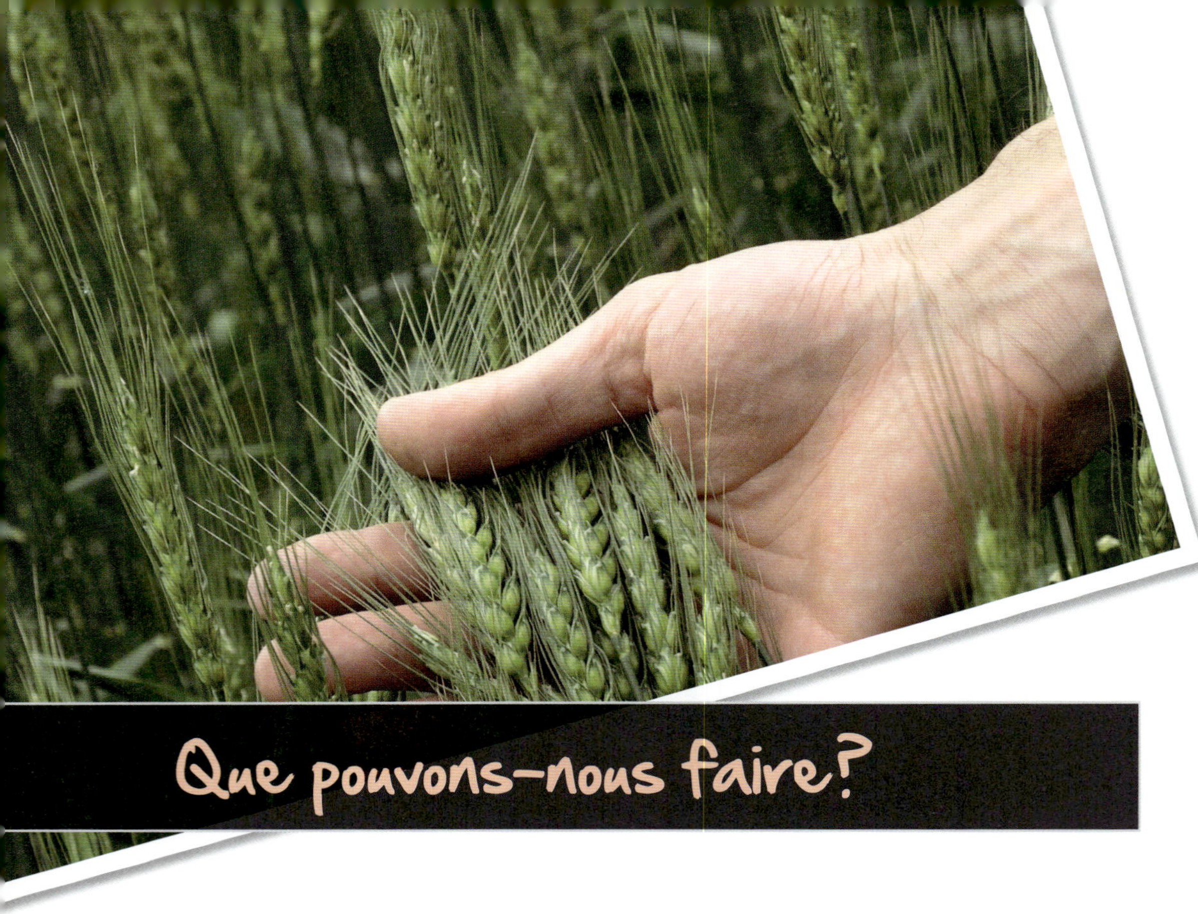

Que pouvons-nous faire?

L'argent graisse les rouages de notre machine agricole ; par conséquent, c'est lui qui est le plus susceptible de faire changer les choses. Nous n'avons qu'à utiliser le pouvoir de l'économie pour nous aider nous-mêmes. Ne pas soutenir les sociétés qui pratiquent de mauvaises politiques environnementales comme le développement non-durable et sans efficacité de la terre, l'usage d'herbicides et de pesticides et la destruction des forêts anciennes – ne représente que la moitié de la solution. En tant que consommateurs informés, nous détenons le pouvoir.

Les entreprises plus petites ayant conscience de l'environnement attirent chaque année de plus en plus de clients informés. Soutenir ces sociétés, c'est deux fois plus efficace que de ne pas acheter chez celles dont les pratiques sont destructrices. Par exemple, acheter du chanvre non modifié génétiquement, ayant poussé sans pesticides ou herbicides, donne de l'argent pour promouvoir une industrie durable et écologique. Si ces industries durables peuvent proliférer grâce au soutien que nous leur apportons, les autres apercevront la carotte économique de l'agriculture « verte » – et ils suivront. C'est un problème auquel nous pouvons échapper.

En bref

- Quand on mord dans un aliment, une partie de l'environnement devient une partie de nous.
- Beaucoup plus de combustible fossile est brûlé dans la production, le traitement et la distribution alimentaires que dans aucune autre industrie.
- Plus on utilise de l'énergie pour produire de la nourriture, plus des gaz à effet de serre sont émis.
- En tant qu'individus, la seule chose et la meilleure que nous puissions faire pour préserver l'environnement est de consommer des aliments de source première.
- En changeant simplement nos habitudes alimentaires, nous pouvons considérablement faire baisser la pollution, et en agissant ainsi améliorer notre santé et celle des générations à venir.
- Soutenir des sociétés qui ont conscience de l'environnement aidera à faire de leurs critères le nouveau point de référence de la production alimentaire.

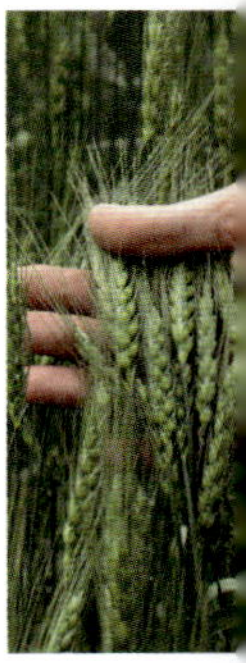

Chapitre 4

L'exercice pour une santé durable

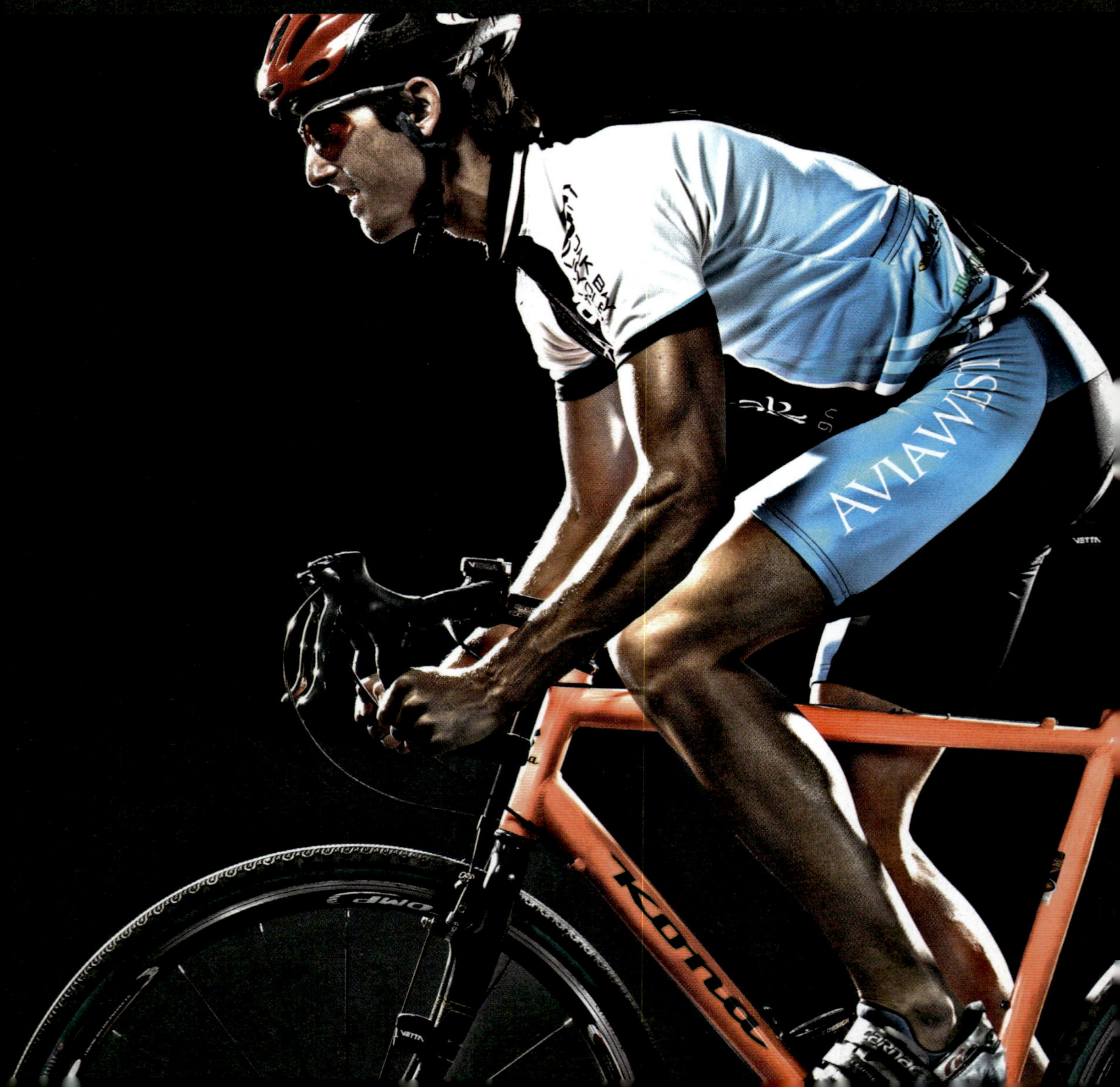

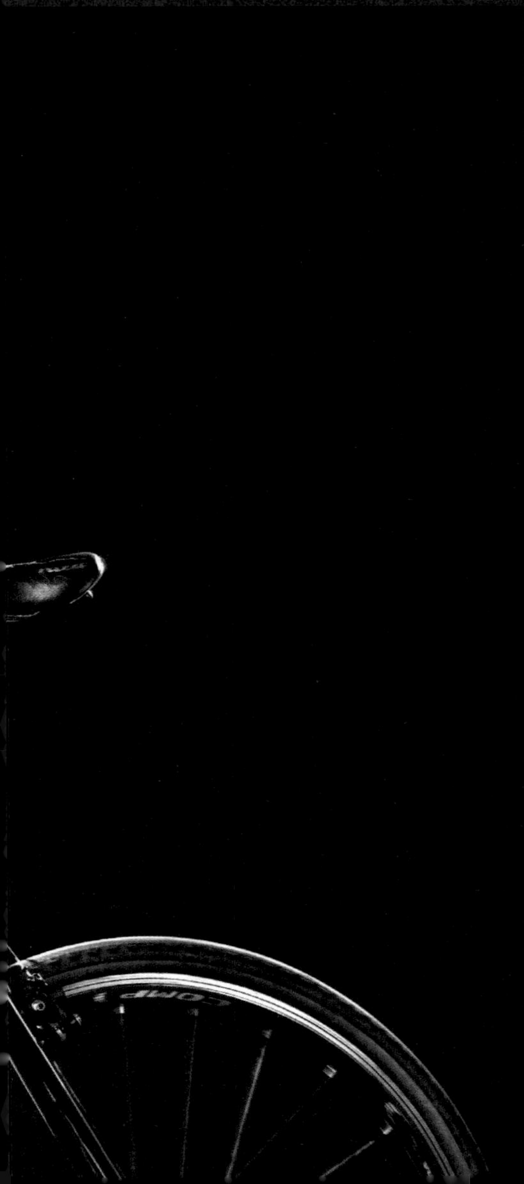

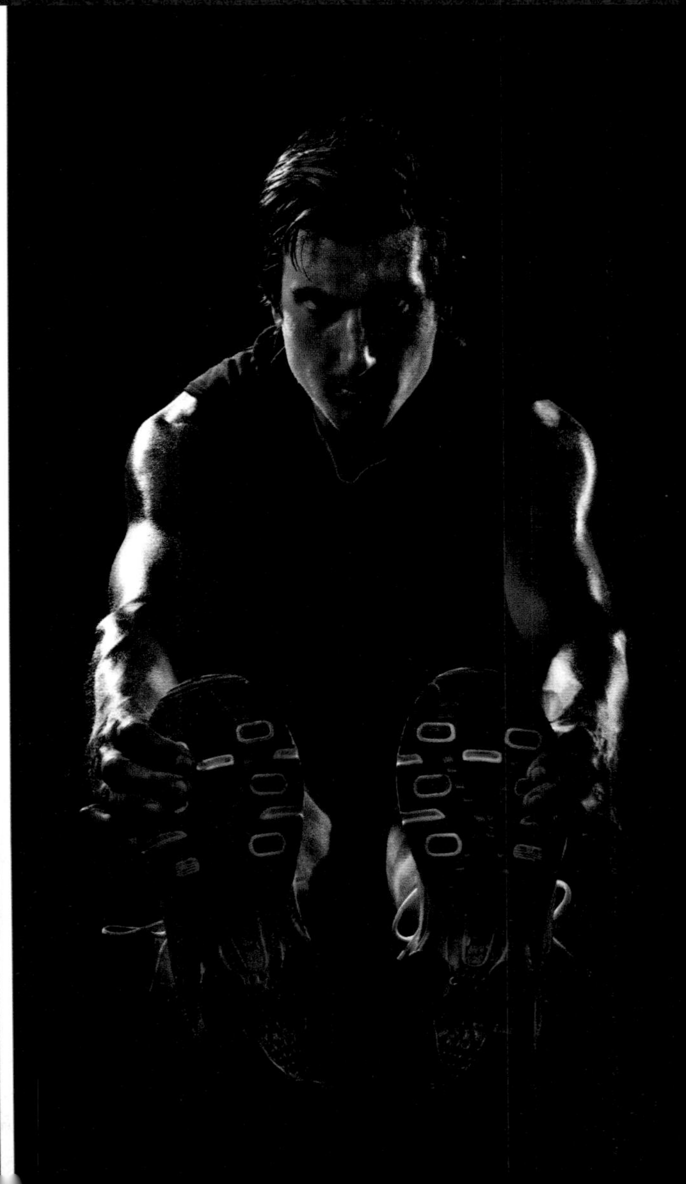

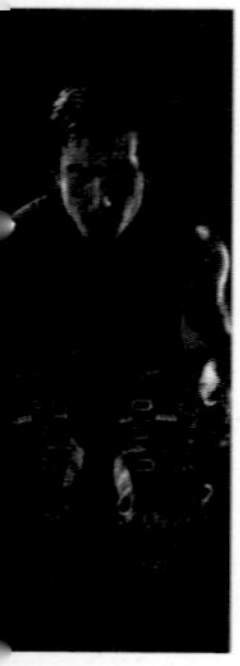

Il est possible de développer un corps plus jeune, c'est-à-dire un corps dont les cellules se régénèrent rapidement. Pour acquérir ou maintenir un corps fonctionnel et jeune, la solution est de l'encourager à être dans un état constant de régénération. Mais le corps se régénère seulement si on lui en donne la possibilité : l'exercice physique régulier est la meilleure manière d'y arriver. Rappelez-vous que l'exercice n'est rien de plus que la dégradation des tissus organiques. Une fois que les cellules sont décomposées par l'exercice, le corps doit en faire croître de nouvelles pour les remplacer. C'est un processus continu. Le niveau d'activité est grandement responsable de la vitesse à laquelle a lieu la régénération, à condition que le corps ait les ressources alimentaires suffisantes pour la soutenir – c'est-à-dire un combustible de première qualité.

Une nutrition pauvre peut convertir le stress complémentaire provoqué par l'activité physique en stress non complémentaire à cause de la dégénérescence cellulaire. Faire des exercices intenses régulièrement sans consommer une alimentation riche en substances nutritives accélérera la dégénérescence des cellules et le processus de vieillissement. Et si le corps n'est pas nourri par les composantes dont il a besoin, une réponse au stress sera déclenchée, ce qui aura pour résultat l'augmentation du taux de cortisol et le stockage des graisses.

Combien de fois vous êtes-vous dit : « J'ai fait de l'exercice aujourd'hui, je vais me faire plaisir avec un cheeseburger », ou : « J'ai eu une journée stressante au travail, je mérite bien une glace pour ce soir ». Les gens ont très envie de malbouffe pendant les périodes stressantes. C'est pourtant à ce moment-là qu'elle devrait être absolument évitée. Du moins, en pareil cas, il faudrait que votre corps ait les composantes nécessaires pour se régénérer après ses expériences stressantes. Tout de suite après une période d'exercices difficiles, l'organisme essaiera ardemment de reconstruire ce qui a été abîmé. A ce moment-là, se nourrir avec des aliments de première qualité est plus important que d'habitude. C'est pour cette raison que j'ai inclus, plus loin dans ce chapitre, des recettes spécifiques aux périodes d'exercices, qui fourniront aux corps actifs le plus de combustibles et de matériaux constructifs possibles. Fournir à votre organisme les meilleures composantes nutritionnelles après une séance d'entraînement garantira une régénération constante de ses tissus musculaires. De plus, si vous consommez une alimentation nutritionnellement vide plus tard dans la journée, c'est-à-dire après l'alimentation riche en substances nutritives, elle n'aura pas vraiment d'effets nocifs sur votre organisme dans la mesure où le processus de réparation sera déjà en cours. Vous découvrirez également que l'envie de malbouffe disparaît si des aliments riches en substances nutritives sont consommés immédiatement après les exercices.

L'exercice a également une propriété anti-vieillissement : la sueur. Suer aide à nettoyer les pores, ce qui est nécessaire pour la santé de la peau. Une peau saine est élastique et souple, ce qui lui donne une apparence de jeunesse. Comme vous l'avez lu dans le chapitre 2, être parfois exposé au soleil est bon pour la santé. Les rayons ultraviolets du soleil tuent les bactéries qui peuvent boucher les pores et empêcher une transpiration convenable. De plus, lorsque les toxines sont excrétées du corps par la transpiration, les pores nets et dégagés peuvent détoxifier pleinement l'organisme.

Un autre bénéfice de l'exercice, est son influence sur l'hypophyse, une glande endocrine se trouvant dans le cerveau. Peu après le début des exercices, l'hypophyse libère une hormone de croissance qui contribue à la construction et au maintien des tissus de l'organisme. Cela facilite également la perte des graisses. Il a été démontré que les gens qui font travailler seulement une partie de leurs muscles éprouvent néanmoins une croissance dans tout leur organisme – même dans les muscles qu'ils n'ont pas fait travailler. Par exemple, si une personne fait des flexions-extensions sans muscler la partie supérieure de son corps, il renforcera quand même ses muscles de la poitrine. Cela ne peut être attribué qu'à la libération de l'hormone de croissance. Il a été montré que cet effet a lieu même quand un côté seulement du corps est sollicité par la musculation. Si une personne ne devait soulever des poids qu'avec son bras droit, avec le temps, son bras gauche se renforcerait aussi. Toutefois, il n'est pas surprenant non plus que les muscles qui ne sont pas entraînés ne se développent pas aussi rapidement que ceux qui le sont. Quoi qu'il en soit, l'exercice renouvelle le corps dans son ensemble, c'est un de ses grands bienfaits. Le sommeil libère aussi l'hormone de croissance, mais seulement si le taux de cortisol reste bas – ce à quoi tend le *Thrive Diet*.

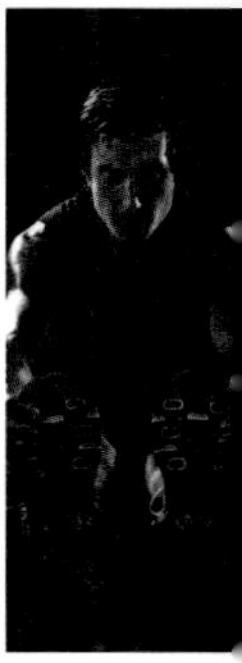

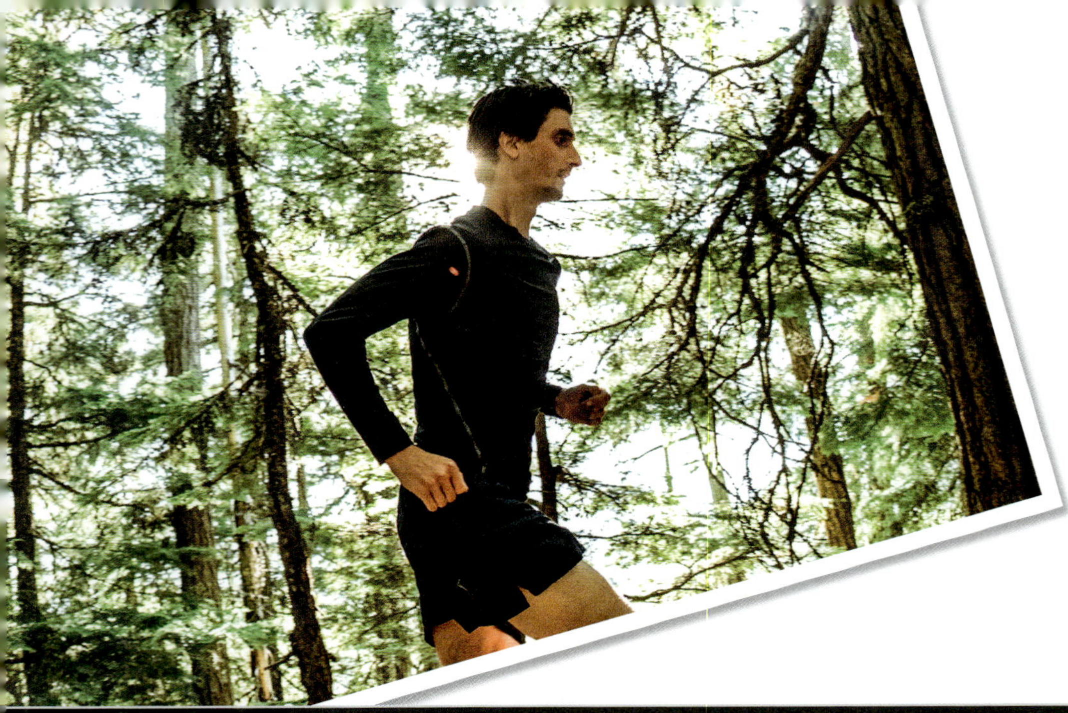

Commencer les exercices

Nous savons que faire un peu d'exercice est important pour la création et le maintien d'une santé optimale. Pour moi, cependant, c'est bien plus que cela. M'entraîner quotidiennement pour des compétitions d'endurance a fait partie intégrante de ma vie dès mes 15 ans. Dans la mesure où j'aime l'exercice physique, c'est relativement facile pour moi ; je n'ai jamais besoin de me forcer. Cela signifie que pour moi les exercices sont moins stressants, je récupère donc plus rapidement que ceux qui ont à se forcer. Néanmoins, avec le temps j'ai fini par avoir besoin de faire des exercices plusieurs heures par jour pour me sentir bien, à la fois mentalement et physiquement. Heureusement, j'ai reconnu que ce n'était pas bon mentalement – un sentiment de dépendance ne l'est d'ailleurs jamais. Je ne voulais pas avoir à faire des exercices pour me sentir productif. J'ai commencé à voir ce besoin comme n'importe quelle autre chimiodépendance, et en effet c'en était vraiment une : mes endorphines étaient coupables. Les composantes chimiques de notre organisme sont libérées pendant les exercices et de ce fait améliorent l'humeur ; cela peut devenir similaire à une addiction. Vous avez sans doute entendu parler de l'ivresse du coureur. Ce n'est rien de plus qu'un accès d'endorphines. Une des plus grandes difficultés pour un athlète de compétition est de ne pas faire trop d'exercices. En partie motivés par la compétitivité mais surtout à cause des endorphines, beaucoup d'athlètes de haut niveau prennent le risque de trop s'entraîner et, du coup, de se blesser. L'épuisement des glandes surrénales (traité dans le chapitre 1), par exemple, est un dysfonctionnement hormonal provoqué par un excès de stress – et s'entraîner plus que le corps ne pourra récupérer est une des manières d'épuiser les glandes surrénales.

Cela dit, les endorphines peuvent être d'excellents motivateurs. Je sais que la plupart des gens ne sont pas aussi impatients que moi de s'entraîner. De plus, j'ai également conscience que beaucoup de personnes n'aiment vraiment pas faire d'exercices. Mais gardez en tête que quelques exercices sont nécessaires pour atteindre un niveau de santé élevé. Faire un peu d'exercices est donc bon pour la santé ; et en faire beaucoup est favorable à une bonne condition physique. Le *Thrive Diet* a pour but de construire une santé nutritionnelle optimale. C'est à partir de là que d'autres facettes de la santé, comme une condition physique maximale, peuvent être atteintes si on le désire.

Lorsque vous commencez un programme d'exercices, seulement 20 minutes d'activité physique par jour peuvent suffire. Une bonne manière de structurer un programme est d'alterner entre les exercices cardiovasculaires et les entraînements en résistance. Les exercices cardiovasculaires comme la marche, la course, le vélo, la nage et l'aviron peuvent être effectués le premier jour. Ensuite, le deuxième jour, vous pouvez commencer la musculation et la gymnastique suédoise (utilisant le poids corporel comme résistance). Alternez de la sorte en incluant un jour de repos par semaine.

Les exercices cardiovasculaires aident à renforcer le cœur et par conséquent à le rendre plus efficace. Plus le cœur est efficace, meilleure est la circulation sanguine. Un cœur efficace sera capable de pomper à un rythme plus lent et de ce fait préservera l'énergie de l'organisme. Il en va de même avec les entraînements en résistance : ils améliorent l'efficacité musculaire, ce qui à la longue fera que les activités quotidiennes demanderont moins d'efforts physiques. Il a aussi été démontré qu'ils améliorent la densité et la force des os.

Quand vous choisissez un exercice, faites-le en fonction de vos goûts et essayez d'en trouver un qui corresponde à votre personnalité. Cela semble être un conseil basique et c'en est un, mais de nombreuses personnes participent à des programmes d'exercices qu'ils ne trouvent pas agréables et font de ce fait de très grands efforts pour les séances d'entraînement. Et comme vous avez pu le lire dans le chapitre 1, notre volonté a des limites. Si vous vous forcez quotidiennement

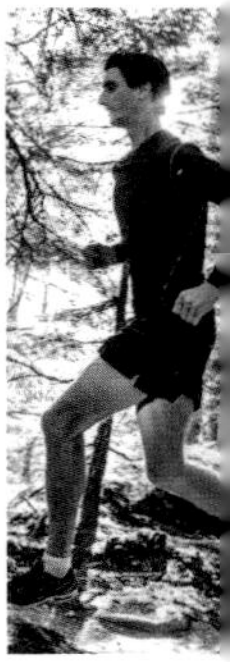

à faire des exercices que vous n'aimez pas, vous épuiserez votre volonté, ce qui rendra les divers défis de votre vie encore plus durs à relever.

Si vous voulez faire de l'exercice pour vous libérer l'esprit après une dure journée de travail, courir ou marcher seul pourrait être un bon choix – si vous voulez faire en sorte que les exercices deviennent votre moment de la journée, loin des autres, les activités solitaires sont une bonne solution. Cependant, si vous aimez la camaraderie et l'aspect social des exercices, choisissez des cours d'aérobic ou des sports collectifs. Si vous avez besoin de motivation pour faire des exercices, arrangez-vous pour vous entraîner avec un ami : comme tout ce qui est collectif, prévoir de rencontrer un ami pour s'entraîner vous aidera à établir un programme d'exercices quotidien et vous encouragera à le suivre.

Il y a aussi d'autres choses à prendre en considération. Demandez-vous si vous préférez une activité vigoureuse, comme la boxe, ou si des mouvements introspectifs comme ceux du yoga vous conviennent mieux ? Préférez-vous des activités de compétition pour rester motivé ou bien est-ce que la compétition vous rebute ? Si les compétitions en tête-à-tête vous plaisent, essayez le tennis ou le squash. Aimez-vous les sports d'équipe ? Envisagez de rejoindre une équipe de football locale ou une équipe de hauf niveau. Ou si vous préférez les sports collectifs en salle, renseignez-vous sur l'équipe de volley locale ou sur celle du basketball. Il y a un grand choix d'activités, autant qu'il y a de types de personnalité. Renseignez-vous auprès de votre centre local de loisirs pour voir ce qu'il offre. Vous serez stupéfait par la diversité des activités physiques disponibles.

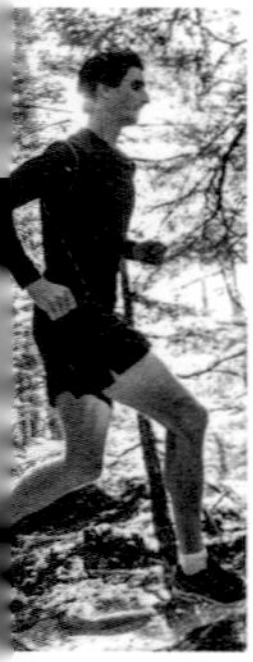

Tenir un journal d'entraînement et de nutrition

Je vous suggère de tenir un journal de vos entraînements et de votre nutrition pour vous aider à rester sur la bonne voie. Cela pourrait vous inspirer pour relater vos exercices quotidiens en particulier, en écrivant simplement quels exercices vous faites chaque jour et comment vous vous sentez en les faisant. Incluez la durée des exercices et leur intensité (surtout lorsque l'intensité est d'un niveau plus faible). Notez aussi ce que vous mangez chaque jour, et à quel moment. Même si vous mangez la même chose, le timing de chaque repas ou collation peut affecter la façon dont vous vous sentez ou votre performance. Au bout d'un mois ou deux seulement, un modèle apparaîtra probablement. Les jours où vous vous serez le mieux exercé seront sans doute précédés par des jours où votre nutrition aura été la meilleure – ce qui indique clairement le lien qui existe entre alimentation et performance.

J'ai tenu un journal détaillé quand j'ai commencé à m'entraîner et à courir. Au début, c'était à la fois un journal de nutrition et d'entraînement, mais je l'ai ensuite réduit à un simple journal d'entraînement. Dans la mesure où mon alimentation était impeccable, elle ne faisait plus partie de l'équation. Je savais que si ma performance était moins bonne ou meilleure, quelque chose d'autre que l'alimentation en était responsable. Je pouvais revenir sur le travail effectué avant une course et voir ce que j'avais fait convenablement pour faire une bonne performance ou, dans le cas inverse, ce que j'avais fait pour obtenir un résultat peu satisfaisant. Ce journal a été de loin le meilleur outil que j'ai eu. Quand je compare les quelques mois précédant une bonne performance à ceux précédant une mauvaise performance, la différence est immédiatement perceptible. Grâce à cette information, je sais quels sont les bons points à garder et quels sont les mauvais à éliminer, ce qui me permet de concevoir un programme d'entraînement optimal et bien adapté.

Tout le monde a ses propres méthodes quand il s'agit de programmes d'exercices. Le programme qui convient à tout le monde n'existe pas ; s'il y en avait un, tout le monde excellerait avec le même régime, et nous savons que ce n'est pas le cas. Je crois qu'un journal d'entraînement est de grande valeur, que vous ayez un entraîneur ou non – et même si vous n'êtes pas un athlète de haut niveau. En vous aidant à faire un suivi de vos progrès et – ce qui est le plus important – à repérer ce que vous pourriez améliorer, un journal d'entraînement est le meilleur outil pour vous permettre d'atteindre vos buts.

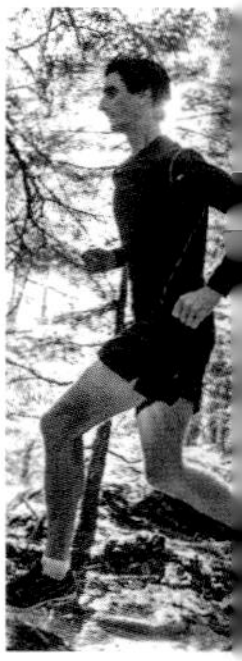

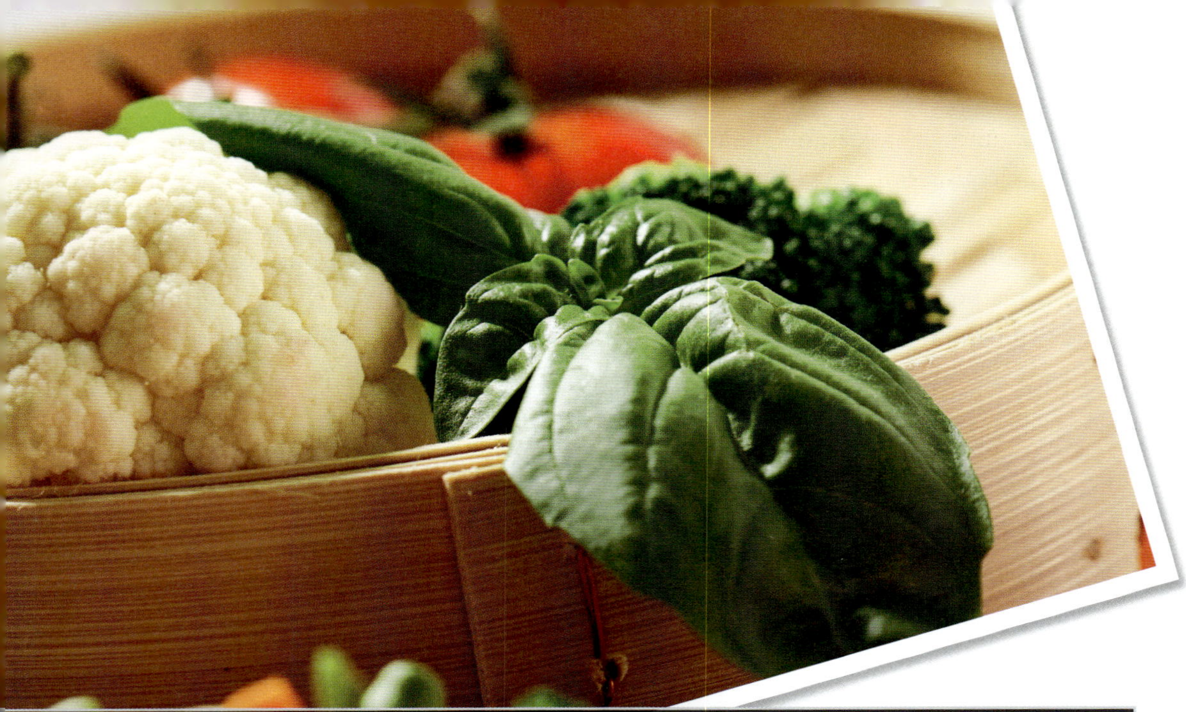

Une alimentation convenable augmente les effets positifs des exercices physiques

Les lignes directrices du *Thrive Diet* sont idéales pour les personnes actives. L'efficacité de la nutrition – et donc de l'énergie – transférée des aliments à l'organisme est un élément-clé. Comme vous le savez, le *Thrive Diet* était initialement un régime alimentaire prévu pour les performances athlétiques et il a fini par devenir un régime quotidien pour optimiser la santé. Les méthodes d'alimentation et de récupération sur lesquelles il repose peuvent être appliquées à n'importe quel niveau d'activité. De même, les principes de nutrition du régime donneront plus de valeur à des activités physiques même réduites, en accélérant la réparation des tissus cellulaires et en réduisant par là l'âge biologique ainsi que les tissus adipeux. C'est pourquoi seulement quelques exercices correctement alimentés suivis d'une nutrition de grande qualité augmenteront considérablement l'efficacité des exercices en soi, sans qu'il soit nécessaire de les rendre plus longs ou plus intenses.

Toutes les recettes de ce livre sont excellentes pour les personnes actives ; cependant, celles de ce chapitre en particulier, sont conçues spécialement pour ceux d'entre vous qui veulent alimenter leur organisme afin d'obtenir le plus de bénéfices possibles de leur programme d'entraînement. Elaborées pour être consommées immédiatement avant, durant ou après les exercices, ces recettes m'ont aidé à bénéficier davantage de mon programme d'entraînement et à améliorer ma condition physique.

La valeur d'une alimentation naturelle et de grande qualité est appréciée par les athlètes soucieux de leur nutrition : une fois que le cadre d'une santé globale est en place, de meilleures performances peuvent être atteintes si vous adaptez vos besoins nutritionnels à votre activité spécifique. Le timing de la nutrition, combiné aux recettes élaborées spécialement pour les performances athlétiques, est crucial.

Accélérer la récupération

Le facteur le plus important pour atteindre des performances athlétiques une fois qu'une santé globale a été obtenue, c'est la récupération. Récupérer rapidement des exercices est le but numéro un de beaucoup d'athlètes de haut niveau, pour une bonne raison : plus les séances d'entraînement seront rapprochées, plus l'athlète progressera rapidement. Au bout d'un mois environ, les effets d'une récupération rapide seront assurés en termes de performance. D'ailleurs, les athlètes d'élite ne sont pas les seuls à pouvoir bénéficier d'une réparation cellulaire rapide. Une récupération musculaire rapide est aussi d'une grande importance pour ceux qui font de l'exercice occasionnellement, et même pour les gens qui sont généralement sédentaires. Si vous êtes capable de récupérer rapidement, même après des exercices légers, votre organisme n'aura pas à dépenser beaucoup d'énergie pour récupérer. De plus, cela permet aux autres systèmes organiques, comme les systèmes immunitaire et hormonal, de rester en meilleure santé. En bref, une récupération rapide aide l'organisme à préserver ses ressources et par conséquent son énergie. Et plus la récupération aura lieu rapidement, moins le corps sera stressé. Il est donc clair que les aliments qui accélèrent la récupération – ceux mangés immédiatement après les exercices – sont cruciaux.

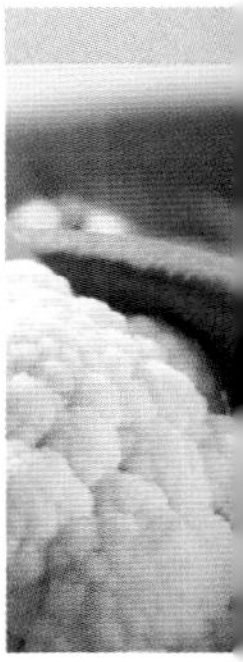

Au fil des ans, j'ai essayé de boire, après des séances d'entraînement, quelques mélanges faits maison – une boisson mixée aux aliments complets étant ma préférée. Ces smoothies combinent des *superfoods* (je traite des *superfoods* p. 162), des protéines, des acides gras essentiels, des enzymes, des probiotiques, des antioxydants et un grand nombre de vitamines et de minéraux ; ils contiennent donc toutes les substances nutritives dont vous aurez besoin pour récupérer rapidement.

Les produits alimentaires pour sportifs que l'on trouve dans le commerce ne sont pas toujours une bonne option : ils contiennent souvent des arômes artificiels, des glucides raffinés, des protéines dénaturées, et parfois même des matières grasses nocives. Pour ma part, je ne voulais certainement pas consommer quelque chose qui ne soit pas bon pour la santé. Il est néanmoins vrai que certaines options commerciales ne sont pas si mauvaises ; mais dans la mesure où j'aime savoir ce que de donne à mon organisme une alimentation naturelle, j'ai décidé de faire moi-même ces produits alimentaires. Des barres énergétiques aux aliments complets, des boissons pour sportifs, des gels énergétiques, des puddings énergétiques, des boissons pour récupérer après les séances d'entraînement, des smoothies aux aliments complets riches en substances nutritives, et même des pancakes pour la performance – tout cela fait partie de mon programme nutritionnel pour sportifs.

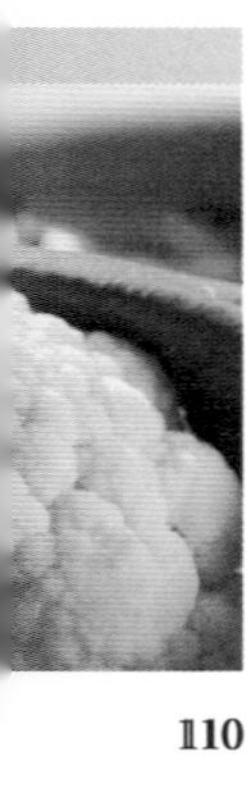

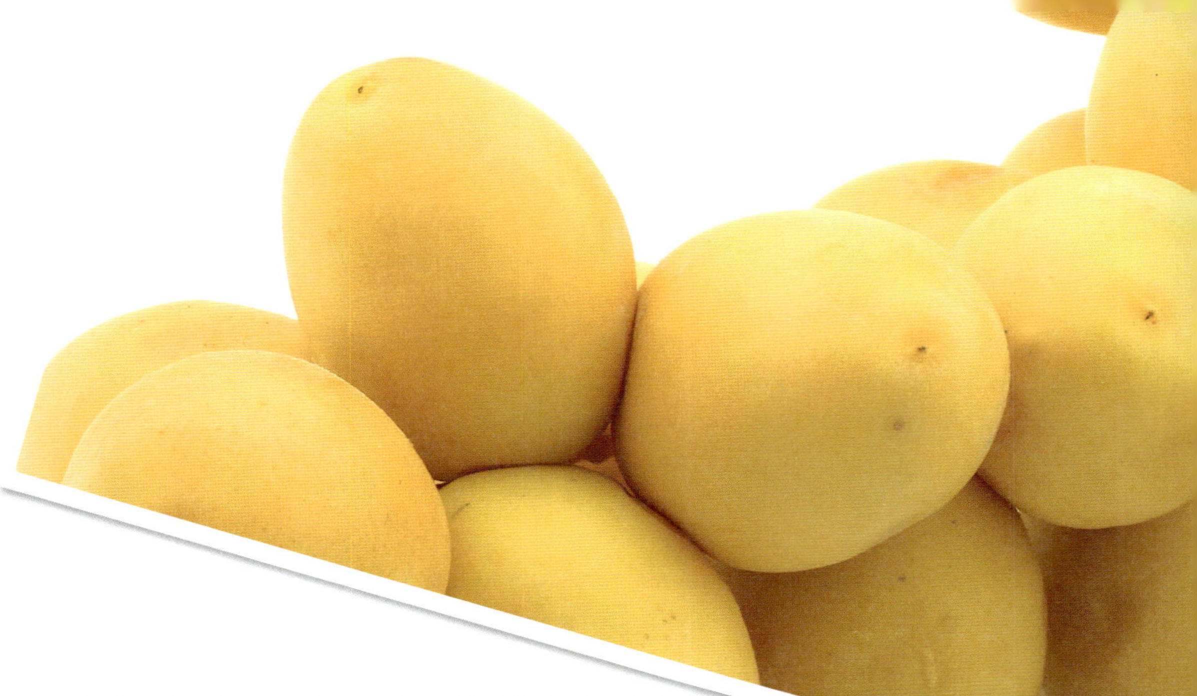

Nutrition avant les exercices

On me demande souvent quels sont les meilleurs aliments à consommer avant les exercices. Bien qu'une collation avant les exercices ne soit pas négligeable, son importance devrait être minimale. Ce que je veux dire par là, c'est qu'il faut tout d'abord vous assurer d'avoir convenablement récupéré de votre dernière séance d'entraînement, et que votre corps est bien nourri de manière continue, de sorte que manger immédiatement avant la séance d'entraînement ne soit pas un facteur déterminant.

Si vous avez des envies alimentaires – c'est-à-dire besoin de manger quelque chose – deux ou trois heures avant le début des exercices, cela indique que votre organisme est fatigué parce que ses besoins n'auront pas été satisfaits préalablement – et qu'il demande désormais de la nourriture. Cela dit, il peut être utile de prendre une petite collation avant les exercices et d'augmenter votre niveau d'énergie, spécialement avant des périodes d'exercice plus longues, comme une grande promenade à vélo ou une randonnée.

Être convenablement hydraté et alimenté avant et pendant les exercices diminuera la quantité de stress de l'organisme, ce qui vous permettra de faire face aux difficultés, d'obtenir de meilleures performances – et de récupérer plus rapidement. Le premier choix de combustible à faire pour nourrir l'organisme pendant les exercices intenses est celui des glucides simples. Une fois que l'organisme aura brûlé tous les glucides simples à sa disposition, il optera pour les glucides complexes. Néanmoins, il est préférable de fournir suffisamment de glucides simples à votre organisme pour alimenter vos activités physiques, de manière à ne pas avoir à compter sur les glucides complexes. En effet, si votre organisme doit recourir à la combustion de glucides complexes et les convertir en glucides simples lors d'exercices très intenses, il aura à utiliser de l'énergie supplémentaire.

Manger trop de protéines avant des exercices intenses provoquera probablement des crampes musculaires, dans la mesure où les protéines requièrent plus de liquide que les glucides ou les matières grasses pour être métabolisées – et les crampes surviennent quand le corps n'est pas convenablement hydraté. Il est donc préférable que votre organisme ne se serve pas des protéines comme combustible. Les protéines servent à renforcer les muscles, non à les alimenter. Quand elles sont consommées à la place des glucides immédiatement avant les exercices, et par conséquent brûlées comme combustible, elles « polluent » – je veux dire par là que des toxines naissent de leur combustion. La production et l'élimination des toxines exercent une pression sur l'organisme et provoquent une réponse au stress, ce qui au bout du compte fait baisser l'endurance.

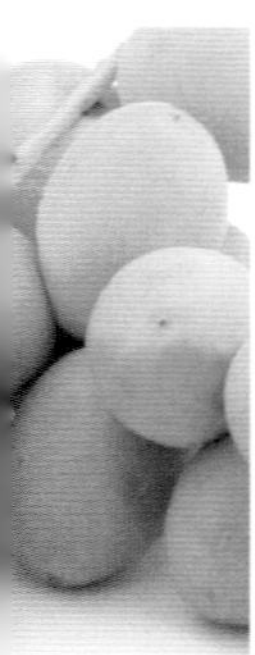

La collation avant les exercices

Le facteur le plus important de la collation avant les exercices, c'est sa digestibilité. Si les aliments consommés peu de temps avant une séance d'entraînement, une course, ou même une activité physique quotidienne, exigent une grande quantité d'énergie pour être digérés, ils fatigueront l'organisme – ce qui est bien la dernière chose que l'on souhaite avant des exercices. Les aliments qui sont difficiles à décomposer demandent plus de sang dans l'estomac de manière à aider le processus de digestion. Une fois dans l'estomac, le sang ne peut plus distribuer l'oxygène et supprimer les déchets, tâches qui doivent pourtant être effectuées si vous voulez atteindre une performance physique optimale. Donc, si les aliments n'ont pas été digérés complètement avant le début des exercices, vous pourriez avoir un point de côté – une crampe dans le diaphragme. Bref, plus les exercices sont intenses, plus la digestion de la collation prise avant les exercices est importante.

Les taux de glucides, de matières grasses et de protéines dans la collation prise avant les exercices seront déterminés par l'intensité et la durée de l'activité. Il y a trois niveaux élémentaires :

Niveau un : Grande intensité, temps plus court ; l'activité dure une heure ou moins. Exemples : Une course de 5 à 10 kilomètres ; une séance de gym intense ; basket-ball, tennis, hockey, football ou d'autres sports d'action qui impliquent beaucoup d'efforts intenses et ensuite du repos.
Niveau deux : Intensité modérée, temps modéré ; l'activité dure entre 1 et 3 heures. Exemples : un semi-marathon, un marathon, un triathlon de distance olympique, du cyclisme intense, une randonnée d'endurance ; des activités aux efforts plus soutenus mais moins intenses que ceux du niveau un.
Niveau trois : Une intensité plus faible, un temps plus long ; les activités durent plus de 3 heures.
Exemples : le demi-Ironman, l'Ironman, la promenade à vélo, la randonnée, une longue marche, les courses d'aventure et les efforts constants que vous faites à pied pour vos activités quotidiennes.

L'intensité de l'activité déterminera la répartition des combustibles qui seront brûlés par le corps, comme cela est illustré ci-dessous :

Sources de combustible durant les exercices[2]

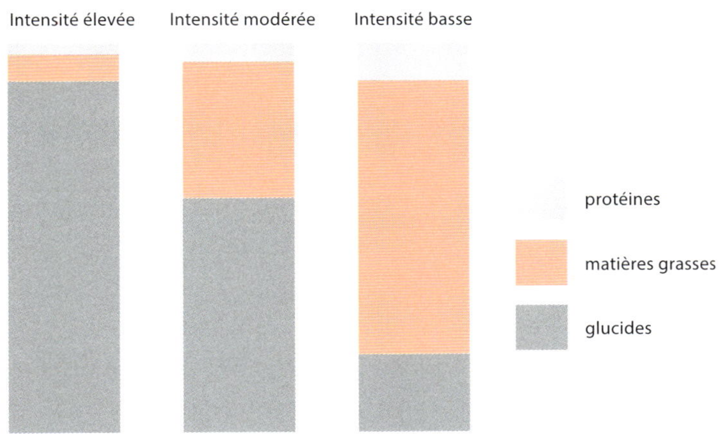

	Intensité élevée	Intensité modérée	Intensité basse
Protéines	3 %	5 %	10 %
Matières grasses	7 %	35 %	70 %
Glucides	90 %	60 %	20 %

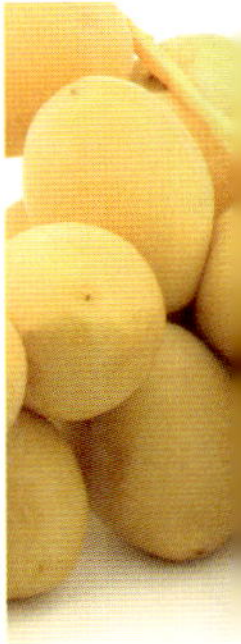

Ce graphique montre quels combustibles sont brûlés par l'organisme selon l'intensité de vos exercices. Évidemment, les besoins en combustible sont légèrement différents selon la personne : ils dépendent de sa condition physique, de la qualité de son alimentation et, à un degré moindre, de sa constitution génétique. Pour

2 Source : L. Bravo. *Polyphénols : chimie, sources diététiques, métabolisme et importance nutritionnelle.* Nutr Rev 1998, 56(2) : 317-33 ; M. Colgan. Nutrition sportive optimale. New York : Advanced Research Press, 1993.

ce qui est des plus longues sessions d'exercices et des courses, plus le corps est en bonne forme et bien entraîné, plus le pourcentage des graisses brûlées comme combustible sera élevé – ce qui préservera les dépôts de glucides et de ce fait améliorera votre endurance.

Activité de niveau un

Pour les courtes périodes d'exercices de grande intensité, consommez des glucides simples. Leur source la plus saine se trouve dans les fruits. Les dattes sont un bon choix car elles sont riches en glucose – un glucide simple. Le glucose, une fois consommé, va droit au foie pour vous donner une énergie immédiate ; pour l'utiliser, l'organisme n'a pas à le convertir sous une autre forme. Cela fait que les aliments riches en glucose sont le meilleur combustible avant ou pendant les séances d'entraînement de grande intensité. Cependant, ils brûlent rapidement, ce qui veut dire que le glucose est votre seule source de glucides. Pour qu'il soit convenablement alimenté, il faudra réapprovisionner votre organisme toutes les 20 minutes environ après une heure d'activité intense, pour qu'il soit convenablement alimenté.

Le fructose, un sucre provenant aussi des fruits, a un index glycémique plus bas que le glucose, ce qui signifie qu'il brûle plus lentement une fois consommé – ce qui prolonge son efficacité. Le sirop d'agave, provenant d'un cactus, l'agave bleu, est une source de fructose particulièrement bonne et très digeste. Je parle de cet aliment en détail dans le chapitre 5, p. 171. Les bananes, les mangues et les papayes sont également riches en fructose (et alcalines). La combinaison de fruits riches en glucose et en fructose donne une collation très énergétique – une énergie obtenue rapidement et durable.

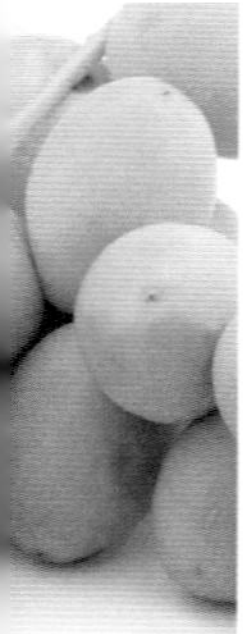

L'huile de noix de coco, souvent négligée, est une excellente source de combustibles pour les entraînements et les courses de haute performance, ou pour des exercices intenses. Elle est riche en triglycérides à chaîne moyenne, ou TCM. Entre autres choses, cette forme d'acides gras est excellente pour obtenir rapidement de l'énergie. Comme le glucose, les TCM vont directement au foie pour être brûlés comme combustibles. Je parle de l'huile de noix de coco et des TCM en détail p. 154.

J'ai créé une recette simple qui peut servir de collation avant une séance d'entraînement ou une course courtes et intenses. Les bouchées d'énergie directe (recette, p. 130), comme je les ai nommées, combinent des dattes et de l'huile de noix de coco pour une source ultime d'énergie naturelle obtenue rapidement. Elles offrent une source directe de glucides simples. De plus, le corps obtient le combustible du glucose et des TCM avant même que les dattes et le beurre de coco aient été digérés.

Activité de niveau deux

Si ma séance d'entraînement est assez longue et dure jusqu'à trois heures tout en restant assez intense, ou si je concours pour une course comme le marathon, je change légèrement le taux de substances nutritives de la collation à prendre avant les exercices. J'y inclus une petite quantité de protéines alcalines, habituellement du chanvre cru, et une source d'acides gras essentiels, comme des graines de lin moulues ou des amandes fraîches, pour un gain net d'énergie élevé et prolongé. Ces prémices nutritionnelles peuvent être facilement appliquées à n'importe quel exercice quotidien, qu'il soit difficile ou non. Mes barres énergétiques crues (recettes p. 245-249) et mes puddings énergétiques (recettes p. 131-132) fournissent le taux nécessaire à votre organisme. Ces collations sont digérées rapidement et apportent les substances nutritives requises pour maintenir une performance durable de haut niveau. A base de glucides simples, les barres et les puddings énergétiques fournissent aussi une petite quantité de matières grasses et de protéines pour faire durer votre énergie et prolonger le temps entre les collations. Inclure des petites quantités de matières grasses et de protéines sous une forme digeste améliorera votre endurance pour les épreuves modérées ou longues.

Pour les activités moins éprouvantes, comme les longues randonnées et les promenades à vélo d'intensité faible, une approche plus équilibrée est exigée. Dans ce cas, une bonne collation avant les exercices consiste à peu près en trois fois plus de glucides que de protéines et de matières grasses. Prendre une part de protéines et de matières grasses pour trois parts de glucides peut être bénéfique avant et pendant les plus longues périodes d'exercices car, durant les exercices de moindre intensité, le corps brûle essentiellement des graisses. C'est une étape d'entraînement cruciale pour les athlètes d'endurance, en ce sens qu'ils apprennent à leur organisme à utiliser efficacement les matières grasses comme combustible, et par conséquent à épargner le glycogène (les glucides conservés dans les muscles) et à atteindre une meilleure endurance. Cependant, il faut savoir que les muscles brûleront en même temps que les graisses si les acides aminés ne sont pas suffisamment présents, d'où la nécessité de consommer une petite quantité de protéines avant des exercices de plus longue durée. Cette consommation ralentira le processus de libération des glucides, le répartira dans le temps et améliorera de ce fait l'endurance – ce qui empêchera la perte des muscles et préservera au minimum les tissus adipeux.

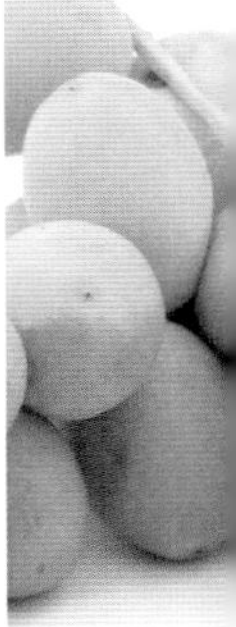

Activité de niveau trois

Pour ceux d'entre vous qui se préparent pour des événements comme l'Ironman ou participent aux courses d'aventure ou à toute autre activité d'endurance durant plus de trois heures, il est important d'entraîner votre organisme à brûler efficacement les graisses en tant que combustibles, de manière à préserver les dépôts de glycogène. Les glycogènes, ce sont les glucides conservés dans les muscles. En fait, en quelques heures d'activité seulement, les glycogènes seront brûlés et le corps demandera plus de combustibles pour rester performant à un haut niveau. Vous aurez besoin de manger des aliments riches en glucides simples pour éviter de faire baisser votre performance. Cependant, pour réduire la dépendance de votre organisme au glycogène et ce besoin de consommer plus d'aliments, il est important de lui apprendre à utiliser le glycogène avec modération en lui donnant des graisses comme source de combustible. Contrairement au glycogène, les graisses sont abondantes et il est presque impossible de les épuiser. Même la personne la plus maigre a suffisamment de réserves de graisses qui pourront l'alimenter pendant plusieurs courses consécutives d'Ironman. L'astuce est d'avoir accès aux graisses, ce qui requiert le bon type d'entraînement. Faire des exercices pas trop intenses exploitera les réserves de graisses et les brûlera pour créer de l'énergie. Une grande partie des entraînements d'endurance n'est pas très intense pour cette raison : accéder à ces réserves de graisses, ce qui améliore l'aptitude de votre organisme à les utiliser comme combustible. Par exemple, lors d'un entraînement pour l'Ironman, il est important d'inclure les promenades à vélo qui durent six heures ou plus, de manière à faire un meilleur usage des graisses comme combustible et par conséquent à dépendre moins du glycogène. Plus l'athlète est en bonne forme, plus son corps brûlera efficacement les graisses, ce qui lui permettra d'accroître l'intensité de ses séances d'entraînement tout en utilisant toujours les graisses comme combustible. Le but ultime est de faire une course de grande intensité tout en brûlant des graisses, afin d'éviter l'épuisement de son énergie et de se retrouver « au pied du mur ».

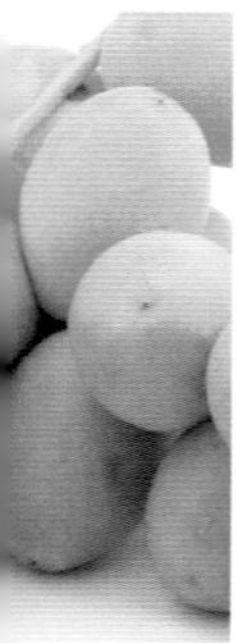

Avant de commencer les séances d'endurance plus longues, il est important d'avoir une approche équilibrée de la nutrition. Consommer des aliments qui fournissent une combinaison de glucides complexes, de matières grasses et de protéines prolongera votre endurance. Avant une séance d'entraînement qui dure quatre heures ou plus, je mange des pancakes à la banane pour la performance (recette p. 134). Je les mange également avant une longue randonnée, une longue marche, ou même un jour où mon activité ordinaire sera prolongée.

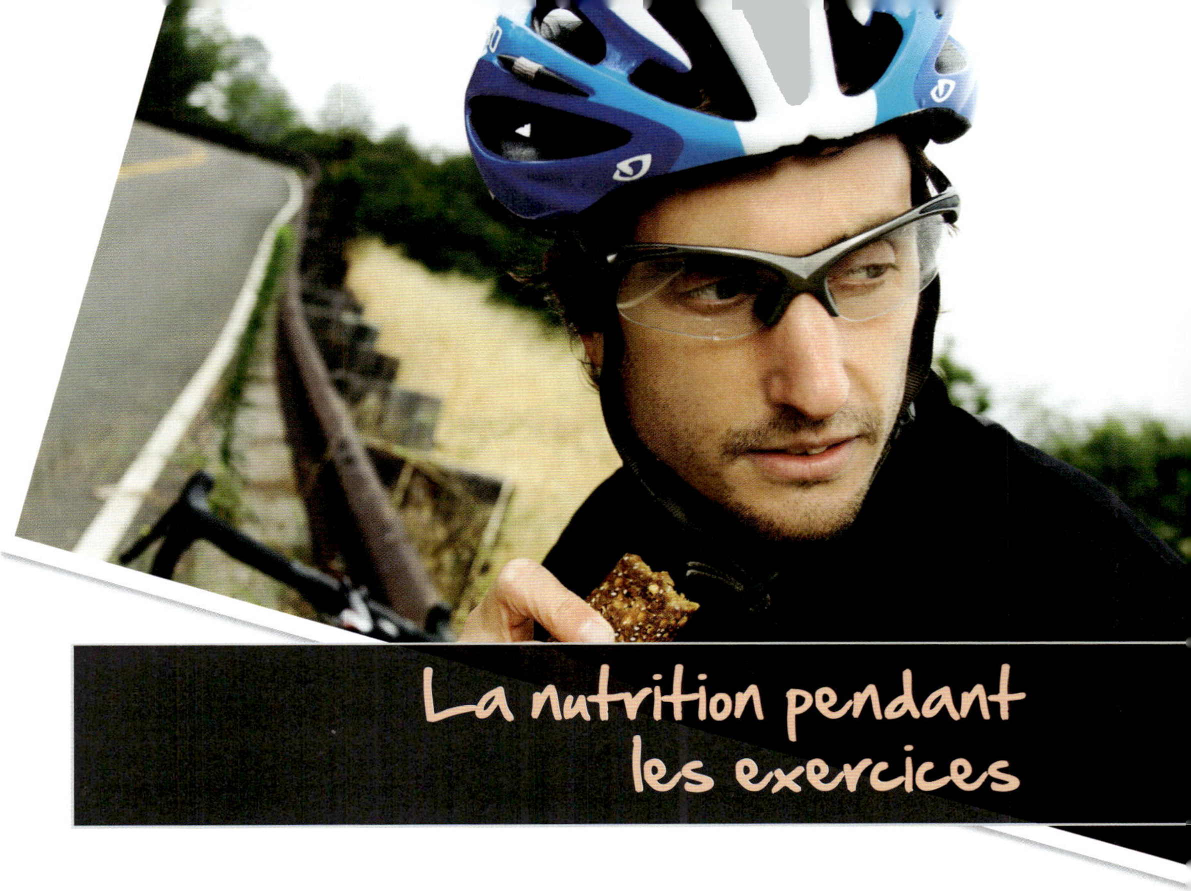

La nutrition pendant les exercices

Un des objectifs que je me suis donné est de n'avoir jamais soif ou faim pendant que je fais mes exercices. Sachant que je sentirai la soif venir au bout de 20 minutes environ, je serai sûr de boire toutes les 15 minutes pendant les exercices. Pendant les séances d'entraînement qui durent plus de 90 minutes mais moins de deux heures, je bois une gorgée d'eau toutes les 15 minutes. J'applique la même méthode avec la nourriture pendant mes entraînements. Pour les sessions d'exercice excédant les deux heures, je consommerais certainement des substances nutritives faciles à digérer toutes les 25 minutes environ. C'est pour cette raison que j'ai développé des boissons pour sportifs (les recettes commencent p. 126) et des barres énergétiques (les recettes commencent p. 245).

Boissons pour sportifs

Les boissons pour sportifs sont un des plus grands succès commercial de l'industrie alimentaire pour sportifs. Désormais aussi répandues que n'importe quel soda, les boissons pour sportifs sont très populaires en occident. En nous permettant d'obtenir aisément des électrolytes et des glucides simples de manière pratique et agréable, les boissons pour sportifs répondent à leur objectif. Conçues pour fournir des électrolytes aux athlètes qui les perdent par la transpiration, elles réduisent considérablement les crampes et les spasmes musculaires, et de ce fait, améliorent la performance.

La transpiration consiste en eau et en électrolytes (les électrolytes eux-mêmes sont faits de plusieurs minéraux; voir le glossaire p. 313). Se réapprovisionner en eau sans se réapprovisionner en électrolytes peut créer un déséquilibre, et même mener à un état que l'on nomme l'hyponatrémie. Également connue comme l'intoxication par l'eau, l'hyponatrémie peut se développer quand une personne boit trop d'eau. C'est surtout fréquent chez les athlètes qui essaient de s'hydrater convenablement les jours précédant une course, mais qui en fin de compte boivent trop d'eau et de ce fait chassent les électrolytes de leur organisme. Les symptômes bénins consistent en des contractions musculaires et des crampes, tandis que des symptômes plus sérieux peuvent se manifester par des palpitations cardiaques et des évanouissements.

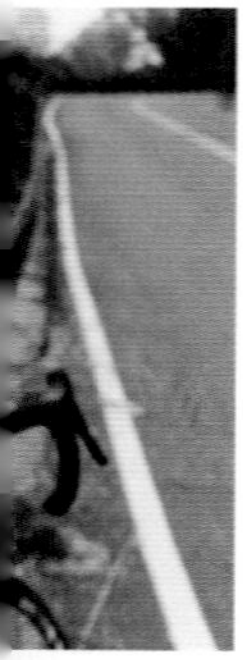

Dans la mesure où elles fournissent aux athlètes des glucides simples qui alimentent le travail musculaire, les boissons pour sportifs sont devenues partie intégrante de la scène athlétique. Malheureusement, beaucoup d'entre elles contiennent des arômes et des colorants artificiels; de plus, elles sont pleines de sucres raffinés ajoutés qui leur donnent un goût acceptable lors d'efforts physiques intenses. Cela signifie évidemment qu'en boire pendant des exercices est en fait à éviter. Curieusement, beaucoup de « boissons pour sportifs » sur le marché ne sont pas prévues pour être consommées pendant des exercices intenses: c'est simplement de l'eau sucrée et aromatisée, commercialisée avec une image sportive pour des gens qui ne sont pas des athlètes. Le souci principal du fabricant est que la boisson ait bon goût, mais les goûts d'une personne sirotant une boisson alors qu'elle est inactive sont souvent assez différents de ceux d'une personne faisant des efforts physiques. Un goût léger, presque aigre et même amer est souvent plus agréable pendant des exercices, dans la mesure où les récepteurs du goût sont altérés lorsque le corps se dépense, et une légère aigreur est fréquemment perçue comme rafraîchissante. De plus, les boissons qui, froides, ont bon goût, ont souvent un goût trop sucré lorsqu'elles sont à température ambiante ou plus chaudes, ce qui au final rend ces soi-disant boissons pour sportifs inadéquates.

Toutefois, le concept de la boisson pour sportifs est excellent. Le fait est que les ingrédients de qualité inférieure qui se trouvent dans la plupart des versions commerciales ne sont pas bénéfiques – ce qui, une fois de plus, m'a incité à créer mes propres boissons pour sportifs.

En fait, avant même que les boissons pour sportifs ne deviennent populaires, une version plus basique mais plus saine existait déjà au Brésil. L'eau de noix de coco, dont je parle en détail au chapitre 5, p. 165, a été utilisée par les équipes de football brésiliennes pendant plusieurs décennies. Elle a même été consommée dans des zones tropicales et subtropicales pendant des siècles. L'eau de noix de coco, riche en électrolytes, est précieuse car elle vous permet de vous réapprovisionner lorsque vous perdez des électrolytes par la transpiration; elle peut en outre favoriser une contraction souple des muscles ainsi que le maintien de votre niveau énergétique, particulièrement sous des climats chauds. Quelques-unes de mes recettes de boissons pour sportifs sont basées sur l'eau de noix de coco pour cette raison.

Une autre source naturelle d'électrolytes, également de grande qualité, se trouve dans certaines algues. La dulse en particulier (voir chapitre 5, p. 140) est un bon aliment équilibré en électrolytes. J'utilise la dulse dans plusieurs de mes recettes dédiées aux exercices, lesquelles incluent les barres énergétiques, les boissons pour sportifs et les gels.

Gels pour sportifs

Les gels pour sportifs sont conçus pour fournir une grande concentration de glucides à l'athlète aussi rapidement que possible, pendant la compétition et l'entraînement. Leur consistance est, comme vous vous en serez douté, semblable à un gel. Comme c'est souvent le cas avec les produits commerciaux, la plupart des gels qui sont sur le marché contiennent des colorants et des arômes artificiels, et la plupart du temps ils ne sont pas basés sur des ingrédients de premier choix. J'ai donc décidé une fois de plus de les faire moi-même. Pour la base du gel j'ai combiné des dattes riches en glucose et du sirop d'agave riche en fructose, et j'ai mélangé le tout jusqu'à obtenir une pâte. Comme je l'ai mentionné plus tôt, la combinaison d'ingrédients riches en glucose et en fructose donne un excellent combustible pour obtenir de l'énergie rapidement et stimuler l'endurance. Ces gels ont été conçus pour être utilisés pendant des exercices d'une intensité modérée; leur digestion est d'une facilité remarquable et fournit rapidement des glucides aux muscles qui travaillent, sans leur dérober de l'énergie à cause de la digestion.

Rééquilibration spécifique aux athlètes

Un autre facteur crucial pour l'optimisation de la performance athlétique est la rééquilibration. J'explique cet aspect du *Thrive Diet* dans le chapitre 2. Un des avantages majeurs du *Thrive Diet* est la modification de notre « perception » qui survient à mesure que le corps est rééquilibré. Une fois rééquilibré, le corps ne

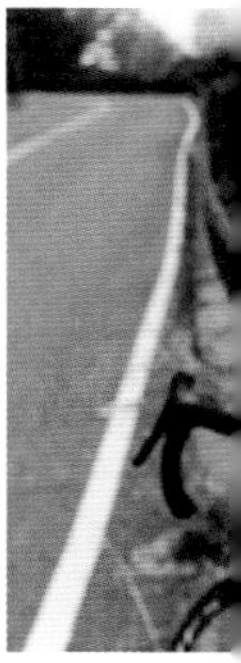

« voit » plus les aliments de la même manière. En fait, la rééquilibration supprime de l'alimentation des ingrédients stimulants comme les sucres raffinés et la caféine. De la sorte, vous habituez votre organisme à fonctionner avec un niveau énergétique plus élevé sans le faire dépendre d'aliments stimulants. Le résultat est immanquable : l'organisme une fois rééquilibré devient très sensible à n'importe quelle forme de stimulation. Cela signifie que lorsque vous aspirez à une meilleure condition physique en poussant votre corps à se surpasser, consommer une quantité calculée d'aliments stimulants peut avoir un effet bénéfique. Lorsque vous stimulez votre organisme en le préparant à une séance d'entraînement ayant un objectif précis – atteindre une performance que vous êtes sur le point de réaliser, par exemple – le stress que vous lui faites subir peut être considéré comme un stress productif. Passer d'un stress non complémentaire à un stress productif grâce à la stimulation améliorera votre séance d'entraînement. La rééquilibration ainsi que la stimulation sont des outils puissants pour améliorer vos performances – et une excellente tactique à employer avant une course ou un événement majeur. Cependant, pour que l'efficacité d'une telle méthode soit maintenue et minimiser les risques d'épuisement des glandes surrénales, il faut n'y avoir recours que rarement.

Un des stimulants les plus sains et les plus efficaces à prendre avant des exercices est l'herbe yerba maté, d'origine sud-américaine. Riche en oligo-éléments, en vitamines, en acides aminés et en antioxydants, la yerba maté est une véritable « bombe » nutritionnelle. J'en parle en détail dans le chapitre 5, p. 170.

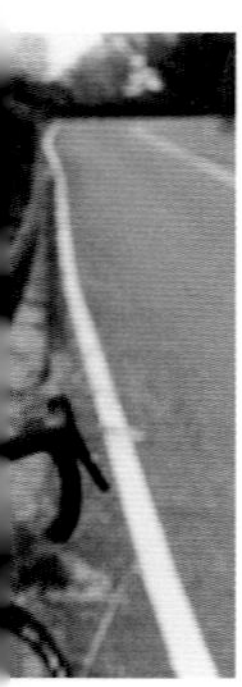

Vous remarquerez que dans certaines recettes, la yerba maté est optionnelle. Ces recettes devront être faites une fois seulement que le corps aura été rééquilibré – et seulement à l'occasion. Si vous sentez que vous avez besoin de yerba maté avant chaque séance d'entraînement, alors il est temps faire une pause.

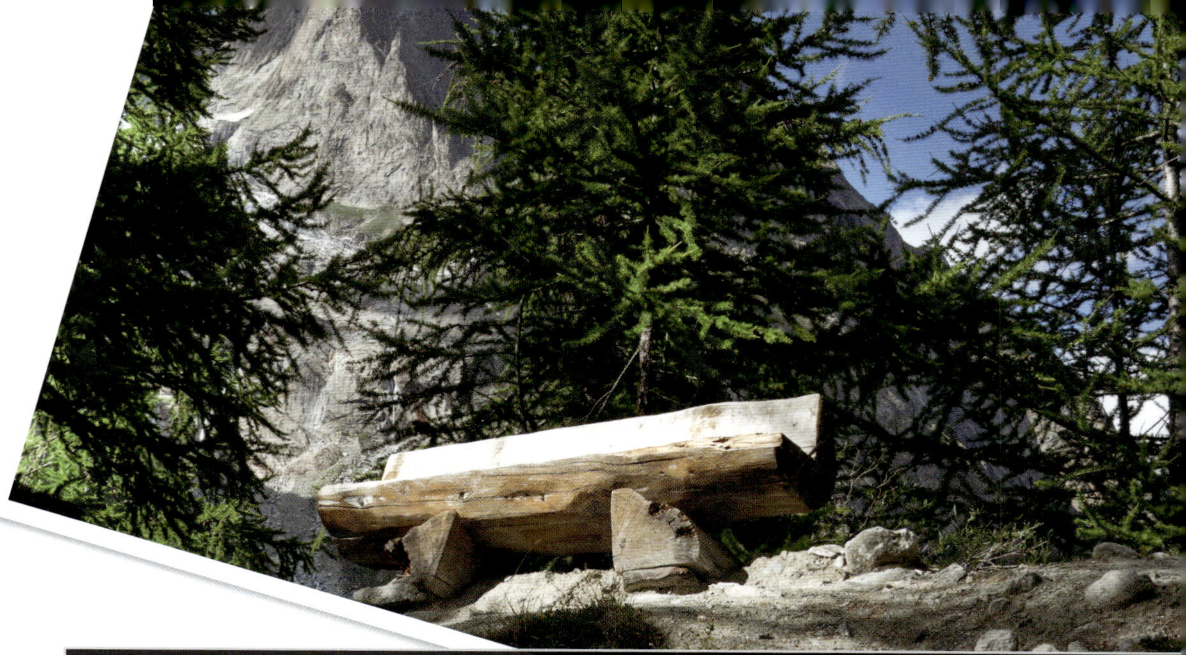

La nutrition immédiatement après les exercices

La dégradation normale des tissus musculaires après une séance d'entraînement doit être suivie par la consommation des bonnes composantes nutritionnelles afin d'obtenir un organisme plus vigoureux, plus dynamique et biologiquement plus jeune. En fait, ce qui est consommé après une séance d'entraînement est vital pour la reconstruction cellulaire.

La meilleure collation à prendre, immédiatement après une séance d'entraînement, doit contenir essentiellement des glucides simples. (Un repas « reconstructif » riche en protéines sera nécessaire plus tard). Comme je l'ai précisé plus tôt, les 45 minutes qui suivent immédiatement une séance d'entraînement sont particulièrement favorables à la recharge d'énergie ; pour l'athlète, ce laps de temps est le moment propice pour la consommation d'aliments de grande qualité. Lorsque les muscles sont nourris au cours de ces 45 minutes, ils sont plus aptes à absorber les glucides des aliments, ce qui accélère la récupération.

Une des stratégies courantes adoptées pour perdre du poids, est de restreindre la consommation de calories immédiatement après une séance d'entraînement. Je connais certaines personnes qui, après une grande course, ne mangent pas pendant plusieurs heures afin de perdre leurs tissus adipeux. Ce sont les mêmes personnes qui se demandent, au cours de la séance d'entraînement suivante, pourquoi elles se sentent léthargiques, au point d'avoir besoin de reporter l'entraînement le temps de se remettre en forme. En plus de cela, d'autres signes de stress deviennent visibles dans les deux ou trois semaines qui suivent : le niveau de cortisol augmente, ce qui a pour effet de conserver les graisses et de provoquer une cannibalisation des tissus musculaires – ce qui n'est certainement pas l'effet voulu.

Afin d'accélérer la récupération, les glucides simples doivent entrer dans le système sanguin – le plus rapidement sera le mieux. Cela signifie que la collation prise après les exercices ne doit contenir que très peu de matières grasses (même les bonnes) et aucune fibre, dans la mesure où celles-ci ralentissent la vitesse à laquelle les glucides entrent dans le système sanguin. Pour une activité normale et quotidienne, une libération plus lente des glucides simples est préférable ; ainsi, une petite quantité de protéines sera suffisante : tout au plus 25 % de la collation pourra consister en protéines de source alcaline. Une part de protéines pour quatre parts de glucides pourra ainsi être bénéfique. Cette petite quantité de protéines aide à accélérer la synthèse du glycogène, c'est-à-dire la vitesse à laquelle les muscles absorbent les glucides. Néanmoins, une plus grande quantité de protéines – plus de quatre parts de glucides pour une part de protéines – ralentira le processus de récupération.

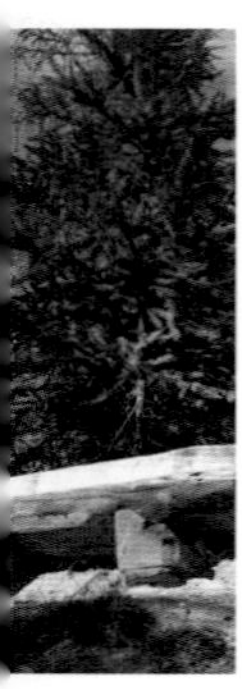

Immédiatement après une séance d'entraînement, la meilleure collation sera soit une boisson de récupération, soit un pudding très digeste. Le corps a souvent des troubles digestifs lorsqu'il est fatigué (car la digestion requiert de l'énergie, une énergie que le corps pourrait ne pas avoir en grande quantité après une séance difficile), c'est pourquoi les aliments liquides ou de consistance quasi liquide sont préférables. Vous trouverez la recette de mon pudding de récupération p. 132 et celles de mes boissons de récupération à partir de la p. 126. Ces recettes contiennent le taux approprié de substances nutritives. Le pudding de récupération, par exemple, contient des bananes et des myrtilles, lesquelles fournissent des glucides simples et complexes, ainsi que des électrolytes qui remplaceront ceux perdus par la transpiration. Les graines de lin moulues et les protéines de chanvre apportent une petite quantité de protéines, juste assez pour aider les glucides dans le processus de régénération du glycogène musculaire. Dans les boissons de récupération, la petite quantité d'huile de chanvre (ou le mélange d'huiles AGE, p. 225) aide à la réparation des tissus mous qui ont été endommagés – conséquence inévitable des exercices. Votre organisme digérera et utilisera ces aliments plus facilement surtout lorsqu'ils seront mixés.

Une heure après votre collation, il sera temps de prendre un repas complet et riche en substances nutritives. Dans l'idéal, ce repas consistera en protéines crues de grande qualité et très digestes, comme le chanvre, les acides gras oméga-3 (présents aussi dans le chanvre et dans le lin), ainsi que les vitamines et minéraux que contiennent les aliments complets et naturels. Si une séance d'entraînement a été particulièrement difficile et que vous vous sentez exténué, un repas liquide sera le mieux. Un smoothie contenant des aliments complets est plus facile et plus rapide à préparer que la plupart des autres repas complets – ce qui est plus pratique après une séance épuisante. En fait, il est important de savoir qu'après l'exercice, un repas liquide est très bénéfique, car une grande partie de votre sang sera occupé à circuler rapidement dans votre organisme, pour le débarrasser des acides lactiques et des autres déchets métaboliques se trouvant aux extrémités du corps, et pour libérer les substances nutritives. Souvenez-vous que, dans cette situation, la consommation d'un repas normal suppose qu'une grande quantité de sang va se diriger vers l'estomac afin de permettre le processus de digestion. Dans la mesure où l'estomac a besoin de sang, ce dernier ne pourra pas rester dans les extrémités du corps pour remplir sa fonction de « nettoyage et de distribution ». La consommation d'aliments liquides complets, en supprimant la tension due à la digestion, permet d'améliorer considérablement la récupération.

Vous trouverez quelques recettes dans la section dédiée aux smoothies, de la p. 238 à la p. 242. Dans cette partie du livre, j'explique également en quoi les *superfoods* sont bénéfiques. Ceux-ci sont encore plus efficaces après des exercices intenses ou d'autres types de stress, car ils vous aideront à reconstruire vos glandes surrénales et à les faire fonctionner convenablement – et donc à accélérer le processus de récupération dans son ensemble. Vous pouvez aussi choisir d'utiliser la formule en poudre que j'ai développée, les aliments complets Vega, pour une santé optimale. En plus des aliments de base, ce smoothie prêt à l'emploi contient tous les *superfoods* dont vous aurez besoin. Adresses utiles voir p. 318.

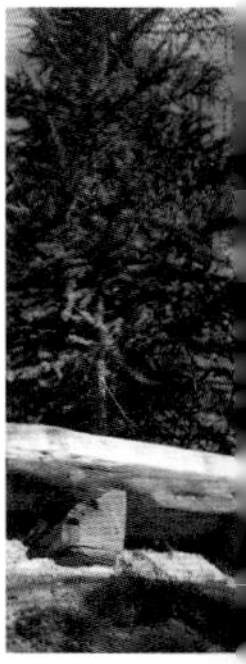

Les barres énergétiques crues ne sont pas seulement destinées à la récupération après l'exercice ; en effet, elles peuvent être utiles à plusieurs types d'activité différents. Les recettes des barres énergétiques commencent p. 245.

Le tableau ci-dessous indique à quels moments prendre les collations spécifiques au sport pour que leur efficacité soit maximale (voir les recettes ci-dessous).

	avant	pendant	après
Niveau un activité de grande intensité durant une heure ou moins	bouchées d'énergie directe avec de la yerba maté	boissons pour sportifs	
Niveau deux activité d'une intensité modérée durant jusqu'à trois heures	pudding énergétique avec de la yerba maté, barres énergétiques crues	boissons pour sportifs, gel énergétique, bouchées d'énergie directe	
Niveau trois activité moins intense durant plus de trois heures	pancakes à la banane pour la performance	boissons pour sportifs, gel énergétique avec des protéines, barres énergétiques	
N'importe quel niveau pour alimenter, nourrir et réparer			pudding de récupération, boissons de récupération

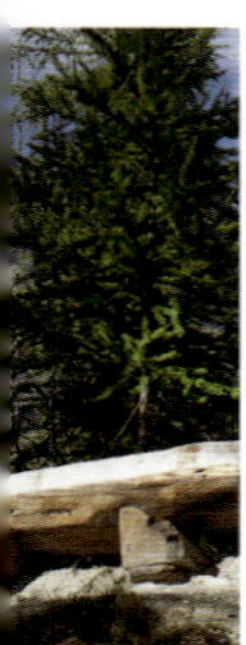

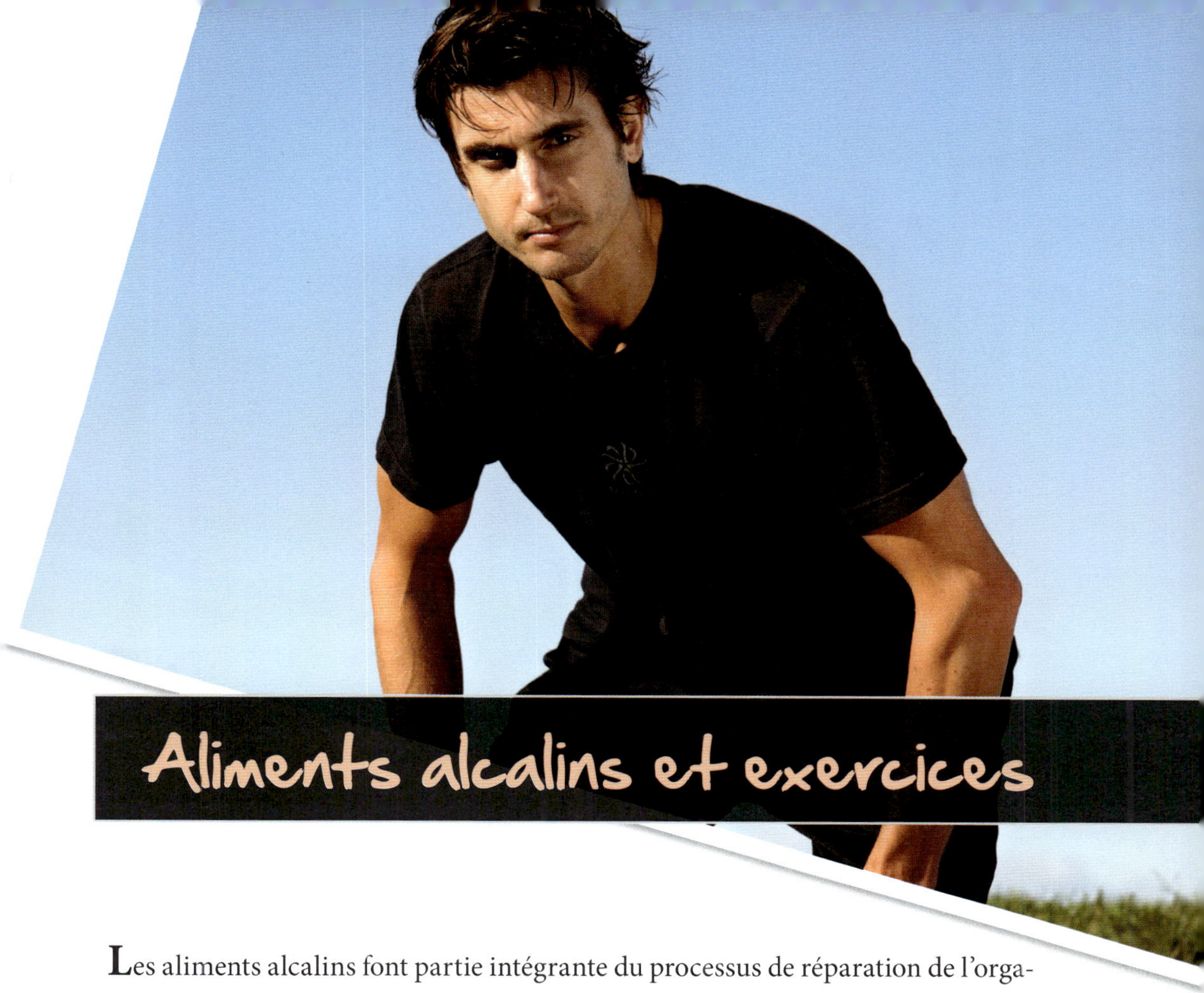

Aliments alcalins et exercices

Les aliments alcalins font partie intégrante du processus de réparation de l'organisme qui a lieu après l'exercice. Si l'on ne se débarrasse pas des acides lactiques créés par les efforts physiques, le stress en général et les aliments acidifiants, ils provoqueront des raideurs musculaires, de la fatigue ainsi que des douleurs articulaires. De plus, si le problème d'acidité de votre système organique devient chronique, cela entraînera des signes de vieillissement, puis finalement une dégénérescence plus rapide du sang et des tissus cellulaires.

C'est lorsque les athlètes s'entraînent à un niveau d'intensité maximale qu'ils sont le plus affectés par des taux d'acidité élevés (acidose) : des exercices vigoureux créent des acides lactiques et n'importe quel type de stress les multipliera. Alors que beaucoup d'athlètes sont déjà stressés physiquement, ils doivent également faire face aux différentes formes d'anxiété reliées à leurs performances. Un métabolisme sollicité entraîne une diminution du pH du corps, ce qui représente un souci supplémentaire auquel les athlètes sont confrontés. Si l'on combine cela avec les besoins alimentaires importants qu'ont la plupart des athlètes et leur consommation excessive de protéines pour la récupération musculaire, vous aurez tous les éléments d'un organisme ravagé par l'acidité. Suivre le *Thrive Diet* vous aidera à combattre ces problèmes d'acidité.

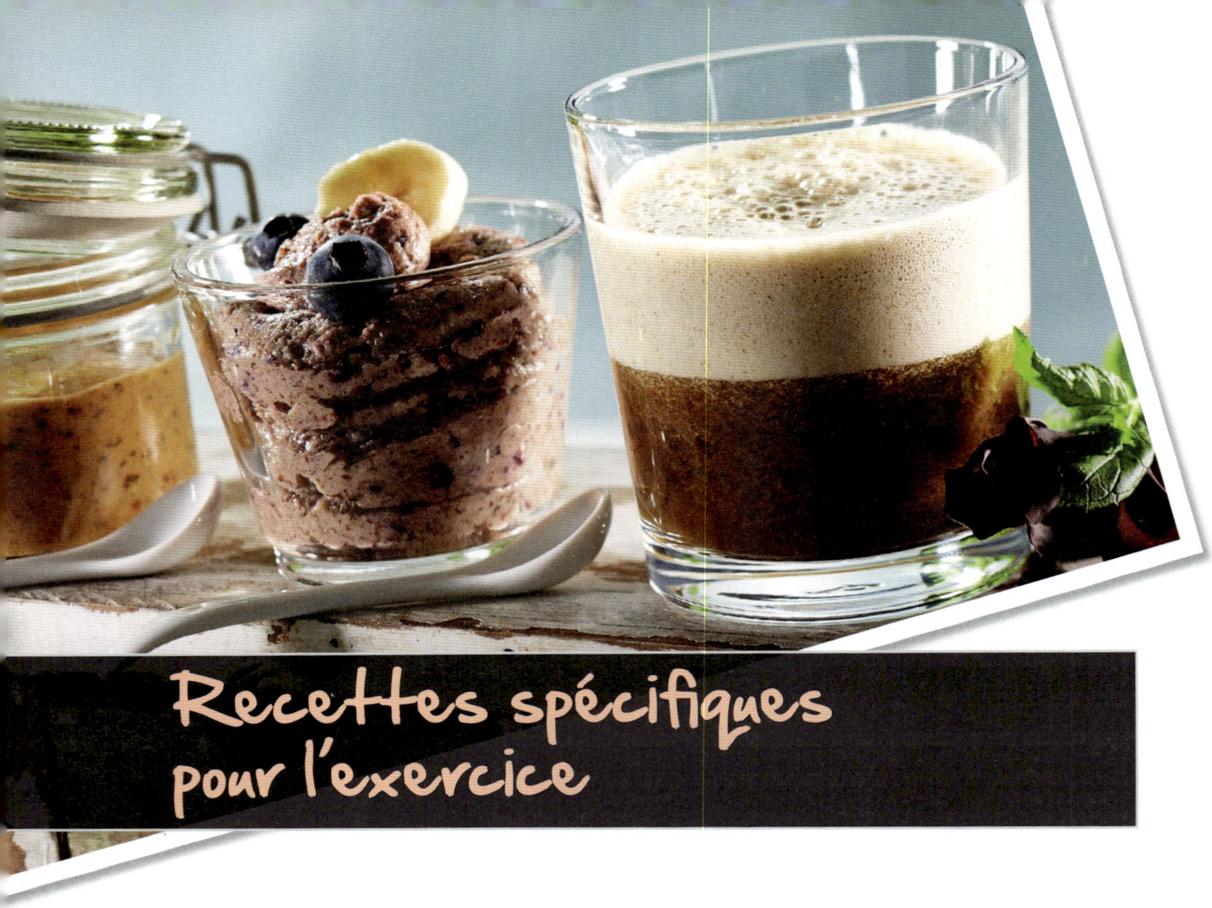

Recettes spécifiques pour l'exercice

Boissons isotoniques

Ces mélanges faits maison sont faciles à faire et plus sains que les versions commerciales.

Boisson électrolytique au gingembre

CRU EN OPTION

Cette boisson est fluide, surtout quand elle est servie froide – condition préalable à n'importe quelle boisson pour sportifs digne de ce nom. Les agrumes combinés à l'eau de noix de coco et au gingembre donnent à cette boisson un aspect pétillant et rafraîchissant.

Dans cette recette, l'eau de noix de coco fournit les électrolytes tandis que le sirop d'agave distribue des glucides lents sous une forme très digeste. Le gingembre, quant à lui, aide à minimiser les inflammations.

Faites une boisson gazeuse au gingembre (recette p. 300), mais remplacez l'eau plate par l'eau de noix de coco.

Variante : remplacez le citron vert par un citron jaune ou faites une combinaison des deux. Prenez une eau de noix de coco fraîche plutôt que pasteurisée, pour faire une boisson 100 % crue.

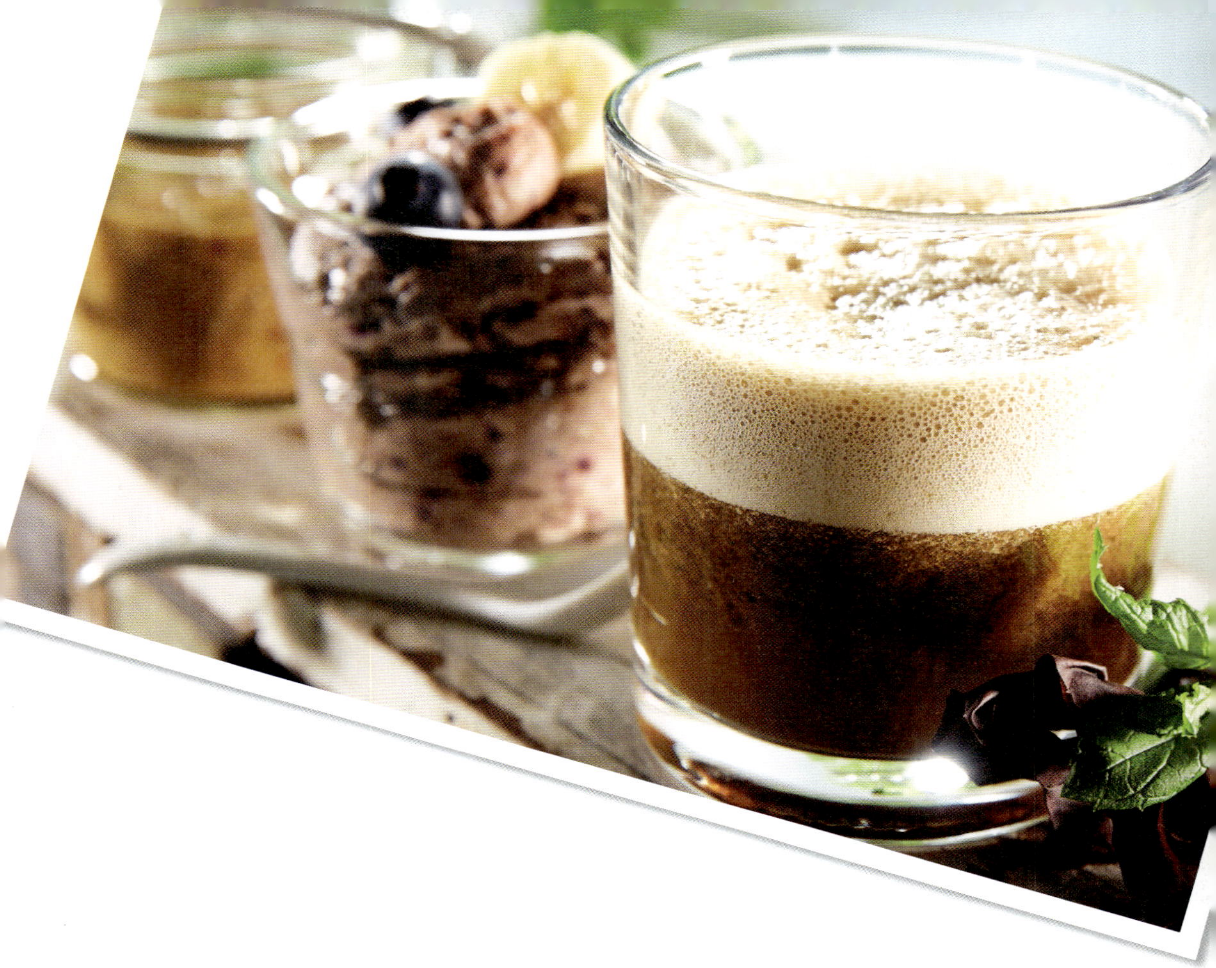

Boisson isotonique à la caroube et à la menthe

CRU EN OPTION

- 3 dattes
- 2 bandes de dulse (environ une cuillère à soupe)
- 500 ml d'eau
- 1 cuillère à soupe de sirop d'agave
- 2 cuillères à café de poudre de caroube grillée (ou des grués de cacao pour faire une boisson 100 % crue)
- 1 cuillère à café de menthe séchée (ou une cuillère à soupe de menthe fraîche)
- 1 cuillère à café d'huile de noix de coco
- Du sel de mer pour rehausser le goût

Mettez tous les ingrédients dans un blender ; mixez jusqu'à ce que le mélange devienne onctueux.

Variante : remplacez l'eau par de l'eau de noix de coco pour augmenter sa teneur en électrolytes et en glucides simples.

Équivaut à environ 750 ml.

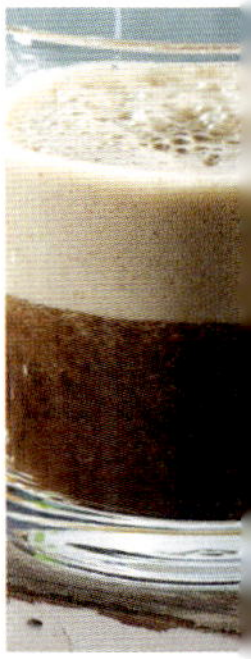

Boisson électrolytique facile à réaliser pour les sportifs

CRU EN OPTION

Cette recette est utile si vous avez besoin d'une boisson pour sportifs et que vous n'avez pas le temps d'en préparer une. Elle n'est pas aussi élaborée que les autres, mais elle fera l'affaire si vous êtes pressé. La plupart des commerces de proximité auront les ingrédients nécessaires.

- ¾ de votre jus de fruit sans sucre préféré (prenez un jus frais et non pasteurisé pour faire une boisson 100 % crue)
- ¼ d'eau
- Du sel de mer pour rehausser le goût

Combinez tous les ingrédients dans une bouteille d'eau ou une tasse.

Boisson isotonique au citron et au citron vert

CRU

- Le jus d' ½ citron
- Le jus d' ¼ de citron vert
- 3 dattes
- 500 ml d'eau
- 1 cuillère à soupe de sirop d'agave
- Une cuillère à café d'huile de noix de coco
- Du sel de mer pour rehausser le goût

Vous pouvez filtrer la pulpe du citron ou du citron vert. Mettez tous les ingrédients dans un blender ; mixez jusqu'à ce que le mélange devienne onctueux. Se garde au frais jusqu'à 2 semaines. Un peu de dépôt pourrait apparaître ; si c'est le cas, mixez de nouveau avant de boire.

Équivaut à environ 750 ml.

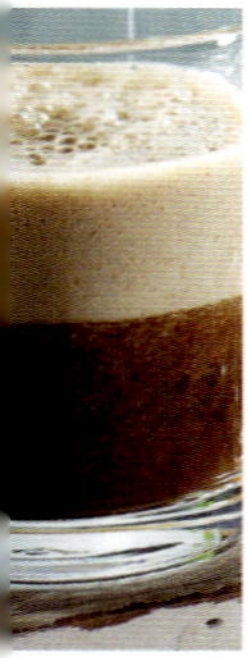

Combustible rapide

Les gels qui vont suivre peuvent être conservés dans de petits sacs en plastique hermétiques que vous pouvez garder avec vous pendant les longues séances d'entraînement ou une course. Cependant, ils sont plus faciles à manier et à consommer dans une flasque pour gel, que trouverez dans la plupart des magasins de sport. Ces bouchées d'énergie directe sont une bonne collation à prendre avant une séance d'entraînement courte et intense. Ajoutez une cuillère à café de yerba maté moulue pour obtenir un supplément d'énergie.

Gel au citron et au citron vert

CRU

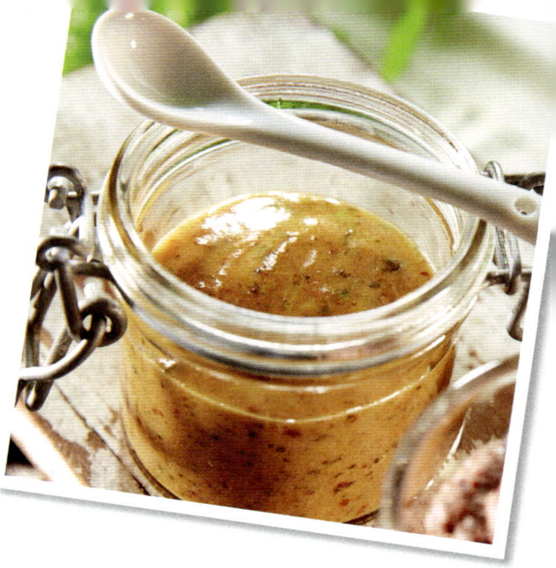

- 4 dattes
- 60 ml de sirop d'agave
- 1 cuillère à soupe de zestes de citron vert
- 2 cuillères à café de zestes de citron
- ½ cuillère à café de dulse
- Du sel de mer pour rehausser le goût

Mettez tous les ingrédients dans un blender ;
mixez jusqu'à ce que le mélange ait une consistance semblable au gel.
Ce gel peut être gardé au réfrigérateur jusqu'à 3 jours mais il est préférable de le consommer frais.
Équivaut environ à 180 ml.

Gel de caroube

CRU EN OPTION

- 4 dattes
- 60 ml de sirop d'agave
- 2 cuillères à soupe de jus de citron
- 2 cuillères à café de poudre de caroube grillée (ou des grués de cacao pour faire un gel 100 % cru)
- 2 cuillères à café de zestes de citron
- Du sel de mer pour rehausser le goût

Mettez tous les ingrédients dans un blender ; mixez jusqu'à ce que le mélange ait une consistance semblable au gel.
Ce gel peut être gardé au réfrigérateur jusqu'à 3 jours mais il est préférable de le consommer frais.
Équivaut environ à 180 ml.

Gel noix de coco et caroube (avec des protéines)

CRU EN OPTION

- 2 dattes
- 60 ml de sirop d'agave
- 1 cuillère à soupe de poudre de caroube grillée (ou des grués de cacao pour faire un gel 100 % cru)
- 1 cuillère à soupe de protéines de chanvre
- 1 cuillère à soupe d'huile de noix de coco
- 1 cuillère à soupe de jus de citron
- 1 cuillère à café de zestes de citron
- Du sel de mer pour rehausser le goût

Mettez tous les ingrédients dans un blender; mixez jusqu'à ce que le mélange ait une consistance semblable au gel.

Ce gel peut être gardé au réfrigérateur jusqu'à 3 jours mais il est préférable de le consommer frais.

Équivaut environ à 180 ml.

Bouchées d'énergie directe

CRU

Ces bouchées sont le summum pour obtenir rapidement de l'énergie. Ajoutez 2 cuillères à café de yerba maté moulue pour obtenir encore plus d'énergie.

- 5 dattes
- 2 cuillères à soupe d'huile de noix de coco
- 2 cuillères à café de zestes de citron
- 1 cuillère à café de jus de citron
- Du sel de mer pour rehausser le goût

Mettez tous les ingrédients dans un mixeur; mixez jusqu'à ce que le mélange devienne onctueux. Avec le mélange, formez un rectangle d'environ 1,3 cm d'épaisseur. Découpez les morceaux pour qu'ils forment des bouchées. Emballez-les individuellement dans un film alimentaire étirable et conservez-les dans le réfrigérateur ou le congélateur.

Elles pourront être conservées jusqu'à trois mois dans le congélateur, et jusqu'à deux semaines dans le réfrigérateur.

Variante: ajoutez une cuillère à café de poudre de caroube grillée (ou des grués de cacao pour faire une version 100 % crue).

Équivaut environ à 8 bouchées de 25 g chacune.

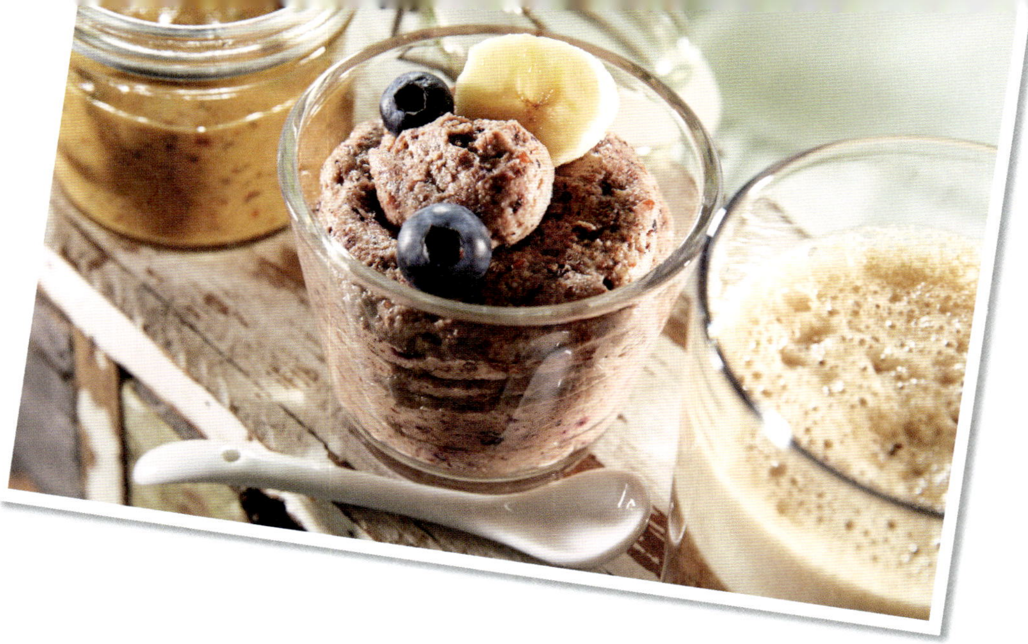

Puddings

Pudding énergétique

CRU EN OPTION

En tant que mélange nutritionnel équilibré, aux aliments riches en substances nutritives et très digestes, le pudding énergétique est une bonne collation à prendre avant les exercices.

- 2 bananes
- 100 g de dattes
- 3 cuillères à soupe de graines de lin moulues
- 3 cuillères à soupe de poudre de caroube grillée (ou des grués de cacao pour faire un pudding 100 % cru)
- 1 cuillère à soupe d'huile de noix de coco
- 1 cuillère à café de jus de citron
- ¼ d'une cuillère à café de sel de mer

Mettez tous les ingrédients dans un mixeur ; mixez jusqu'à ce que le mélange devienne onctueux.

Ce pudding peut être gardé au réfrigérateur jusqu'à 3 jours mais il est préférable de le consommer frais.

Variante : Ajoutez 2 cuillères à café de yerba maté pour obtenir une version faite pour les grandes performances (Mais rappelez-vous qu'avec la yerba maté vous mettrez un peu plus de temps pour récupérer).

Équivaut à 2 portions.

Pudding de récupération

CRU EN OPTION

Ce pudding est similaire aux boissons de récupération ; il offre néanmoins, pour varier un peu, une texture différente. Son goût est agréable, surtout quand il est consommé froid en plein été, après une séance d'entraînement.

- 2 bananes
- 160 g de myrtilles
- 65 g d'amandes trempées
- 3 cuillères à soupe de graines de lin moulues
- 3 cuillères à soupe de protéines de chanvre
- 3 cuillères à soupe de poudre de caroube grillée
- 2 cuillères à café de rooibos moulu en poudre (dans un moulin à graines)
- 1 cuillère à café de jus de citron
- ¼ d'une cuillère à café de sel de mer

Mettez tous les ingrédients dans un mixeur ; mixez jusqu'à ce que le mélange devienne onctueux.

Ce pudding peut être gardé au réfrigérateur jusqu'à 3 jours mais il est préférable de le consommer frais.

Équivaut à 2 portions.

Boissons de récupération

Avec environ quatre parts de glucides pour une part de protéines, ces boissons de récupération ont plus de protéines que les boissons pour sportifs – mais moins qu'un smoothie. Ce taux est idéal pour accélérer le processus de récupération immédiatement après les exercices – et avant de consommer un smoothie riche en protéines.

En guise de variante pour chacune des recettes de boissons de récupération que vous trouverez ci-dessous, vous pouvez remplacer la tasse d'eau par une tasse d'eau de noix de coco afin d'augmenter leur teneur en électrolytes et en glucides simples. En supplément, vous pouvez ajouter 2,5 grammes de maca qui alimenteront vos glandes surrénales.

Boisson de récupération citron et citron-vert

CRU

- Le jus d'½ citron
- Le jus d'¼ de citron vert
- 4 dattes
- 500 ml d'eau
- 2 cuillères à soupe de sirop d'agave
- 1 cuillère à soupe de protéines de chanvre
- 1 cuillère à café de flocons de dulse moulue
- 1 cuillère à café d'huile de chanvre ou du mélange d'huiles AGE (p. 225)
- ½ cuillère à café de zestes de citron

Mettez tous les ingrédients dans un blender ; mixez jusqu'à ce que le mélange devienne onctueux.
Se garde au frais jusqu'à 3 jours. Un peu de dépôt pourrait apparaître ; si c'est le cas, mixez de nouveau avant de boire.
Équivaut environ à 750 ml.

Boisson de récupération au gingembre et à la papaye

CRU

- 2 dattes
- 500 ml d'eau
- ¼ de papaye mûre
- 2 cuillères à soupe de sirop d'agave
- 1 cuillère à soupe de protéines de chanvre
- ½ cuillère à soupe de gingembre frais râpé
- 1 cuillère à café de flocons de dulse moulue
- 1 cuillère à café d'huile de chanvre ou du mélange d'huiles AGE (p. 225)
- ½ cuillère à café de zestes de citron

Mettez tous les ingrédients dans un blender ; mixez jusqu'à ce que le mélange devienne onctueux.
Se garde au frais jusqu'à 3 jours. Un peu de dépôt pourrait apparaître ; si c'est le cas, mixez de nouveau avant de boire.
Équivaut environ à 750 ml.

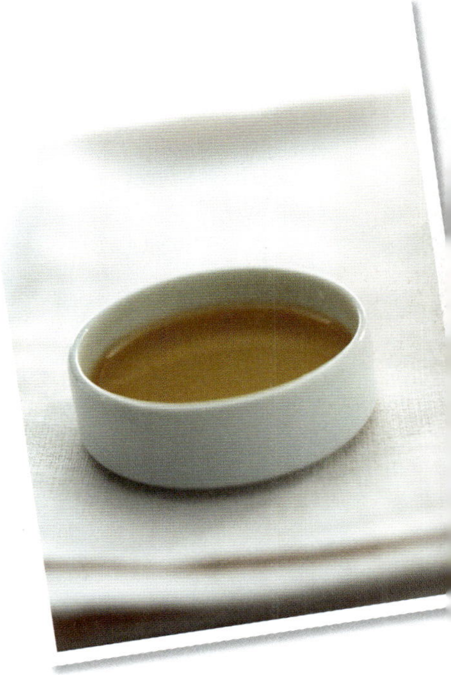

Pancakes

Pancakes à la banane pour la performance

Ce sont les meilleurs pancakes que vous puissiez manger avant de vous embarquer dans une longue séance d'entraînement. Ils sont légers et très digestes; ils libèrent néanmoins une abondance de substances nutritives qui favoriseront une performance optimale. Ajoutez de la yerba maté pour améliorer la qualité de votre séance – soyez toutefois prêt à vous reposer plus longuement ensuite.

- 2 dattes
- 1 banane
- 20 g de graines d'amarante soufflées (p. 224)
- 250 ml de du lait de chanvre (p. 298)
- 250 ml d'eau
- 100 g de sarrasin cuit ou germé
- 3 cuillères à soupe de graines de lin moulues
- 3 cuillères à soupe de farine de chanvre
- 1 cuillère à soupe de flocons de dulse moulue
- ½ cuillère à soupe de gingembre frais râpé

Mettez tous les ingrédients dans un mixeur; mixez jusqu'à ce que le mélange devienne onctueux. Mettez un peu d'huile de noix de coco dans une poêle à frire et chauffez à feu moyen. Versez la pâte et faites des pancakes de la taille qui vous convient. Faites cuire 5 min. ou jusqu'à ce que des bulles commencent à apparaître sur la pâte. Retournez-les et faites-les cuire environ 5 min. de l'autre côté. Suivez les principes de cuisson du *Thrive Diet* en les faisant cuire à basse température. D'ailleurs, ces pancakes doivent être cuits à une température encore plus basse que les pancakes traditionnels, dans la mesure où ils contiennent des acides gras essentiels qu'une cuisson à haute température détruirait. Ils sont donc un peu plus longs à cuire.

Variante: ajoutez deux cuillères à café de yerba maté moulue.

Équivaut à 2 grandes portions.

En bref

- Des exercices réguliers combinés à une nutrition convenable régénèrent continuellement les cellules du corps.
- Faire un peu d'exercice est nécessaire pour créer et maintenir une santé optimale.
- Pour une réussite à long terme, choisissez une forme d'exercice qui soit complémentaire à votre style de vie et qui vous plaise.
- Manger une quantité bien équilibrée de glucides, de protéines et de matières grasses, en accord avec l'intensité des exercices, améliorera considérablement vos performances.
- Les aliments spécifiques au sport détaillés dans ce chapitre vous aideront à améliorer la qualité de vos séances d'entraînement et par conséquent votre condition physique ; toutes ces versions faites maison sont plus saines que la plupart de leurs homologues du commerce.

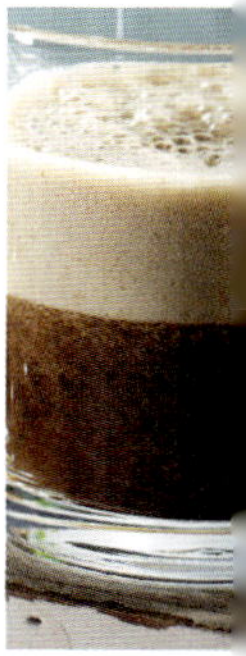

Chapitre 5

Aliments de base du *Thrive Diet*

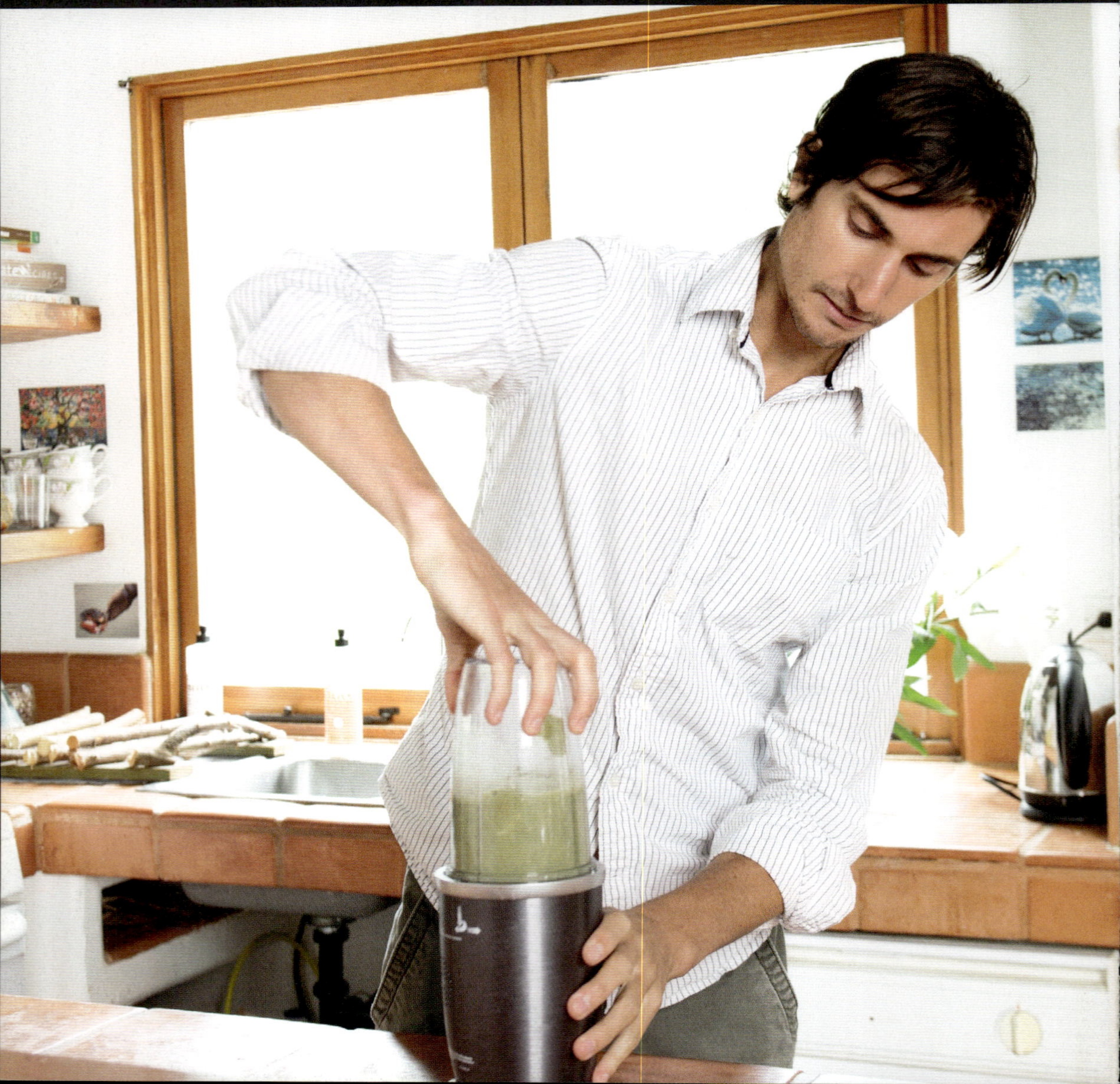

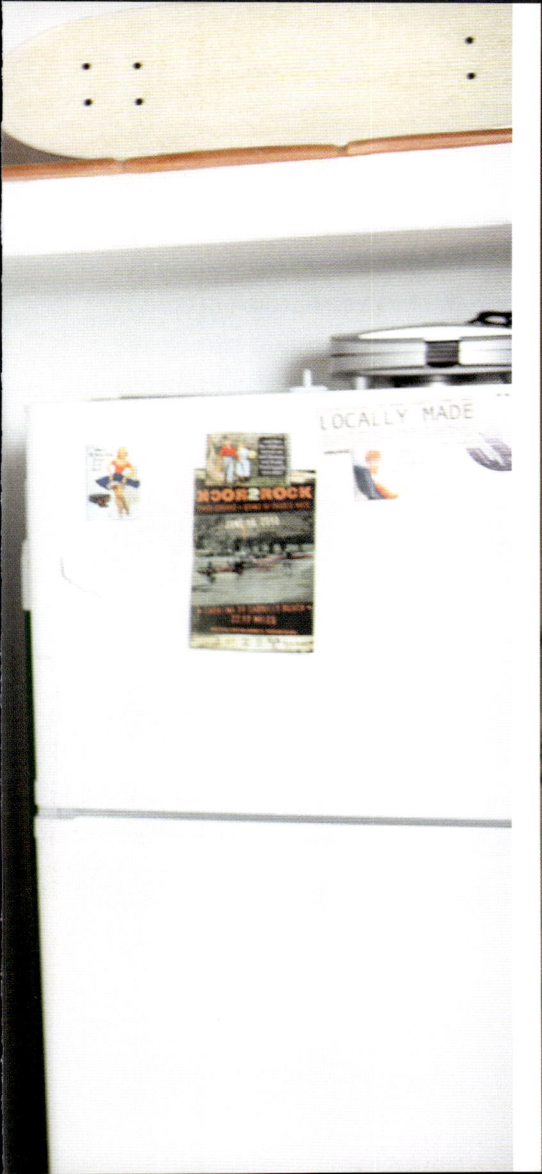
LOCALLY MADE

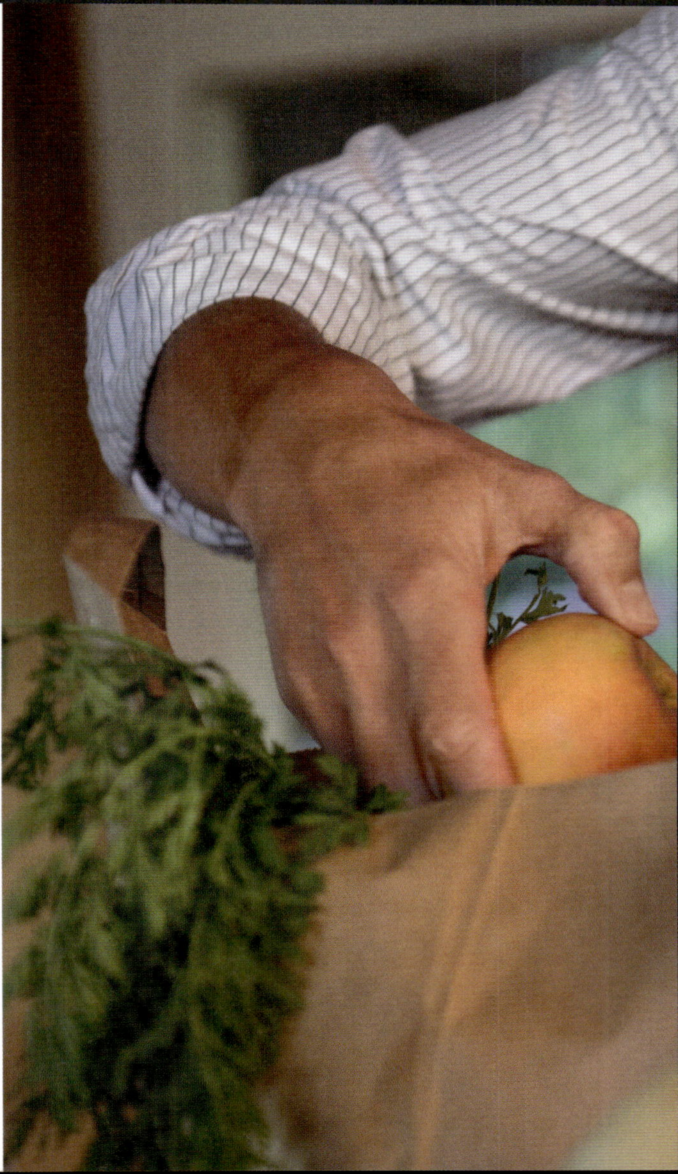

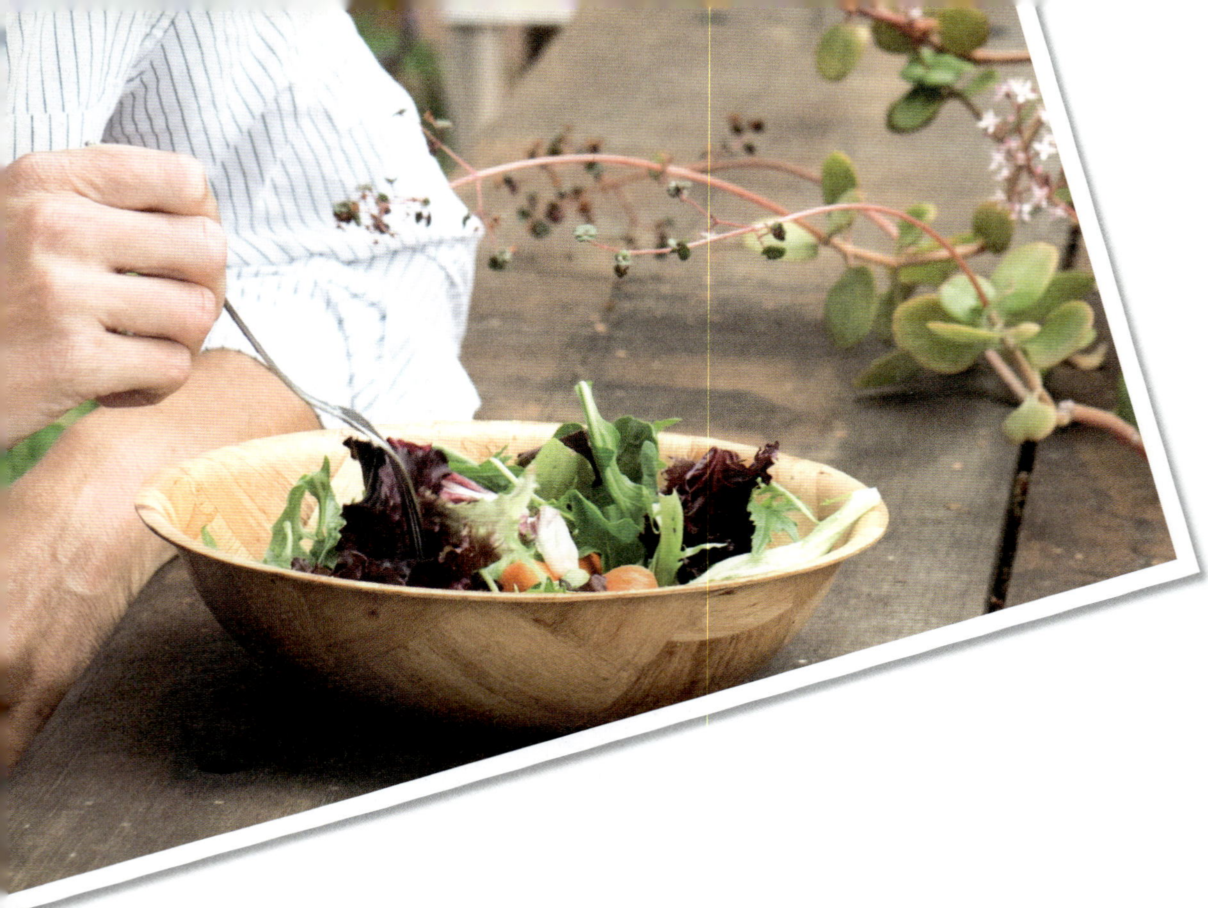

Le *Thrive Diet* comporte de nombreux aliments de base. Ils se retrouvent dans la pyramide du *Thrive Diet*, p. 33. Même si quelques-uns des aliments principaux du programme de repas de 12 semaines du *Thrive Diet* ne sont pas courants, la plupart d'entre eux peuvent se trouver dans les supermarchés – à l'exception des aliments *superfoods* dont je parle à la fin du chapitre. Certains commerçants avant-gardistes pourraient proposer quelques-uns de ces aliments, tandis que les magasins de diététique les auront très certainement en stock.

- Légumes
- Légumineuses
- Graines
- Pseudo-céréales
- Fruits
- Huiles
- Noix
- Céréales
- *Superfoods*
- Epices

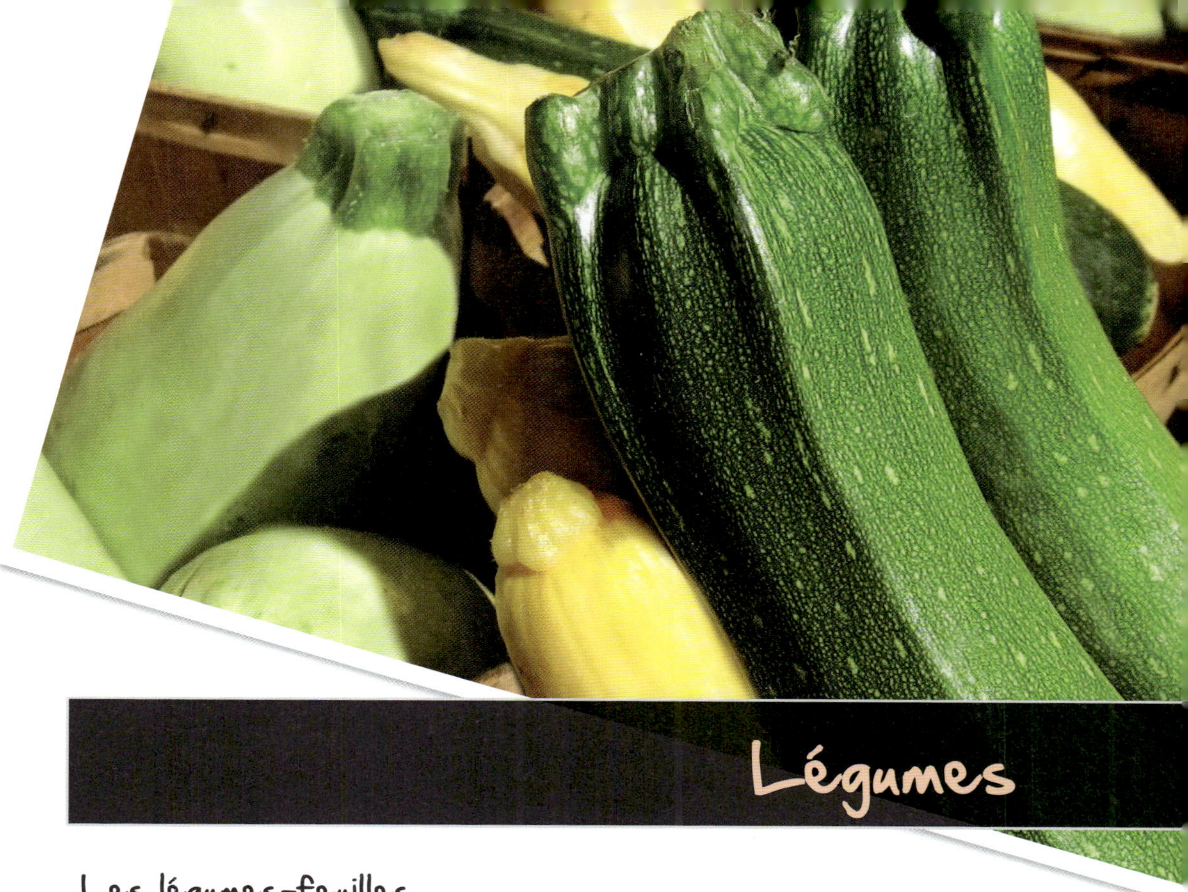

Légumes

Les légumes-feuilles

Les légumes-feuilles noirs sont riches en chlorophylle et sont importants pour compenser le stress en alcalinisant l'organisme. De même, la chlorophylle purifie et oxygène le sang, ce qui en fait un aliment essentiel du « monde moderne » et un véritable exhausteur de performance. Le fait d'avoir plus d'oxygène disponible dans le sang aura pour résultat une meilleure endurance et une réduction globale de la fatigue. Les plantes crues qui contiennent de la chlorophylle possèdent des enzymes vivantes en abondance, ce qui contribue à rajeunir rapidement nos cellules. La consommation de légumes-feuilles riches en chlorophylle combinée à quelques exercices, est le meilleur moyen de développer un corps biologiquement plus jeune.

Tous les légumes-feuilles sont sains ; voici quelques-uns de ceux que l'on trouve le plus facilement :

- Blettes
- Choux
- Choux palmier
- Épinards
- Feuilles de betterave
- Feuilles de moutarde
- Feuilles de pissenlit
- Laitue à feuilles rouges
- Laitue grasse
- Laitue romaine

Chou palmier

Avec ses grandes feuilles épaisses de couleur bleu-vert, le chou palmier fait partie de la famille des brocolis. Il est riche en vitamine K, en acide folique, en fer et en calcium. Le chou palmier cru, dans la mesure où il est rempli de chlorophylle, est très alcalin. Il est moins amer que les choux frisés habituels et ses feuilles, bien plus grandes, peuvent être plus facilement utilisées pour emballer des aliments. Si vous frictionnez le chou palmier avec du sel de mer ou du jus de citron, cela l'adoucira et le fera davantage ressembler à de la laitue.

Les légumes fibreux

Les légumes fibreux sont la base de la pyramide du *Thrive Diet* et d'une alimentation riche en substances nutritives. Ils incluent :

- Asperges
- Betteraves
- Chou de Chine
- Carottes
- Céleri
- Concombres
- Courgettes
- Cresson
- Haricots verts
- Oignons
- Petits-pois
- Pois mange-tout
- Radis blanc

Les légumes riches en féculents

Les légumes riches en féculents sont des aliments importants du *Thrive Diet* ; cependant, de petites quantités seulement sont nécessaires. Ils sont au sommet de la pyramide du *Thrive Diet* et incluent :

- Courges
- Ignames
- Navets
- Panais
- Patates douces
- Pommes de terre nouvelles
- Potiron

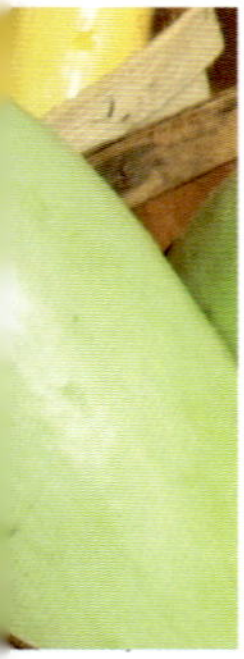

Les légumes de mer

Les légumes de mer, que l'on nomme souvent les algues et moins couramment les plantes sauvages de l'océan, ont été les aliments de base de nombreuses civilisations côtières pendant des centaines d'années. Les cultures asiatiques, notamment, ont adopté depuis longtemps les légumes de mer, ils ont une place très importante dans leur alimentation.

D'un point de vue nutritionnel, les légumes de mer sont les aliments parmi les plus denses qu'il y ait au monde. Ils contiennent environ 10 fois plus de calcium que le lait de vache et beaucoup plus de fer que la viande rouge ; ils sont très digestes, riches en chlorophylles et alcalins. De plus, ils sont remplis de minéraux, et c'est la source à l'état naturel la plus riche en électrolytes que l'on connaisse. Les électrolytes permettent à nos cellules de rester hydratées plus longtemps, elles améliorent donc notre endurance – ce qui est particulièrement important pour les gens actifs – et c'est pourquoi il est nécessaire que nous en ayons une quantité suffisante dans notre alimentation.

La dulse, la nori et le kelp sont les légumes de mer les plus répendues. La dulse fournit un équilibre parfait de minéraux sous une forme naturelle : c'est donc une source de qualité supérieure de minéraux et d'oligo-éléments dont nous avons besoin quotidiennement pour une santé optimale.

D'autres légumes de mer, moins courants, sont l'agar-agar, l'aramé, le kombu et le wakamé.

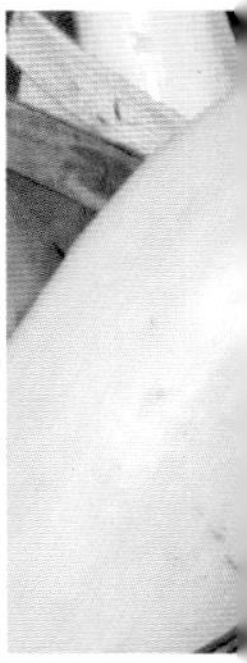

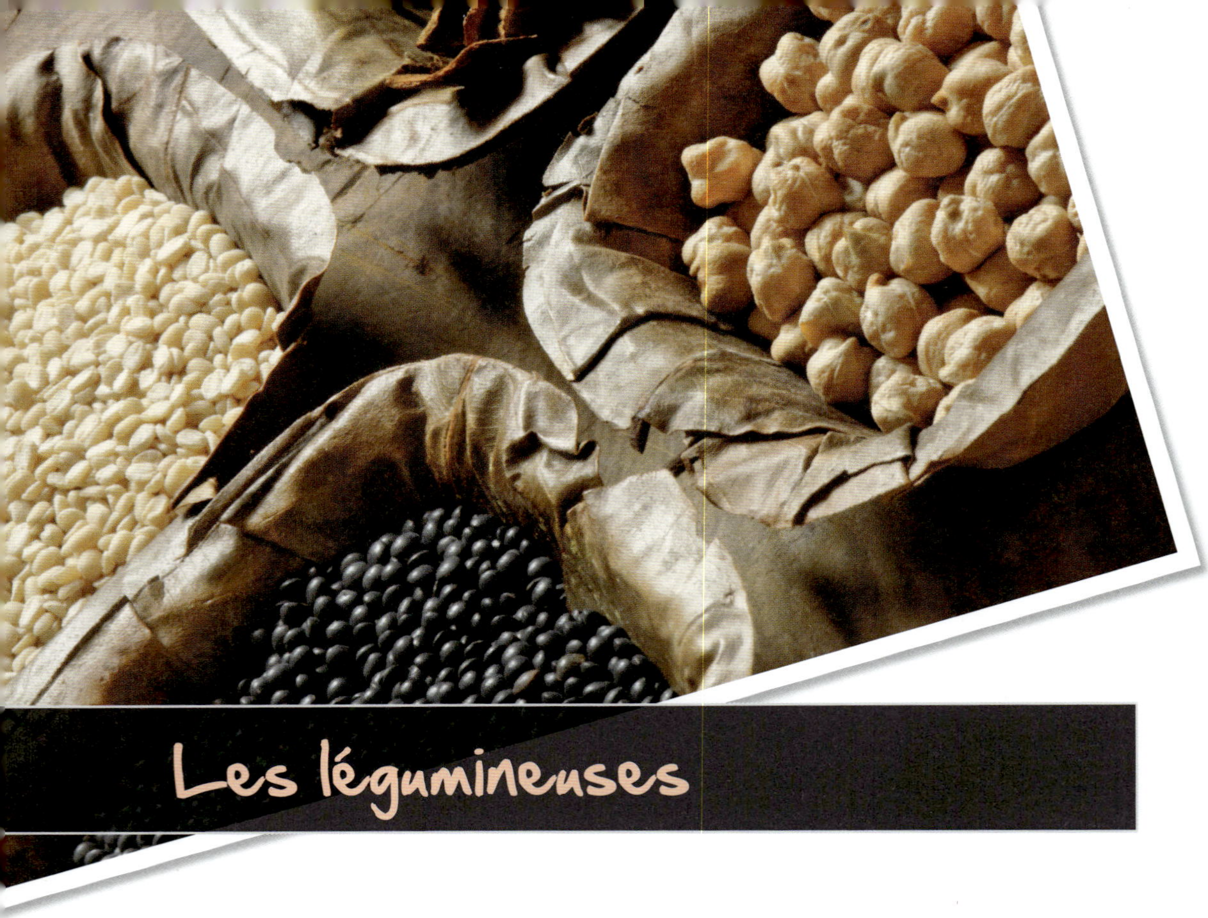

Les légumineuses

Les légumineuses sont des plantes ayant des cosses qui contiennent de petites graines. Lentilles, pois et haricots en font partie. D'ailleurs, les lentilles et les pois cassés sont les légumineuses les plus couramment utilisées dans les recettes du *Thrive Diet*, pour la simple raison qu'elles n'ont pas besoin d'être trempées avant la cuisson.

En général, les légumineuses ont un excellent profil nutritionnel. Variées, riches en protéines, en fibres et contenant beaucoup de vitamines et de minéraux, elles font partie de mon alimentation habituelle. Les pois, et en particulier les pois jaunes, ont un profil en acides aminés exceptionnel. Également riches en vitamine B (laquelle est en partie responsable de la conversion des aliments en énergie) et en potassium (un électrolyte nécessaire pour une contraction souple des muscles), les pois jaunes sont un excellent supplément à l'alimentation d'une personne active. La richesse des pois en acides aminés de qualité supérieure permet aux fabricants de produire désormais des concentrés et des isolats de protéines de pois. Ces protéines végétariennes de grande qualité sont une bonne option pour les personnes allergiques ou les intolérants au soja.

Il faut savoir que même si certaines personnes évitent les légumineuses parce qu'elles ont la réputation de donner des gaz, elles ne sont pas plus coupables que bien d'autres aliments, tant qu'elles sont préparées convenablement. Après avoir fait tremper les haricots et écossé les pois pour les faire cuire, pensez à bien les rincer à l'eau fraîche. Rincez-les une nouvelle fois à l'eau fraîche après la cuisson. L'eau dont ils sont imbibés et dans laquelle ils cuisent absorbera certains des sucres indigestes qui provoquent les gaz ; les rincer comme il faut aidera donc à les rendre plus digestes et provoquera moins de gaz. Une autre manière de rendre les légumineuses plus digestes est d'ajouter des algues dans la casserole lors de la cuisson, pour libérer les gaz. Une courte bande d'algues est suffisante pour une casserole de taille moyenne. Comme tous les aliments riches en fibres, les légumineuses devront être introduites lentement dans l'alimentation pour que votre système digestif bénéficie d'un temps d'adaptation. En somme, augmenter petit à petit la quantité de légumineuses dans vos repas quotidiens vous garantira une transition sans à-coups vers une alimentation plus saine.

Les légumineuses crues sont idéales pour la germination. Cette dernière améliore à la fois la valeur nutritive et la digestibilité des légumineuses – et ce, suffisamment pour qu'elles soient mangées crues. La germination permet aussi de garder intactes les enzymes digestifs, ce qui éliminera complètement la production de gaz.

Voici les légumineuses que je recommande pour leur valeur nutritionnelle et leur goût :

Haricots	Lentilles	Pois
azuki	marrons	haricots à œil noir
noirs	rouges	pois cassés verts
pois chiches	vertes	pois cassés jaunes
fèves		
rouges		
blancs		
pinto		

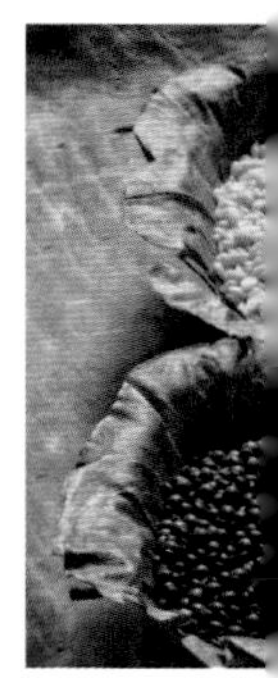

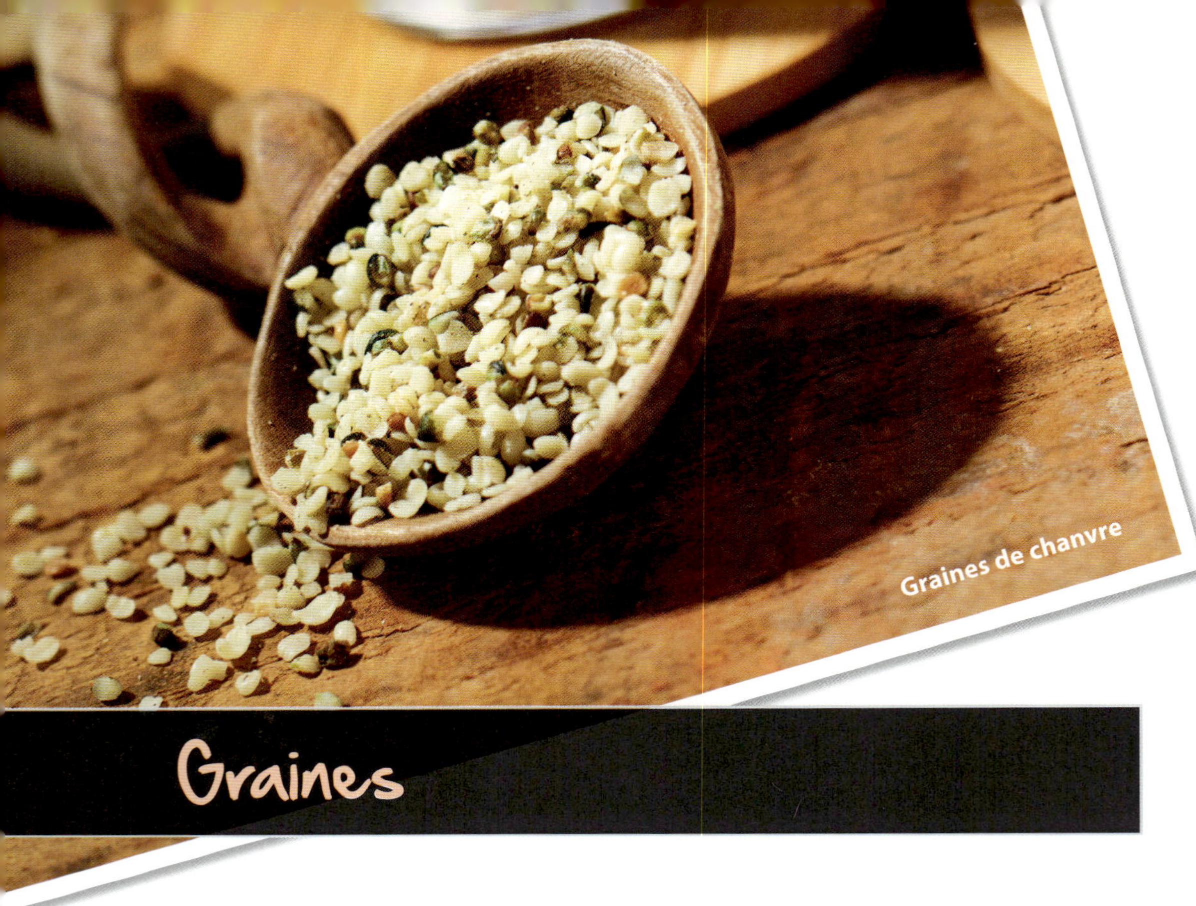

Graines

Les graines de lin

De toutes les plantes du règne végétal, le lin a le taux le plus élevé d'oméga-3, un acide gras essentiel. L'oméga-3 et l'oméga-6 sont considérés comme essentiels parce que notre organisme ne peut pas les produire. L'oméga-6 est relativement facile à obtenir grâce à une alimentation saine ; il se trouve dans plusieurs noix, graines et huiles végétales. A l'opposé, l'oméga-3 est relativement rare dans le règne végétal, bien que le chanvre et la noix en contiennent un peu. C'est le lin qui est la source la plus abondante d'oméga-3 (57 % des matières grasses totales), ce qui fait de lui un supplément essentiel à toute alimentation végétarienne ou végétalienne.

L'oméga-3 est très important pour les athlètes. En plus de son aptitude à faire diminuer les inflammations causées par le mouvement, l'oméga-3 fait partie intégrante du métabolisme des graisses. Une alimentation comportant une dose quotidienne de 10 grammes (environ une cuillère à soupe) de graines de lin moulues complètes permettra au corps de brûler plus efficacement les tissus adipeux comme combustible. Cela sera bénéfique à quiconque veut se débarrasser de ses tissus adipeux ; mais il est d'une importance majeure pour les athlètes qui ont besoin d'épargner leur glycogène musculaire. Lorsque l'organisme parvient de plus en plus à brûler les graisses comme combustible (grâce à l'entraînement et à une alimentation convenable), l'endurance en est considérablement améliorée.

Pour comprendre l'importance de l'oméga-3 pour les exercices, comparons deux athlètes de même condition physique. L'un compte absolument sur l'aptitude de son organisme à brûler les glucides, tandis que l'autre a alimenté son corps avec des graisses de grande qualité. L'athlète nourrissant ses muscles uniquement de glucides pourra conserver juste assez de glycogène musculaire pour une séance d'entraînement d'environ 90 minutes. Après quoi, il aura besoin d'ingérer davantage d'aliments, sinon sa performance déclinera. Cependant, l'autre athlète, ayant incorporé à son alimentation des oméga-3 et des oméga-6 (tout en s'entraînant convenablement) sera capable de puiser dans ses réserves de graisses. Cela signifie que cet athlète aura une double source de combustibles, ce qui prolongera le temps qui lui est imparti avant que le glycogène musculaire ne soit épuisé, et de ce fait améliorera son endurance – pour ne rien dire de l'amincissement de son corps.

Les graines de lin sont riches en potassium, un électrolyte complet pour les gens actifs dans la mesure où il est en partie responsable d'une bonne contraction musculaire. Le corps perd du potassium quand il transpire, ce minéral doit donc être remplacé régulièrement pour que l'organisme en ait suffisamment. Le potassium sert aussi à réguler l'équilibre des fluides, ce qui aide le corps à rester hydraté.

Le graines de lin contiennent à la fois des fibres solubles et insolubles. Les fibres solubles ralentissent la libération des glucides dans le système sanguin, aidant par-là à maîtriser le taux d'insuline et à prolonger l'énergie. Une fois consommées, elles donnent à notre organisme un sentiment de rassasiement, signalant au processus de la faim de s'arrêter. Pour cette raison, les gens qui essaient de perdre du poids devraient consommer davantage de fibres solubles. Elles sont importantes pour la santé du système digestif. De plus, les fibres insolubles ont un rôle purificateur en faisant en sorte que les toxines ne se développent pas et ne se répandent pas dans le système sanguin.

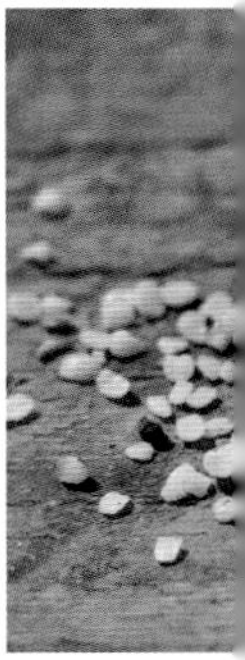

Comme le chanvre, les graines de lin ont des propriétés anti-inflammatoires, ce qui est bon pour n'importe quelle personne active. Les graines de lin sont également un aliment complet, contenant des protéines complètes et tous les acides aminés essentiels, elles conservent leurs enzymes et permettent à notre organisme de les absorber facilement pour les utiliser ensuite afin d'améliorer ses fonctions immunitaires.

Si vous voulez consommer des graines de lin, choisissez de les acheter à l'état de graines complètes plutôt que sous la forme de repas préparés à base de graines de lin. Les graines de lin complètes contiennent tous les enzymes, les huiles, les substances nutritives, les vitamines et les minéraux qui sont bénéfiques pour la santé. Les repas à base de graines de lin sont composés à partir de ce qui reste après que les huiles ont été extraites des graines. Ils sont pour la plupart fibreux et on les utilise couramment comme agents de remplissage dans les produits de boulangerie ou pour remplacer des repas bas de gamme. Je suggère d'acheter des graines de lin complètes, de les moudre dans un moulin à graines et de les conserver dans un récipient hermétique au frais. Moulues, elles pourront être conservées jusqu'à trois mois.

Parce que les graines de lin sont petites avec des cosses dures, elles passeront dans votre système organique sans être digérées si elles sont consommées entièrement. Les moudre libérera leur huile et leur valeur nutritionnelle : elles pourront donc être utilisées efficacement par notre organisme.

Le chanvre

Les aliments à base de chanvre ont gagné en popularité au cours des dernières années, et ce pour une bonne raison : le chanvre a beaucoup de qualités qui le situent à l'écart des autres aliments. A l'état naturel, c'est un aliment riche en substances nutritives : il n'est donc pas nécessaire de produire des isolats ou des extraits. Comme vous l'avez lu dans le chapitre 2, en tant qu'aliment complet, il est plus alcalin que la plupart des protéines, avec un pH plus élevé, ce qui est primordial pour garder notre organisme dans un état alcalin.

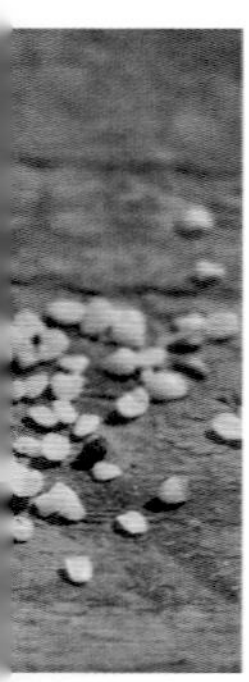

Les protéines du chanvre sont complètes, elles contiennent les 10 acides aminés essentiels – ce qui rend le chanvre supérieur aux autres sources de protéine. Les acides aminés essentiels ne peuvent être obtenus que par l'alimentation dans la mesure où l'organisme ne peut pas les produire. L'éventail complet des acides aminés essentiels que l'on trouve dans le chanvre offrira des bénéfices évidents à toute personne active. Son profil riche en acides aminés aide à stimuler le système immunitaire de notre organisme et à accélérer la récupération. Les aliments à base de chanvre ont également des propriétés anti-inflammatoires, aspect essentiel pour accélérer la réparation des tissus mous endommagés à cause de l'activité physique. L'édestine, un acide aminé présent seulement dans le chanvre, est considéré comme faisant partie intégrante de l'ADN – ce qui fait du chanvre la plante la plus proche de notre propre ADN.

Je trouve la digestibilité des protéines de chanvre supérieure à toutes les autres protéines que j'ai essayées. Dans la mesure où elles sont crues, leurs enzymes digestifs à l'état naturel restent intacts, ce qui permet à l'organisme de les utiliser avec la plus grande facilité et d'amoindrir la pression exercée par la digestion. Grâce à la simplicité avec laquelle elles sont digérées et absorbées, les protéines de chanvre sont une bonne alternative aux autres protéines ; de plus, vous aurez besoin de consommer moins de protéines si vous en choisissez qui sont de grande qualité, comme celles du chanvre : c'est la qualité qui compte, pas la quantité.

Ces protéines contribuent non seulement à la régénération des muscles et des tissus mais aussi à celle du métabolisme des lipides. Une fois ingérées, elles provoquent la libération d'une hormone qui rend notre organisme capable d'utiliser plus facilement ses réserves de graisse, ce qui aura pour résultat d'améliorer notre endurance et de faciliter la perte de nos tissus adipeux. Dans la mesure où les aliments à base de chanvre sont crus, ils préservent leur taux naturellement élevé en vitamines, en minéraux, en matières grasses équilibrées de grande qualité, en antioxydants, en fibres et en chlorophylle (connue pour sa teneur alcaline).

La fraîcheur est particulièrement importante quand vous sélectionnez des aliments à base de chanvre, ce qui inclut l'huile de chanvre, les graines de chanvre et la poudre de protéines de chanvre. Une couleur d'un vert profond, une odeur agréable et un goût sucré de noisette sont les signes d'une récolte récente. Comme pour n'importe quelle récolte, assurez-vous de choisir du chanvre ayant poussé sans herbicides ou pesticides.

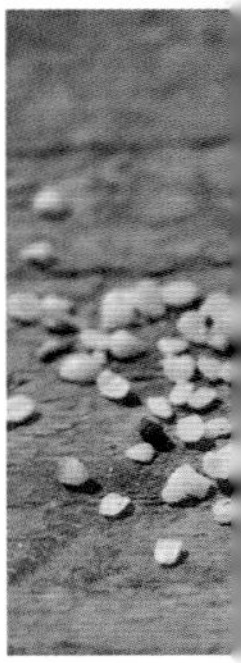

Les graines de courge

Les graines de courge sont riches en fer, une substance nutritive que certaines personnes ont du mal à avoir en quantité suffisante, surtout s'ils ne mangent pas de viande rouge. L'anémie, c'est-à-dire le manque de globules rouges, est habituellement causé par une alimentation pauvre en fer ou par des exercices éprouvants. La perte de fer est due à l'hémolyse (les cellules sanguines sont écrasées à cause d'une contraction intense des muscles). Plus une personne est active, plus elle a besoin de fer dans son alimentation. Des activités qui ont un impact constant sur notre organisme, comme la course, réduisent notre taux de fer plus considérablement que d'autres types d'exercice, parce que l'hémolyse y est plus importante. Lors d'une course, à chaque foulée, une petite quantité de sang est libérée des capillaires endommagés. Avec le temps, cela peut mener à l'anémie si le coureur ne prête pas attention à son alimentation. Le fer se perd également par la transpiration.

Je garde toujours des graines de courge crues sous la main, et les parsème dans beaucoup de mes repas.

Les graines de sésame

Les graines de sésame sont une excellente source de calcium, facilement absorbable. Le calcium est en partie responsable de la contraction des muscles – laquelle préoccupe particulièrement les athlètes qui ont besoin de s'assurer qu'ils maintiennent un taux convenable de calcium dans leur organisme. Le calcium joue également un rôle important dans la formation et l'entretien des os et des dents. Par ailleurs, les athlètes et les gens vivant sous un climat chaud ont besoin de quantités supplémentaires de calcium dans la mesure où il est excrété par la transpiration.

J'utilise un moulin à graines pour moudre les graines de sésame en farine, que je stocke ensuite dans le réfrigérateur jusqu'à trois mois. Je parsème cette farine sur les salades, les céréales, les pâtes et les soupes. Plusieurs des recettes du *Thrive Diet* demandent de la farine de graines de sésame, ce qui sert à accroître leur teneur en calcium. Lorsque vous cuisinez des plats à base de pâte (que ce soit pour une pâte à pizza du *Thrive Diet*, ou pour toute autre recette) essayez de remplacer la farine glutineuse demandée dans la recette (jusqu'à un quart de la quantité) par de la farine de graines de sésame. Si la recette demande une farine non glutineuse, la quantité totale pourra être remplacée par la farine de graines de sésame. Dans la mesure où elle est légèrement plus amère que la plupart des farines, vous pouvez l'expérimenter en augmentant sa quantité petit à petit à chaque fois.

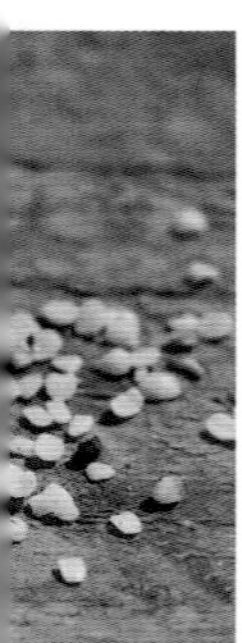

Les graines de tournesol

Faites de 22 % de protéines environ, les graines de tournesol offrent une bonne quantité de substances diététiques. Riches en oligo-éléments et en vitamines importantes pour une bonne santé, les graines de tournesol méritent d'être consommées régulièrement. Leur taux de vitamine E est plutôt élevé et elles sont riches en antioxydants.

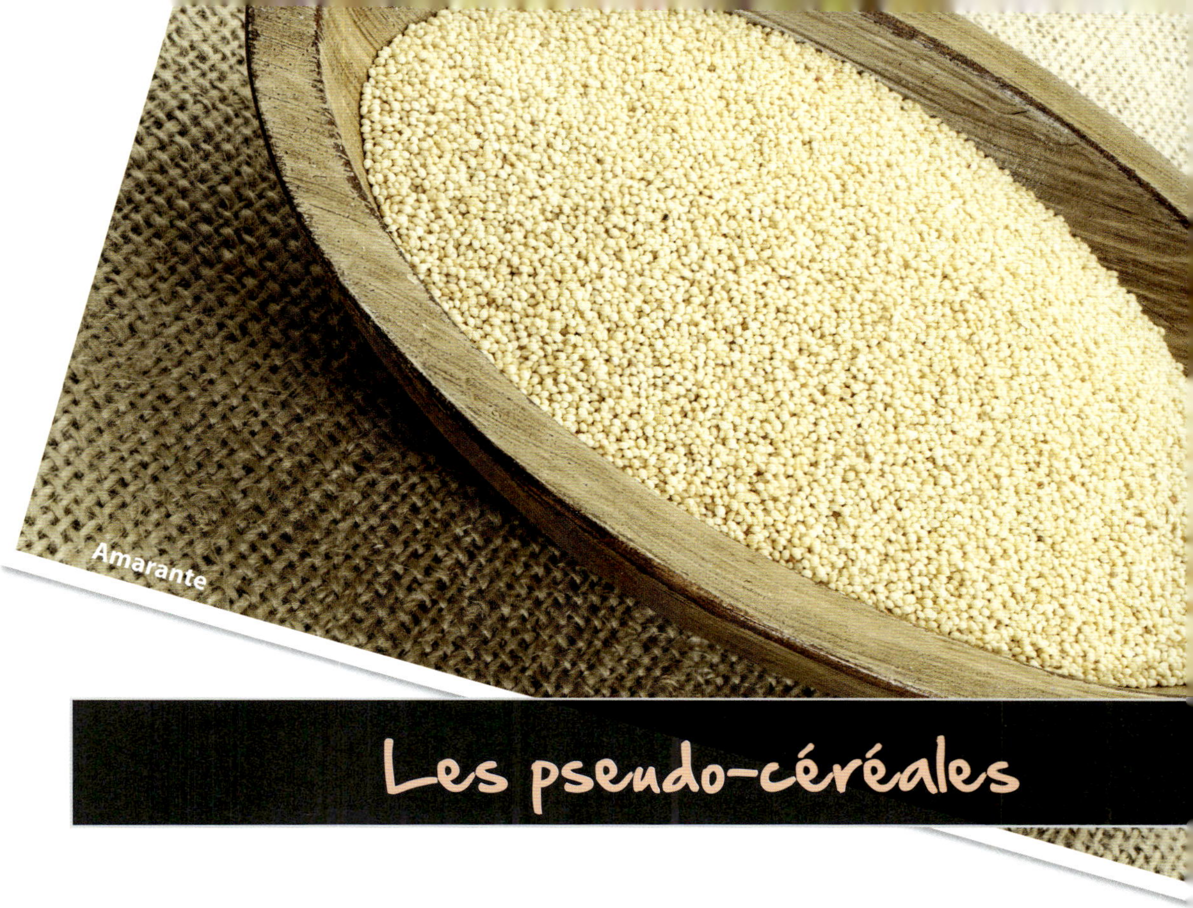

Les pseudo-céréales

Comme je l'ai noté avant, les pseudo-céréales sont en fait des graines, bien qu'on les nomme couramment des céréales. Elles ne contiennent pas de gluten, ce qui les rend très digestes ; de plus, elles sont alcalines et conviennent aux personnes intolérantes au gluten.

L'amarante

D'une grande valeur nutritionnelle, l'amarante est, avec sa saveur de noisette, l'une de mes pseudo-céréales préférées. Elle a un taux plutôt élevé de calcium, de fer, de potassium, de phosphore et de vitamines A et C. Composée d'environ 17 % de protéines, l'amarante est particulièrement riche en lysine, un acide aminé essentiel difficile à trouver. La lysine est importante pour que notre système digestif puisse absorber du calcium, lequel est rare dans les aliments à base de plantes – ce qui fait de l'amarante un supplément significatif à une nutrition optimale. De plus, en quantité équivalente, l'amarante a deux fois plus de calcium que le lait de vache.

L'amarante consiste environ en 8 % d'acides gras, que l'on trouve principalement dans son germe. A l'intérieur de ces matières grasses se trouve une forme précieuse de vitamine E connue sous le nom de tocotriénol, un antioxydant puissant. Avec un taux de digestion de 90 % environ, l'amarante est très bien tolérée par notre système digestif; elle est d'ailleurs considérée comme un aliment au gain net élevé.

Avec environ trois fois plus de fibres et cinq fois plus de fer que la farine de blé, la farine d'amarante est un bon supplément pour les préparations culinaires à base de pâte – l'inclure est une manière simple d'augmenter la valeur nutritionnelle d'une recette. Néanmoins, à cause de sa saveur forte et sucrée, il est préférable de l'utiliser en farine secondaire, combinée à des farines principales comme celles d'épeautre ou de kamut. La farine d'amarante a également une texture gélatineuse. La mélanger à des céréales plus moelleuses ou à des farines de graines (celles d'épeautre ou de sarrasin) est une bonne manière de compenser cette texture.

Préparation : cuisez-la comme du riz, avec un volume d'amarante pour trois volumes d'eau, pendant environ 25 minutes. Elle peut aussi être germée (voir p. 217) ou soufflée (voir p. 224).

Sarrasin

Malgré son nom, la farine de blé noir (ou sarrasin) n'est pas du blé, ni même de la famille du blé. Cela vous surprendra peut-être un peu : le sarrasin est de la famille de la rhubarbe. Contenant huit acides aminés essentiels, incluant de grandes quantités de tryptophane souvent difficile à trouver, le sarrasin est considéré comme une source de protéines de bonne qualité. Dans la mesure où le tryptophane est précurseur de la sérotonine (la sérotonine est formée par le tryptophane), en avoir une quantité suffisante dans votre alimentation est important pour vous aider à améliorer votre humeur et à clarifier votre esprit. Le sarrasin a un taux plutôt élevé de vitamines B et E et est très riche en manganèse ; il fournit aussi du calcium.

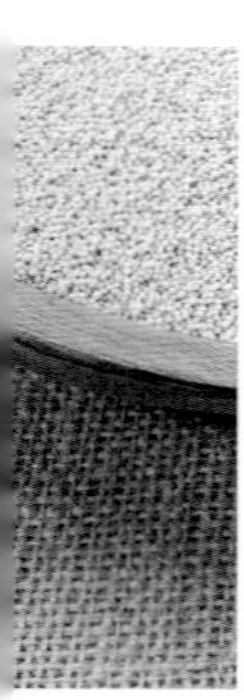

Quand vous l'achetez, assurez-vous d'en sélectionner qui ne soit pas grillé. Le sarrasin grillé, connu sous le nom de kasha, est un aliment de base traditionnel de l'Europe de l'Est. Il ne peut pas être germé et il est moins polyvalent pour les recettes. La saveur du sarrasin étant douce, elle est facilement recouverte par les aliments qui l'accompagnent. La farine de sarrasin complète bien celle de quinoa, surtout quand elles sont mélangées.

Préparation : cuisez-le comme du riz, avec un volume de sarrasin pour trois volumes d'eau, pendant 20 minutes environ. Il peut aussi être germé (voir p. 217).

Le quinoa

Avec une texture légère et moelleuse et un léger goût terreux, le quinoa équilibre la texture des autres céréales plus épaisses qui sont présentes dans votre repas.

Nutritionnellement proche de l'amarante, le quinoa contient environ 20 % de protéines ; il est riche en lysine et c'est une bonne source de fer et de potassium. On trouve également chez lui un taux élevé de vitamine B, laquelle est en partie responsable de la conversion des glucides en énergie.

Préparation : la préparation du quinoa est particulièrement importante dans la mesure où il est naturellement enrobé d'une résine amère appelée saponine. On pense qu'elle s'est développée naturellement pour dissuader les oiseaux et les insectes de manger les graines ; elle doit en tout cas être enlevée par un rinçage minutieux pour rendre le goût du quinoa agréable. La majeure partie de la saponine aura été enlevée avant que le quinoa soit expédié dans un magasin, mais il restera probablement un résidu poudreux.

Préparation : cuisez-le comme du riz, avec un volume de quinoa pour deux volumes d'eau, pendant 20 minutes environ. Il peut aussi être germé (voir la p. 217).

Le riz sauvage

Le riz sauvage est une graine d'herbe aquatique plutôt que du riz véritable. Riche en vitamine B et en lysine (l'acide aminé), il est d'une plus grande valeur nutritionnelle que les céréales traditionnelles. Poussant dans les régions nordiques des Prairies canadiennes, le riz sauvage est rarement traité avec des pesticides dans la mesure où il peut prospérer sans ce recours. (Il pousse comme culture domestique dans le Minnesota et en Californie). Il a une saveur bien particulière qui a du corps, une texture légèrement caoutchouteuse qui complète bien beaucoup de repas.

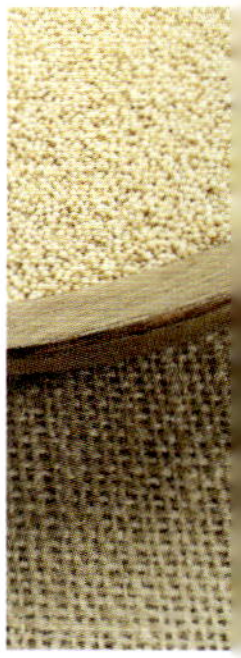

Préparation : cuisez-le comme du riz, avec un volume de riz sauvage pour deux volumes d'eau, pendant 30 minutes environ. Il peut aussi être germé (voir p. 217) ou soufflé comme l'amarante (voir p. 224).

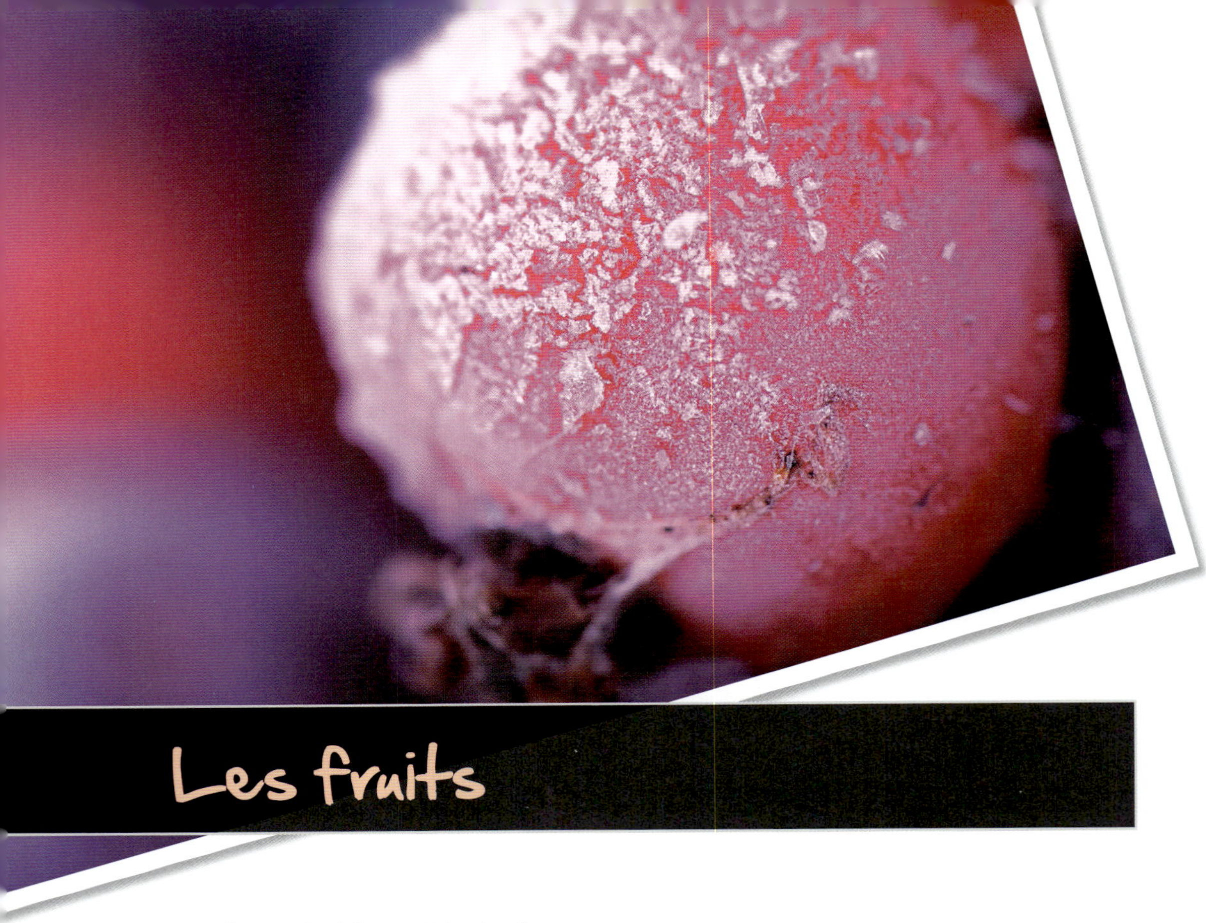

Les fruits

Les fruits du *Thrive Diet* incluent :

- Abricots
- Ananas
- Bananes
- Baies (mûres, myrtilles, canneberges, framboises, fraises)
- Cerises
- Dattes
- Fruit du dragon
- Figues
- Grenades
- Kiwis
- Mangue
- Melons (cantaloup, melon miel, pastèque)
- Nectarines
- Oranges
- Papayes
- Pamplemousse
- Pêches
- Poires
- Pommes
- Prunes
- Raisins

Dattes

Riches en glucose (un glucide), les dattes sont souvent appelées le « combustible naturel ». Une fois consommé, le glucose est rapidement converti en glycogène dans le foie. Maintenir des réserves suffisantes de glycogène à la fois dans les muscles et le foie est impératif pour une énergie durable. Pour cette raison, il est préférable de consommer des dattes un peu avant, pendant ou immédiatement après les exercices. Les autres aliments, comme ceux qui sont riches en chlorophylle, convertissent également le glycogène, mais pas aussi rapidement que le glucose. Les dattes, très digestes et alcalines, sont la collation idéale pour alimenter votre activité.

J'ai essayé d'utiliser les dattes fraîches Medjool dans mes recettes à cause de leur taille relativement grande et de leur petit noyau. Elles sont disponibles dans la plupart des supermarchés. Cependant, n'importe quelle datte peut être utilisée ; de plus en plus de magasins sont approvisionnés en dattes fraîches ou humides conservées dans des paquets hermétiques. Si vous utilisez des dattes sèches, il faudra dans un premier temps les tremper pendant quatre heures environ pour les ramollir. Après trempage, elles pourront être conservées au frais jusqu'à une semaine.

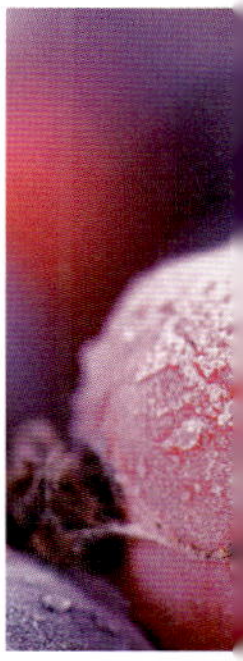

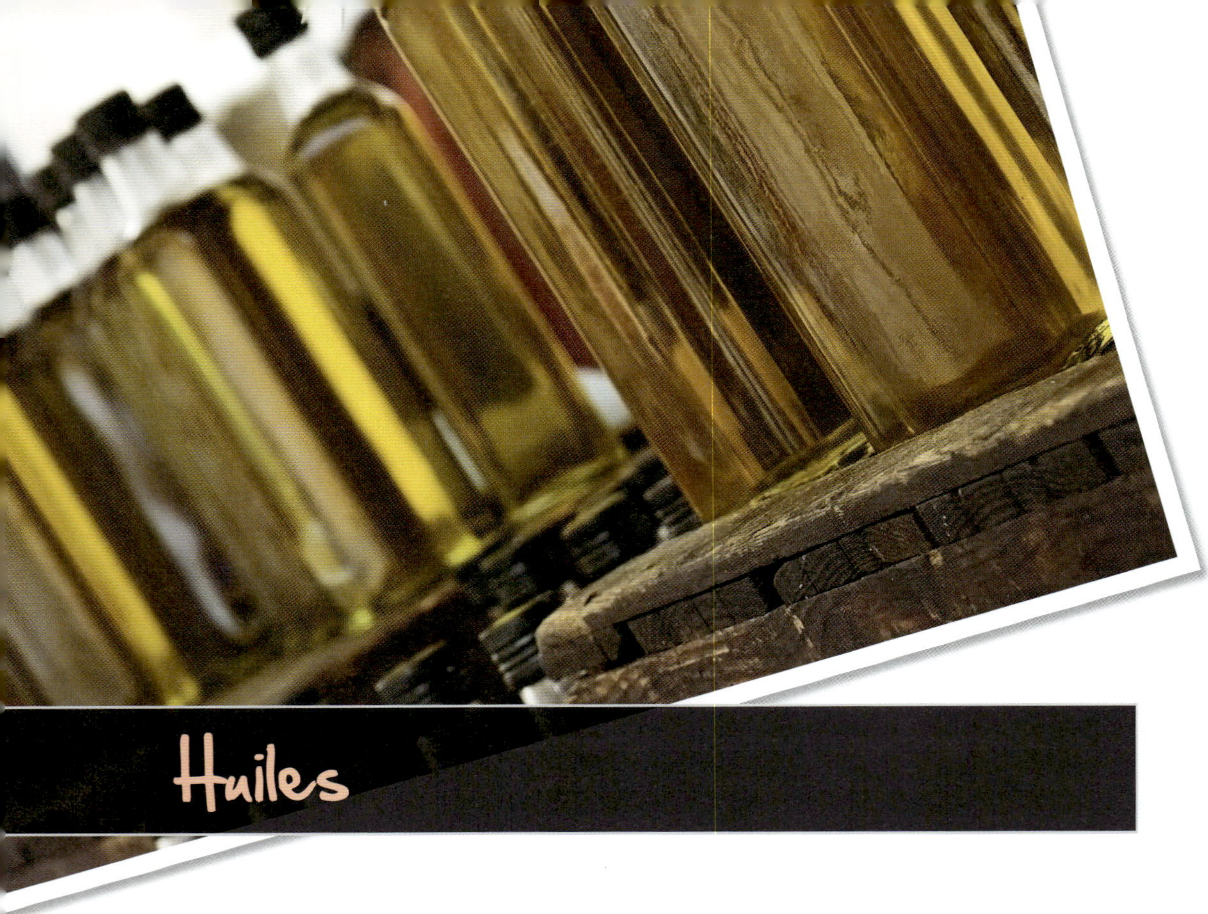

Huiles

Il existe un large éventail d'huiles, chacune ayant un goût distinct et une valeur nutritionnelle unique. La clef pour préserver leur saveur dans vos différents repas ainsi que la diversité des valeurs nutritives qu'offre votre alimentation, est de varier les huiles.

Utilisées à la bonne mesure, les huiles de grande qualité, pressées à froid et non raffinées, sont parmi les substances les plus saines. Mes préférées sont les huiles de chanvre, de courge, de lin et, pour cuisiner, de noix de coco. La plupart des huiles contiennent les mêmes substances nutritives que les graines des plantes dont elles proviennent – mais dans les huiles, elles sont très concentrées.

Toutes les huiles ne sont pas équivalentes. L'huile industrielle de mauvaise qualité est l'un des aliments les plus néfastes qui puisse être consommé – elle est encore plus néfaste que les glucides raffinés. De nombreux produits achetés à bon marché dans les magasins, cuits ou frits, comme les muffins, les chips ou les cakes, contiennent des gras trans, une substance presque toxique que notre organisme ne peut pas utiliser. Les gras trans, aussi connus sous le nom d'acides gras trans, sont ajoutés à de nombreux **aliments commerciaux produits en masse** – ce qui prolonge leur durée de conservation, améliore leur teneur en humidité et rehausse leur saveur.

Comme avec les huiles utilisées dans les recettes du *Thrive Diet*, il est important de savoir ce qui peut être chauffé sans risque et ce qu'il est préférable de consommer cru. Je ne fais jamais frire les huiles de chanvre, de lin ou de courge parce qu'il faut les faire chauffer à basse température – au-delà d'une certaine température l'huile devient moléculairement néfaste. Ainsi, dépasser cette température peut convertir des huiles saines en acides gras trans. Quand vous faites cuire des ingrédients qui contiennent des acides gras avec de l'huile de lin ou d'autres graines moulues, il est important que la température ne dépasse pas 180° C. Je fais rarement cuire quoi que ce soit au-delà de 150° C, pour m'assurer que les acides gras conservent leur valeur nutritionnelle. Pour les recettes poêlées, quand la température est susceptible de dépasser les 180° C, je n'utilise que de l'huile de noix de coco.

Huile de noix de coco

Cette huile est produite en pressant la chair de la noix de coco (afin d'en enlever les fibres). C'est la seule matière grasse que j'utilise pour faire frire des aliments. Parfois appelée beurre de noix de coco dans la mesure où elle reste solide en-dessous de 25° C environ, l'huile de noix de coco peut être chauffée à haute température sans être convertie en gras trans. Curieusement, l'huile de noix de coco n'a pas un goût de noix de coco très marqué et elle n'a presque pas d'odeur. Quand elle est utilisée pour la cuisson, le moindre goût de noix de coco se dissipe, ce qui en fait une huile polyvalente.

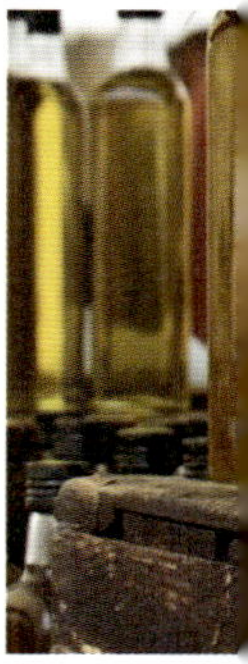

L'huile de noix de coco est riche en triglycérides à chaîne moyenne, ou TCM. Les TCM sont uniques en ce sens qu'ils sont une forme de matières grasses saturées ayant néanmoins beaucoup de bénéfices pour la santé. L'organisme les utilise d'une autre manière que les matières grasses ne contenant pas de TCM. Leur digestion se fait presque sans effort et, contrairement aux matières grasses qui ne contiennent pas de TCM (lesquelles sont conservées dans les cellules), les TCM sont utilisés dans le foie. En effet, au moment où les TCM sont consommés, ils sont convertis en énergie par le foie.

L'huile de noix de coco et les dattes sont les ingrédients de base de mes bouchées d'énergie directe (voir p. 130), que je consomme pendant une séance d'entraînement intense ou une course. De plus, grâce à leurs propriétés de « combustion directe », les TCM sont meilleurs pour le pancréas, le foie et le système digestif que les matières grasses ne contenant pas de TCM. L'huile de noix de coco riche en TCM est en train de devenir la matière grasse de choix de ceux qui sont résolus à obtenir ou à maintenir un corps mince.

L'huile d'olive extra-vierge

« Extra-vierge » signifie que l'huile est issue de la première pression des olives. On nomme la pression qui suit « vierge » et celle d'après, produit l'huile d'olive normale. Avec une couleur et un goût légers, l'huile d'olive extra-vierge est un bon supplément aux sauces, aux dips et aux assaisonnements. Bien que l'huile d'olive extra-vierge soit une huile saine, elle ne fournie qu'une quantité minime d'oméga-3.

L'huile de lin

Comme vous pouvez vous en douter, l'huile de lin est obtenue en pressant les graines de lin. Plus douce au goût que les huiles de chanvre ou de graines de courge, c'est elle qui contient le plus d'oméga-3 (cinq fois plus que d'oméga-6).

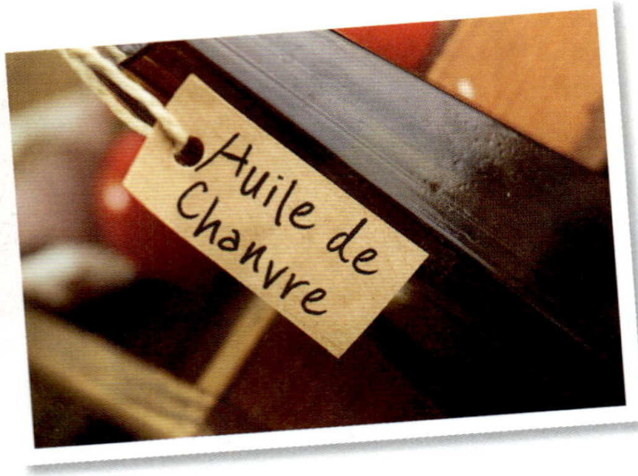

L'huile de chanvre

Obtenue en pressant les graines de chanvre, l'huile de chanvre est une des huiles les plus saines. Verte foncé, d'une texture crémeuse et onctueuse avec une douce saveur de noisette, c'est une base excellente pour les assaisonnements de salade. Elle est unique en ce qu'elle possède le taux idéal d'acides gras oméga-3 et oméga-6.

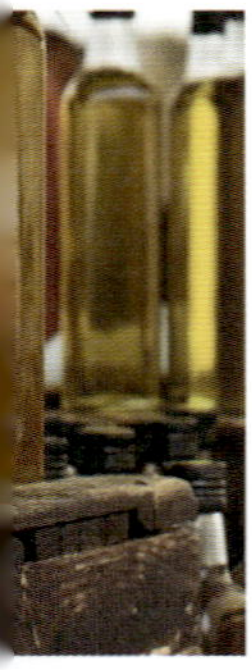

L'huile de graines de courge

L'huile de graines de courge est d'un vert profond avec une touche de rouge sombre. D'une saveur distincte et robuste, elle est remplie d'acides gras essentiels ; elle est connue pour contribuer à la santé de la prostate.

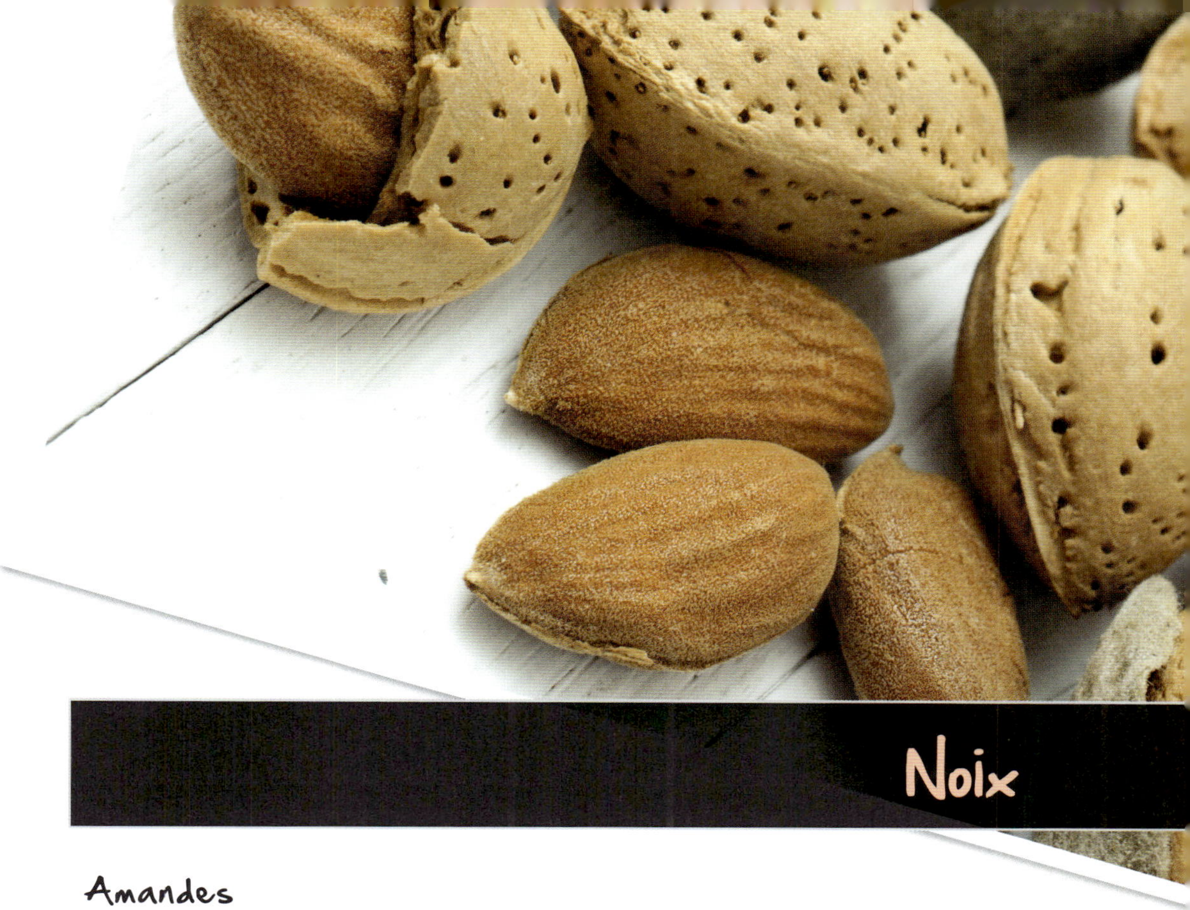

Noix

Amandes

Les amandes sont une des noix les plus populaires. Elles résistent à la moisissure sans avoir été grillées, ce qui en fait une noix parfaite à faire tremper et à manger crue. Particulièrement riches en vitamine B2, en fibres et en antioxydants, elles ont un des taux de substances nutritives les plus élevés de toutes les noix. Cela combiné à leur digestion facile – surtout quand elles sont trempées – en fait un supplément méritant de faire partie de votre alimentation. Bien qu'il ne soit pas *nécessaire* de faire tremper les amandes, cette opération les rend plus nutritives – dans leur état pré-germinatif, leur taux de vitamines augmente et les inhibiteurs d'enzymes sont supprimés, ce qui fait qu'elles sont digérées encore plus efficacement. Les amandes peuvent être trempées par paquet et gardées au frais jusqu'à une semaine (voir p. 215).

Noix de macadamia

Les noix de macadamia contiennent des acides gras oméga-7 et oméga-9. Bien que ces acides gras ne soient pas essentiels (ce qui veut dire que notre organisme en produit) les inclure dans notre alimentation est avantageux pour notre santé. Si vous mixez des noix de macadamia trempées, cela donnera une pâte à tartiner crémeuse – une bonne alternative au beurre ou à la margarine. Il est toutefois préférable d'utiliser des noix de macadamia trempées dans chacune des recettes du *Thrive Diet* où elles figurent, même s'il n'est pas absolument nécessaire de les tremper si le temps vous manque ou si vous ne l'aviez pas prévu.

Noix

Les noix sont riches en vitamine B et possèdent un profil unique en acides aminés. Également riches en potassium et en magnésium, elles peuvent aider à maintenir un taux suffisant d'électrolytes, ce qui prolongera l'hydratation. Comme les amandes et les noix de macadamia, les tremper améliore leur valeur nutritionnelle et leur digestibilité. Les noix peuvent compléter beaucoup de repas et de collations.

D'autres noix du Thrive Diet

Les noix de la liste ci-dessous offrent toutes une valeur nutritive élevée sous une forme compacte. Dans certaines recettes, ces noix peuvent remplacer les noix plus communes comme les amandes ou les noix de macadamia. Grâce à leur diversité, elles pourraient donner à votre alimentation une variété de goût et de valeurs nutritives plus grande. Sachez toutefois que ces noix pourraient ne pas être facilement disponibles dans les supermarchés.

- Avelines
- Noix du Brésil
- Noix de cajou
- Noisettes
- Noix de pécan
- Pignons de pin
- Pistaches

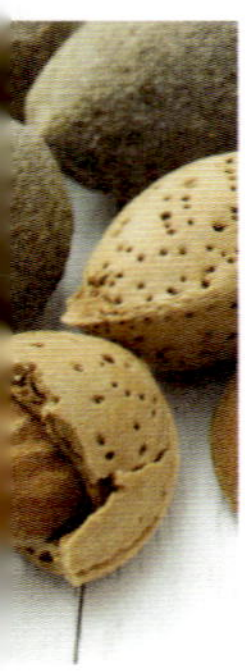

Les noisetiers poussent naturellement en Europe et en Asie. Aliments de base des hommes primitifs, les noisettes ont été consommées pendant des centaines d'années. Les avelines sont une variété de noisettes qui sont cultivées et souvent produites davantage que les noisettes sauvages pour accroître le rendement des récoltes. Les noisettes et les avelines sont nutritionnellement similaires ; toutes deux sont une excellente source de minéraux tels que le manganèse, le sélénium et le zinc.

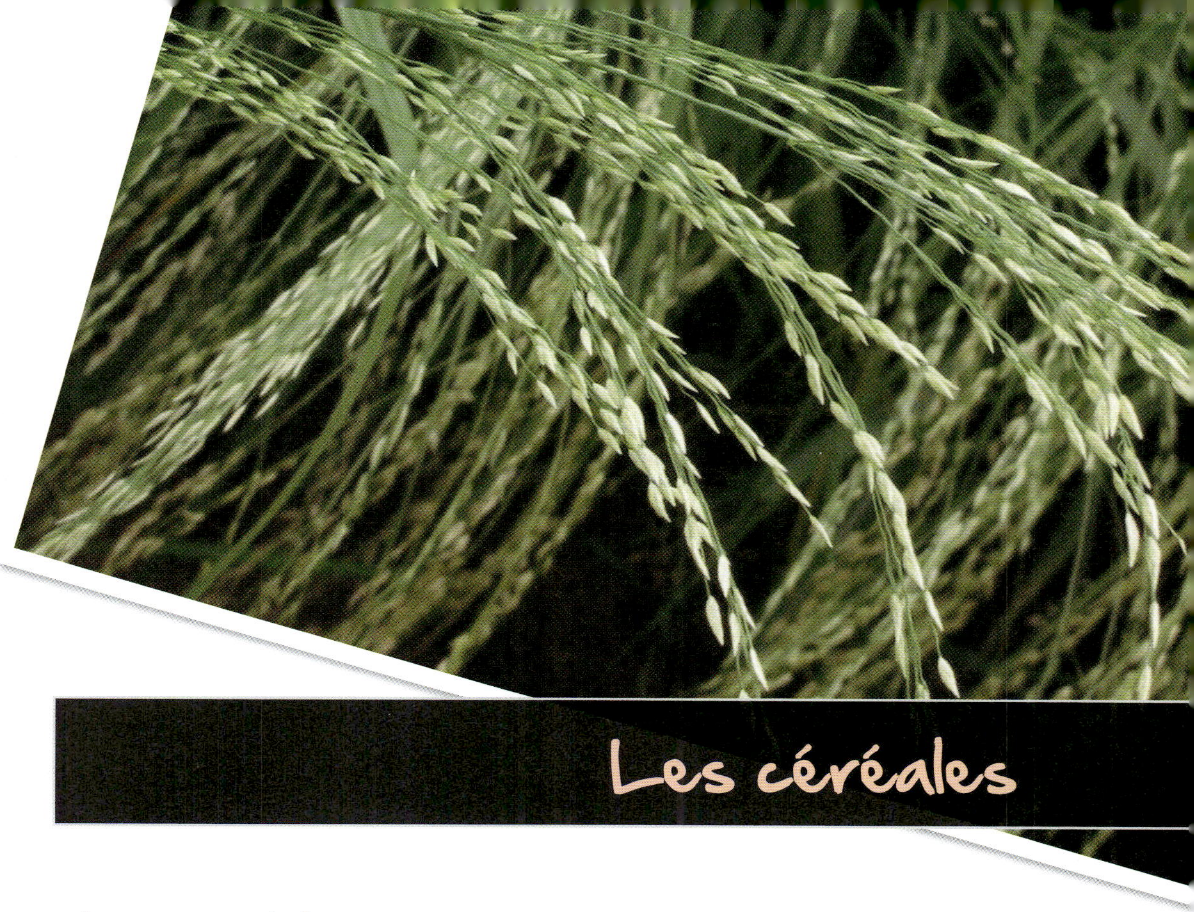

Les céréales

Le riz complet

Le riz est un aliment de base dans beaucoup de pays ; en termes de quantité, c'est l'un des aliments les plus consommés au monde. Dans la mesure où le riz complet n'a pas été altéré avec les années, il y a peu de chances qu'il provoque une réaction allergique. Il a une douce saveur de noisette.

Le traitement du riz complet est bien moins considérable que celui du riz blanc, ce qui le rend nutritionnellement supérieur à son homologue. Dans la mesure où seule sa couche la plus superficielle, la cosse, est enlevée, le riz complet conserve sa valeur nutritionnelle. Il est très riche en manganèse et contient de grandes quantités de sélénium et de magnésium. C'est aussi une bonne source de vitamine B.

Le riz violet gluant, ou riz noir thaï, est une bonne alternative au riz complet de base. Il peut le remplacer en quantité équivalente.

Pour ajouter une saveur et des valeurs nutritives supplémentaires au riz lorsque vous le cuisinez, ajoutez une cuillère à café de feuilles de rooibos pour chaque mesure de riz cru.

Préparation : Faites cuire un volume de riz pour deux volumes d'eau. Mettez le riz et l'eau dans une casserole. Couvrez et portez à ébullition. Une fois que l'eau bout, réduisez la chaleur pour le laisser mijoter pendant 45 minutes. Retirez du feu et remuez. Laissez refroidir.

Le millet

Le millet est l'une des céréales les plus digestes qui soient. Il est sans gluten et sa digestion crée dans notre organisme un léger effet alcalinisant. Il se peut aussi qu'il soit l'une des céréales parmi les plus polyvalentes ; il peut avoir un aspect doux ou crémeux, cela dépend du temps de la cuisson.

Riche en vitamine B, en magnésium et en tryptophane (un acide aminé essentiel), le millet est nutritionnellement riche et complète bien de nombreux repas. La farine de millet, avec sa saveur douce et discrète, ajoute un peu de variété nutritionnelle aux recettes.

Préparation : Cuisez-le comme du riz, avec un volume de millet pour trois volumes d'eau, pendant 35 minutes environ. Il peut également être germé.

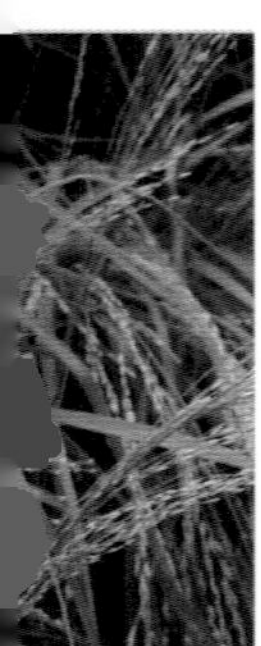

L'épeautre

Connu comme étant une céréale ancienne, ce qui veut dire qu'il n'a pas été altéré avec le temps, que ce soit par les techniques de culture primitives ou les modifications génétiques modernes – l'épeautre a une longue histoire. Cette céréale est riche en vitamine B, elle est productrice d'énergie et contient 30 % de protéines de plus que les farines complètes de base. L'épeautre contient une quantité minimale de gluten, mais considérablement moins que d'autres farines. D'ailleurs, grâce à sa teneur en gluten, la farine d'épeautre peut être utilisée en tant que liant avec les autres farines de céréales et de graines pendant la cuisson. Pour cette raison et parce que sa préparation demande plus de temps que celle de n'importe quelle autre céréale, la farine d'épeautre est ce qui est utilisé le plus souvent. L'épeautre a une légère saveur de noisette.

Préparation : Trempez l'épeautre pendant la nuit, cuisez-le ensuite comme du riz, avec un volume d'épeautre pour trois volumes d'eau, pendant 1 heure environ. Il peut également être germé.

Le teff

Le teff est une céréale riche en minéraux. Avec ses grandes quantités de calcium, de magnésium, de bore, de cuivre, de phosphore et de zinc, le teff à environ deux fois plus de fer que les farines complètes. Cette minuscule céréale devient crémeuse quand elle est cuite; réduisez le temps de cuisson si vous voulez une texture légèrement croquante. Elle a un léger goût de mélasse, ce qui ajoute de la saveur quand elle est mélangée à d'autres farines de céréales ou de graines.

Préparation : cuisez-le comme du riz, avec un volume de teff pour quatre volumes d'eau, pendant 15 minutes environ. Il peut aussi être germé.

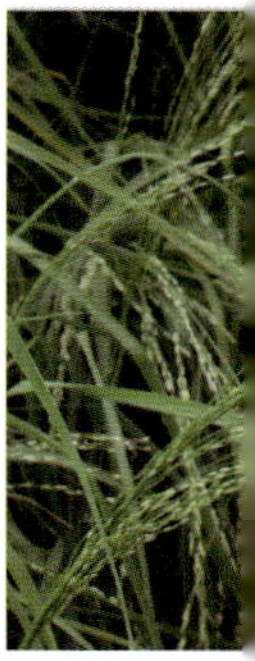

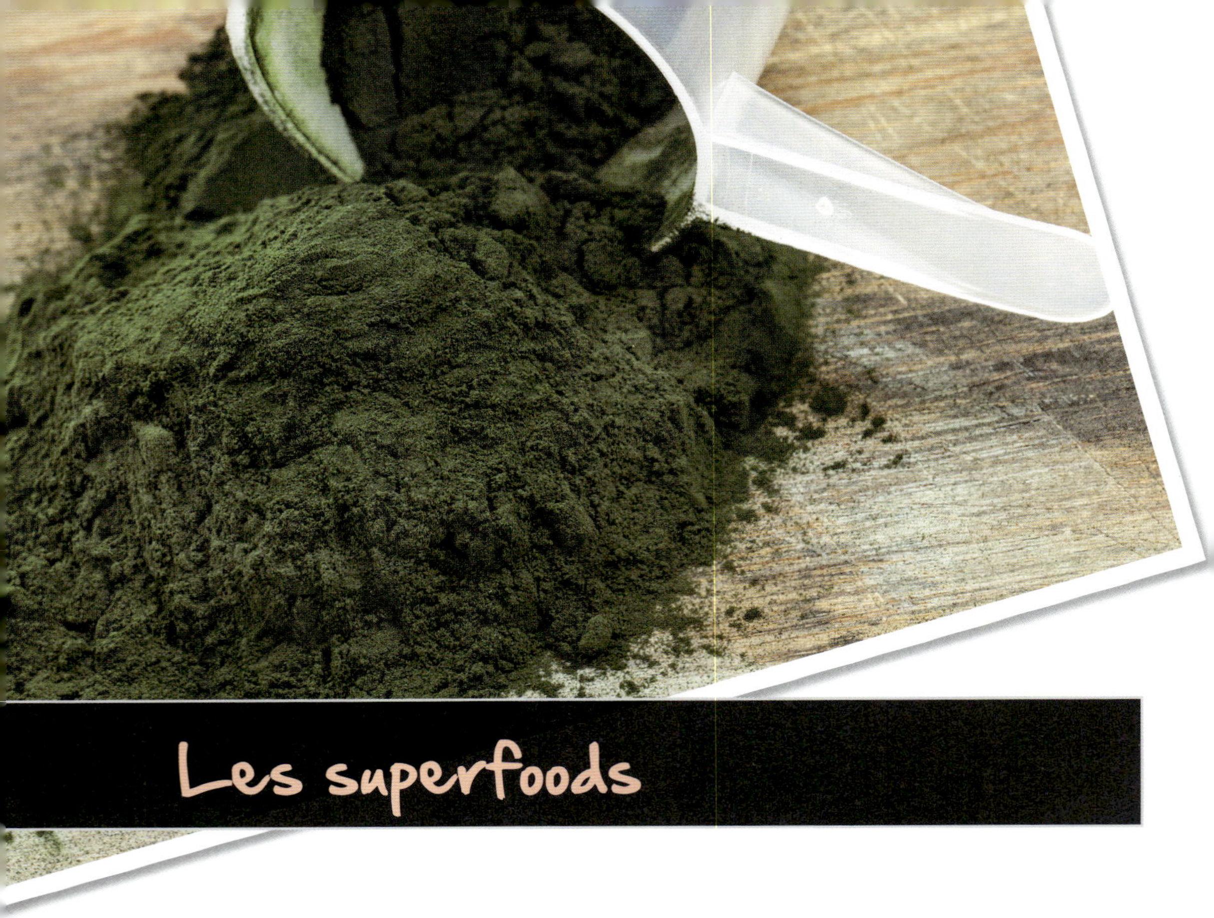

Les superfoods

Les aliments *superfoods* sont des aliments qui offrent une foule de bénéfices allant bien au-delà de ceux procurés par une alimentation saine de base. Ils offrent plus que leur simple valeur nutritionnelle : étant faciles à digérer et ayant un pH neutre ou élevé, ils peuvent aider à réduire les inflammations, à stimuler le système immunitaire et à accélérer la récupération. Ils sont remplis de vitamines, de minéraux et d'autres propriétés favorables à la santé. Ce sont des aliments peu courants, vous pourriez avoir des difficultés à les trouver ; les magasins de diététique les proposeront, mais ils risquent d'être assez coûteux. Bien qu'il ne soit pas nécessaire de consommer les *superfoods* pour suivre le *Thrive Diet*, ce sont de bons compléments, surtout quand vous vous sentez fatigué. En suivant le programme alimentaire de 12 semaines du *Thrive Diet*, vous récolterez les bénéfices d'une alimentation saine ; ces aliments sont un apport supplémentaire.

Les baies d'Açai

Connues pour leur extraordinaire teneur en antioxydants, les baies d'Açai proviennent des régions amazoniennes. Par leur taille, leur consistance et leur couleur, elles ressemblent aux myrtilles. Riches en acides gras et en fibres, elles contiennent plus de protéines que les autres baies et sont riches en oligo-éléments ainsi qu'en phyto-éléments nutritifs.

Les baies d'Açai sont généralement proposées séchées ou sous forme de poudre. La poudre s'ajoute idéalement à la pâte des pancakes, se dilue dans les jus, les boissons aux noix et autres smoothies.

Alternative riche en éléments nutritifs, elles enrichissent aussi les smoothies ou les barres aux fruits.

La chlorella

L'un des meilleurs super-aliments que l'on trouve dans la nature est la chlorella, une algue verte d'eau-douce, microscopique et unicellulaire. Je pourrais écrire un livre entier seulement sur les attributs exceptionnels et les applications concrètes de la chlorella. Capable de se reproduire elle-même quatre fois toutes les 24 heures, la chlorella est la plante qui pousse le plus vite au monde. Elle contient aussi plus de chlorophylle et d'acides nucléiques (ADN et ARN) que n'importe quelle autre plante connue. Il n'est pas surprenant que la chlorella soit l'aliment complémentaire numéro un au Japon où la terre est rare, et qu'elle y soit utilisée régulièrement par 10 millions de personne.

En Occident, la chlorella est en train d'être étudiée comme un *land saver*[3]. Son taux de croissance incroyable en a fait un sujet d'étude pour les scientifiques qui cherchent à améliorer les rendements des terres agricoles. La chlorella contient 65 % de protéines, ce qui fait d'elle, de loin, la méthode environnementale de production de protéines la plus efficace. Comparez cela avec les protéines du petit-lait : il faut un pâturage pour le bétail et une terre agricole pour cultiver les céréales servant à nourrir les vaches ; ensuite, il faut traire les vaches, le petit-lait doit être extrait du lait, puis les protéines extraites du petit-lait, et ainsi de suite – tout cela puise dans nos ressources. De plus, dans la mesure où la chlorella possède le taux le plus élevé de chlorophylle de tous les organismes, les protéines restent alcalines, accélérant ainsi la récupération de la fatigue due au quotidien ou aux exercices.

La chlorella est un aliment complet ; elle peut également être considérée comme un complément en vitamines et en minéraux. Au niveau nutritionnel, la chlorella est un vrai super-aliment, contenant une grande quantité de protéines, des acides gras essentiels, et un grand nombre de vitamines, de minéraux et d'enzymes. La chlorella contient aussi la très rare (du moins dans le règne végétal) vitamine B12, qui est, pour les végétariens, extrêmement difficile à trouver sous une autre forme que celle des tablettes industrielles. La chlorella en contient naturellement.

3 réducteur de la dégradation de l'environnement

La chlorella contient 19 acides aminés. Parmi eux, il y en a 10 de ceux qui sont essentiels (lesquels doivent être obtenus par l'alimentation car notre organisme ne peut pas les produire). Par conséquent, la chlorella est une protéine complète. Ces acides aminés, combinés avec les enzymes qui sont produites naturellement, sont les formes de protéine les plus facilement absorbables et utilisables. Cela signifie que notre organisme peut les digérer facilement, comparé à d'autres protéines complètes qui demandent beaucoup plus d'énergie.

Cet aliment merveilleux est si complet, qu'en ne consommant rien d'autre que de la chlorella, la vie humaine pourrait être maintenue pendant une longue période. Cela a été découvert par la NASA quand l'agence spatiale effectuait des recherches sur les moyens de nourrir les astronautes pendant leurs voyages dans l'espace.

Les propriétés détoxifiantes de la chlorella, un autre élément crucial de cette plante, ont récemment retenu l'attention en Occident. Comme nous le savons tous trop bien, la qualité de notre air et de notre eau est en train de décliner, et il n'y a vraiment aucun moyen d'éviter d'y être exposé. J'ai choisi la chlorella comme détoxifiant quotidien de l'organisme. Elle aide à réduire le stress dû à la pollution environnementale. Par moments, je suis obligé de passer en vélo par des rues au trafic dense afin de me rendre vers des terrains plus propices à l'entraînement, ce qui signifie que je dois traverser l'air pollué. Et la chlorella aide à réduire les dégâts cellulaires causés par les radicaux libres qui proviennent des émissions des véhicules.

Une consommation quotidienne de chlorella est l'exemple parfait d'une mesure préventive qui nous permettrait de nous construire une meilleure santé par le biais d'un corps plus vigoureux. Améliorant directement le système immunitaire au niveau cellulaire, la chlorella traite l'apparition de toute faiblesse éventuelle (et, surtout, sa *cause*) – au lieu de combattre le début de la maladie (comme on le fait trop souvent avec des médicaments).

Les acides nucléiques (ARN et ADN) et le facteur de croissance de la chlorella (CGF : Chlorella *Growth Factor*), un composé que l'on trouve exclusivement dans la chlorella, sont des attributs nouveaux qui font de la chlorella une exception. Le CGF est responsable de la capacité sans précédent de la chlorella à quadrupler chaque jour. En consommant de la chlorella, nous pouvons également bénéficier de son facteur de croissance. Ce dernier aide la régénération des cellules, fait ralentir les signes de vieillissement, favorise la guérison et accélère la récupération musculaire. Le CGF est également capable de stimuler la réparation des tissus lorsque les capacités régénératives du corps sont trop sollicitées à cause d'un stress incessant. De plus, le CGF est apte à préserver les fonctions immunitaires de notre organisme pendant les périodes de stress important, nous aidant ainsi à ne pas tomber malade.

Une croissance de 3 % du CGF est considérée comme élevée ; cependant, la plupart des emballages n'indiquent pas ce taux. Quand vous choisissez de la chlorella, recherchez des taux élevés de protéine et de chlorophylle ; il arrive quand même que certaines marques le mentionnent sur l'emballage. Considérez que 65 à 70 % pour les protéines et 6 à 7 % pour la chlorophylle, correspondent à des taux élevés.

Dans la mesure où la chlorella est un aliment complet, je suggère une dose journalière d'au moins 1,5 grammes (environ une demi-cuillère à café) ; mais 2,5 grammes (une cuillère à café) serait nettement mieux. Dans tous les cas, vous ne pouvez pas prendre une trop forte dose de chlorella : n'étant pas conservée par le corps, il n'y a pas de risque de toxicité. Cependant, son effet purifiant se fera probablement sentir avec ces 2,5 grammes (une cuillère à café). J'en consomme jusqu'à 7,5 grammes (une cuillère à soupe) par jour pendant les entraînements intensifs, ce qui améliore sensiblement ma performance. Certaines personnes prennent jusqu'à 15 grammes par jour (2 cuillères à soupe) pour apporter plus de protéines à leur alimentation. Néanmoins, comme la chlorella contient du fer, ceux qui suivent un régime pauvre en fer ne devraient pas dépasser les 10 grammes (4 cuillères à soupe) par jour.

La noix de coco

L'eau de coco est le liquide blanchâtre à l'intérieur de la noix de coco. Elle a une saveur douce et distincte de noix de coco. Remplie d'électrolytes, l'eau de noix de coco est la boisson traditionnelle des sportifs. Elle a été utilisée pendant des décennies dans les régions tropicales pour hydrater convenablement le corps. La chair blanche à l'intérieur de la noix de coco, quant à elle, est une excellente source de matières grasses et d'oligo-éléments de grande qualité. Enfin, le lait de noix de coco est un mélange entre la chair et l'eau de coco. Ce liquide blanc et gras (une matière grasse considérée comme bonne) a la consistance de la crème et est un ingrédient courant dans la cuisine thaïlandaise.

Le thé vert

Apprécié en Asie depuis des siècles, tant pour sa valeur nutritionnelle que cérémonielle, le thé vert est composé de différentes variétés. La variété ayant récemment le plus retenu l'attention en Amérique du Nord est le thé vert *matcha*. Avec un goût légèrement amer mais frais, le matcha est un thé vert puissant dont la valeur nutritionnelle est plus élevée que celle des autres variétés. Les feuilles sont broyées en une poudre riche en chlorophylle dont le taux d'antioxydants est exceptionnellement élevé.

Bien que le matcha contienne de la caféine, cette dernière est nettement différente de celle que l'on trouve dans le grain de café. La caféine du matcha libère lentement et régulièrement de l'énergie au fil des heures, ce qui signifie qu'elle ne va pas, comme le café, vous rendre nerveux. De plus, la théophylline ne provoque pas de stress au niveau des glandes surrénales comme le font les boissons riches en caféine. Il existe d'ailleurs des preuves suggérant que le matcha peut aider à restaurer l'équilibre hormonal et par conséquent être bénéfique aux glandes surrénales.

L'huile végétale de thé vert

Avec une viscosité et une couleur similaires à l'huile d'olive extra-vierge, l'huile végétale de thé vert est riche en antioxydants et en oligo-éléments. Elle contient, comme chaque huile, plusieurs des propriétés bénéfiques de la plante dont elle est extraite : et dans la mesure où le thé vert a de nombreuses propriétés bénéfiques, il en est de même de l'huile végétale de thé vert.

La maca

Racine de légume apparentée au navet et poussant dans les sols volcaniques des régions montagneuses du Pérou qui sont riches en minéraux, la maca est un autre super-aliment. Aliment de base des Péruviens indigènes depuis des centaines d'années, la maca est une plante adaptogène c'est à dire qu'elle augmente la capacité de notre corps à s'adapter aux différents stress, quelles que soient leurs origines. Quand les conquistadors espagnols ont envahi le Pérou, ils ont eu beaucoup de mal à s'adapter à leur nouvel environnement : habitués à des terres plus proches du niveau de la mer, les nouveaux venus ont dû s'habituer à une altitude de 3 500 à 4 500 mètres. À cette altitude, l'oxygène est au moins réduit de moitié par rapport au niveau de la mer. Les nouveaux venus ont donc été stressés physiquement au-delà de leurs limites. Leur bétail, également nouveau dans la

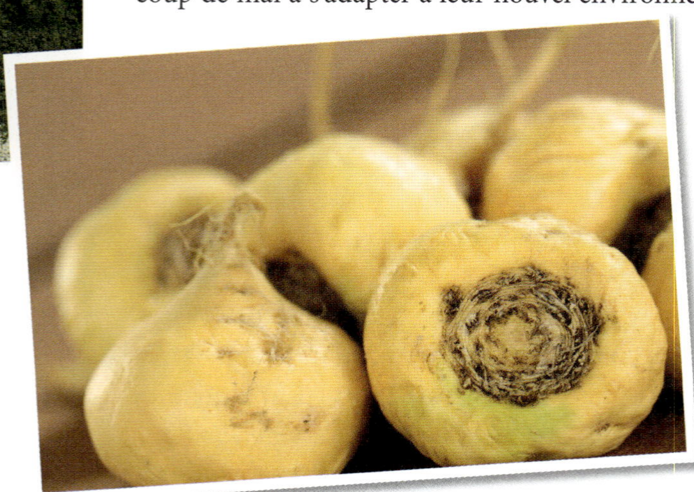

région, a aussi montré des signes de stress, ce qui a finalement fait décliner leur fertilité. Cependant, sitôt que les animaux ont été nourris avec de la maca, ils se sont vite habitués à leur environnement ardu. Les conquistadors ont fait la connexion et ont commencé à manger de la maca à leur tour, avec des résultats similaires.

En réduisant les effets du stress et en aidant la régénération des glandes surrénales, la maca est un aliment idéal pour le « monde moderne ». Je sais pour ma part qu'il m'a été plus facile de m'adapter au stress physique quand j'ai pris de la maca en complément. La maca aide aussi à rétablir notre santé hormonale, affaiblie par les effets négatifs du stress. Même une diminution moindre – ou, en l'occurrence, un accroissement – de certains taux d'hormone réduira l'aptitude du corps à se muscler et à récupérer du stress en général. Un système hormonal déséquilibré est un catalyseur de nombreuses maladies. Un déséquilibre hormonal prolongé provoquera également des signes de vieillissement prématuré et un stockage important des tissus adipeux.

Une fois de plus, l'équilibre est la clef pour s'adapter au stress physique et ainsi devenir plus robuste. Avec la maca, je suis capable de continuer à m'entraîner à un haut niveau en maintenant l'équilibre hormonal de mon corps : cela me permet de supporter plus facilement des temps d'entraînement plus longs.

La maca possède les composantes ou les précurseurs de la sérotonine. Comme vous l'avez lu dans le chapitre 1, l'organisme essaie souvent de se soigner lui-même quand il se sent submergé par le stress provoqué par les réactions chimiques du cerveau. C'est à ce moment-là que des envies de sucre se font sentir – le cerveau tente d'augmenter le taux de sérotonine. En fait, une alimentation incluant une dose quotidienne de maca fournira à l'organisme ce dont il a besoin pour réduire le stress et produire de la sérotonine, et donc diminuer ou éliminer tout à fait les envies de sucre ainsi que le cercle vicieux que cela peut engendrer.

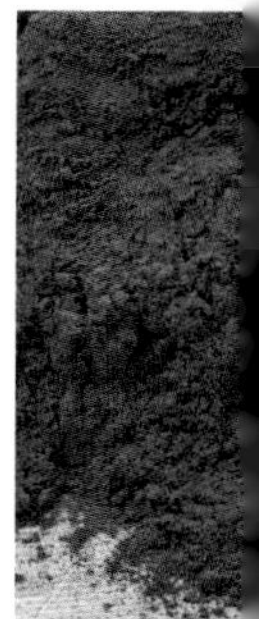

Les stérols sont des composés semblables à des stéroïdes ; ils proviennent à la fois des plantes et des animaux et favorisent une régénération des tissus musculaires fatigués. La maca est une source riche en stérols (voir le glossaire, p. 313). Durant la saison creuse, j'exerce ma force et ma masse musculaire grâce à la gymnastique. La force est importante pour n'importe quel athlète, même pour un athlète d'endurance, en tant qu'elle améliore l'efficacité de la contraction musculaire. J'aime commencer la saison avec un peu plus de muscle que nécessaire dans la mesure où cela réduira au cours de l'année. J'ai récemment gagné exceptionnellement en force en prenant la maca comme complément. De ce fait, j'ai été capable de soulever plus de poids que les années précédentes et de récupérer plus rapidement. Cela m'a permis de faire de meilleures performances lors de mes séances d'entraînement. La maca accroît donc notre énergie grâce à la nutrition et non par la stimulation.

Comme je l'ai dit plus tôt, si vous incluez la yerba maté aux recettes spécifiques aux exercices comme collation à prendre avant les exercices, ou bien pour une course, cela vous aidera à faire de meilleures performances. Cependant, elle exercera une pression sur les glandes surrénales. Ajouter de la maca à un smoothie avec d'autres ingrédients *superfoods* sera donc une excellente manière de nourrir vos glandes surrénales après avoir consommé de la yerba maté.

Quand vous sélectionnez de la maca, choisissez-la gélatinisée. Le processus de gélatinisation supprime les composants riches en féculents de la racine de la maca, lesquels sont difficiles à digérer. Cela donne une maca très digeste, assimilée rapidement et plus concentrée. La maca gélatinisée a un goût agréable, légèrement caramélisé et elle se dissout plus facilement que la maca habituelle. D'ailleurs, les études cliniques qui exposent l'efficacité de la maca sur les humains ont toutes été faites avec la forme gélatinisée.

Comme pour la chlorella, je suggère au moins 1,5 grammes (environ ½ cuillère à café) de maca par jour ; 2,5 grammes (1 cuillère à café) est même mieux. J'en consomme pendant les périodes d'entraînement intensif jusqu'à 7,5 grammes (une cuillère à soupe) par jour – avec d'excellents résultats. Bien qu'il ne soit pas possible de consommer trop de maca – elle ne s'accumulera pas dans l'organisme jusqu'à devenir toxique – en prendre plus n'est pas nécessairement mieux. Pour la plupart des gens, 2,5 grammes sont suffisants et dépasser les 10 grammes par jour ne fournira aucun bénéfice supplémentaire.

Le rooibos

Le rooibos, parfois nommé le thé rouge, provient d'Afrique du Sud. En plus de son goût terreux et sucré distinct, mais pas trop fort, sa douceur est un supplément de saveur agréable pour bien des recettes. Les feuilles du rooibos sont habituellement utilisées pour faire des infusions. Similaire au thé vert par beaucoup de ses aspects nutritionnels, le rooibos est davantage convoité pour son taux élevé d'antioxydants et ses propriétés alcalines. Contrairement au thé vert, le rooibos ne contient pas de caféine. Alors que les feuilles du rooibos sont riches en minéraux et en oligo-éléments, la plupart d'entre eux ne sont pas diffusés dans l'eau quand ses feuilles sont macérées. C'est pour cette raison que j'utilise dans mes recettes des feuilles de rooibos complètes et moulues, afin de recueillir pleinement leur valeur nutritionnelle.

Les graines de chia blanc

Le chia blanc est une ancienne plante appartenant à la famille de la menthe. Ses graines sont petites et rondes, similaires. Avec une texture douce et croquante, ainsi qu'une saveur de noisette, les graines de chia blanc sont en train de gagner en popularité. Provenant du Mexique, elles ont été estimées et cultivées depuis le temps des Aztèques ; aujourd'hui, la plupart des graines de chia blanc poussent sur le sol fertile du bassin amazonien au Pérou. Grâce au sol riche sur lequel elles poussent, les graines de chia blanc contiennent énormément de substances nutritives : remplies d'oligo-éléments, de vitamines et de matières grasses essentielles, elles sont un bon supplément pour n'importe quelle alimentation.

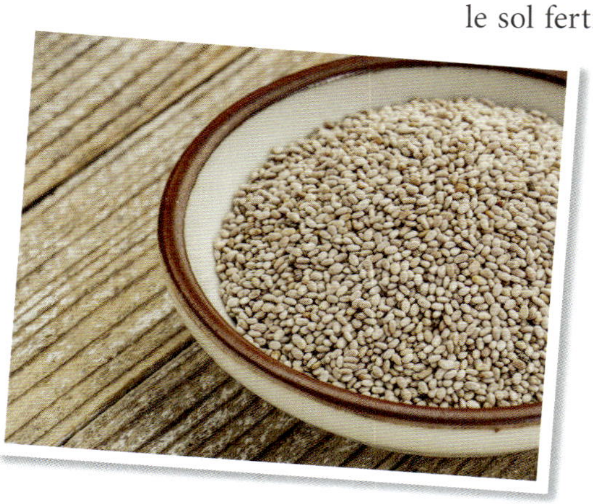

Leur profil en acides gras essentiels (AGE) est comparable à celui du lin : les deux sont riches en oméga-3. Cependant, contrairement aux graines de lin, celles du chia blanc n'ont pas besoin d'être moulues pour que notre organisme puisse bénéficier de leur valeur nutritive. Consistant en 20 % environ de protéines de grande qualité et étant remplies d'antioxydants, les graines de chia blanc aident à accélérer la récupération. Particulièrement riches en magnésium, en potassium, en calcium et en fer, elles peuvent nous réapprovisionner efficacement en minéraux perdus lors de la transpiration, et être utilisées pour une bonne contraction des muscles. Elles sont également riches en fibres à la fois solubles et insolubles, ce qui nous aide à maintenir notre énergie et une sensation de satiété. Pour les recettes à base de pâte cuite, elles peuvent remplacer jusqu'à ⅕ d'une farine normale, afin d'ajouter des valeurs nutritives et du croquant, ou bien en quantité égale les graines de lin moulues que demandent certaines recettes. J'en parsème souvent l'équivalent d'une cuillère à soupe sur mes salades.

Les graines de chia blanc ne sont pas encore très fréquentes dans nos commerce ; cependant, comme leurs bénéfices commencent à être appréciés, de plus en plus de magasins de diététique les ont en stock. Adresses utiles voir p. 318.

La yerba maté

La yerba maté est une plante sud-américaine dont les feuilles sont généralement utilisées pour faire des infusions. Elle est similaire au thé vert par beaucoup de ses aspects nutritionnels. Elle est riche en chlorophylle, en antioxydants, en nombreux oligo-éléments – et elle est d'une grande aide pour la digestion. Dans la mesure où la yerba maté contient de la caféine, je l'utilise avec modération lorsque j'ai rééquilibré mon organisme. Comme je le précise dans le chapitre 4, la yerba maté est l'une des formes de stimulation les plus saines. Son effet sur un organisme rééquilibré est considérable en termes de libération d'énergie. C'est l'aliment idéal pour vous aider « à vous montrer à la hauteur » en améliorant votre productivité et vos performances athlétiques, parce qu'il apporte du stress productif à court terme. Pour cette raison, plusieurs de mes recettes spécifiques pour le sport demandent de la yerba maté moulue en poudre fine (avec un moulin à graines).

La yerba maté pousse essentiellement au Paraguay. Je vous recommande d'en choisir une de « récolte sauvage » ou ayant poussé « avec » la jungle, plutôt qu'au détriment de celle-ci. En évitant que la yerba maté soit cultivée dans des fermes qui remplacent les forêts anciennes, vous soutiendrez les cultivateurs de la yerba maté à l'état sauvage, et vous aiderez à empêcher la disparition des vieilles forêts fluviales – tant que les produits de ces fermiers seront viables économiquement, les forêts seront préservées, ce qui est l'essentiel pour notre planète.

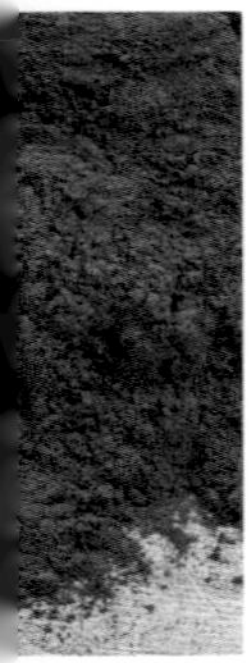

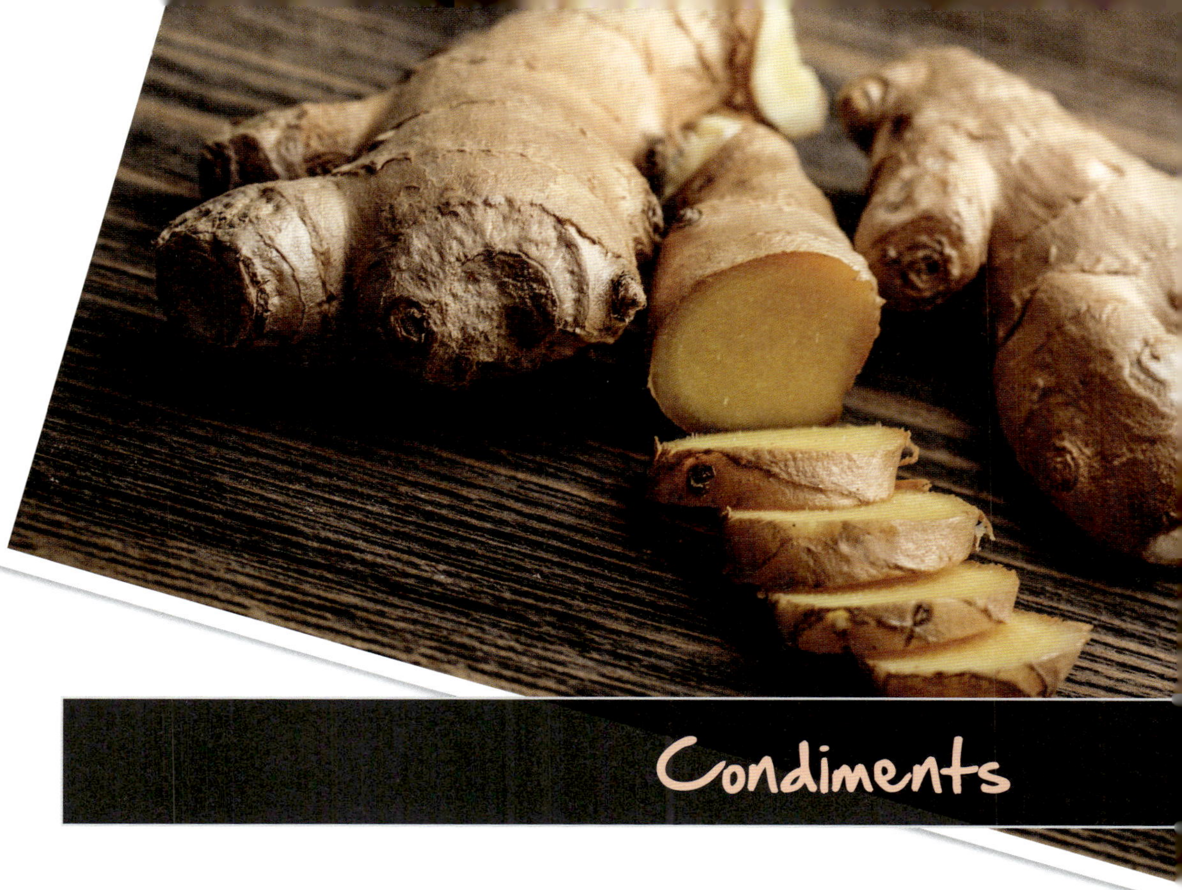

Condiments

Le sirop d'agave

Le sirop d'agave provient du cactus, l'agave bleu. Cette plante fait partie du patrimmoine national au Mexique, où elle pousse principalement. Son sirop est fermenté pour faire de la téquila. L'agave non fermenté est une excellente source d'oligo-éléments et de glucides d'émission lente très digestes. Avec sa consistance semblable au miel et son goût léger et sucré, le sirop d'agave est facile à consommer pendant les exercices – ce qui le rend spécialement utile en tant que combustible pour les performances athlétiques.

Parce qu'il est composé d'environ 90 % de fructose – ce qui est la raison de son émission lente – il complète bien les dattes et leur taux élevé de glucose. C'est pour cela que je mélange le sirop d'agave avec des dattes dans plusieurs de mes recettes spécifiques au sport. En tant qu'édulcorant sain, le sirop d'agave est un bon choix ; il peut être utilisé à la place du miel ou du sucre dans plusieurs recettes conventionnelles.

Le vinaigre de cidre de pomme

Bien que présentant un léger défaut ; son goût acide, le vinaigre de cidre devient alcalin une fois digéré et il ajoute beaucoup de potassium aux sauces et aux assaisonnements de salade. Fait de pommes fermentées, il est considéré comme un vinaigre sain, contrirement au vinaigre blanc traditionnel. Il contient aussi de l'acide malique, lequel aide à digérer.

Le vinaigre balsamique

Originaire d'Italie où on le fait vieillir dans des fûts en bois. Comme le vinaigre de cidre, il a un effet alcalin sur notre système organique. Combiné à un mélange d'huiles, comme mon mélange d'huiles AGE (p. 225), ou simplement à de l'huile de chanvre, le vinaigre balsamique est une bonne base pour les assaisonnements de salade.

Le gingembre

Le gingembre frais est un bon supplément à n'importe quelle alimentation. Il peut aider le processus de digestion et apaiser un estomac dérangé. Je l'utilise dans beaucoup de recettes. Il a des propriétés anti-inflammatoires et aide ainsi à réparer les lésions des tissus mous et à guérir plus rapidement les entorses. Je fais des provisions de gingembre pour m'assurer de ne pas avoir de problèmes d'inflammation, lorsque ma distance de course augmente.

La levure nutritionnelle

La levure nutritionnelle est un champignon unicellulaire qui se développe dans la mélasse. Source de protéines complètes et riche en vitamine B, la levure nutritionnelle est spécialement prisée pour sa teneur en vitamine B 12. La vitamine B 12 est rare dans le règne végétal ; la levure nutritionnelle en fournit une source fiable pour ceux ayant une alimentation à base de plantes. Contrairement à la levure boulangère, la levure nutritionnelle n'est pas active, ce qui veut dire qu'elle ne se nourrit pas et ne se développe pas une fois à l'intérieur de notre organisme. Pour cette raison, ceux à qui l'on a conseillé d'éviter la levure (ce qui signifie habituellement la levure active) tolèrent pratiquement toujours la levure nutritionnelle. Parce qu'elle fond et a une douce saveur de cheddar, la levure nutritionnelle est un supplément savoureux et nutritif aux sauces, aux soupes et aux salades.

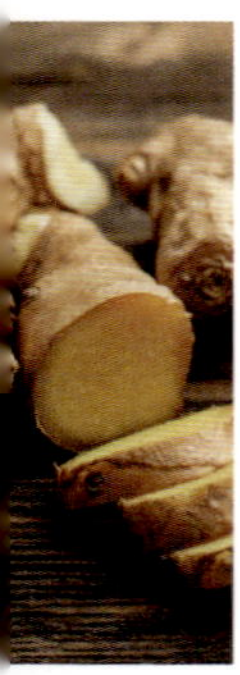

La stévia

La stévia est une herbe provenant du Paraguay : la douceur intense de ses feuilles est sa particularité la plus reconnue. Environ trente fois plus douces que le sucre, les feuilles de stévia sèches ne contiennent pas de glucides et n'ont donc aucun effet sur le taux d'insuline de notre organisme une fois consommées. Il a été montré que la stévia aide à réguler le taux de sucre dans le sang, qu'augmentent les autres sucres et les amidons que nous consommons au même

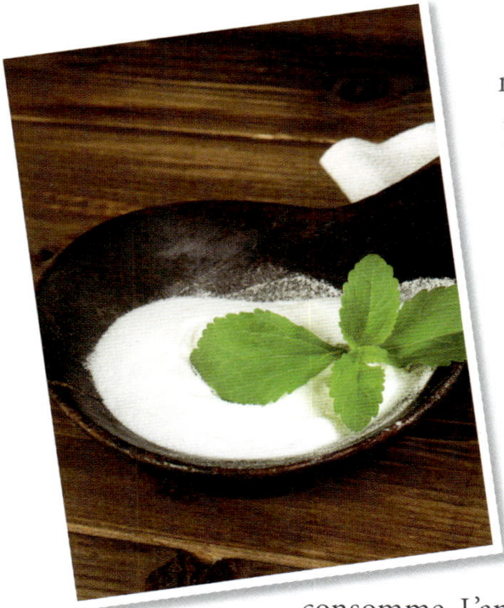

moment. La stévia, comme vous pouvez vous y attendre, a gagné rapidement en popularité en tant que substitut du sucre naturel, chez ceux qui cherchent à obtenir un corps plus mince. Améliorer la digestion est un des autres bénéfices de la stévia.

Excellente alternative aux édulcorants artificiels industriels, les feuilles de stévia sont un aliment complet : elles n'ont été que séchées et moulues. J'en mets sur beaucoup des aliments que je consomme. L'aptitude de la stévia à réguler le taux de sucre dans le sang est importante pour maintenir l'énergie. J'en ajoute mêmedans mes boissons pour sportifs afin d'améliorer leur efficacité.

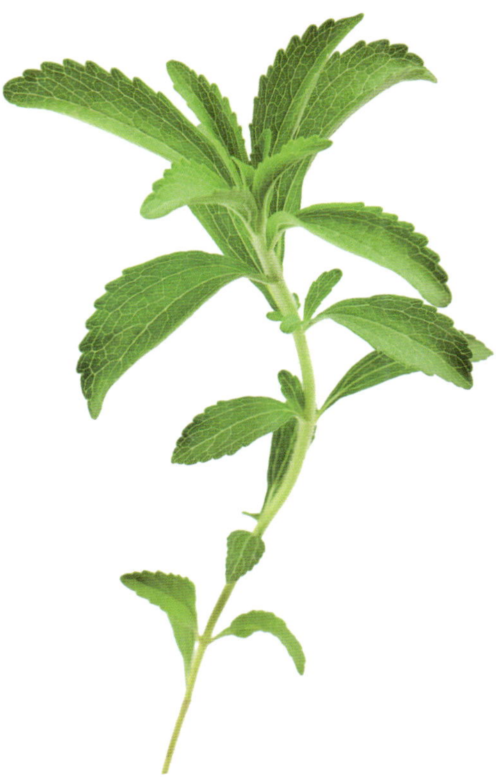

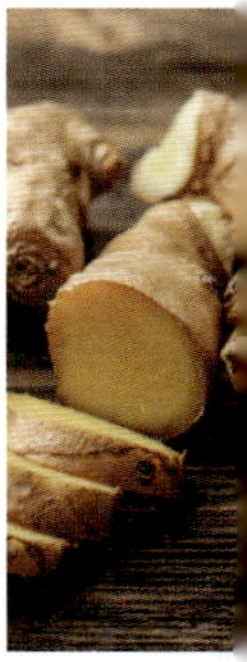

Chapitre 6

Plan de repas pour le *Thrive Diet*

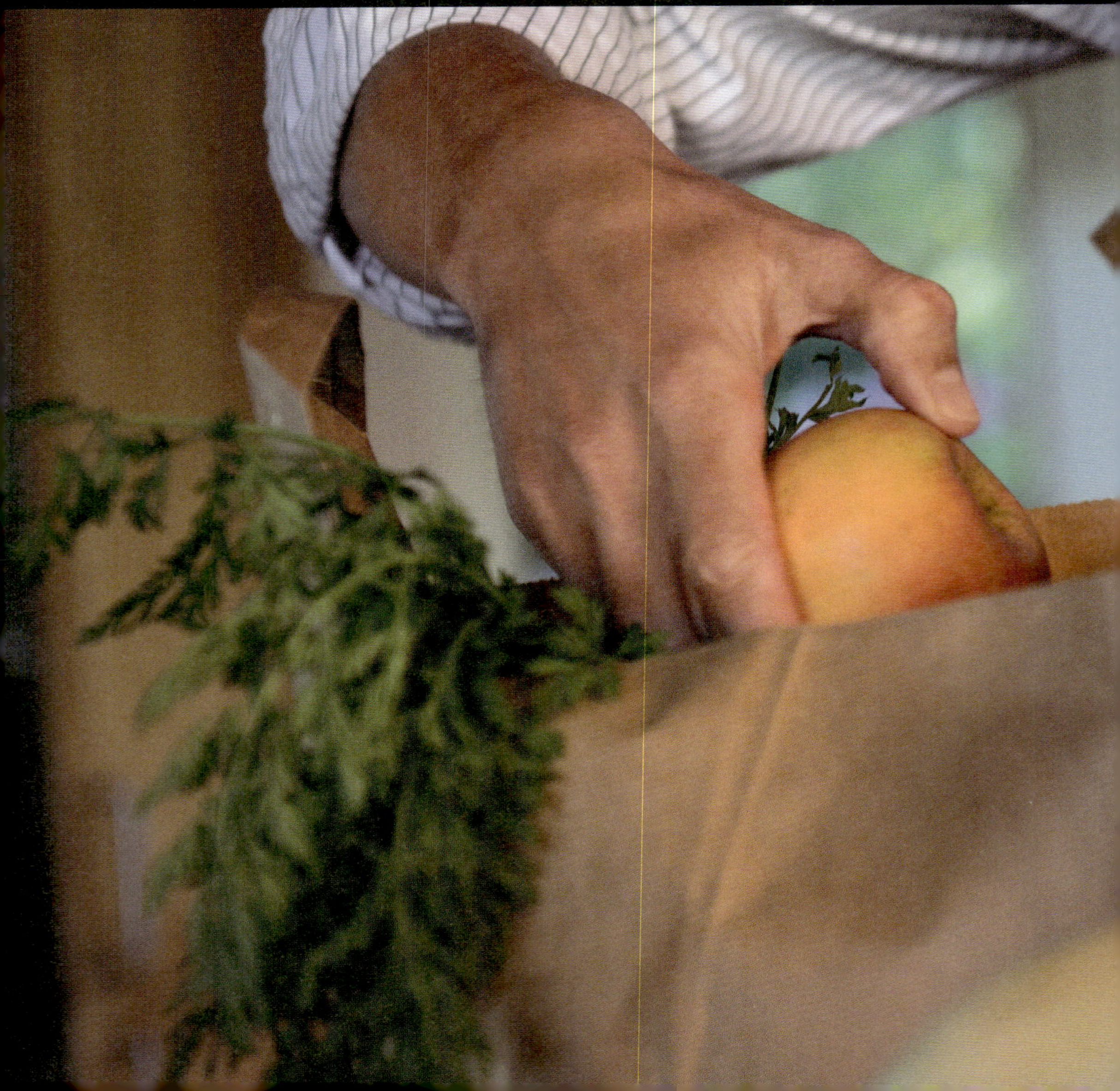

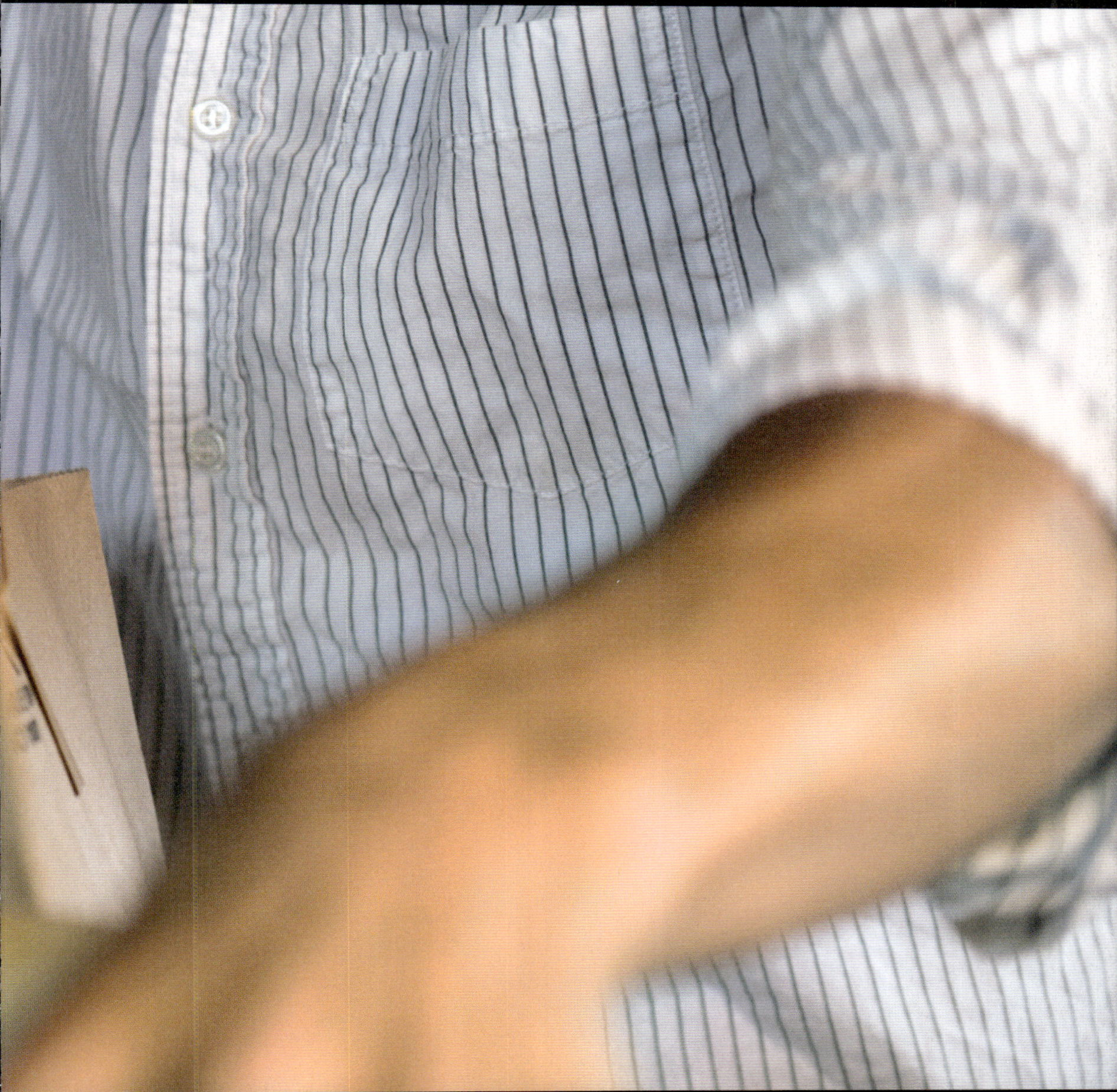

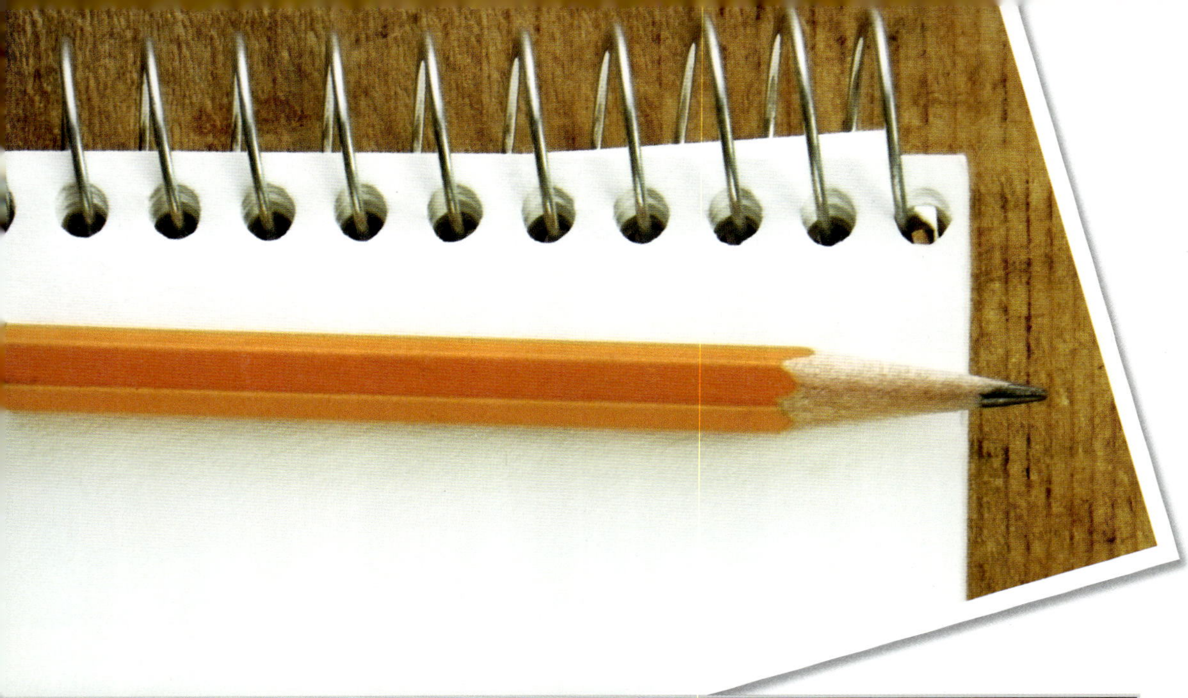

Liste de courses

Les aliments suivants sont nécessaires pour environ trois quarts des recettes du *Thrive Diet*. Élaborez votre liste de courses hebdomadaire (ou quotidienne) avec pour base ces indications générales et, bien sûr, les recettes elles-mêmes.

- Légumes fibreux
- Ail
- Avocats (considérés comme une matière grasse dans le *Thrive Diet*)
- Betteraves
- Carottes
- Céleri
- Concombres
- Chou palmier
- Courgette
- Gingembre (considéré comme un « additif » dans le *Thrive Diet*)
- Mélange de légumes verts
- Oignons (cuit, espagnol)
- Piment jalapeño
- Poivrons rouges
- Tomates
- Tomates séchées

Légumes riches en féculents

- Courges
- Ignames
- Patates douces

Légumes de mer

- Aramé
- Dulse
- Feuilles de nori
- Kelp

Légumineuses (crues et sèches ou cuites et en conserve)

- Haricots azuki
- Haricots noirs
- Haricots à œil noir
- Lentilles (marrons, vertes, rouges)
- Pois chiches
- Pois (verts, jaunes)

Graines

Les graines peuvent être gardées jusqu'à six mois si elles sont conservées au réfrigérateur, et jusqu'à trois mois si elles ont été moulues.

- Chanvre
- Courge
- Lin
- Sésame
- Tournesol

Pseudo-céréales

- Amarante
- Quinoa
- Riz sauvage
- Sarrasin

Fruits

- Ananas
- Bananes
- Bananes plantains
- Citrons
- Citrons verts
- Dattes
- Grenades
- Mangues
- Myrtilles
- Oranges
- Pamplemousses
- Papaye
- Poires
- Pommes

Huiles

- Chanvre
- Courge
- Huile d'olives extra-vierge
- Lin
- Noix de coco

Noix

Les noix pourront être gardées jusqu'à six mois si elles sont conservées au réfrigérateur, et jusqu'à trois mois si elles ont été moulues.

- Amandes
- Noix de macadamia
- Noix

Céréales

- Avoine
- Riz complet

Farine

- Chanvre
- Épeautre
- Pois chiche

Édulcorants

- Sirop d'agave
- Mélasse verte
- Poudre de feuilles de stévia

Vinaigres

- Balsamique
- Cidre de pommes

Herbes

Séchées ou fraîches lorsqu'elles sont disponibles

- Aneth
- Basilic
- Coriandre
- Menthe
- Origan
- Persil
- Piments
- Thym

Épices

- Cardamome
- Cannelle
- Clous de girofle
- Coriandre
- Cumin
- Curcuma
- Curry en poudre
- Muscade
- Paprika
- Poivre de Cayenne
- Poivre noir

Suppléments

- Caroube grillée
- Crème de sésame (tahin)
- Noix de coco (ou lait de noix de coco)
- Feuilles de thé vert
- Levure nutritionnellle
- Miso de riz complet
- Noix de coco râpée
- Poudre de rooibos
- Poudre de thé matcha
- Sel de mer
- Yerba maté

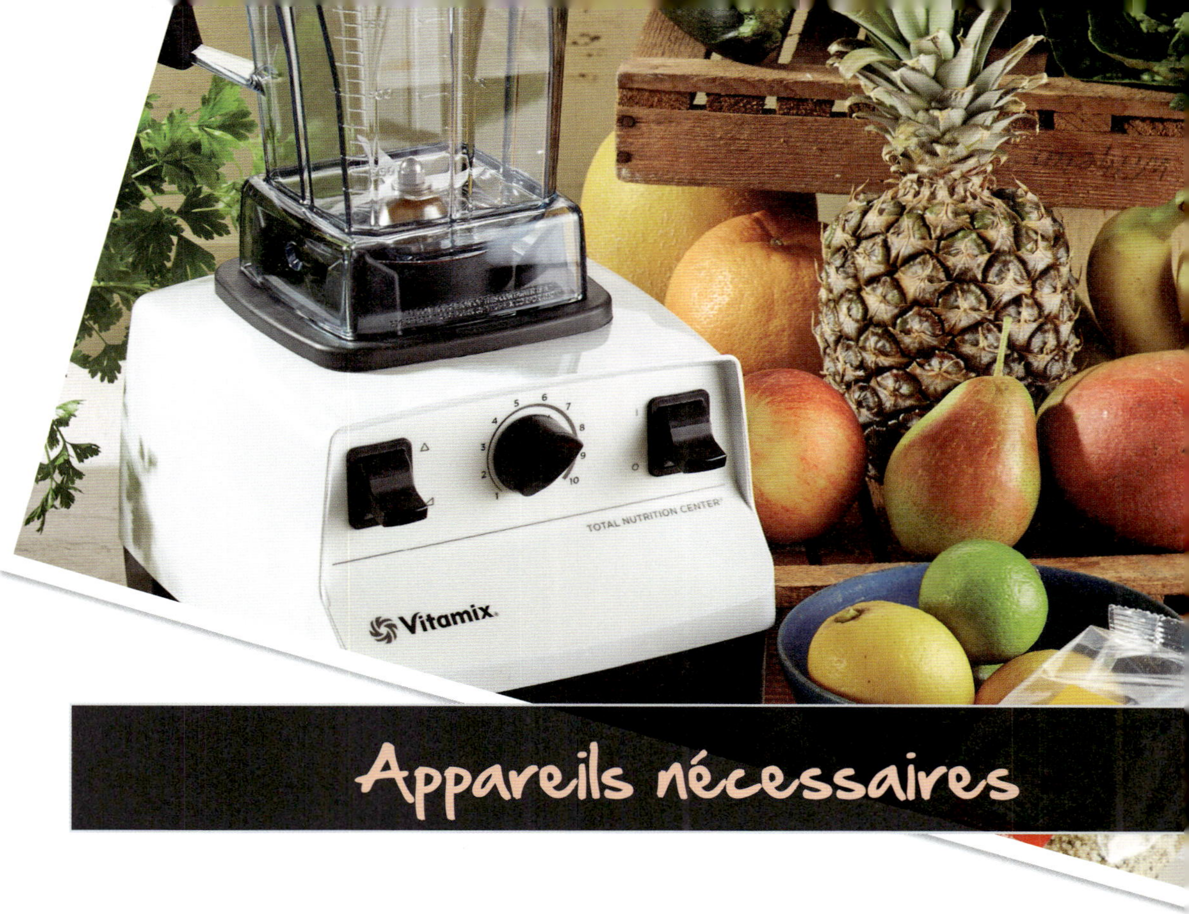

Appareils nécessaires

Les recettes du *Thrive Diet* ne requièrent que quelques appareils :

- Un blender (électrique ou manuel) pour faire les smoothies, les soupes, les assaisonnements de salade, les boissons pour sportifs et les gels énergétiques.
- Un mixeur pour les puddings énergétiques, les pâtes à pizza, les barres énergétiques crues, les crackers, les pâtes à tartiner et les burgers.
- Un moulin à graines pour transformer les graines en farine et le rooibos, la yerba maté et les feuilles de thé vert en poudre.

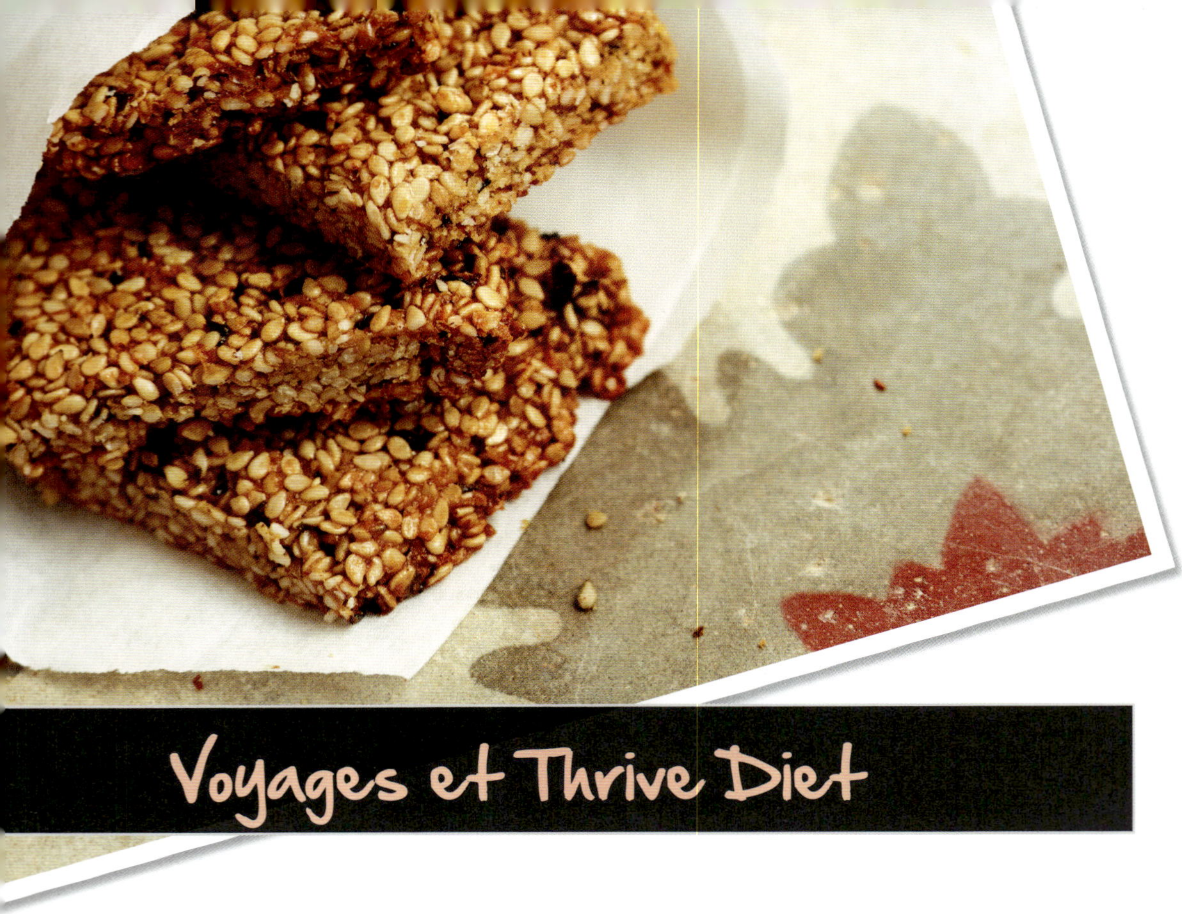

Voyages et Thrive Diet

Croyez-le ou non, le *Thrive Diet* est un programme d'alimentation facile à consommer quand vous êtes sur la route. Dans l'année, il n'est pas rare que je voyage pendant plusieurs mois, et mon programme d'alimentation doit être fonctionnel selon les restrictions de la vie sur la route. Voici quelques astuces.

Planification

Selon la durée de votre voyage, vous devriez pouvoir emmener des aliments avec vous. Je prépare parfois une grande quantité de barres énergétiques crues, emballées individuellement dans du film alimentaire. Elles tiennent bien pendant les voyages : elles sont compactes et ce n'est pas grave si elles sont un peu écrasées – par ailleurs, aucune réfrigération n'est requise. En somme, elles vous fournissent beaucoup d'énergie alors qu'elles ne prennent que très peu d'espace – vous pouvez facilement les transporter avec vous. Désormais, j'ai pour habitude d'emporter un stock de barres énergétiques Vega aux aliments complets, qui sont en fait les versions commerciales des recettes de barres du *Thrive Diet* qui commencent p. 245.

Les achats

Quand j'arrive à destination, je fais des provisions au supermarché local. Les fruits et les légumes frais sont mes achats principaux. Si un marché de producteurs est à proximité, je m'y rends – certains des aliments les plus frais et les plus savoureux que j'ai mangés en provenaient de circuit court ; la fraîcheur est incomparable et toute production locale signifie qu'un minimum de ressources a été utilisée pour ammener l'aliment au consommateur. Ne vous laissez pas dissuader si certains agriculteurs locaux n'ont pas de certification biologique. Malgré cette absence de certification, ils cultivent leurs fruits et leurs légumes sans user d'herbicides ou de pesticides.

Grignotage

Dans la mesure où la plupart des gens sont pressés quand ils sont sur la route, le grignotage a un avantage précis : vous n'aurez même pas besoin de faire une pause déjeuner et pour le dîner, une grande salade et une portion de légumes suffiront probablement.

Restaurants

Le voyage et les affaires nous amènent souvent à prendre des repas au restaurant – c'est du moins mon cas. Il ne faut pas éviter les restaurants parce qu'ils ne peuvent pas vous faire une pâte à pizza au quinoa et aux betteraves avec pour garniture une sauce marinara aux tomates séchées et des légumes. Presque tous les restaurants peuvent vous faire une salade. En fait, certaines des meilleures salades (les plus grandes, avec le plus de graines et d'avocats) que j'ai mangées, c'était sur la route – à des endroits complètement inattendus. Paradoxalement, beaucoup de restaurant qui proposent de la viande sur leurs cartes font de bonnes salades. Si vos collègues ou vos camarades vont dans un restaurant que vous croyez incompatible avec votre manière de manger, soyez flexible. La plupart des chefs seront heureux d'ajouter à votre salade des légumes supplémentaires ou de vous préparer une grande assiette de légumes, même si ce n'est pas au menu. Beaucoup de restaurants auront du riz complet et des avocats sous la main. Une portionde riz, un avocat tranché, un jus de citron pressé en plus, le tout accompagné d'une salade ; voila un repas convenable et composé d'ingrédients courants. Les restaurants mexicains ont souvent de la salsa fraîche faite maison ; essayez-la avec des légumes.

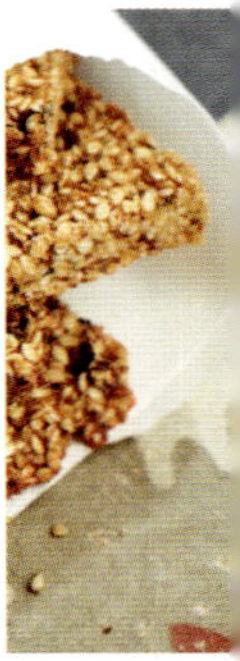

Je sais que je ne pourrai pas avoir un repas équilibré et complet en accord avec le *Thrive Diet* dans la plupart des restaurants, mais ce n'est pas grave. Je mange léger et une fois de retour dans ma chambre, je prends un smoothie nutritionnellement équilibré. Dans ce genre de situation, je prends une portion individuelle de poudre d'aliments complets Vega bénéfiques pour la santé que je mélange avec de l'eau. Cela me fournira toutes les bases nutritionnelles dont j'ai besoin et il est facile de voyager avec ; c'est une des raisons pour lesquelles je l'ai développée.

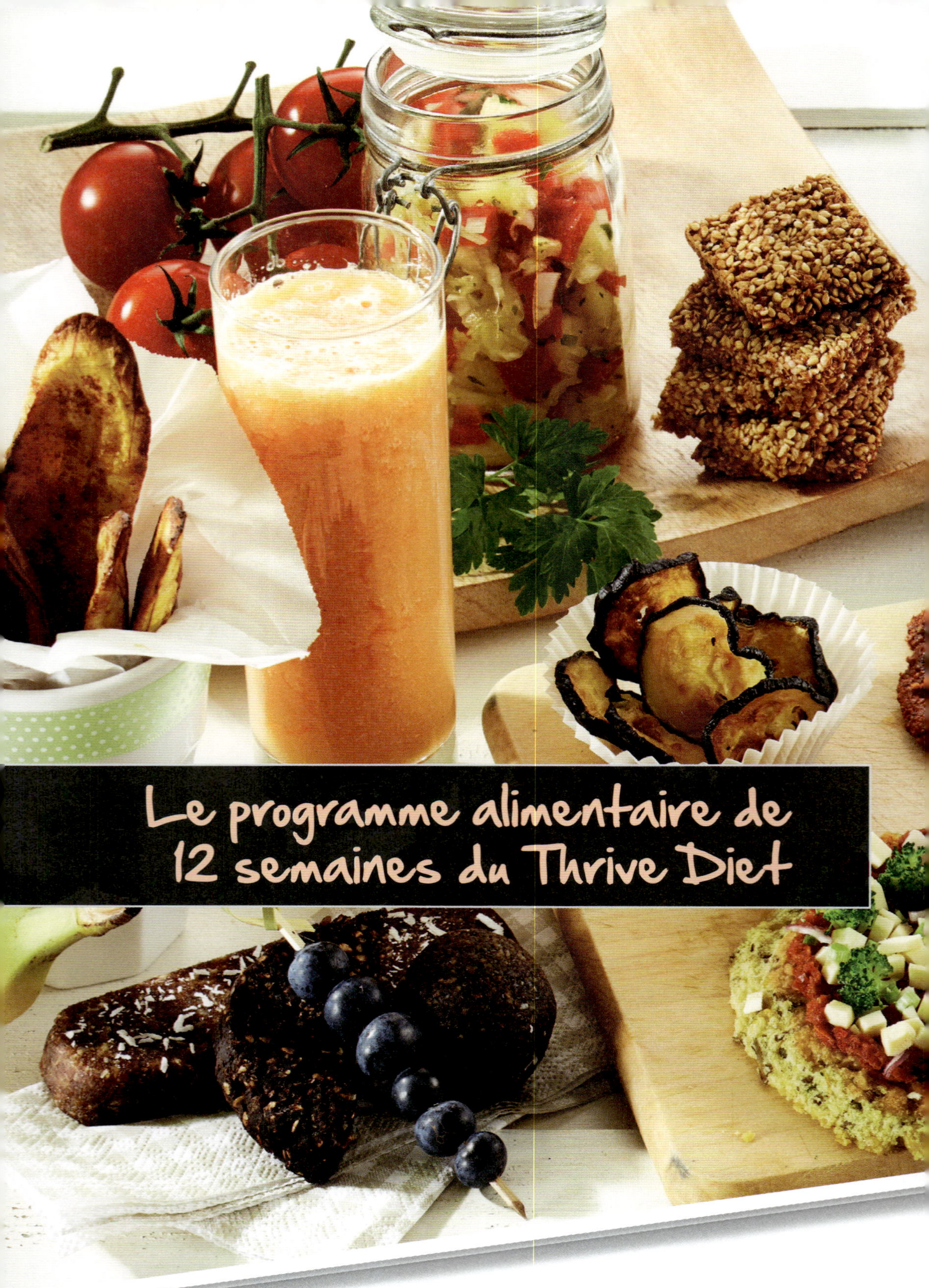

Le programme alimentaire de 12 semaines du Thrive Diet

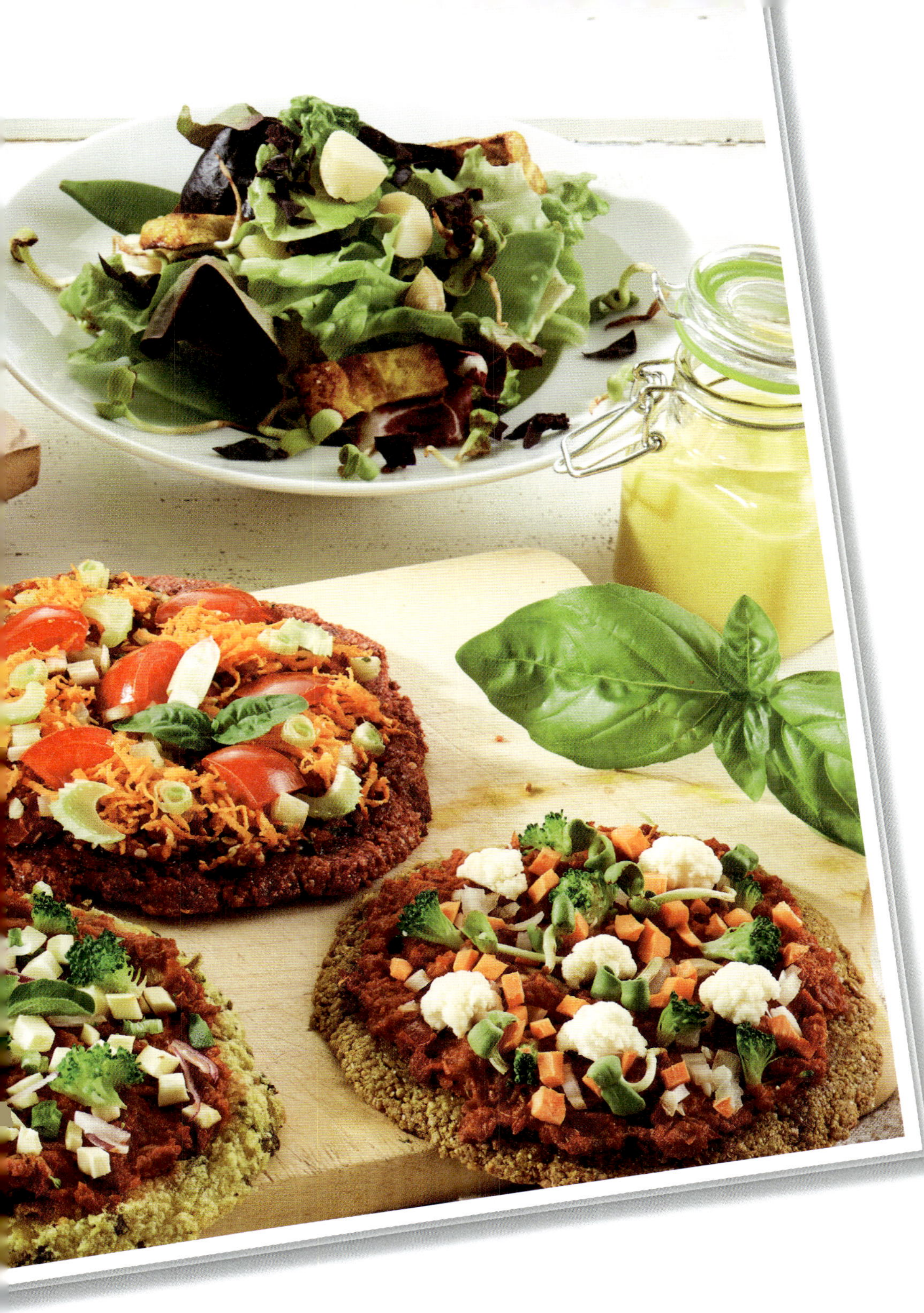

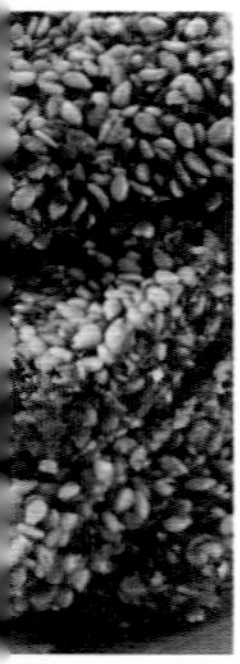

Le plan de repas du *Thrive Diet* de 12 semaines est structuré de telle manière qu'il permet d'équilibrer les substances nutritives consommées pendant la journée. Les portions ne sont pas un facteur important avec le *Thrive Diet*. Dans la mesure où tous les aliments sont sains et non stimulants, sentez-vous libre de déterminer la portion qui vous conviendra. Cependant, dans la mesure où il y a trois repas et trois collations par jour, vous vous rendrez probablement compte que des portions petites ou modérées seront suffisantes.

Ce programme de repas étant basé sur des aliments riches en substances nutritives, il est facile de se rassasier ; vous pouvez évidemment manger de grandes portions si vous en ressentez le besoin puisque le *Thrive Diet* n'est pas un régime basé sur la privation. Il est difficile de stocker trop de tissus adipeux avec le *Thrive Diet*. Si vous suivez à peu près le programme de repas, de plus grandes portions pour chaque repas ou chaque collation pourront être consommées quotidiennement sans que vous preniez du poids, tant que vous mangez aux bons moments.

Le timing de la nutrition est un aspect souvent négligé de notre santé globale. Même si vous ne mangez que des bons aliments, leur efficacité sera réduite si vous ne les consommez pas aux moments les plus propices. Par exemple, une collation riche en glucides augmentera le taux de glycogène musculaire et accélérera la récupération après une session d'entraînement ; mais elle fera obstacle à la libération de l'hormone de croissance si elle est consommée peu de temps avant l'heure du coucher. Un repas riche en protéines, quelques heures après des exercices, aidera à réparer les tissus musculaires endommagés ; mais si un repas riche en protéines est consommé tout de suite après des exercices, il empêchera une bonne hydratation – ce qui prolongera la récupération. Pour prendre un dernier exemple, une collation sucrée prise pendant une session d'entraînement intense pourra améliorer votre endurance en fournissant à vos muscles du combustible qui sera facilement disponible, tandis que si l'on prend le même genre de collation assis devant notre ordinateur, au bout d'une heure ou deux, cela gênera la concentration et provoquera de la fatigue.

Le programme de repas a seulement pour but de servir de guide. Vous pouvez le suivre de près, ou bien simplement incorporer quelques-uns de ses éléments à votre alimentation actuelle. Bien sûr, plus il sera suivi de près et plus vous réduirez votre stress nutritionnel et améliorerez rapidement votre santé globale. D'ailleurs, même un seul de ces repas ou de ces collations consommé chaque jour sera d'une grande aide. Commencez doucement, incluez quotidiennement un smoothie à votre alimentation, continuez en mangeant une salade plusieurs fois par semaine, et les choses suivront leur cours. Une fois que vous aurez rééquilibré votre organisme, il vous sera facile de suivre ce programme de repas.

Sauf indication contraire, vous pouvez sélectionner les smoothies, les barres énergétiques, les légumes crus et les fruits de votre choix parmis mes recettes.

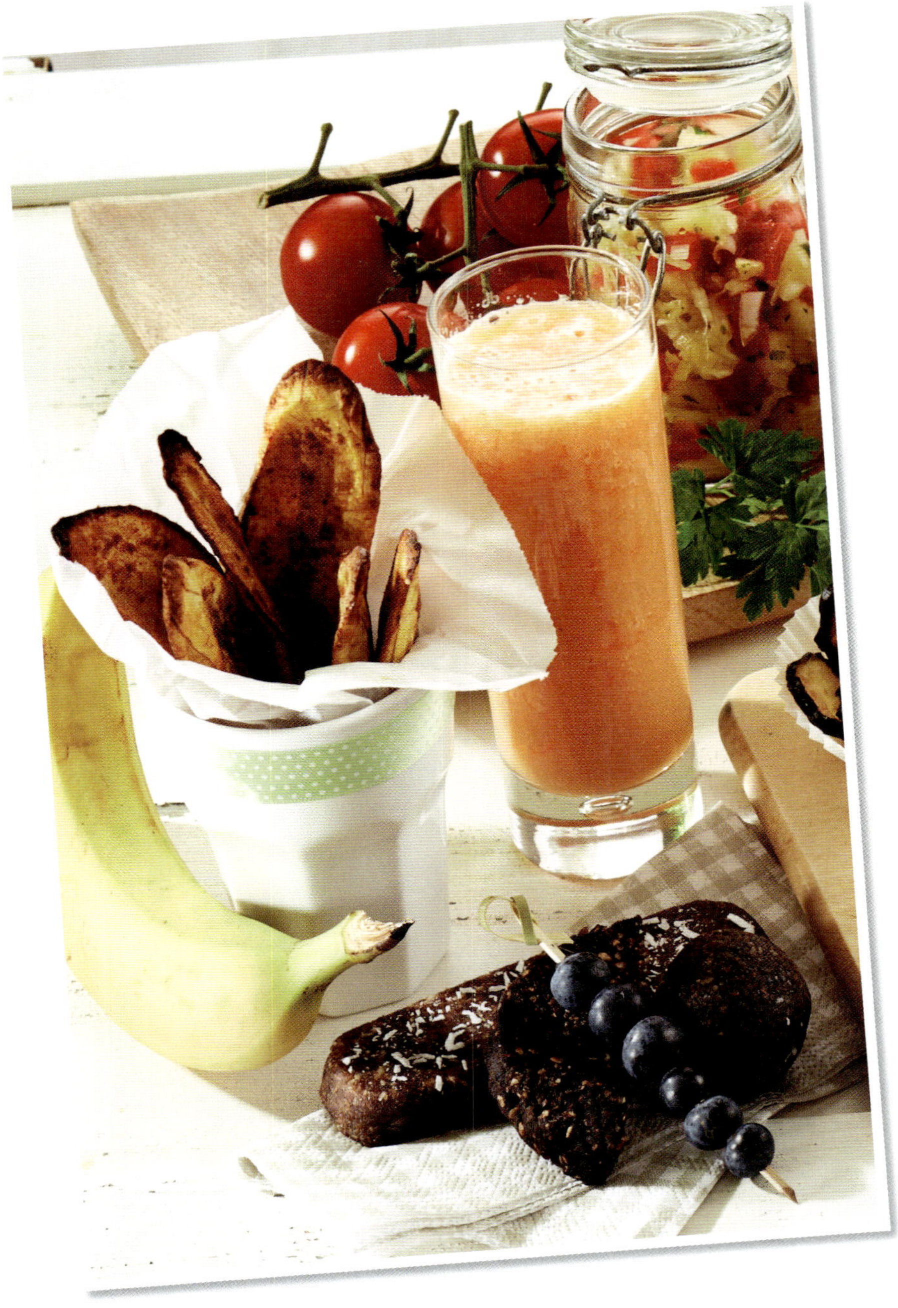

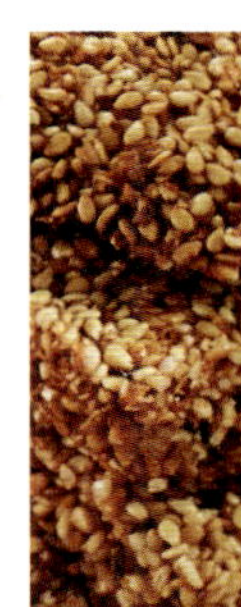

SEMAINE 1

Premier jour

Petit-déjeuner: Pancakes au riz sauvage et à l'igname (p. 227) avec du sirop d'agave et un fruit

Collation de la matinée: Une barre énergétique

Déjeuner: Une salade de concombres au pesto (p. 276) avec un assaisonnement à la tomate et au basilic (p. 283)

Collation de l'après-midi: Un smoothie

Dîner: Un burger aux amandes et aux graines de lin (p. 251) avec un mélange de légumes verts et un pesto aux poivrons rouges et aux graines de chanvre (p. 291)

Collation d'après dîner: Des chips de courgettes (p. 288)

Deuxième jour

Petit-déjeuner: Des céréales pommes-cannelle (p. 232) avec du lait de chanvre (p. 298)

Collation de la matinée: Une barre énergétique

Déjeuner: Une salade de graines d'amarante soufflées et de graines de chanvre (p. 276) avec un assaisonnement au poivre de Cayenne, à l'aneth et à la crème de sésame (p. 280)

Collation de l'après-midi: Un smoothie

Dîner: Une pizza au quinoa et aux haricots azuki (p. 257)

Collation d'après-dîner: Des crackers aux légumes (p. 287) avec du pâté de graines de tournesol (p. 290)

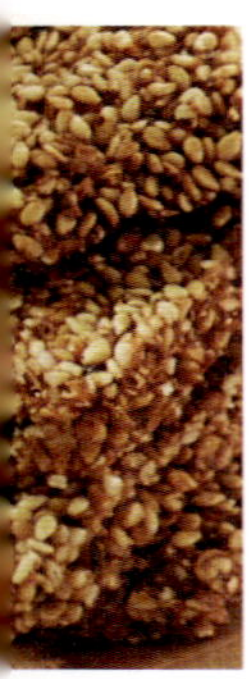

Troisième jour

Petit-déjeuner: Des céréales à la banane, au gingembre et aux poires (p. 231) avec du lait d'amandes au rooibos (p. 299)

Collation de la matinée: Une barre énergétique

Déjeuner: Une pizza aux haricots à œil noir, aux épices et au quinoa (p. 255)

Collation de l'après-midi: Un smoothie

Dîner: Une salade de concombres au pesto (p. 276) avec un assaisonnement à la tomate et au basilic (p. 283)

Collation d'après-dîner: Des lamelles craquantes de bananes plantains à la cannelle (p. 265)

Quatrième jour

Petit-déjeuner: Des frites d'igname cuites au four, à l'ail et à l'origan (p. 266) avec du ketchup (p. 291)

Collation de la matinée: Un smoothie aux légumes verts

Déjeuner: Une pizza aux betteraves et graines de tournesol (p. 259)

Collation de l'après-midi: Une barre énergétique

Dîner: Une salade de graines d'amarante soufflées et de graines de chanvre (p. 276) avec un assaisonnement au poivre de Cayenne, à l'aneth et à la crème de sésame (p. 280)

Collation d'après-dîner: Des crackers aux légumes (p. 287) avec du pâté de graines de tournesol (p. 290)

▶ Cinquième jour

Petit-déjeuner: Un smoothie

Collation de la matinée: Des crackers au thé vert, gingembre et citron vert (p. 286) avec un guacamole de kelp et de miso (p. 294)

Déjeuner: Une salade craquante aux bananes plantains et aux noix de macadamia (p. 274) avec un assaisonnement à la mangue et au citron vert (p. 281)

Collation de l'après-midi: Une barre énergétique

Dîner: Une pizza aux graines d'amarante soufflées et au rooibos (p. 258)

Collation d'après-dîner: Des chips de courgettes (p. 288) avec un pesto aux poivrons rouges et aux graines de chanvre (p. 291)

▶ Sixième jour :

Petit-déjeuner: Un smoothie

Collation de la matinée: Une barre énergétique

Déjeuner: Méli-mélo de carottes, chou et sésame (p. 275) avec un assaisonnement au poivre de Cayenne, à l'aneth et à la crème de sésame (p. 280)

Collation de l'après-midi: Des crackers au curry et aux lentilles (p. 287) avec une salsa à l'ananas (p. 295)

Dîner: Un burger aux noix de pécan et graines de tournesol (p. 252) avec un mélange de légumes verts et un pesto aux poivrons rouges et aux graines de chanvre (p. 291)

Collation d'après-dîner: Des chips de courgettes (p. 288) avec un assaisonnement aux noix de macadamia et à l'aneth (p. 282) (p. 282)

▶ Septième jour :

Petit-déjeuner: Un smoothie

Collation de la matinée: Une barre énergétique

Déjeuner: Wrap de chou palmier au quinoa (p. 263) avec une crème de carottes au gingembre (p. 269)

Collation de l'après-midi: Des crackers aux légumes (p. 287) avec du pâté de graines de tournesol (p. 290)

Dîner: Une salade de concombre au pesto (p. 276) avec un assaisonnement à la tomate et au basilic (p. 283)

Collation d'après-dîner: Des noix

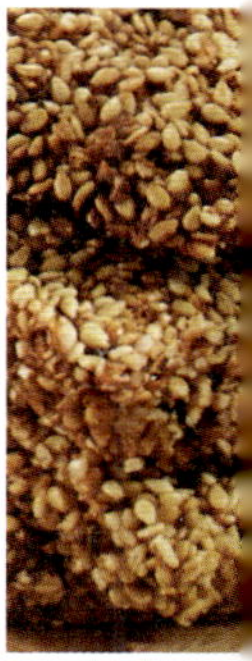

SEMAINE 2

▶ **Premier jour :**

Petit-déjeuner : Un smoothie

Collation de la matinée : Une barre énergétique

Déjeuner : Betterave et chips de citron en salade (p. 277) avec un assaisonnement à l'orange et aux graines de courge (p. 282)

Collation de l'après-midi : Des lamelles craquantes de bananes plantains à la cannelle (p. 265) avec une salsa aux haricots à œil noir et au poivre de Cayenne (p. 296)

Dîner : Wrap de chou palmier au quinoa (p. 263) et une soupe sésame et miso (p. 269)

Collation d'après-dîner : tarte à la banane et à la noix de coco (p. 303)

▶ **Deuxième jour :**

Petit-déjeuner : Un smoothie aux légumes verts

Collation de la matinée : Un fruit et des graines de courge

Déjeuner : Une salade de chips de courgettes et d'amandes (p. 277) avec un assaisonnement grenade-pavot (p. 284)

Collation de l'après-midi : Une barre énergétique

Dîner : Une pizza épicée aux haricots à œil noir et quinoa (p. 255)

Collation d'après-dîner : Un potage de légumes verts (p. 270)

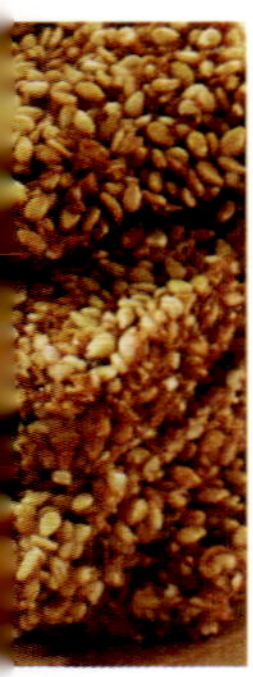

▶ **Troisième jour :**

Petit-déjeuner : Des frites d'igname cuites au four, à l'ail et à l'origan (p. 266) avec une sauce crémeuse à la levure nutritionnelle (p. 292)

Collation de la matinée : Un smoothie aux légumes verts

Déjeuner : Une pizza au curry, aux lentilles et au riz (p. 259)

Collation de l'après-midi : Une barre énergétique

Dîner : Une salade de concombres au pesto (p. 276) avec un assaisonnement à la tomate et au basilic (p. 283)

Collation d'après-dîner : Des amandes

▶ **Quatrième jour :**

Petit-déjeuner : Des céréales pommes-cannelle (p. 232) avec un fruit et du lait de chanvre (p. 298)

Collation de la matinée : Une barre énergétique

Déjeuner : Une pizza aux betteraves et graines de tournesol (p. 259)

Collation de l'après-midi : Un smoothie

Dîner : Méli-mélo de carottes, chou et sésame (p. 275) et assaisonnement au poivre de Cayenne, à l'aneth et à la crème de sésame (p. 280)

Collation d'après-dîner : Une soupe crémeuse au poivron (p. 268)

Cinquième jour :

Petit-déjeuner : Des céréales à la banane, au gingembre et aux poires (p. 231) avec du lait d'amandes au rooibos (p. 299)

Collation de la matinée : Un smoothie

Déjeuner : Une salade de concombres au pesto (p. 276) avec un assaisonnement à la tomates et au basilic (p. 283)

Collation de l'après-midi : Une barre énergétique

Dîner : Une pizza aux graines d'amarante soufflées et au rooibos (p. 258)

Collation d'après-dîner : Des crackers au thé vert, gingembre et citron vert (p. 286) avec une salsa aux haricots à œil noir et au poivre de Cayenne (p. 296)

Sixième jour :

Petit-déjeuner : Un smoothie

Collation de la matinée : Des crackers au curry et aux lentilles (p. 287) avec une salsa aux haricots noirs et au citron vert (p. 296)

Déjeuner : Graines de chanvre et d'amarante soufflées en salade (p. 276) avec un assaisonnement au poivre de Cayenne, à l'aneth et à la crème de sésame (p. 280)

Collation de l'après-midi : Une barre énergétique

Dîner : Un burger aux noix de pécan et graines de tournesol (p. 252) avec un mélange de légumes verts et un chutney de mangue (p. 293)

Collation d'après-dîner : Un potage de légumes verts (p. 270)

Septième jour

Petit-déjeuner : Des pancakes au sarrasin (p. 227) avec du beurre d'amandes crues et un fruit

Collation de la matinée : Une barre énergétique

Déjeuner : Une salade de chips de courgettes et d'amandes (p. 277) avec un assaisonnement grenade-pavot (p. 284)

Collation de l'après-midi : Un smoothie

Dîner : Des pâtes de courgettes (p. 267) sauce marinara aux épices et aux tomates séchées (p. 297) et une soupe crémeuse au poivron (p. 268)

Collation d'après-dîner : Des lamelles craquantes de bananes plantains à la cannelle (p. 265)

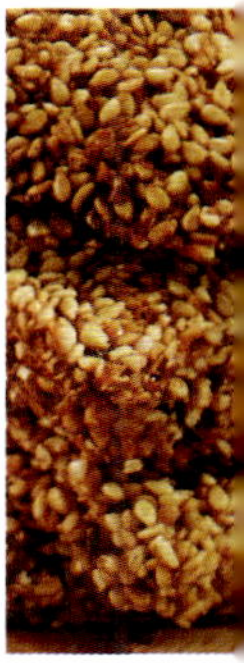

SEMAINE 3

Premier jour :

Petit-déjeuner : Des frites d'igname cuites au four, à l'ail et à l'origan (p. 266) avec une sauce épaisse au thé vert et au miso (p. 294)

Collation de la matinée : Un smoothie aux légumes verts

Déjeuner : Une pizza aux betteraves et graines de tournesol (p. 259)

Collation de l'après-midi : Une barre énergétique

Dîner : Une salade craquante aux bananes plantains et aux noix de macadamia (p. 274) avec un assaisonnement au concombre et à l'aneth (p. 284)

Collation d'après-dîner : Une soupe sésame et miso (p. 269)

Deuxième jour :

Petit-déjeuner : Des pancakes à la grenade et au thé vert (p. 228) et un fruit

Collation de la matinée : Une barre énergétique

Déjeuner : Une salade de concombres au pesto (p. 276) avec un assaisonnement à la tomates et au basilic (p. 283)

Collation de l'après-midi : Un smoothie

Dîner : Un burger aux noix et au chanvre (p. 251) avec un mélange de légumes verts et une salsa aux haricots noirs et au citron vert (p. 296)

Collation d'après-dîner : Une salade d'aramé (p. 275)

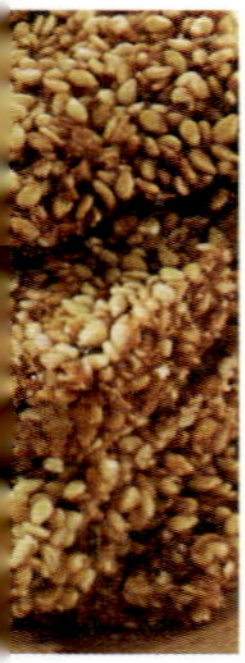

Troisième jour :

Petit-déjeuner : Des céréales à la banane, au gingembre et aux poires (p. 231) avec du lait d'amandes au rooibos (p. 299)

Collation de la matinée : Une barre énergétique

Déjeuner : Une courge au gingembre et au citron vert (p. 264)

Collation de l'après-midi : Des pâtes de courgettes (p. 267) avec une sauce marinara aux épices et aux tomates séchées (p. 297)

Dîner : Méli-mélo de carottes, chou et sésame (p. 275) avec un assaisonnement au poivre de Cayenne, à l'aneth et à la crème de sésame (p. 280) et une soupe crémeuse au poivron (p. 268)

Collation d'après-dîner : Des lamelles craquantes de bananes plantains à la cannelle (p. 265)

Quatrième jour :

Petit-déjeuner : Un smoothie

Collation de la matinée : Des chips de citron et de sésame (p. 289)

Déjeuner : Betterave et chips de citron en salade (p. 277) avec un assaisonnement crémeux au gingembre (p. 280)

Collation de l'après-midi : Une barre énergétique

Dîner: Une soupe crémeuse au poivron (p. 268) avec des crackers au curry et aux lentilles (p. 287) et du pesto aux poivrons rouges et aux graines de chanvre (p. 291)

Collation d'après-dîner: Des amandes

▶ Cinquième jour:

Petit-déjeuner: Un smoothie

Collation de la matinée: Des lamelles craquantes de bananes plantains à la cannelle (p. 265) avec une salsa aux haricots à œil noir et au poivre de Cayenne (p. 296)

Déjeuner: Une salade de chips de courgettes et d'amandes (p. 277) avec un assaisonnement grenade-pavot (p. 284)

Collation de l'après-midi: Une barre énergétique

Dîner: Une pizza épicée aux haricots à œil noir et quinoa (p. 255)

Collation d'après-dîner: Une salade d'aramé (p. 275)

▶ Sixième jour:

Petit-déjeuner: Des céréales pommes-cannelle (p. 232) avec un fruit et du lait de chanvre chocolaté (p. 234)

Collation de la matinée: Une barre énergétique

Déjeuner: Une salade de concombres à l'aneth (p. 276) avec un assaisonnement à la tomates et au basilic (p. 283)

Collation de l'après-midi: Un smoothie

Dîner: Une pizza au curry, aux lentilles et au riz (p. 259)

Collation d'après-dîner: Une soupe sésame et miso (p. 269)

▶ Septième jour:

Petit-déjeuner: Un smoothie

Collation de la matinée: Une barre énergétique

Déjeuner: Une salade de concombres au pesto (p. 276) avec un assaisonnement à la tomates et au basilic (p. 283)

Collation de l'après-midi: Des crackers au curry et aux lentilles (p. 287) avec une salsa aux haricots à œil noir et au poivre de Cayenne (p. 296)

Dîner: Wrap de chou palmier au quinoa (p. 263) et une crème de carottes au gingembre (p. 269)

Collation d'après-dîner: Une tarte à la banane et à la noix de coco (p. 303)

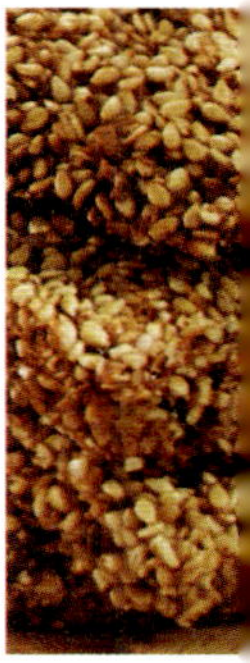

SEMAINE 4

Premier jour :

Petit-déjeuner : Des frites d'igname cuites au four, à l'ail et à l'origan (p. 266) avec du ketchup (p. 291)

Collation de la matinée : Un smoothie de légumes verts

Déjeuner : Une pizza aux betteraves et graines de tournesol (p. 259)

Collation de l'après-midi : Une barre énergétique

Dîner : Méli-mélo de carottes, chou et sésame (p. 275) avec un assaisonnement au poivre de Cayenne, à l'aneth et à la crème de sésame (p. 280)

Collation d'après-dîner : Des amandes

Deuxième jour :

Petit-déjeuner : Des céréales à la banane, au gingembre et aux poires (p. 231) avec du lait d'amandes au rooibos (p. 299)

Collation de la matinée : Une barre énergétique

Déjeuner : Une salade de graines d'amarante soufflées et de graines de chanvre (p. 276) avec un assaisonnement grenade-pavot (p. 284)

Collation de l'après-midi : Un smoothie

Dîner : Une pizza épicée aux haricots à œil noir et quinoa (p. 255)

Collation d'après-dîner : Des légumes crus à la sauce César (p. 283)

Troisième jour :

Petit-déjeuner : Des céréales pommes-cannelle (p. 232) avec du lait de chanvre (p. 298)

Collation de la matinée : Une barre énergétique

Déjeuner : Une pizza orientale, curry-pois chiches (p. 256)

Collation de l'après-midi : Une soupe crémeuse au poivron (p. 268) avec des crackers aux légumes (p. 287)

Dîner : Une salade de concombres au pesto (p. 276) avec un assaisonnement à la tomates et au basilic (p. 283)

Collation d'après-dîner : Des graines de courge

Quatrième jour :

Petit-déjeuner : Un smoothie gingembre-poire (p. 238)

Collation de la matinée : Des lamelles craquantes de bananes plantains à la cannelle (p. 265) avec une salsa aux haricots à œil noir et au poivre de Cayenne (p. 296)

Déjeuner : Betterave et chips de citron en salade (p. 277) avec un assaisonnement à l'orange et aux graines de courge (p. 282)

Collation de l'après-midi : Une barre énergétique

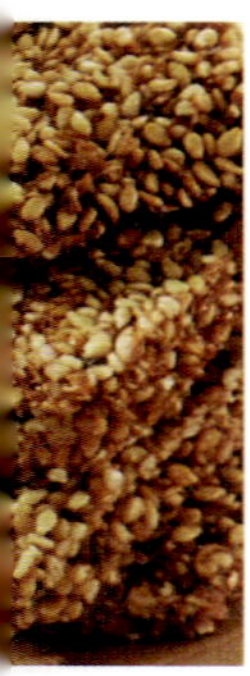

Dîner: Un burger aux noix de pécan et graines de tournesol (p. 252) avec un mélange de légumes verts et un chutney de mangue (p. 293)

Collation d'après-dîner: Des amandes

▶ Cinquième jour:

Petit-déjeuner: Des pancakes aux myrtilles (p. 228) avec du beurre d'amandes crues et un fruit

Collation de la matinée: Une barre énergétique

Déjeuner: Une salade de graines d'amarante soufflées et de graines de chanvre (p. 276) avec un assaisonnement au poivre de Cayenne, à l'aneth et à la crème de sésame (p. 280)

Collation de l'après-midi: Un smoothie

Dîner: Des bananes plantains gingembre-citron et dulse (p. 129) et une soupe sésame et miso (p. 290)

Collation d'après-dîner: Des chips de courgettes (p. 288)

▶ Sixième jour:

Petit-déjeuner: Un smoothie

Collation de la matinée: Une barre énergétique

Déjeuner: Méli-mélo de carottes, chou et sésame (p. 275) avec un assaisonnement au poivre de Cayenne, à l'aneth et à la crème de sésame (p. 280)

Collation de l'après-midi: Des crackers au curry et aux lentilles (p. 287) avec une salsa aux haricots noirs et au citron vert (p. 296)

Dîner: Wrap de chou palmier au quinoa (p. 263), des crackers aux légumes (p. 287) et un pâté de graines de tournesol (p. 290)

Collation d'après-dîner: Des amandes

▶ Septième jour:

Petit-déjeuner: Un smoothie

Collation de la matinée: Des légumes crus avec un guacamole de kelp et de miso (p. 294)

Déjeuner: Une salade de concombres au pesto (p. 276) avec un assaisonnement crémeux au gingembre (p. 280)

Collation de l'après-midi: Une barre énergétique

Dîner: Une pizza pois cassés et riz sauvage (p. 260)

Collation d'après-dîner: Des noix

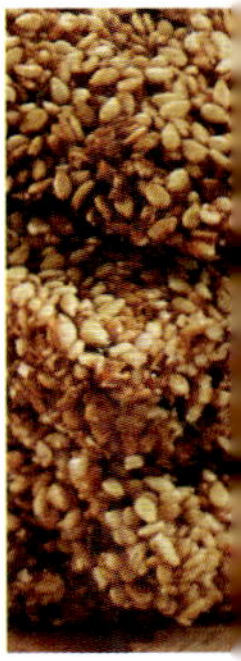

SEMAINE 5

Premier jour :

Petit-déjeuner : Un smoothie

Collation de la matinée : Une barre énergétique

Déjeuner : Une salade de concombres au pesto (p. 276) avec un assaisonnement à la tomates et au basilic (p. 283)

Collation de l'après-midi : Un fruit

Dîner : Une courge au gingembre et au citron vert (p. 264) avec une soupe crémeuse au poivron (p. 268)

Collation d'après-dîner : Des pâtes de courgettes (p. 267) avec une sauce marinara aux épices et aux tomates séchées (p. 297)

Deuxième jour :

Petit-déjeuner : Des pancakes choco-banane (p. 229) avec du beurre d'amandes crues et un fruit

Collation de la matinée : Un smoothie

Déjeuner : Une salade de chips de courgettes et d'amandes (p. 277) avec un assaisonnement au poivre de Cayenne, à l'aneth et à la crème de sésame (p. 280)

Collation de l'après-midi : Une barre énergétique

Dîner : Des pâtes de courgettes (p. 267) avec une sauce marinara aux épices et aux tomates séchées (p. 297) et une soupe crémeuse au poivron (p. 268)

Collation d'après-dîner : Des pistaches

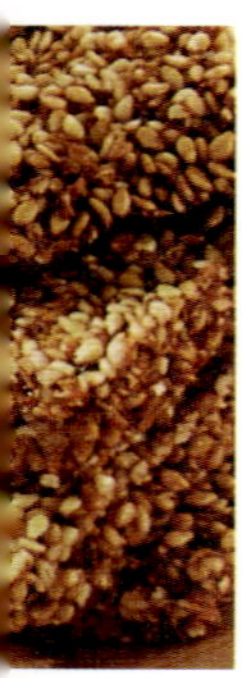

Troisième jour :

Petit-déjeuner : Des céréales pommes-cannelle (p. 232) avec un fruit et du du lait de chanvre (p. 298)

Collation de la matinée : Une barre énergétique

Déjeuner : Une pizza aux patates douces et graines de sésame

Collation de l'après-midi : Des légumes crus avec du pesto aux poivrons rouges et aux graines de chanvre (p. 291)

Dîner : Une salade de concombres à l'aneth (p. 276) avec un assaisonnement grenade-pavot (p. 284)

Collation d'après-dîner : Une tarte à la banane et à la noix de coco (p. 303)

Quatrième jour :

Petit-déjeuner : Un smoothie

Collation de la matinée : Une barre énergétique

Déjeuner : Méli-mélo de carottes, chou et sésame (p. 275) avec un assaisonnement au poivre de Cayenne, à l'aneth et à la crème de sésame (p. 280)

Collation de l'après-midi : Des crackers au thé vert, gingembre et citron vert (p. 286) avec une salsa aux haricots à œil noir et au poivre de Cayenne (p. 296)

Dîner : Un burger aux noix de pécan et graines de tournesol (p. 252) avec un mélange de légumes verts et une sauce épaisse au thé vert et au miso (p. 294)

Collation d'après-dîner : Une salade d'aramé (p. 275)

Cinquième jour :

Petit-déjeuner : Des pancakes à la grenade et au thé vert (p. 228) avec de la crème de sésame cru et un fruit

Collation de la matinée : Une barre énergétique

Déjeuner : Une salade de graines d'amarante soufflées et de graines de chanvre (p. 276) avec un assaisonnement au poivre de Cayenne, à l'aneth et à la crème de sésame (p. 280)

Collation de l'après-midi : Un smoothie

Dîner : Wrap de chou palmier au quinoa (p. 263) et des lamelles craquantes de bananes plantains à la cannelle (p. 265) avec une salsa aux haricots à œil noir et au poivre de Cayenne (p. 296)

Collation d'après-dîner : Des amandes

Sixième jour :

Petit-déjeuner : Des céréales pommes-cannelle (p. 232) avec du lait d'amandes au rooibos (p. 299

Collation de la matinée : Une barre énergétique

Déjeuner : Une salade de concombres au pesto (p. 276) avec un assaisonnement à la tomates et au basilic (p. 283)

Collation de l'après-midi : Un smoothie gingembre-poire (p. 238)

Dîner : Une pizza aux graines d'amarante soufflées et au rooibos

Collation d'après-dîner : Des crackers aux légumes (p. 287)

Septième jour :

Petit-déjeuner : Des frites d'igname cuites au four, à l'ail et à l'origan (p. 266) avec un pesto aux poivrons rouges et aux graines de chanvre (p. 291)

Collation de la matinée : Un smoothie aux légumes verts

Déjeuner : Une pizza épicée aux haricots à œil noir et quinoa (p. 255)

Collation de l'après-midi : Une barre énergétique

Dîner : Une salade de concombres à l'aneth (p. 276) avec un assaisonnement au concombre et à l'aneth (p. 284)

Collation d'après-dîner : Des crackers aux légumes (p. 287)

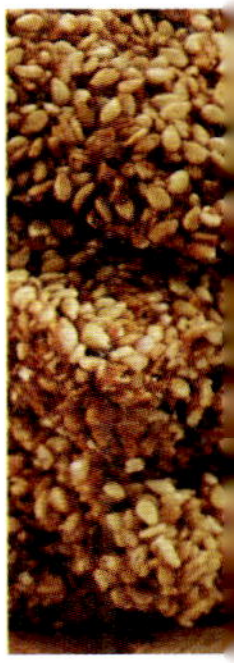

SEMAINE 6

Premier jour :

Petit-déjeuner : Un smoothie

Collation de la matinée : Des bananes plantains gingembre-citron et dulse (p. 129)

Déjeuner : Une salade de chips de courgettes et d'amandes (p. 277) avec un assaisonnement grenade-pavot (p. 284)

Collation de l'après-midi : Une barre énergétique

Dîner : Un burger aux amandes et aux graines de lin (p. 251) avec un mélange de légumes verts et une salsa aux haricots à œil noir et au poivre de Cayenne (p. 296)

Collation d'après-dîner : Des chips de courgettes (p. 288)

Deuxième jour :

Petit-déjeuner : Un smoothie

Collation de la matinée : Une barre énergétique

Déjeuner : Une salade à l'avocat et au poivre de Cayenne (p. 273) avec une vinaigrette au vinaigre balsamique (p. 283)

Collation de l'après-midi : Des pâtes de courgettes (p. 267) avec une sauce marinara aux épices et aux tomates séchées (p. 297)

Dîner : Wrap de chou palmier au quinoa (p. 263) avec un guacamole de kelp et de miso (p. 294)

Collation d'après-dîner : Une tarte à la banane et à la noix de coco (p. 303)

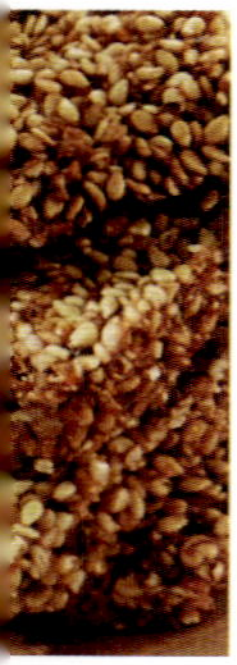

Troisième jour :

Petit-déjeuner : Des frites d'igname cuites au four, à l'ail et à l'origan (p. 266) avec une sauce crémeuse à la levure nutritionnelle (p. 292)

Collation de la matinée : Des légumes crus avec un assaisonnement au poivre de Cayenne, à l'aneth et à la crème de sésame (p. 280)

Déjeuner : Des pâtes de courgettes (p. 267) avec une sauce marinara aux épices et aux tomates séchées (p. 297) et une soupe crémeuse au poivron (p. 268)

Collation de l'après-midi : Une barre énergétique

Dîner : Une salade de concombres au pesto (p. 276) avec un assaisonnement à la tomates et au basilic (p. 283)

Collation d'après-dîner : Une soupe sésame et miso (p. 269)

Quatrième jour :

Petit-déjeuner : Des céréales à la banane, au gingembre et aux poires (p. 231) avec du lait d'amandes au rooibos (p. 299)

Collation de la matinée : Une barre énergétique

Déjeuner: Une salade de concombres à l'aneth (p. 276) avec un assaisonnement grenade-pavot (p. 284)

Collation de l'après-midi: Un smoothie

Dîner: Une pizza aux patates douces et graines de sésame

Collation d'après-dîner: Des légumes crus avec un pesto aux poivrons rouges et aux graines de chanvre (p. 291)

▶ **Cinquième jour:**

Petit-déjeuner: Des céréales pommes-cannelle (p. 232) avec du lait de chanvre (p. 298)

Collation de la matinée: Une barre énergétique

Déjeuner: Une pizza aux haricots kidney et au piment (p. 257)

Collation de l'après-midi: Un smoothie

Dîner: Une salade de graines d'amarante soufflées et de graines de chanvre (p. 276) avec un assaisonnement à la carotte et au gingembre (p. 281)

Collation d'après-dîner: Des lamelles craquantes de bananes plantains à la cannelle (p. 265)

▶ **Sixième jour:**

Petit-déjeuner: Un smoothie

Collation de la matinée: Des crackers au curry et aux lentilles (p. 287) avec une salsa aux haricots noirs et au citron vert (p. 296)

Déjeuner: Une salade de concombres au pesto (p. 276) avec un assaisonnement à la mangue et au citron vert (p. 281)

Collation de l'après-midi: Une barre énergétique

Dîner: Une pizza au curry, aux lentilles et au riz (p. 259)

Collation d'après-dîner: Une salade d'aramé (p. 275)

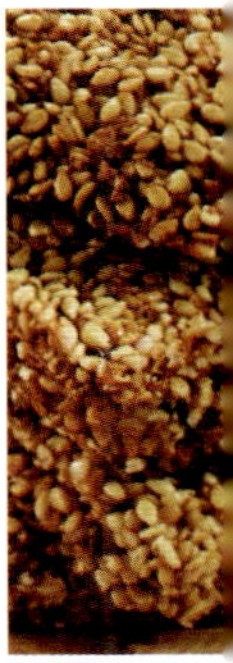

▶ **Septième jour:**

Petit-déjeuner: Des pancakes poivre et cacao (p. 229) avec de la crème de sésame cru et un fruit

Collation de la matinée: Une barre énergétique

Déjeuner: Une salade de chips de courgettes et d'amandes (p. 277) avec un assaisonnement à la carotte et au gingembre (p. 281)

Collation de l'après-midi: Un smoothie

Dîner: Un burger aux amandes et aux graines de lin (p. 251) avec un mélange de légumes verts et un pesto aux poivrons rouges et aux graines de chanvre (p. 291)

Collation d'après-dîner: Des chips de courgettes (p. 288)

SEMAINE 7

▶ **Premier jour :**

Petit-déjeuner : Un smoothie

Collation de la matinée : Des crackers au thé vert, gingembre et citron vert (p. 286) avec une salsa aux haricots à œil noir et au poivre de Cayenne (p. 296)

Déjeuner : Une salade craquante aux bananes plantains et aux noix de macadamia (p. 274) avec un assaisonnement grenade-pavot (p. 284)

Collation de l'après-midi : Une barre énergétique

Dîner : Une courge au gingembre et au citron vert (p. 264) avec des crackers aux légumes (p. 287) et un pâté de graines de tournesol (p. 290)

Collation d'après-dîner : Des légumes crus

▶ **Deuxième jour :**

Petit-déjeuner : Un smoothie

Collation de la matinée : Des chips de citron et de sésame (p. 289) avec un fruit

Déjeuner : Une salade de concombres au pesto (p. 276) avec un assaisonnement à l'orange et aux graines de courge (p. 282)

Collation de l'après-midi : Une barre énergétique

Dîner : Une pizza aux graines d'amarante soufflées et au rooibos (p. 258)

Collation d'après-dîner : Des amandes

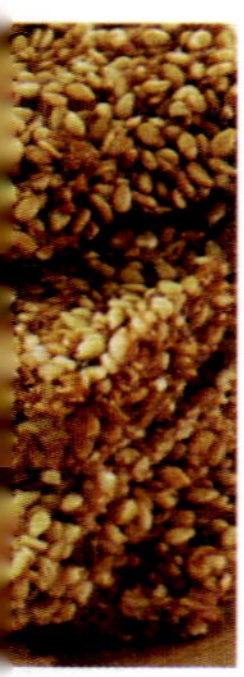

▶ **Troisième jour :**

Petit-déjeuner : Des frites d'igname cuites au four, à l'ail et à l'origan (p. 266) avec du ketchup (p. 291)

Collation de la matinée : Une salade d'aramé (p. 275) avec des graines de chanvre

Déjeuner : Une pizza au curry, aux lentilles et au riz (p. 259)

Collation de l'après-midi : Une barre énergétique

Dîner : Une salade craquante aux bananes plantains et aux noix de macadamia (p. 274) sauce César (p. 283)

Collation d'après-dîner : Des noix

▶ **Quatrième jour :**

Petit-déjeuner : Des céréales pommes-cannelle (p. 232) avec du lait de chanvre (p. 298)

Collation de la matinée : Une barre énergétique

Déjeuner : Méli-mélo de carottes, chou et sésame (p. 275) avec une vinaigrette au vinaigre balsamique (p. 283)

Collation de l'après-midi : Un smoothie

Dîner : Une pizza au quinoa et aux haricots azuki (p. 257)

Collation d'après-dîner : Des chips de courgettes (p. 288)

▶ Cinquième jour :

Petit-déjeuner : Un smoothie

Collation de la matinée : Une barre énergétique

Déjeuner : Une salade de chips de courgettes et d'amandes (p. 277) avec un assaisonnement au poivre de Cayenne, à l'aneth et à la crème de sésame (p. 280)

Collation de l'après-midi : Des crackers au thé vert, gingembre et citron vert (p. 300) avec une salsa aux haricots à œil noir et au poivre de Cayenne (p. 296)

Dîner : Wrap de chou palmier au quinoa (p. 263) et une soupe sésame et miso (p. 269)

Collation d'après-dîner : Une tarte à la banane et à la noix de coco (p. 303)

▶ Sixième jour :

Petit-déjeuner : Des pancakes à la grenade et au thé vert (p. 228) avec des noix et des tranches de bananes

Collation de la matinée : Une barre énergétique

Déjeuner : Un burger aux noix et au chanvre (p. 251) avec un mélange de légumes verts et une sauce épaisse au thé vert et au miso (p. 294)

Collation de l'après-midi : Un smoothie

Dîner : Une salade de concombres au pesto (p. 276) avec un assaisonnement à la tomates et au basilic (p. 283)

Collation d'après-dîner : Des crackers aux légumes (p. 287) et un pâté de graines de tournesol (p. 290)

▶ Septième jour :

Petit-déjeuner : Des céréales à la banane, au gingembre et aux poires (p. 231) avec du lait de chanvre chocolaté (p. 234)

Collation de la matinée : Une barre énergétique

Déjeuner : Une pizza aux épices, aux haricots à œil noir et au quinoa

Collation de l'après-midi : Des légumes crus et un guacamole de kelp et de miso (p. 294)

Dîner : Une salade de graines d'amarante soufflées et de graines de chanvre (p. 276) avec un assaisonnement au poivre de Cayenne, à l'aneth et à la crème de sésame (p. 280)

Collation d'après-dîner : Des lamelles craquantes de bananes plantains à la cannelle (p. 265)

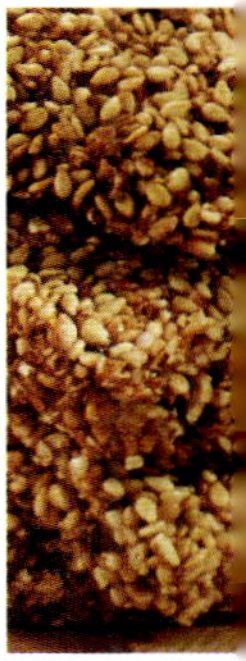

SEMAINE 8

Premier jour :

Petit-déjeuner : Un smoothie

Collation de la matinée : Une barre énergétique

Déjeuner : Une salade de chips de courgettes et d'amandes (p. 277) avec un assaisonnement aux noix de macadamia et à l'aneth (p. 282)

Collation de l'après-midi : Des crackers au thé vert, gingembre et citron vert (p. 300) et salsa aux haricots à œil noir et au poivre de Cayenne (p. 296)

Dîner : Une pizza au curry, aux lentilles et au riz (p. 259)

Collation d'après-dîner : Des pistaches

Deuxième jour :

Petit-déjeuner : Des bananes plantains gingembre-citron et dulse (p. 129) et un fruit

Collation de la matinée : Un smoothie aux légumes verts

Déjeuner : Une pizza aux patates douces et graines de sésame (p. 258)

Collation de l'après-midi : Une barre énergétique

Dîner : Une salade de concombres au pesto (p. 276) avec un assaisonnement au poivre de Cayenne, à l'aneth et à la crème de sésame (p. 280)

Collation d'après-dîner : Une soupe sésame et miso (p. 269)

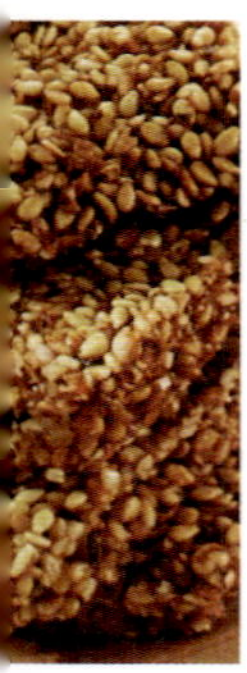

Troisième jour :

Petit-déjeuner : Des céréales pommes-cannelle (p. 232) avec un fruit et du lait de chanvre (p. 298)

Collation de la matinée : Une barre énergétique

Déjeuner : Une pizza aux betteraves et graines de tournesol (p. 259)

Collation de l'après-midi : Des crackers au curry et aux lentilles (p. 287) avec une salsa aux haricots noirs et au citron vert (p. 296)

Dîner : Méli-mélo de carottes, chou et sésame (p. 275) avec un assaisonnement grenade-pavot (p. 284)

Collation d'après-dîner : Une crème de carottes au gingembre (p. 269)

Quatrième jour :

Petit-déjeuner : Des céréales à la banane, au gingembre et aux poires (p. 231) avec du lait d'amandes au rooibos (p. 299)

Collation de la matinée : Une barre énergétique

Déjeuner : Une salade de concombres au pesto (p. 276) avec un assaisonnement à la tomates et au basilic (p. 283)

Collation de l'après-midi : Un smoothie

Dîner : Une pizza aux patates douces et graines de sésame (p. 258)

Collation d'après-dîner : Un potage de légumes verts (p. 270)

▸ Cinquième jour :

Petit-déjeuner : Un smoothie

Collation de la matinée : Des lamelles craquantes de bananes plantains à la cannelle (p. 265) avec une salsa aux haricots à œil noir et au poivre de Cayenne (p. 296)

Déjeuner : Une salade de graines d'amarante soufflées et de graines de chanvre (p. 276) avec un assaisonnement au poivre de Cayenne, à l'aneth et à la crème de sésame (p. 280)

Collation de l'après-midi : Une barre énergétique

Dîner : Un burger aux noix et au chanvre (p. 251) avec un mélange de légumes verts et un chutney de mangue (p. 293)

Collation d'après-dîner : Des légumes crus et des lamelles de dulse

▸ Sixième jour :

Petit-déjeuner : Des pancakes au riz sauvage et à l'igname (p. 227) avec du sirop d'agave et un fruit

Collation de la matinée : Une barre énergétique

Déjeuner : Des pâtes de courgettes (p. 267) avec une sauce marinara aux épices et aux tomates séchées (p. 297) et une soupe crémeuse au poivron (p. 268)

Collation de l'après-midi : Un smoothie

Dîner : Une salade de concombres à l'aneth (p. 276) avec un assaisonnement aux noix de macadamia et à l'aneth (p. 282)

Collation d'après-dîner : Des amandes

▸ Septième jour :

Petit-déjeuner : Un smoothie

Collation de la matinée : Une barre énergétique

Déjeuner : Betterave et chips de citron en salade (p. 277) avec un assaisonnement à l'orange et aux graines de courge (p. 282)

Collation de l'après-midi : Des pâtes de courgettes (p. 267) avec une sauce marinara aux épices et aux tomates séchées (p. 297) et une soupe crémeuse au poivron (p. 268)

Dîner : Wrap de chou palmier au quinoa (p. 263) et des crackers au thé vert, gingembre et citron vert (p. 300), avec une salsa aux haricots à œil noir et au poivre de Cayenne (p. 296)

Collation d'après-dîner : Une tarte à la banane et à la noix de coco (p. 303)

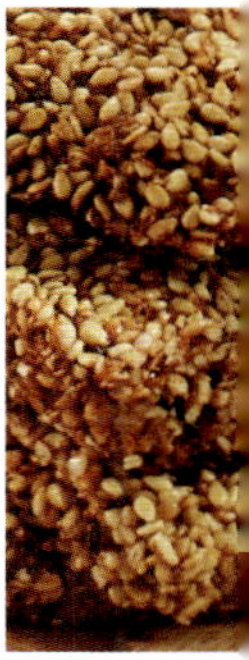

SEMAINE 9

▶ **Premier jour :**

Petit-déjeuner : Un smoothie

Collation de la matinée : Une barre énergétique

Déjeuner : Méli-mélo de carottes, chou et sésame (p. 275) avec un assaisonnement au poivre de Cayenne, à l'aneth et à la crème de sésame (p. 280)

Collation de l'après-midi : Des lamelles craquantes de bananes plantains à la cannelle (p. 265) avec une salsa aux haricots à œil noir et au poivre de Cayenne (p. 296)

Dîner : Des pâtes de courgettes (p. 267) avec une sauce marinara aux épices et aux tomates séchées (p. 297) et une soupe crémeuse au poivron (p. 268)

Collation d'après-dîner : Une tarte à la banane et à la noix de coco (p. 303)

▶ **Deuxième jour :**

Petit-déjeuner : Un smoothie

Collation de la matinée : Une barre énergétique

Déjeuner : Une salade de concombres au pesto (p. 276) avec un assaisonnement à la tomates et au basilic (p. 283)

Collation de l'après-midi : Une salade d'aramé (p. 275)

Dîner : Une crème de carottes au gingembre (p. 269) et des crackers au curry et aux lentilles (p. 287) avec une salsa aux haricots noirs et au citron vert (p. 296)

Collation d'après-dîner : Des amandes

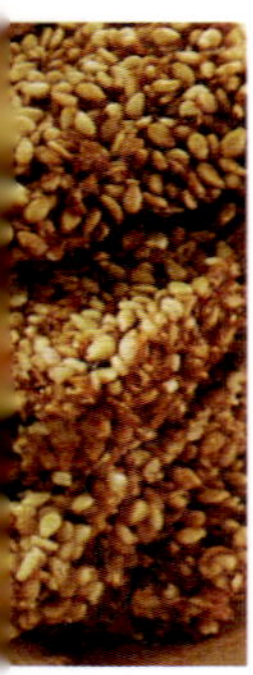

▶ **Troisième jour :**

Petit-déjeuner : Des frites d'igname cuites au four, à l'ail et à l'origan (p. 266) avec un guacamole de kelp et de miso (p. 294)

Collation de la matinée : Un smoothie aux légumes verts

Déjeuner : Des pâtes de courgettes (p. 267) avec une sauce marinara aux épices et aux tomates séchées (p. 297) avec une soupe crémeuse au poivron (p. 268)

Collation de l'après-midi : Une barre énergétique

Dîner : Méli-mélo de carottes, chou et sésame (p. 275) avec un assaisonnement au poivre de Cayenne, à l'aneth et à la crème de sésame (p. 280)

Collation d'après-dîner : Des chips de courgettes (p. 288)

▶ **Quatrième jour :**

Petit-déjeuner : Des céréales pommes-cannelle (p. 232) avec un fruit et du lait de chanvre (p. 298)

Collation de la matinée : Une barre énergétique

Déjeuner : Une pizza aux graines d'amarante soufflées et au rooibos (p. 258)

Collation de l'après-midi: Un smoothie

Dîner: Une salade craquante aux bananes plantains et aux noix de macadamia (p. 274) avec un assaisonnement à la tomates et au basilic (p. 283)

Collation d'après-dîner: Des crackers aux légumes (p. 287) avec un pâté de graines de tournesol (p. 290)

Cinquième jour:

Petit-déjeuner: Des pancakes aux myrtilles (p. 228) avec du sirop d'agave et un fruit

Collation de la matinée: Une barre énergétique

Déjeuner: Une salade de concombres au pesto (p. 276) avec un assaisonnement à la tomates et au basilic (p. 283)

Collation de l'après-midi: Un smoothie

Dîner: Un burger aux noix de pécan et graines de tournesol (p. 252) avec un mélange de légumes verts et un assaisonnement à la carotte et au gingembre (p. 281) mixé avec des haricots noirs

Collation d'après-dîner: Des légumes crus

Sixième jour:

Petit-déjeuner: Un smoothie

Collation de la matinée: Des lamelles craquantes de bananes plantains à la cannelle (p. 265) avec une salsa aux haricots à œil noir et au poivre de Cayenne (p. 296)

Déjeuner: Une salade de graines d'amarante soufflées et de graines de chanvre (p. 276) avec un assaisonnement au poivre de Cayenne, à l'aneth et à la crème de sésame (p. 280)

Collation de l'après-midi: Une barre énergétique

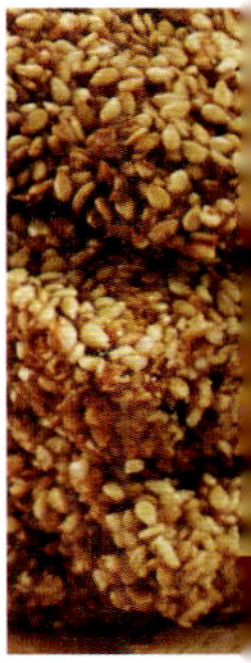

Dîner: Des pâtes de courgettes (p. 267) avec un assaisonnement aux noix de macadamia à l'aneth (p. 282) avec une soupe crémeuse au poivron (p. 268)

Collation d'après-dîner: Une salade d'aramé (p. 275)

Septième jour:

Petit-déjeuner: Des céréales à la banane, au gingembre et aux poires (p. 231) avec du lait d'amandes au rooibos (p. 299)

Collation de la matinée: Une barre énergétique

Déjeuner: Une salade de concombres au pesto (p. 276) avec une vinaigrette au vinaigre balsamique (p. 283)

Collation de l'après-midi: Un smoothie

Dîner: Une pizza aux patates douces et graines de sésame (p. 258)

Collation d'après-dîner: Des chips de courgettes (p. 288) avec un assaisonnement sauce César (p. 283) mixé avec des graines de tournesol

SEMAINE 10

Premier jour :

Petit-déjeuner : Des céréales pommes-cannelle (p. 232) avec un fruit et du lait de chanvre (p. 298)

Collation de la matinée : Une barre énergétique

Déjeuner : Une pizza aux betteraves et graines de tournesol (p. 259)

Collation de l'après-midi : Des lamelles craquantes de bananes plantains à la cannelle (p. 265) avec une salsa aux haricots à œil noir et au poivre de Cayenne (p. 296)

Dîner : Une salade de chips de courgettes et d'amandes (p. 277) avec un assaisonnement grenade-pavot (p. 284)

Collation d'après-dîner : Des crackers aux légumes (p. 287) avec un pâté de graines de tournesol (p. 290)

Deuxième jour :

Petit-déjeuner : Un smoothie

Collation de la matinée : Des crackers au citron et au rooibos (p. 286) avec une salsa à l'ananas (p. 295)

Déjeuner : Une salade craquante aux bananes plantains et aux noix de macadamia (p. 274) avec un assaisonnement à la tomates et au basilic (p. 283)

Collation de l'après-midi : Une barre énergétique

Dîner : Un burger aux amandes et aux graines de lin (p. 251) avec un mélange de légumes verts et une salsa aux haricots à œil noir et au poivre de Cayenne (p. 296)

Collation d'après-dîner : Une salade d'aramé (p. 275)

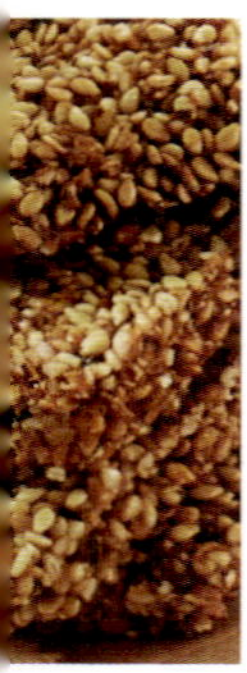

Troisième jour :

Petit-déjeuner : Des pancakes poivre et cacao (p. 229) avec du sirop d'agave et un fruit

Collation de la matinée : Une barre énergétique

Déjeuner : Une salade à l'avocat et au poivre de Cayenne (p. 273) avec un assaisonnement au concombre et à l'aneth (p. 284)

Collation de l'après-midi : Un smoothie

Dîner : Un burger aux amandes et aux graines de lin (p. 251) avec un mélange de légumes verts et un assaisonnement à la tomates et au basilic (p. 283) mixé avec des haricots noirs

Collation d'après-dîner : Des chips de courgettes (p. 288)

Quatrième jour :

Petit-déjeuner : Des frites d'igname cuites au four, à l'ail et à l'origan (p. 266) avec un assaisonnement aux noix de macadamia à l'aneth (p. 282)

Collation de la matinée : Un smoothie aux légumes verts

Déjeuner : Une pizza épicée aux haricots à œil noir et quinoa (p. 255)

Collation de l'après-midi : Une barre énergétique

Dîner : Une salade craquante aux bananes plantains et aux noix de macadamia (p. 274) avec un assaisonnement à la tomates et au basilic (p. 283)

Collation d'après-dîner : Des crackers au curry et aux lentilles (p. 287)

▶ Cinquième jour :

Petit-déjeuner : Un smoothie

Collation de la matinée : Une barre énergétique

Déjeuner : Une salade de graines d'amarante soufflées et de graines de chanvre (p. 276) avec un assaisonnement à l'orange et aux graines de courge (p. 282)

Collation de l'après-midi : Un melon miel

Dîner : Wrap de chou palmier au quinoa (p. 263) et une soupe crémeuse au poivron (p. 268)

Collation d'après-dîner : Des légumes crus

▶ Sixième jour :

Petit-déjeuner : Un smoothie

Collation de la matinée : Des crackers au thé vert, gingembre et citron vert (p. 300) avec une salsa aux haricots à œil noir et au poivre de Cayenne (p. 296)

Déjeuner : Une salade de concombres au pesto (p. 276) avec un assaisonnement à la carotte et au gingembre (p. 281)

Collation de l'après-midi : Une barre énergétique

Dîner : Une pizza orientale, curry-pois chiches (p. 256)

Collation d'après-dîner : Un fruit

▶ Septième jour :

Petit-déjeuner : Des céréales pommes-cannelle (p. 232) avec du lait de chanvre (p. 298)

Collation de la matinée : Une barre énergétique

Déjeuner : Betterave et chips de citron en salade (p. 277) avec un assaisonnement à la tomates et au basilic (p. 283)

Collation de l'après-midi : Un smoothie

Dîner : Une pizza au curry, aux lentilles et au riz (p. 259)

Collation d'après-dîner : Des crackers aux légumes (p. 287) sauce César (p. 283) mixé avec des haricots noirs

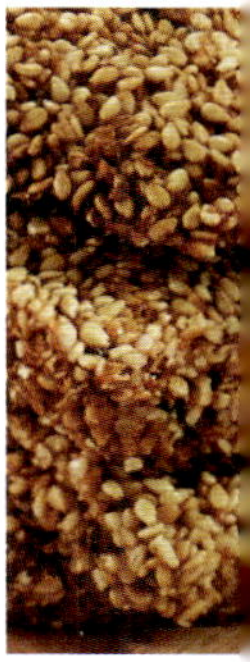

SEMAINE 11

▸ **Premier jour:**

Petit-déjeuner: Des céréales à la banane, au gingembre et aux poires (p. 231) avec du lait de chanvre chocolaté (p. 234)

Collation de la matinée: Une barre énergétique

Déjeuner: Une courge au gingembre et au citron vert (p. 264)

Collation de l'après-midi: Un smoothie

Dîner: Une salade de graines d'amarante soufflées et de graines de chanvre (p. 276) avec un assaisonnement crémeux au gingembre (p. 280)

Collation d'après-dîner: Des crackers aux légumes (p. 287) avec un pâté de graines de tournesol (p. 290)

▸ **Deuxième jour:**

Petit-déjeuner: Un smoothie

Collation de la matinée: Une barre énergétique

Déjeuner: Une salade de chips de courgette et d'amandes (p. 277) avec un assaisonnement à la tomates et au basilic (p. 283)

Collation de l'après-midi: Des crackers au curry et aux lentilles (p. 287) avec un assaisonnement aux noix de macadamia à l'aneth (p. 282)

Dîner: Wrap de chou palmier au quinoa (p. 263) et une crème de carottes au gingembre (p. 269)

Collation d'après-dîner: Une tarte à la banane et à la noix de coco (p. 303)

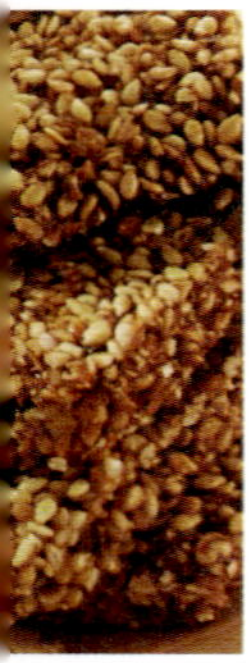

▸ **Troisième jour:**

Petit-déjeuner: Des pancakes au sarrasin (p. 227) avec du sirop d'agave et un fruit

Collation de la matinée: Une barre énergétique

Déjeuner: Méli-mélo de carottes, chou et sésame (p. 275) avec un assaisonnement à la tomates et au basilic (p. 283)

Collation de l'après-midi: Un smoothie

Dîner: Un burger aux noix de pécan et graines de tournesol (p. 252) avec un mélange de légumes verts et une salsa à l'ananas (p. 295)

Collation d'après-dîner: Des lamelles craquantes de bananes plantains à la cannelle (p. 265)

▸ **Quatrième jour:**

Petit-déjeuner: Un smoothie

Collation de la matinée: Pastèque

Déjeuner: Une salade de concombres au pesto (p. 276) avec un assaisonnement à la mangue et au citron vert (p. 281)

Collation de l'après-midi: Une barre énergétique

Dîner : Une soupe crémeuse au poivron (p. 268) et des pâtes de courgettes (p. 267) avec un assaisonnement sauce César (p. 283) mixé au blender avec des haricots à œil noir

Collation d'après-dîner : Des pistaches

Cinquième jour :

Petit-déjeuner : Un smoothie

Collation de la matinée : Des crackers au curry et aux lentilles (p. 287) avec un chutney de mangue (p. 293)

Déjeuner : Une salade de concombres au pesto (p. 276) avec un assaisonnement à la tomates et au basilic (p. 283)

Collation de l'après-midi : Une barre énergétique

Dîner : Une pizza aux betteraves et graines de tournesol (p. 259)

Collation d'après-dîner : Des légumes crus avec un pâté de graines de tournesol (p. 290)

Sixième jour :

Petit-déjeuner : Des céréales pommes-cannelle (p. 232) avec un fruit et du lait de chanvre (p. 298)

Collation de la matinée : Une barre énergétique

Déjeuner : Une salade craquante aux bananes plantains et aux noix de macadamia (p. 274) avec un assaisonnement à la tomates et au basilic (p. 283)

Collation de l'après-midi : Un smoothie

Dîner : Une pizza orientale, curry-pois chiches (p. 256)

Collation d'après-dîner : Une salade d'aramé (p. 275)

Septième jour :

Petit-déjeuner : Des frites d'igname cuites au four, à l'ail et à l'origan (p. 266) avec un assaisonnement à la mangue et au citron vert (p. 281)

Collation de la matinée : Un smoothie aux légumes verts

Déjeuner : Une pizza au curry, aux lentilles et au riz (p. 259)

Collation de l'après-midi : Une barre énergétique

Dîner : Une salade de concombres au pesto (p. 276) avec un assaisonnement à la tomates et au basilic (p. 283)

Collation d'après-dîner : Des lamelles craquantes de bananes plantains à la cannelle (p. 265)

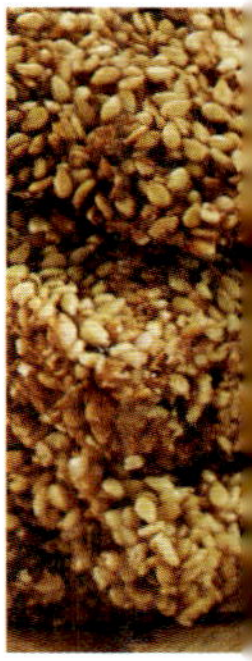

SEMAINE 12

Premier jour :

Petit-déjeuner : Un smoothie

Collation de la matinée : Une barre énergétique

Déjeuner : Méli-mélo de carottes, chou et sésame (p. 275) avec un assaisonnement au concombre et à l'aneth (p. 284)

Collation de l'après-midi : Un melon miel

Dîner : Wrap de chou palmier au quinoa (p. 263) avec une soupe sésame et miso (p. 269)

Collation d'après-dîner : Une tarte à la banane et à la noix de coco (p. 303)

Deuxième jour :

Petit-déjeuner : Un smoothie

Collation de la matinée : Une barre énergétique

Déjeuner : Un burger aux noix de pécan et graines de tournesol (p. 252) avec un mélange de légumes verts et un assaisonnement à la tomates et au basilic (p. 283) mixé avec des haricots noirs

Collation de l'après-midi : Des légumes crus avec un assaisonnement sauce César (p. 283)

Dîner : Méli-mélo de carottes, chou et sésame (p. 275) avec un assaisonnement au poivre de Cayenne, à l'aneth et à la crème de sésame (p. 280)

Collation d'après-dîner : Des graines de courge

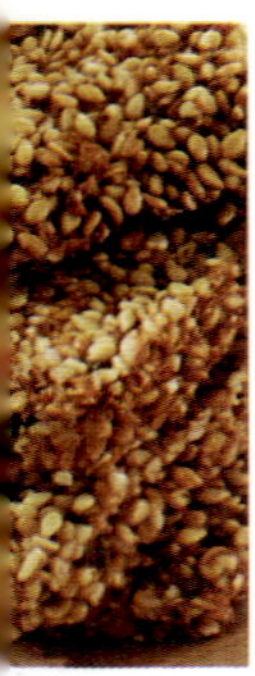

Troisième jour :

Petit-déjeuner : Des céréales à la banane, au gingembre et aux poires (p. 231) avec du lait d'amandes au rooibos (p. 299)

Collation de la matinée : Une barre énergétique

Déjeuner : Une pizza aux betteraves et graines de tournesol (p. 259)

Collation de l'après-midi : Des légumes crus avec un assaisonnement grenade-pavot (p. 284)

Dîner : Une salade à l'avocat et au poivre de Cayenne (p. 273) avec une vinaigrette au vinaigre balsamique (p. 283)

Collation d'après-dîner : Une soupe sésame et miso (p. 269)

Quatrième jour :

Petit-déjeuner : Des pancakes à la grenade et au thé vert (p. 228) avec de la crème de sésame cru et un fruit

Collation de la matinée : Un smoothie aux légumes verts

Déjeuner : Une pizza orientale, curry-pois chiches (p. 256)

Collation de l'après-midi : Une barre énergétique

Dîner: Une salade de concombres au pesto (p. 276) avec un assaisonnement à la carotte et au gingembre (p. 281)

Collation d'après-dîner: Des légumes crus avec un assaisonnement aux noix de macadamia à l'aneth (p. 282)

Cinquième jour :

Petit-déjeuner: Un smoothie

Collation de la matinée: Un fruit

Déjeuner: Une salade craquante aux bananes plantains et aux noix de macadamia (p. 274) avec un assaisonnement au poivre de Cayenne, à l'aneth et à la crème de sésame (p. 280)

Collation de l'après-midi: Une barre énergétique

Dîner: Une pizza épicée aux haricots à œil noir et quinoa (p. 255)

Collation d'après-dîner: Des graines de courge

Sixième jour :

Petit-déjeuner: Des céréales pommes-cannelle (p. 232) avec du lait de chanvre (p. 298) et un fruit

Collation de la matinée: Une barre énergétique

Déjeuner: Une salade de concombres au pesto (p. 276) avec un assaisonnement à la tomates et au basilic (p. 283)

Collation de l'après-midi: Un smoothie

Dîner: Une pizza aux graines d'amarante soufflées et au rooibos (p. 258)

Collation d'après-dîner: Des chips de courgettes (p. 288) avec un assaisonnement à la carotte et au gingembre (p. 281)

Septième jour :

Petit-déjeuner: Des pancakes poivre et cacao (p. 229) avec du beurre d'amandes crues et un fruit

Collation de la matinée: Une barre énergétique

Déjeuner: Une salade craquante aux bananes plantains et aux noix de macadamia (p. 274) avec une vinaigrette au vinaigre balsamique (p. 283)

Collation de l'après-midi: Un smoothie

Dîner: Un burger aux noix de pécan et graines de tournesol (p. 252) avec un mélange de légumes verts et un assaisonnement à la mangue et au citron vert (p. 281)

Collation d'après-dîner: Des légumes crus

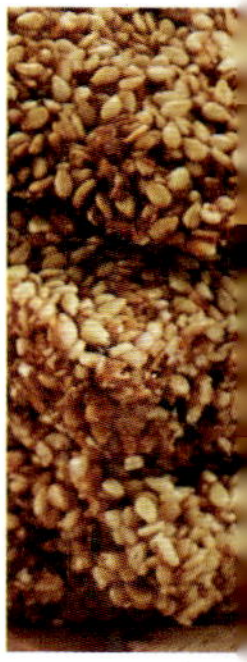

Chapitre 7

Les recettes du *Thrive Diet*

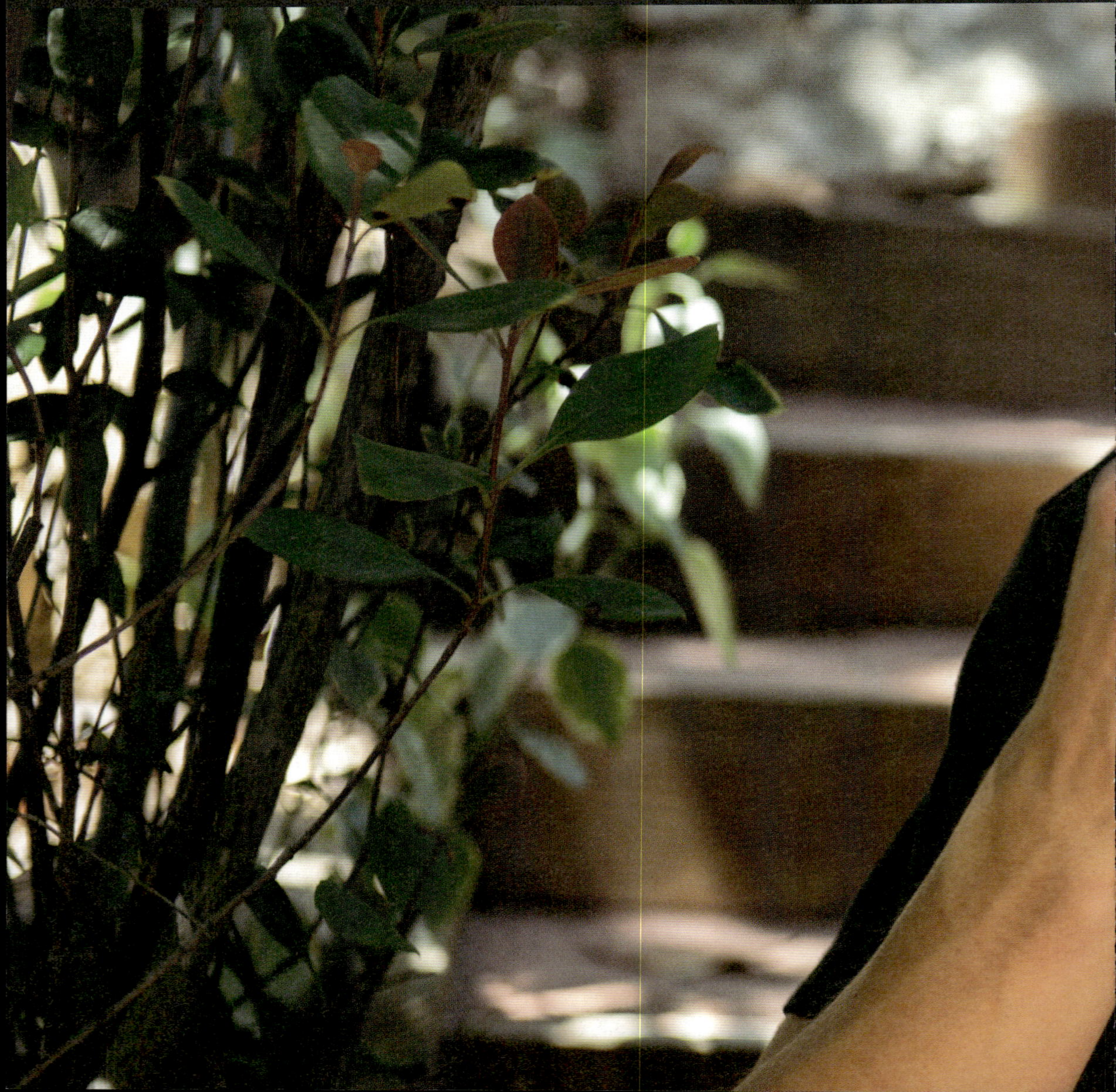

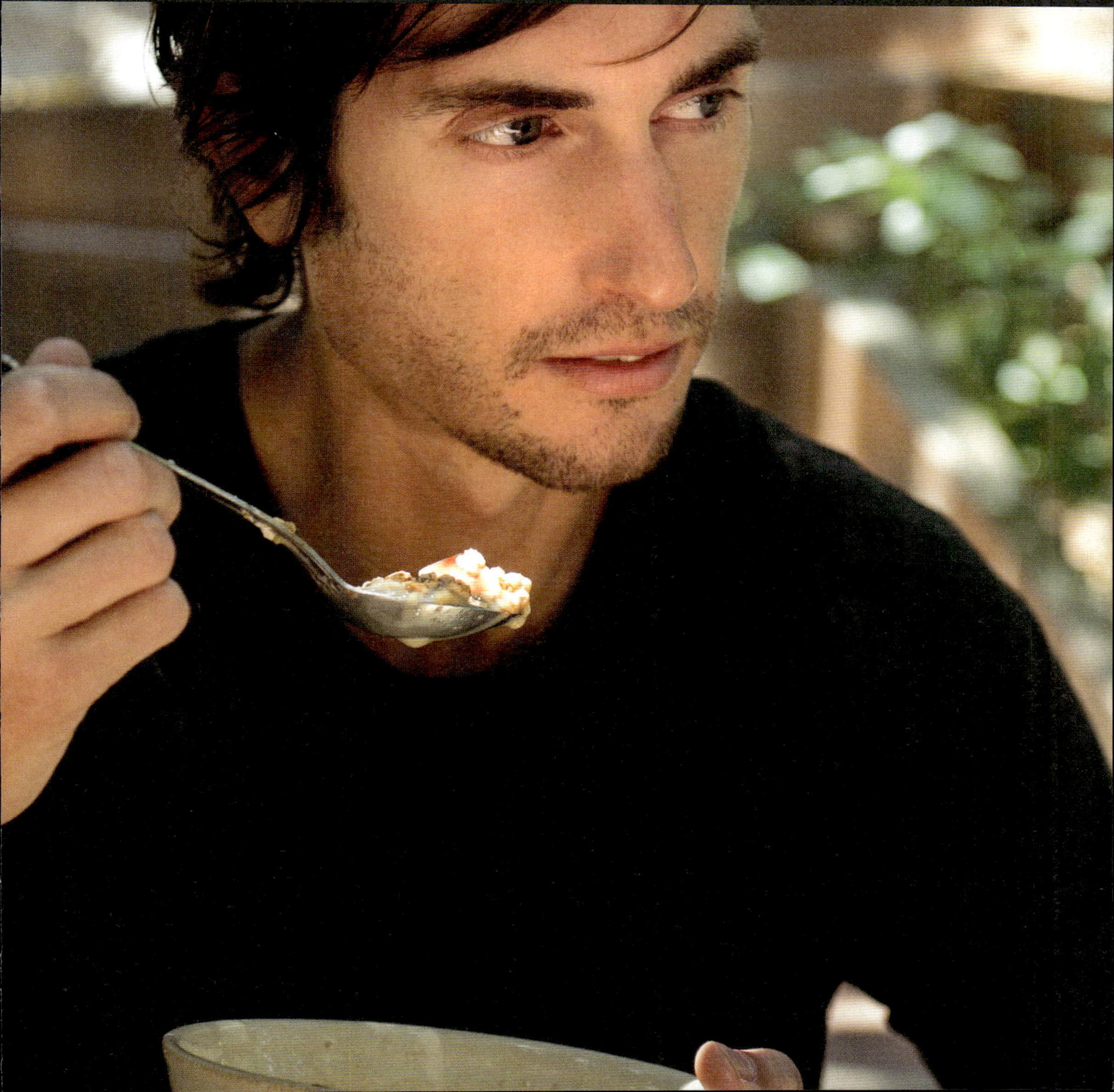

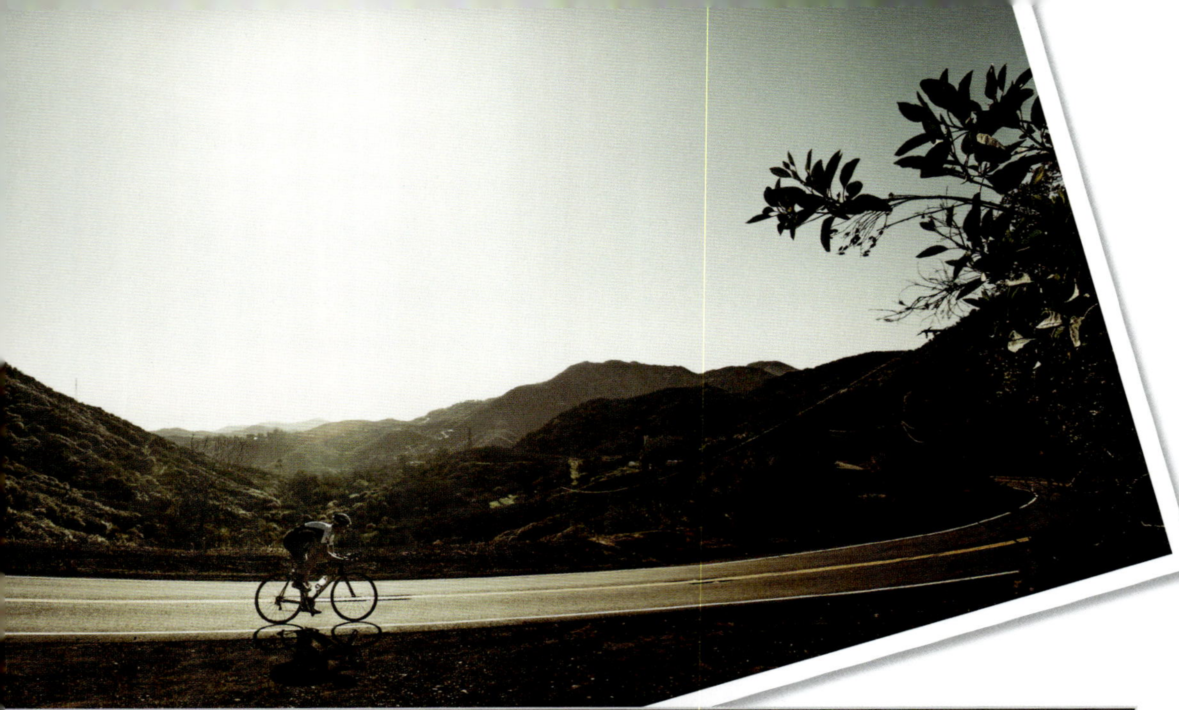

Ma philosophie pour les recettes

Pour chaque recette, j'essaie d'utiliser aussi peu d'ingrédients que possible. J'apprécie les saveurs simples, pures et bien équilibrées. Dans mes recettes, chaque ingrédient joue un rôle précis. Ils sont combinés d'une telle manière que vous découvrirez et apprécierez les subtilités offertes par chaque aliment sans être bombardé par une surabondance de saveurs. Mis à part leur goût, les aliments du *Thrive Diet* aideront également votre organisme à reconnaître la valeur d'un aliment vraiment savoureux et frais. De la sorte, votre système sensoriel sera désormais attiré par ces aliments et délaissera ceux qui sont trop aromatisés. Si les aliments raffinés sont si riches en arômes, c'est parce que ces derniers sont ajoutés en grand nombre pendant leur traitement. En effet, sitôt que les aliments complets – savoureux dans leur état naturel – ont été privés de leur aspect nutritif, ils n'ont presque plus de goût. Donc, pour essayer de compenser la perte de cette saveur naturelle, l'industrie alimentaire ajoute des arômes aux aliments. Dans la société actuelle, il faudrait réapprendre à être sensible aux saveurs – il en va de même de nos stimulations sensorielles. Réintroduire des saveurs simples passe par une rééquilibration de notre organisme – et faire usage de moins d'ingrédients dans une recette permettra une telle chose. De ce fait, vous serez moins enclin à consommer des aliments industriels, ce qui vous aidera à faire disparaître vos envies alimentaires.

S'il y a moins d'ingrédients dans une recette, cela veut dire que le repas ou la collation sera plus rapide et plus facile à préparer, ce qui, selon moi, est très appréciable. J'aime pouvoir préparer en quelques minutes des repas complets et bien équilibrés ainsi que des collations nourrissantes. Avec un peu d'organisation, aucune préparation, même celle des plats principaux, ne demandera plus de 30 minutes.

Vous aurez remarqué que beaucoup de fruits et de légumes sains ne sont pas inclus dans les recettes ; c'est parce que j'ai structuré le plan de repas en fonction des aliments qui sont généralement disponibles. Si vous pouvez acheter des fruits et des légumes plus exotiques qui correspondent aux principes du *Thrive Diet*, n'hésitez pas à les incorporer aux recettes et au plan de repas.

La teneur en calories, en glucides, en protéines et en matières grasses n'est pas indiquée pour les recettes du *Thrive Diet*. Pour ce régime, ces informations ne sont pas importantes : essayer d'évaluer les aliments en se basant sur de telles informations n'est pas une mesure fiable si vous voulez connaître leur apport nutritif. En adhérant simplement aux principes du *Thrive Diet*, vous fournirez à votre organisme toutes les valeurs nutritives dont il aura besoin – et tous ses besoins seront comblés sans que vous ayez à rechercher certaines quantités de macronutriments. Un des attraits du *Thrive Diet* est sa simplicité, ce qui fait de ce régime un mode de vie plutôt qu'un programme à suivre.

Avec les aliments naturels, le même plat peut être différent ; comme c'est le cas avec le vin, les saveurs varient – cela dépend de la récolte de chaque ingrédient : selon les champs, les cultures varient, ce qui a une incidence sur la saveur et la texture des aliments, ainsi que sur leur taux d'humidité. En prenant ce facteur en compte, les recettes du *Thrive Diet* risquent d'être à chaque fois légèrement différentes.

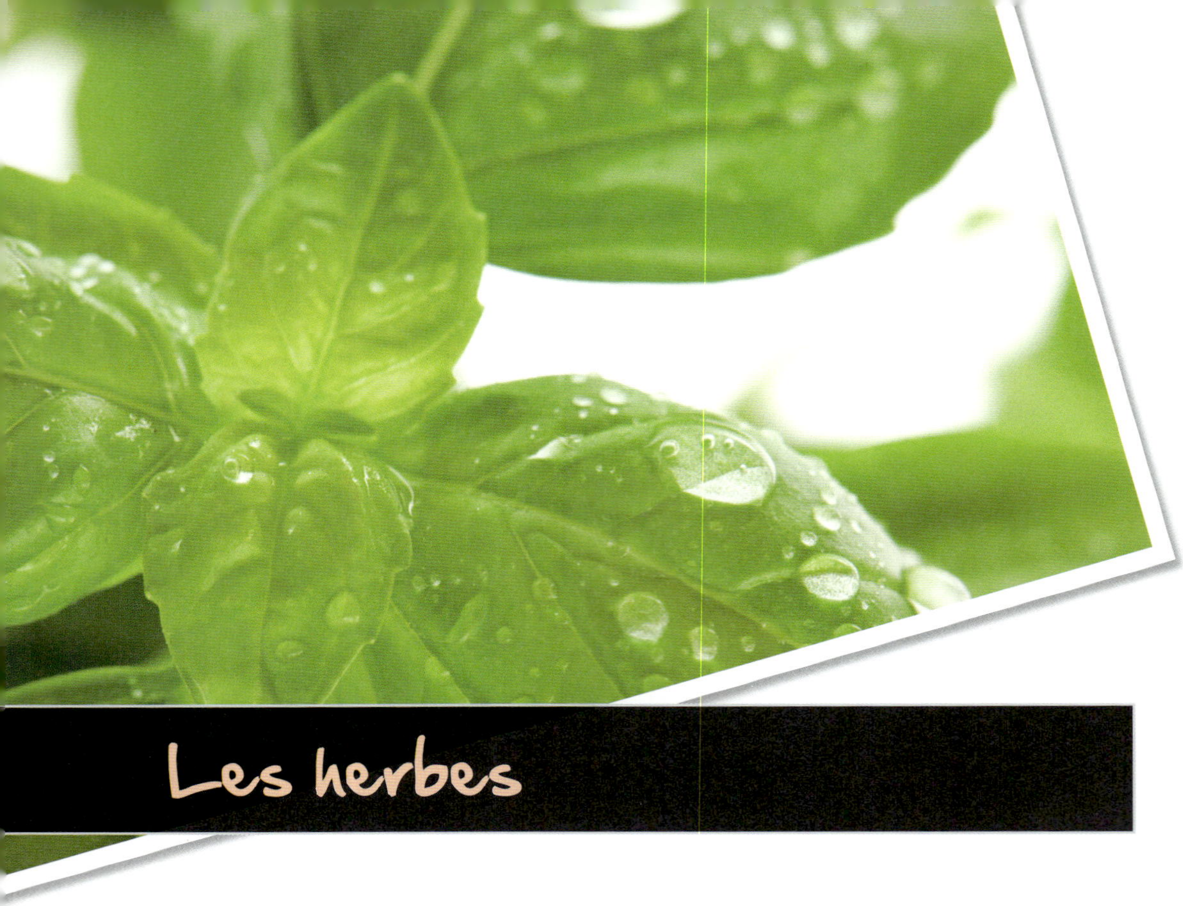

Les herbes

Les mesures pour les herbes que demandent certaines recettes, concernent celles qui sont séchées (à part, bien sûr, si vous devez en choisir des fraîches). Comme je l'ai noté, dans certaines recettes, les deux peuvent être utilisées. Il est toujours mieux de prendre des herbes fraîches, mais il est vrai que l'on n'en trouve pas toujours. Si vous avez, chez vous, suffisamment d'espace et de lumière, et du temps pour vous y consacrer, vous pouvez faire pousser vos propres herbes, ce qui est une manière pratique de vous garantir d'avoir toujours à portée de main des herbes de première fraîcheur. Le goût ainsi que la valeur nutritionnelle des plantes fraîches sont meilleurs. Dans la plupart des magasins botaniques, des pots de plantes aromatiques sont disponibles à moins de deux euros. Si vous les mettez dans un pot assez grand, tout en vous assurant qu'elles aient beaucoup de lumière naturelle et assez d'eau, elles seront d'une générosité qui vous apportera beaucoup. Les herbes basiques demandant peu d'entretien et faciles à faire pousser sont :

- Aneth
- Basilic
- Ciboulette
- Coriandre
- Menthe
- Origan
- Persil
- Thym

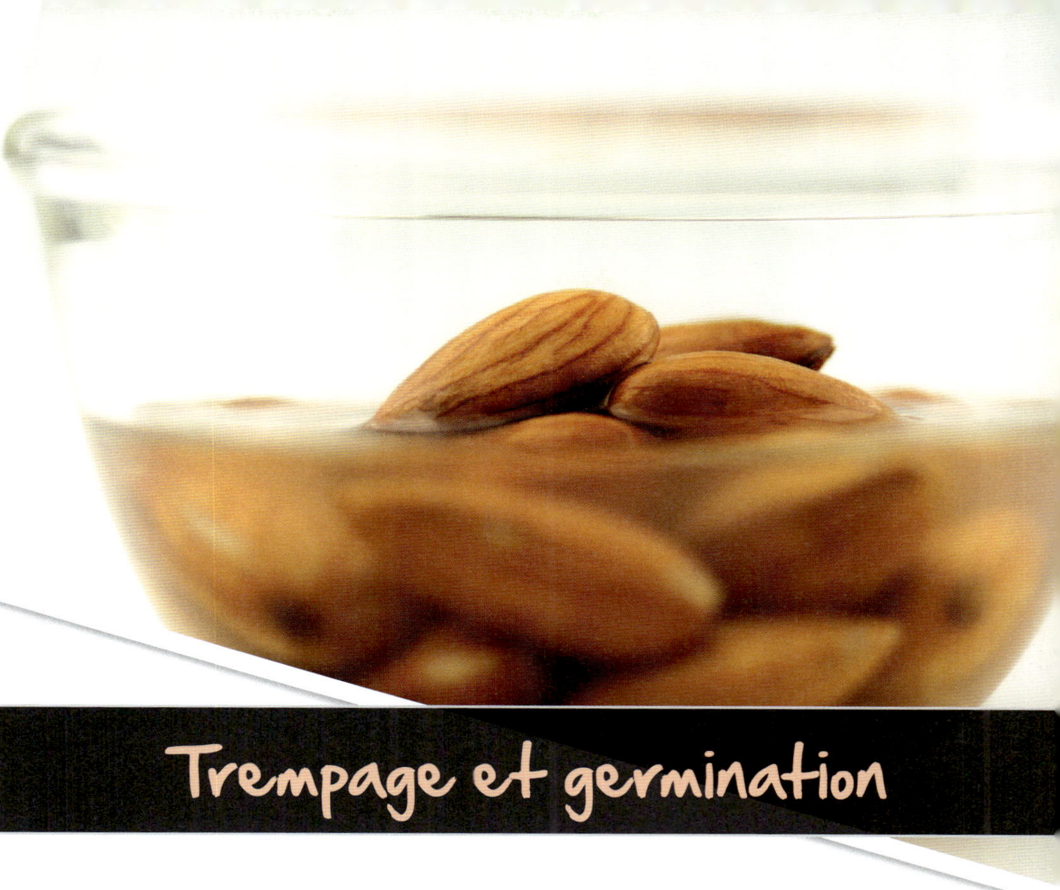

Trempage et germination

Tremper les noix et les graines est un moyen facile d'améliorer leur digestibilité et d'accroître leur valeur nutritionnelle. Les tremper quatre heures seulement pourra vous apporter des bénéfices considérables. A peu près chaque semaine, je mets des noix crues et différentes graines dans des bols séparés contenant de l'eau distillée, et je les laisse reposer toute la nuit sur mon comptoir. Je fais cela dans la soirée et le lendemain matin, j'enlève l'eau, je rince les noix et les graines avec de l'eau fraîche (assurez-vous de bien les rincer, de manière à améliorer leur biodisponibilité en enlevant les inhibiteurs de digestion qui restent dans l'eau), et je les mets au frais. Ainsi, je les ai sous la main quand je prépare mes repas.

Mettre les noix à tremper ne me prend tout au plus que dix minutes par semaine, l'engagement est donc minime ; cela demande seulement un peu d'organisation. Celles que je trempe le plus souvent sont les amandes, les graines de courge et de sésame. Ces graines ne germeront pas mais les tremper, les rendra plus bénéfiques, nutritionnellement parlant.

Tout comme les graines, les noix crues trempées sont toujours meilleures. Cependant, à l'exception de celles demandées dans les recettes, par exemple, pour le lait de noix ou ma salade de chips de courgette et d'amandes (recette p. 277), les noix et les graines utilisées dans les recettes du *Thrive Diet* n'ont pas besoin d'être trempées.

Faire germer les céréales et les légumineuses est un processus plus long que le trempage. Pour les recettes de ce livre, vous pouvez choisir d'utiliser des légumineuses en conserve, précuites et prêtes à être consommées. C'est le moyen le plus pratique d'avoir des légumineuses pour vos recettes. Une grande variété de lentilles et d'autres légumineuses, comme les pois chiches et les haricots azuki, sont disponibles sous cette forme et peuvent se trouver dans les supermarchés et dans beaucoup de commerces de proximité. Essayez de trouver des légumineuses sans conservateurs.

Vous pouvez aussi choisir de cuisiner les légumineuses vous-même. C'est moins cher que d'acheter des légumineuses en conserve, mais prenez garde car les temps de cuisson vont de 20 minutes pour les lentilles à trois heures pour les pois chiches. Pour ma part, je préfère obtenir les meilleurs apports nutritifs possibles en organisant un peu mon temps, et faire germer mes céréales et mes légumineuses.

Acheter des pousses est optionnel – plusieurs variétés peuvent se trouver dans les supermarchés et dans la plupart des magasins de diététique ayant une chambre froide. Cependant, il a été démontré que les pousses achetées dans le commerce contiennent des bactéries. Donc, si votre système immunitaire est affaibli et que vous êtes en mauvaise santé, il sera préférable d'éviter d'en acheter dans le commerce. Je vous recommande vraiment d'acheter des céréales et des légumineuses crues et de les faire germer vous-même. Cela demande un peu d'organisation, mais les apports nutritifs que vous récolterez en valent la peine.

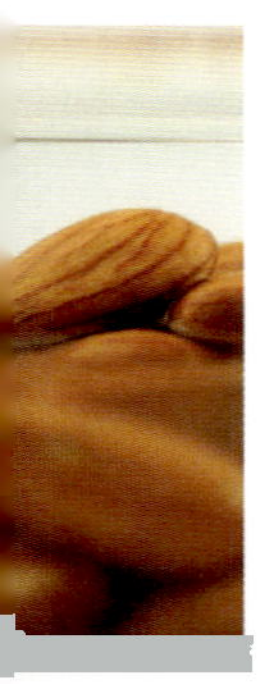

La germination occupe une phase transitionnelle dans le cycle de vie de la plante. Ayant encore à former des racines, la pousse, une croissance nouvelle de la graine en train de germer, ne peut pas se nourrir elle-même et doit de ce fait compter sur les substances nutritives contenues dans la graine. Une fois activées par l'humidité, les enzymes commencent à utiliser comme combustible de croissance rapide les substances nutritives fournies par la graine. Les enzymes, qui sont pour la plante l'équivalent du lait maternel et se trouvent abondamment dans les substances nutritives de la graine, transforment rapidement le germe en une plante feuillue.

La germination a plus encore à offrir. À travers la phase de croissance rapide du germe, les inhibiteurs d'enzymes digestives sont expulsés; les protéines sont converties en acides aminés et les matières grasses en acides gras essentiels ; une sorte de prédigestion a lieu, ce qui rend les aliments très efficaces. Favorable à un grand nombre de vitamines, de minéraux, d'enzymes et à la chlorophylle, la germination améliore fortement l'efficacité et la valeur nutritive de la graine. Grâce à leur pH élevé, les germes vont également alcaliniser l'organisme. La plupart des céréales, comme les légumineuses, les noix et les graines, peuvent être germées. Certaines graines, comme celles de tournesol, développeront des pousses. Les graines de sésame et de courge ne germent pas mais gagnent à être trempées. La germination convient bien au quinoa et au sarrasin, dans la mesure où elle révèle leur grande richesse en substances nutritives.

Si vous choisissez d'essayer la germination, vous remarquerez que cela fera rapidement partie intégrante de votre quotidien. C'est très facile et, bonus supplémentaire c'est bon marché. Il est vrai que les légumes en conserve ne sont pas chers non plus, mais faire germer des graines, des céréales et des légumineuses sèches l'est encore moins.

Même si les légumineuses, les noix, les céréales et les graines ne sont pas cuites, elles gagneront à être trempées ou germées ; cela marche particulièrement bien avec celles de la liste ci-dessous, lesquelles peuvent être facilement incorporées à de nombreuses recettes du *Thrive Diet* :

Trempage	**Germination**
Amandes, avoine, graines de courge, graines de sésame, noix de macadamia, riz sauvage.	Graines d'amarante, sarrasin, toutes sortes de haricots, pois chiches, toutes sortes de lentilles (elles peuvent aussi être trempées pour gagner du temps), quinoa, graines de tournesol.

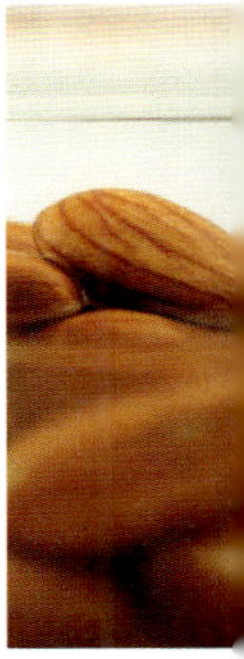

Comment faire germer

Les germoirs sont disponibles dans la plupart des magasins de diététique ; ils facilitent la germination mais ne sont pas essentiels. Vous n'aurez besoin que d'un pot, d'une étamine à fromage et d'un élastique.

Rincez bien ce que vous avez l'intention de faire germer et remplissez-en le quart d'un pot en verre. Remplissez le pot d'eau au moins aux trois quarts. Laissez-le toute la nuit à température ambiante. Enlevez l'eau et rincez les légumineuses, les céréales, les noix ou les graines avec de l'eau fraîche. Remettez-les dans le pot et placez l'étamine sur le dessus en la faisant tenir avec la bande élastique. Retournez brièvement le pot pour laisser l'eau s'écouler. Au bout de 24 heures environ, les germes vont commencer à apparaître. Assurez-vous qu'ils restent humides pour qu'ils puissent germer pleinement ; pour cela, versez de l'eau dans le pot et retournez-le ensuite pour qu'elle puisse s'écouler.

Le temps de germination dépend du type de germes ; habituellement, cela dure deux jours. Rincez les germes avec de l'eau fraîche pour améliorer leur biodisponibilité : cela fera partir les inhibiteurs de digestion. Mettez les germes au frais, dans un récipient propre et sans couvercle ; ils pourront être conservés jusqu'à une semaine.

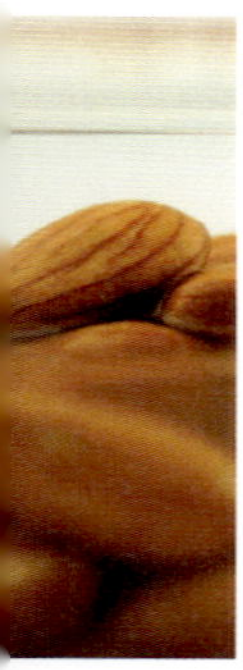

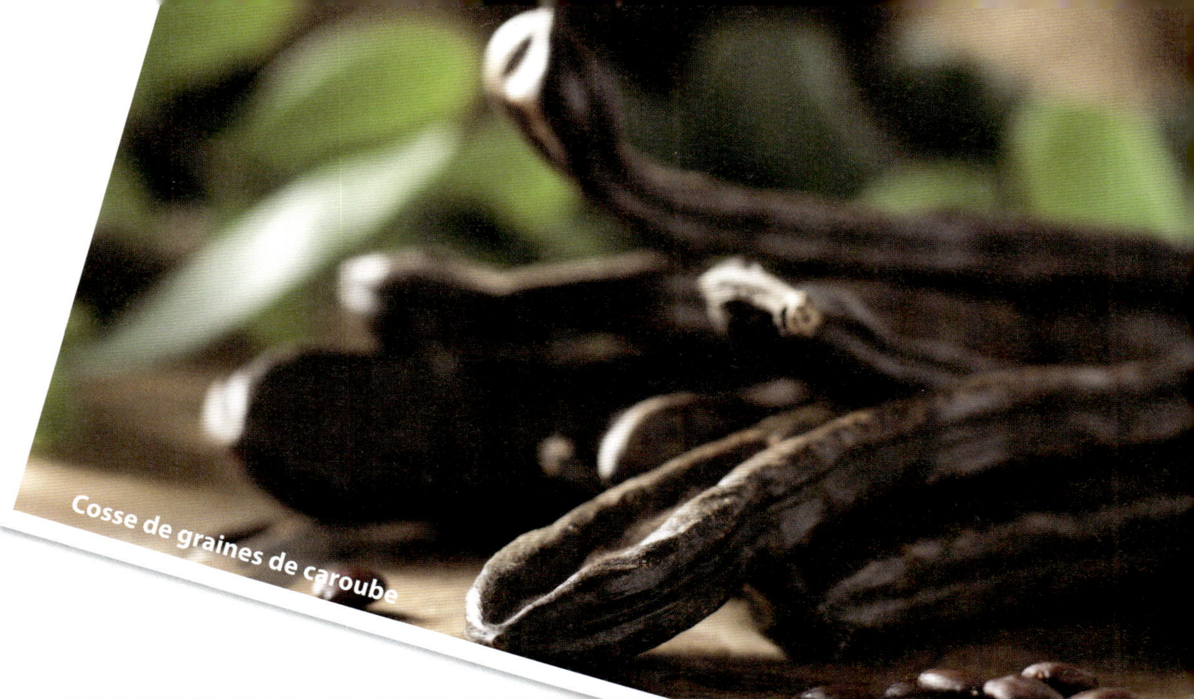

Cosse de graines de caroube

Variantes

Graines et farines

De manière à ce que les recettes restent attrayantes, je propose quelques variantes pour certaines d'entre elles. Dans la mesure où aucune de ces recettes ne demande de la farine avec du gluten, il est facile de remplacer une farine par une autre dans les recettes. Par exemple, les farines faites avec les graines de chanvre, de lin et de sésame, sont préférables aux farines de céréales (vous remarquerez que dans la pyramide du *Thrive Diet* (voir p. 33) les graines sont plus proches de la base que les céréales).

Si vous cherchez une autre manière d'améliorer la valeur nutritive des aliments et à donner aux recettes une source alcaline de protéines, d'acides gras essentiels et de légumes verts, vous pouvez utiliser ma formule Vega d'infusion de smoothie aux aliments complets (disponibilité voir p. 318). Cette formule pourra être utilisée en quantité équivalente à la place de la farine sans gluten.

Vous remarquerez que certaines recettes demandent des protéines de chanvre ; elles peuvent aussi être remplacées par de la farine de chanvre, si vous le préférez. Les protéines de chanvre sont un peu plus chères parce qu'elles sont broyées, ce qui élimine davantage l'amidon. La farine de chanvre contient environ 35 % de protéines, tandis que les protéines de chanvre en contiennent environ 50 %.

Caroube

Les cosses de caroube, qui font jusqu'à 30 cm de longueur, sont les fruits du caroubier ; elles sont plutôt riches en oligo-éléments. La poudre de caroube crue est relativement facile à trouver en magasin ; sa saveur est assez douce. Pour les recettes crues, le cacao (ou le chocolat) cru est une bonne alternative mais il est plus difficile à trouver. De plus, il contient un peu de caféine. Pour ces raisons, j'ai tendance à utiliser de la poudre de caroube grillée pour obtenir une saveur chocolatée.

Huile

J'utilise de l'huile de chanvre comme base pour les assaisonnements ou les sauces de salade, et pour beaucoup d'autres recettes qui ne requièrent pas une cuisson à haute température. J'en fais usage parce que le chanvre offre une saveur et une valeur nutritionnelle d'exception, comme vous l'avez déjà lu. Utiliser avant tout de l'huile de chanvre est une bonne chose ; cependant, un mélange d'environ 80 % d'huile de chanvre, de 10 % d'huile de lin et de 10 % d'huile de graines de courge donnera un équilibre optimal d'acides gras essentiels. J'ai écrit en détail, pages 154-156, sur les bénéfices pour la santé de chacune de ces huiles de graines. Cette combinaison peut être utilisée à la place de l'huile de chanvre pour varier et pour améliorer le profil de l'huile en acides gras essentiels, même s'il n'est pas nécessaire de l'utiliser pour récolter les bénéfices du *Thrive Diet*. Vous trouverez la recette du mélange d'huiles AGE (p. 225).

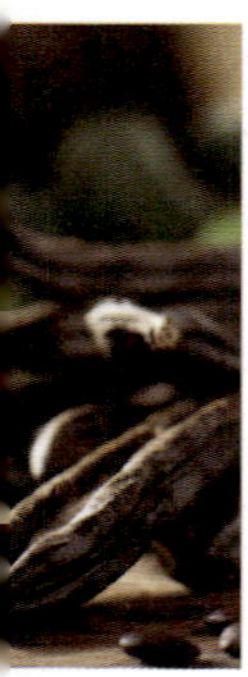

Si vous voulez aller un cran au-dessus, ajoutez au mélange de petites quantités d'huile de graines de baie. Elle est remplie d'antioxydants sous une forme très concentrée. Les huiles de pépins ou de graines de framboise, de canneberge et de grenade sont parmi les meilleures. Elles peuvent être difficiles à trouver et chères, mais elles donneront plus de valeur à un mélange d'huiles de grande qualité. Par sa teneur en acides gras essentiels et en antioxydants, un tel mélange contenant toutes ces huiles est la combinaison ultime. Cependant, il n'est pas nécessaire d'utiliser ces huiles pour obtenir les résultats du *Thrive Diet*. Autrement, vous pouvez aussi choisir ma formule Vega AGE et mon mélange d'huiles antioxydant, voir disponibilté p. 318.

Jus

Pour les recettes qui demandent du jus, je fais généralement le jus moi-même au lieu d'en prendre dans le commerce. Il est facile de faire du jus en pressant un citron, un citron vert et des oranges (les laisser une dizaine de minutes à température ambiante leur fera donner plus de jus). Les jus pressés à la maison ne sont évidemment pas pasteurisés et, par conséquent, ils possèdent plus de qualités nutritives et ont meilleur goût que de nombreuses versions commerciales. Cependant, il y a quand même quelques bons produits dans le commerce. La marque *Just Juice*[4] en est un : c'est un pur jus et parce qu'il n'est pas composé de concentré, il offre une valeur nutritive plus élevée.

Sel

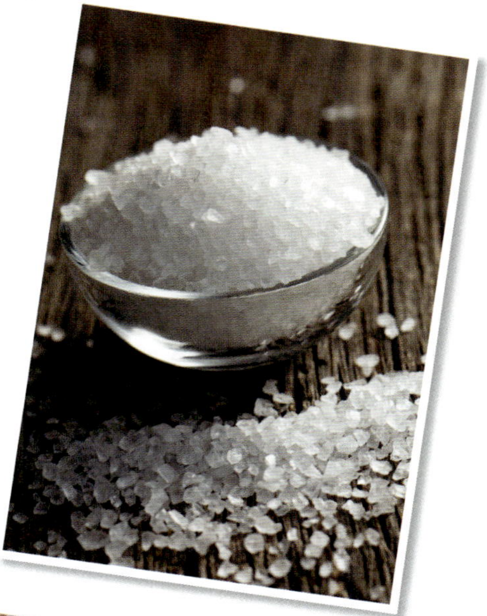

Vous remarquerez qu'en général, dans mes recettes, je ne donne pas de mesure pour le sel. C'est parce que les besoins en sodium et les goûts de chacun varient considérablement. Ajoutez simplement du sel de mer pour rehausser le goût. Dans la mesure où le *Thrive Diet* n'inclut aucun aliment traité ou industriel, c'est un régime pauvre en sodium ; c'est pourquoi ajouter un peu de sel de mer dans certaines recettes n'aura pas un impact négatif sur votre santé. Le sel de mer est généralement d'une plus grande valeur que son homologue, le sel de gemme : il contient plus d'oligo-éléments et il est moins traité.

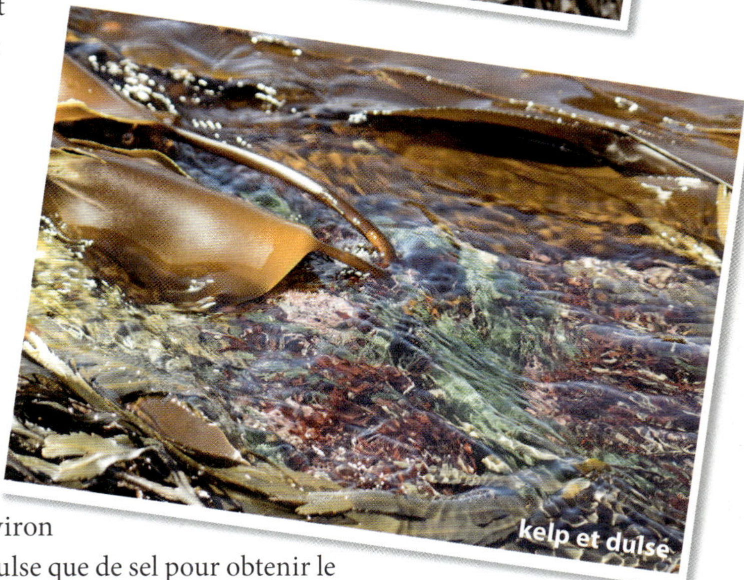

Comme alternative, vous pouvez utiliser des flocons de dulse qui remplacent sainement le sel de mer. Moulez les flocons en poudre dans un moulin à graines et gardez-la à portée de main pour l'utiliser à la place du sel. Vous aurez à utiliser environ deux fois plus de poudre de dulse que de sel pour obtenir le même goût salé. Les flocons séchés de dulse sont disponibles dans la plupart des magasins de diététique. Les flocons de kelp sont une autre bonne option, même s'ils ont plus un goût d'eau de mer et de ce fait conviennent à moins de recettes.

4 Just Juice, Liverpool, UK

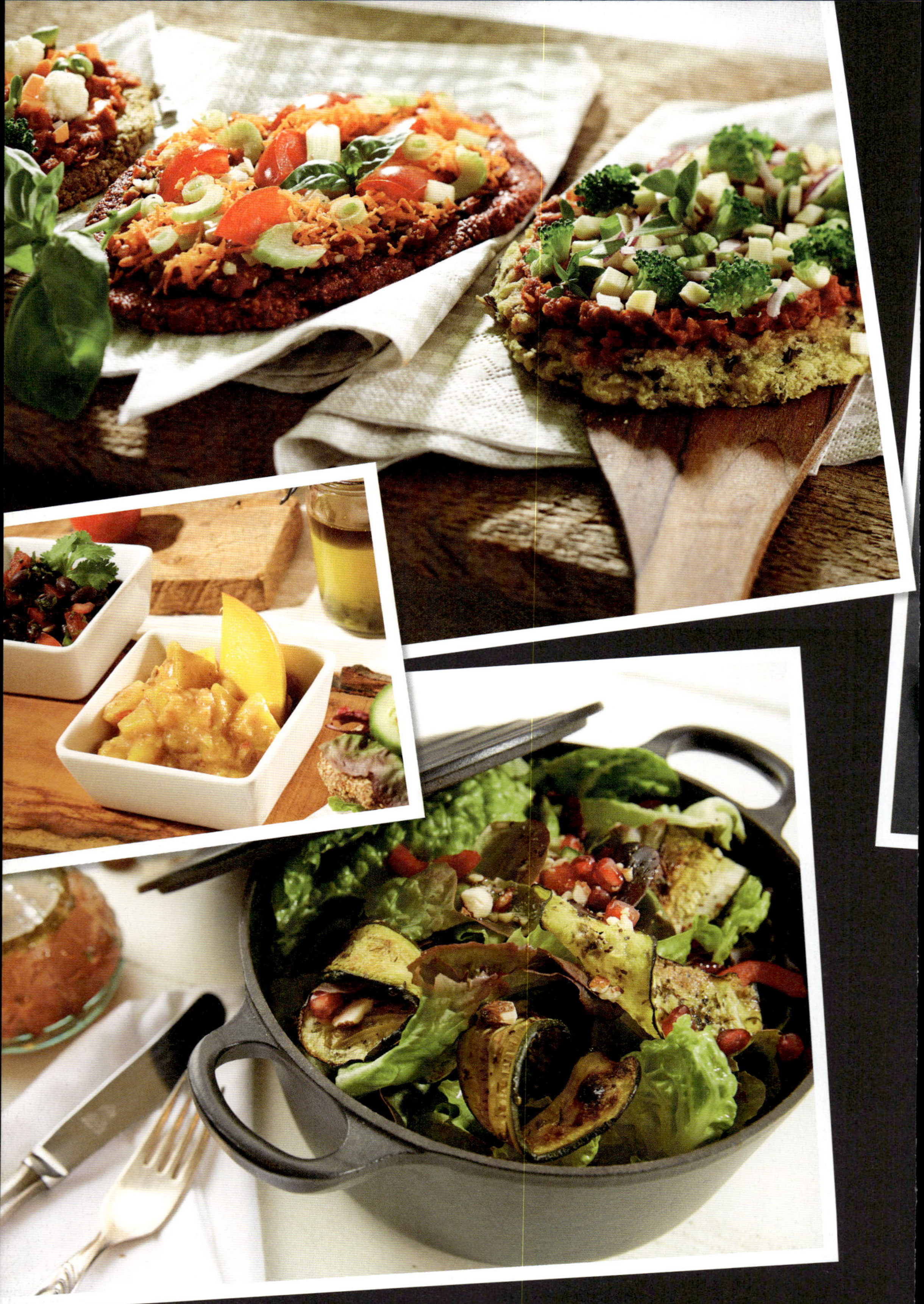

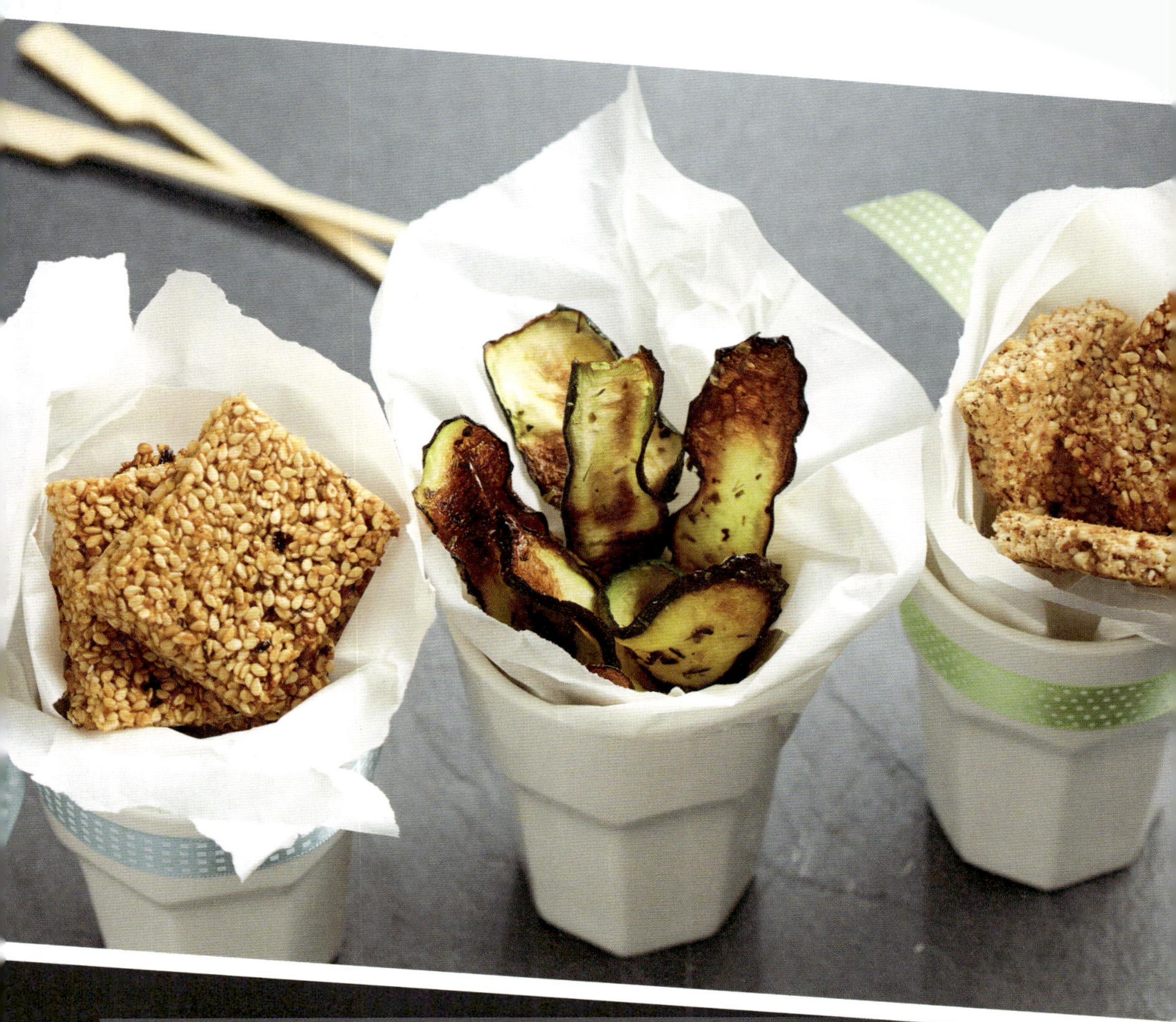

Recettes

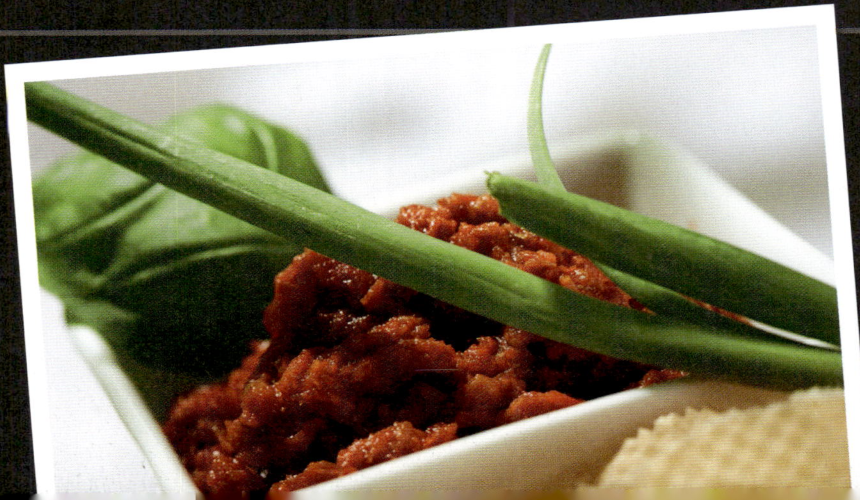

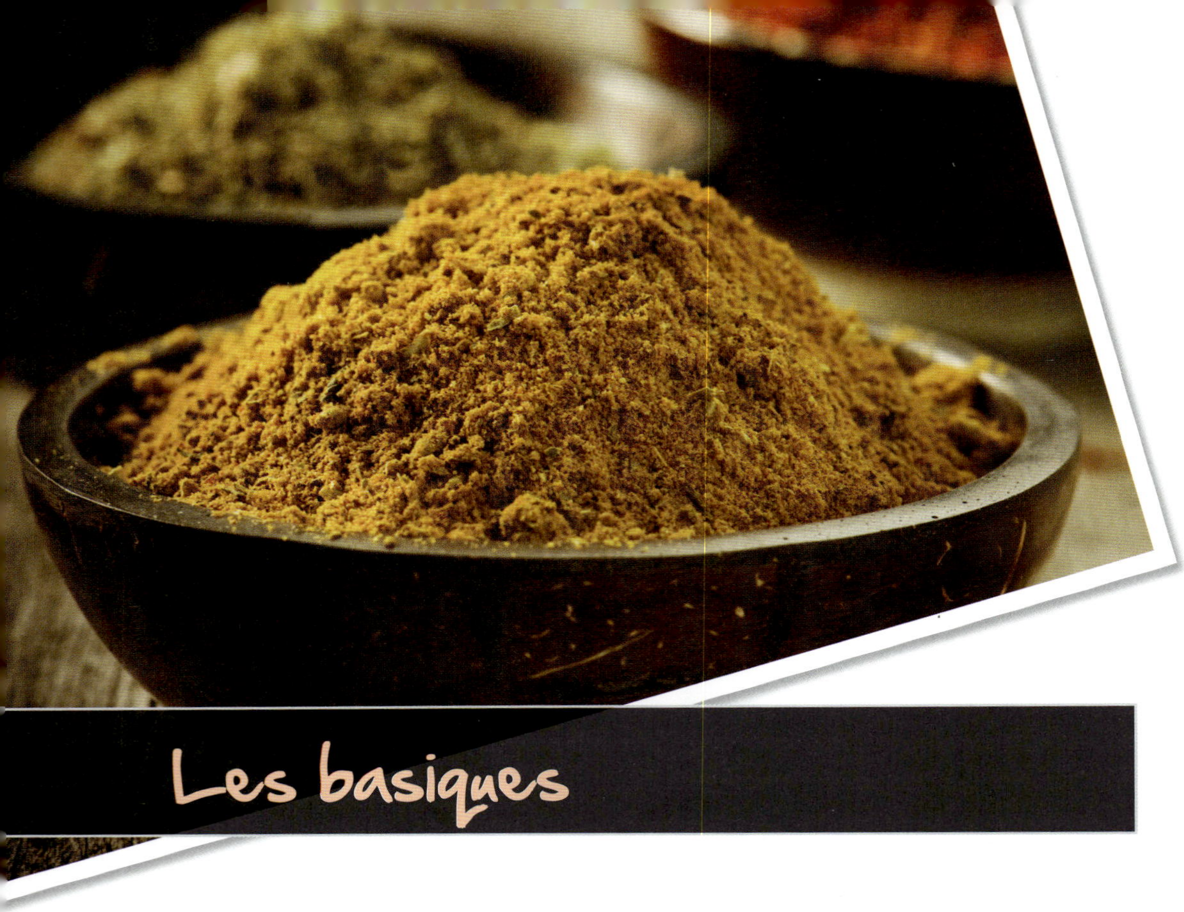

Les basiques

Ces recettes ont été conçues pour être faites à l'avance et gardées à portée de main afin d'être utilisées dans les autres recettes du *Thrive Diet.*

Les graines d'amarante soufflées

Légères et douces, les graines d'amarante soufflées sont, pour les pancakes, une bonne alternative aux farines plus lourdes ; elles ajoutent aussi de la texture aux barres énergétiques et du croustillant aux salades. Vous pouvez les garder au frais jusqu'à deux semaines (il est nécessaire de les garder au frais à cause des huiles naturelles qu'elles contiennent).

Utilisez une machine à popcorn à air chaud et faites souffler les graines d'amarante comme vous le feriez avec du maïs. Elles peuvent également être soufflées dans une poêle :

Faites chauffer à feu moyen une petite quantité d'huile de noix de coco, juste assez pour recouvrir le fond de la poêle. Ajoutez une petite quantité de graines d'amarante, suffisamment pour recouvrir également le fond de la poêle. Lorsqu'elles commenceront à être soufflées, retirez-les de la poêle avec une spatule et ajoutez d'autres graines.

Mélange d'huiles AGE

CRU

- 8 volumes d'huile de chanvre
- 1 volume d'huile de lin
- 1 volume d'huile de graines de courge

Mélangez tous les ingrédients et gardez le tout au frais.

Poudre de curry

Même si certaines poudres de curry que l'on trouve dans le commerce sont bonnes, ce mélange vous garantira une saveur piquante et authentique. Faites-en en grande quantité pour l'avoir à portée de main afin d'assaisonner différents plats.

- 2 cuillères à soupe de coriandre
- 2 cuillères à soupe de cumin
- 2 cuillères à café de cardamome
- 1 ½ cuillère à café de cannelle
- 1 cuillère à café de poivre noir
- 1 cuillère à café de clous de girofle
- 1 cuillère à café de noix de muscade
- 1 cuillère à café de curcuma
- ½ cuillère à café de poivre de Cayenne

Mélangez tous les ingrédients ; conservez le tout dans un pot hermétique.
Variante : Ajoutez deux cuillères à café de zestes de citron vert pour plus de saveur. *Cela équivaut à 8 cuillères à soupe environ.*

Nappage de levure nutritionnelle et de graines de sésame

Dans la mesure où la levure nutritionnelle fond, ce nappage ajoute une texture crémeuse à n'importe quel aliment chaud. Sa saveur ressemble de près à celle d'un cheddar doux. Elle peut être utilisée à la place du parmesan dans n'importe quelle recette. Le taux élevé de vitamine B ainsi que le calcium contenu dans les graines de sésame font de ce nappage un stimulant rempli de substances nutritives.

J'en fais deux ou trois tasses à la fois et je le mets dans une saupoudreuse à fromage pour l'avoir toujours sous la main. Gardez-le au frais pour éviter que l'huile des graines de sésame ne devienne rance.

- 1 volume de flocons de levure nutritionnelle
- 1 volume de graines de sésame non décortiquées

Moulez les ingrédients ensemble dans un moulin à graines.

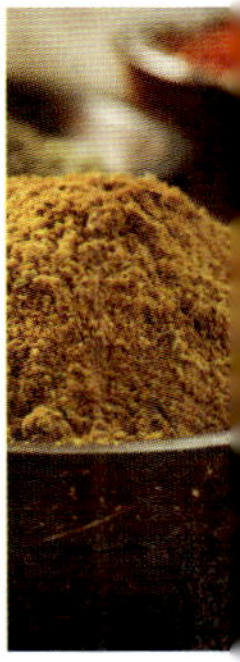

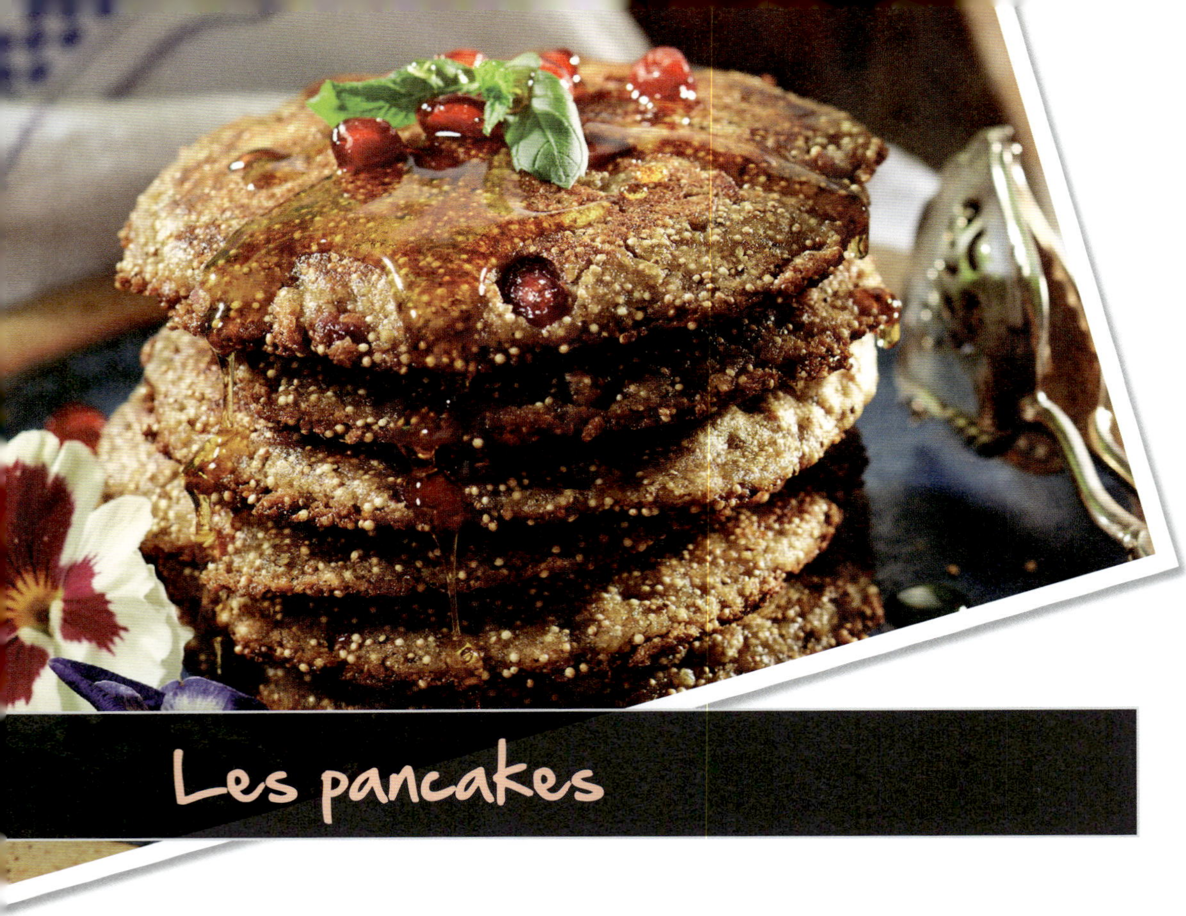

Les pancakes

Ces pancakes sont bien plus consistants que les variétés traditionnelles, qui sont pelucheuses et faites avec des glucides raffinés. Dans la mesure où les ingrédients de base sont un mélange de lin, de chanvre et de pseudo-céréales, ils sont très nourrissants.

Suivant les principes du *Thrive Diet*, ils sont cuits à basse température, sinon les acides gras essentiels que contiennent ces pancakes seraient détruits.

J'ai inclus de la levure et du bicarbonate de sodium dans certaines de ces recettes pour que les pancakes soient un peu plus moelleux. Je préfère des pancakes plus denses ; si tel est votre cas, n'en faites pas usage.

Pour napper les pancakes, le sirop d'agave est une bonne alternative au sirop d'érable.

Les étapes pour faire les pancakes : suivez ces étapes pour toutes les recettes de pancakes, sauf indication contraire :

- Dans un mixeur, mixez tous les ingrédients jusqu'à ce que le mélange devienne onctueux.

- Mettez un peu d'huile de noix de coco dans une poêle et faites chauffer à feu moyen. Versez la pâte dans la poêle et faites des pancakes de la taille qui vous convient, puis faites-les cuire pendant 5 minutes ou jusqu'à ce que des bulles commencent à apparaître. Retournez-les pour les faire cuire 5 minutes de l'autre côté.

Pancakes au sarrasin

Ces pancakes, au goût léger de cannelle et de noix de muscade, se rapprochent plus des pancakes traditionnels que des autres pancakes du *Thrive Diet*.

- 150 g de farine de sarrasin
- 3 cuillères à soupe de graines de lin moulues
- 3 cuillères à soupe de farine de chanvre
- 2 cuillères à café de levure
- 1 cuillère à café de cannelle
- ½ cuillère à café de noix de muscade
- 1 banane
- 500 ml d'eau
- 55 g de flocons d'orge (ou de sarrasin, germé ou cuit)

Dans un bol, mélangez la farine de sarrasin, le lin, la farine de chanvre, la levure, la cannelle et la noix de muscade. Mixez la banane et l'eau et incorporez doucement les ingrédients secs au mélange jusqu'à ce qu'il devienne onctueux. Incorporez les flacons d'orge avec une cuillère ou une spatule.

Faites cuire le tout de la même manière que la recette précédente.

Équivaut à 2 grandes portions.

Pancakes au riz sauvage et à l'igname

C'est un mélange plus copieux que les pancakes traditionnels qui vous rassasiera pour plusieurs heures.

- 500 ml d'eau
- 200 g de quinoa cuit ou germé
- 450 g de purée d'igname cuite
- 85 g de riz sauvage cuit ou germé
- 4 cuillères à soupe de graines de lin moulues
- 4 cuillères à soupe de graines de sésame moulues
- 2 cuillères à café de levure
- ½ cuillère à café de poivre noir

Équivaut à 2 grandes portions.

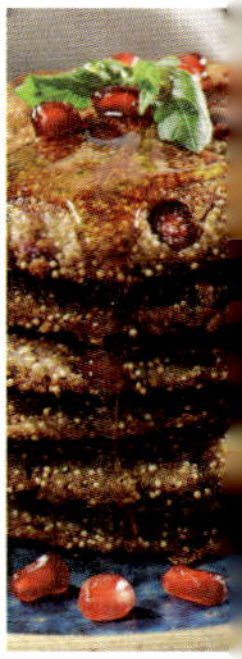

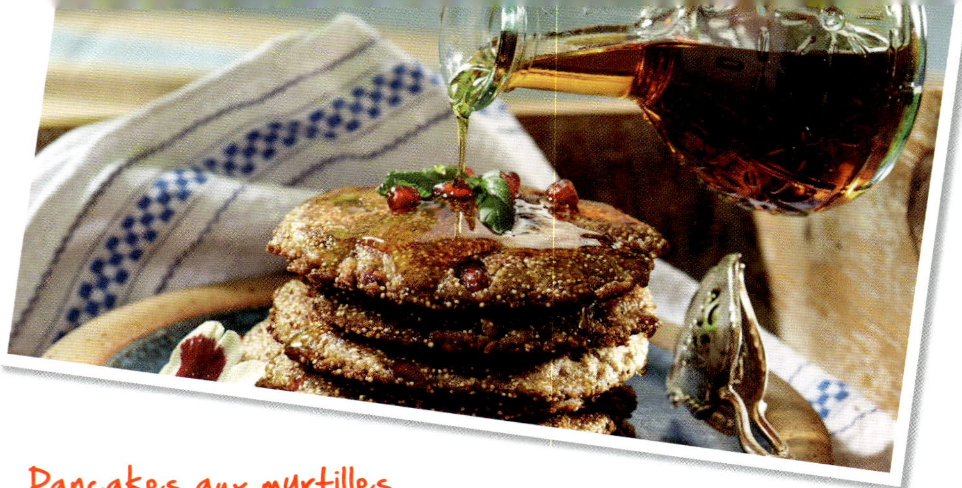

Pancakes aux myrtilles

Ils sont similaires aux pancakes traditionnels aux myrtilles mais sont plus digestes.

- 2 dattes fraîches ou séchées et trempées
- 160 g de myrtilles
- 250 ml de du lait de chanvre (p. 298)
- 180 ml d'eau
- 70 g de farine de sarrasin
- 50 g de quinoa cuit ou germé
- 1 cuillère à café de levure
- 1 cuillère à café de bicarbonate de sodium
- Du sel de mer pour rehausser le goût

Équivaut à 2 grandes portions.

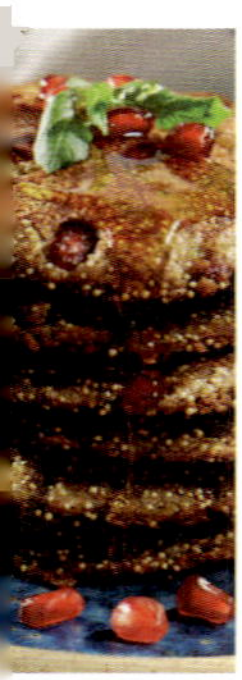

Pancakes à la grenade et au thé vert

Cette recette, mélange savoureux contenant des antioxydants, fournira les substances nutritives nécessaires à une journée bien remplie.

- 2 dattes fraîches ou séchées et trempées
- graines de grenades (l'équivalent d'une grenade)
- 250 ml de du lait de chanvre (p. 298)
- 180 ml d'eau
- 10 g de graines d'amarante soufflées (p. 224)
- 70 g de farine de riz
- 1 cuillère à soupe de feuilles de thé vert finement moulues (ou 1 cuillère à café de poudre de matcha)
- 1 cuillère à café de levure
- 1 cuillère à café de bicarbonate de sodium
- Du sel de mer pour rehausser le goût

Équivaut à 2 grandes portions.

Pancakes choco-banane

Initialement conçus pour les jeunes, ces pancakes sont appréciés dans les petits-déjeuners des jours de la semaine. Contrairement aux petits-déjeuners traditionnels que la plupart des enfants consomment, ces pancakes sont remplis de protéines de grande qualité, d'acides gras essentiels, et de vitamines et de minéraux naturels.

- 2 bananes
- 2 dattes fraîches ou séchées et trempées
- 250 ml de lait de chanvre chocolaté (p. 234)
- 250 ml d'eau
- 70 g de farine de sarrasin
- 4 cuillères à soupe de graines de lin moulues
- 4 cuillères à soupe de farine de chanvre
- 3 cuillères à soupe de poudre de caroube grillée
- 2 cuillères à soupe de chips de caroube sans sucre
- Du sel de mer pour rehausser le goût

Équivaut à 2 grandes portions.

Pancakes poivre et cacao

Le poivre de Cayenne donne à ces pancakes remplis de substances nutritives un peu de piquant et fluidifie la circulation du sang.

- 2 bananes
- 1 datte
- 70 g de farine de sarrasin
- 50 g de quinoa cuit ou germé
- 3 cuillères à soupe de poudre de caroube grillée
- 4 cuillères à soupe de graines de lin moulues
- 4 cuillères à soupe de farine de chanvre
- ½ cuillère à café de poivre de Cayenne
- Du sel de mer pour rehausser le goût

Équivaut à 2 grandes portions.

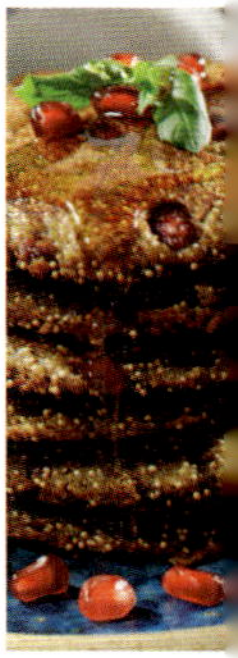

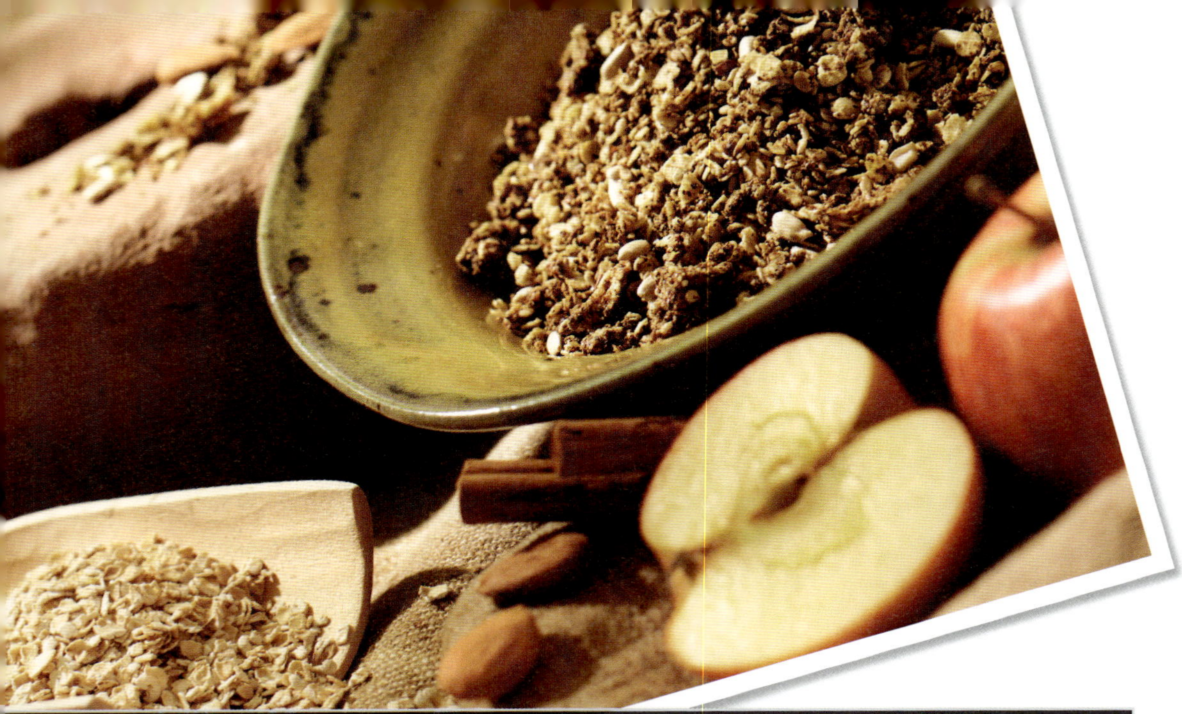

Les céréales

Les céréales sont un des petits-déjeuners les plus populaires, et ce pour une bonne raison. Elles ont du goût, elles se préparent rapidement et facilement, et possèdent une grande variété de saveurs et de textures. Le problème est que la plupart des versions commerciales ne fournissent pas beaucoup de substances nutritives et n'offrent certainement pas une nutrition équilibrée. Cela veut dire que la plupart du temps, vous aurez faim peu après avoir mangé un bol de céréales.

Les céréales du *Thrive Diet* consistent en fibres, en protéines, en acides gras essentiels ainsi qu'en vitamines et en minéraux provenant de nombreux aliments complets – ce qui a pour résultat une alimentation qui rassasie.

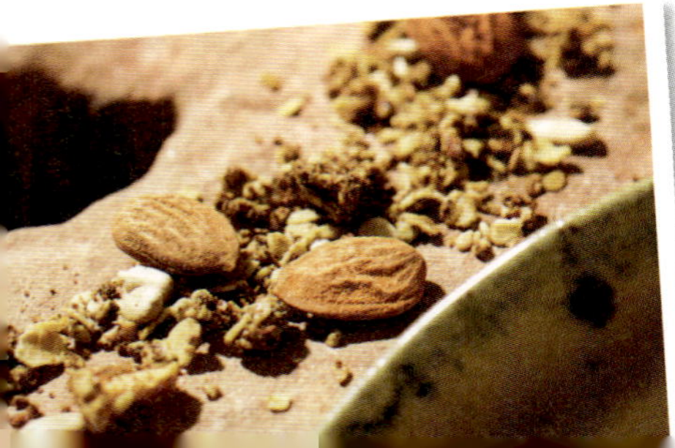

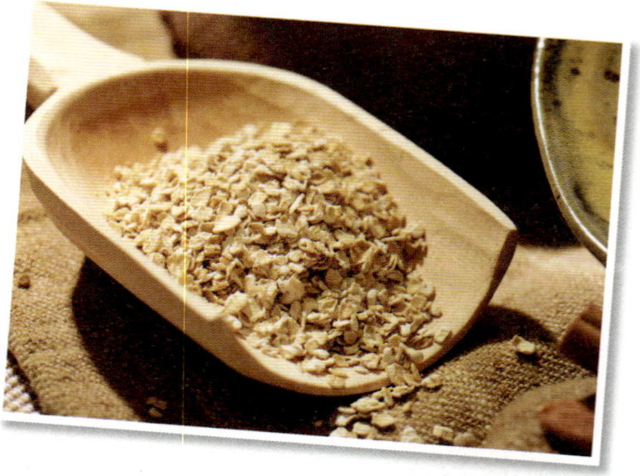

Céréales à la banane, au gingembre et aux poires

CRU

Lorsque, le matin, j'ai un peu plus de temps que d'habitude, je me fais souvent des céréales à la banane, au gingembre et aux poires pour changer un peu de mon smoothie habituel. Cela se fait rapidement et donne un repas équilibré. Dans la mesure où la plupart des céréales commerciales ont comme base des céréales raffinées et sont chargées de sucre, cette option leur est de loin préférable. Pour rendre ces céréales encore plus nutritives, saupoudrez-les avec une barre énergétique coupée en petits morceaux (recettes à partir de la p. 223).

- 1 banane
- 1 poire
- 1 datte
- 3 cuillères à soupe d'amandes
- 1 cuillère à soupe de graines de lin moulues
- 1 cuillère à soupe de farine de chanvre
- ½ cuillère à soupe de poudre de caroube grillée (ou des grués de cacao pour que ces céréales soient 100 % crues)
- ½ cuillère à soupe de gingembre frais râpé

Coupez la banane en petits morceaux. Enlevez le trognon de la poire et coupez-la aussi en petits morceaux. Dénoyautez la datte et coupez-la à son tour en petits morceaux. Coupez les amandes à la taille souhaitée. Mélangez tous les ingrédients dans un bol ; remuez. Nappez le tout avec du lait de chanvre (p. 298) ou avec du lait d'amandes au rooibos (p. 299).

Variante : Ajoutez 100 g de sarrasin ou de quinoa germé.

Équivaut à 1 grande portion.

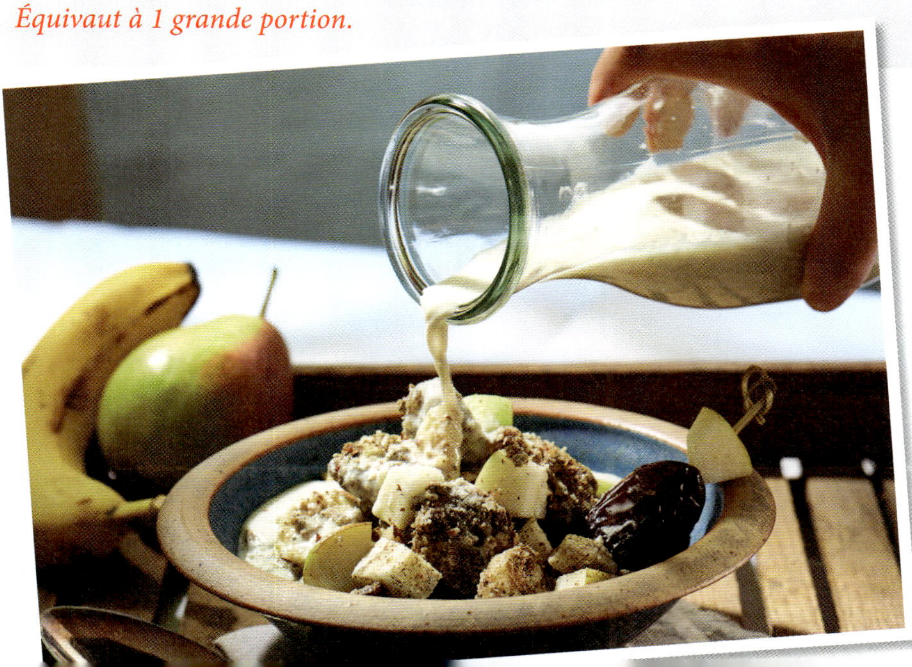

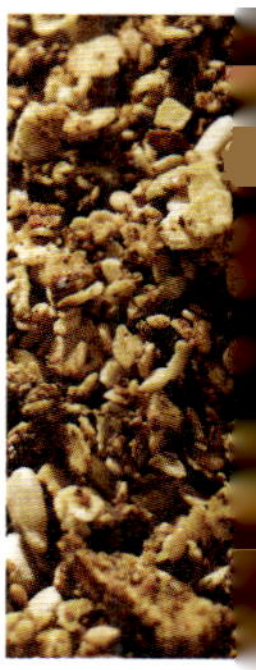

Céréales pommes-cannelle

Ce sont d'excellentes céréales en termes d'équilibre nutritionnel. Contrairement à bien des céréales commerciales, celles-ci ont beaucoup de fibres, de protéines complètes, d'acides gras essentiels et de calcium.

- ½ pomme, coupée en dés
- 100 g d'avoine (ou du quinoa cuit ou germé pour que ces céréales soient sans gluten)
- 6 cuillères à soupe d'amandes coupées en dés
- 6 cuillères à soupe de graines de lin moulues
- 6 cuillères à soupe de farine de chanvre
- 6 cuillères à soupe de graines de sésame non décortiquées
- 6 cuillères à soupe de graines de tournesol
- 1 cuillère à café ½ de cannelle
- ¼ d'une cuillère à café de noix de muscade
- ¼ d'une cuillère à café de feuilles de stévia moulues
- ¼ d'une cuillère à café de sel de mer
- 60 ml d'huile de chanvre ou du mélange d'huiles AGE (p. 225)
- 60 ml de mélasse
- 2 cuillères à soupe de jus de pomme

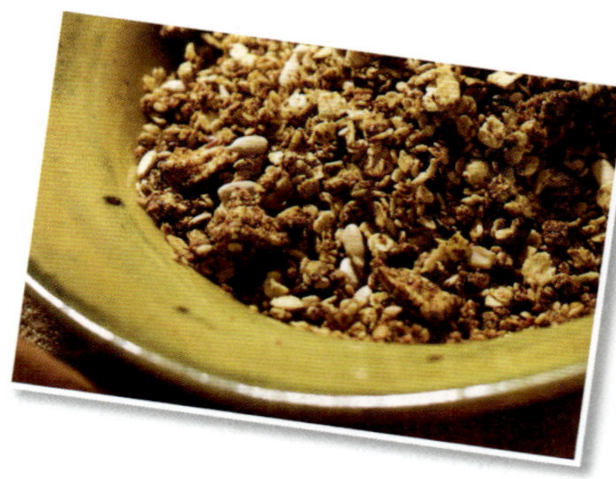

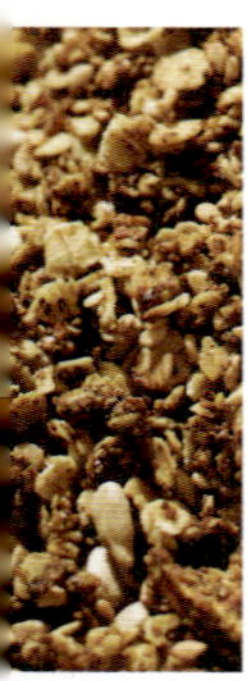

- Préchauffez le four à 120° C.
- Mélangez la pomme, l'avoine, les amandes, les graines de lin moulues, la farine de chanvre, les graines de sésame et de tournesol, la cannelle, la noix de muscade, la stévia et le sel de mer. Mélangez ensemble l'huile de chanvre, la mélasse et le jus de pomme. Mélangez les ingrédients liquides et secs et mixez bien le tout.
- Mettez un peu d'huile de noix de coco sur la plaque du four. Faites cuire pendant une heure. Laissez refroidir et coupez le tout en morceaux.

Mettez au frais jusqu'à deux semaines.

Équivaut à 5 portions environ.

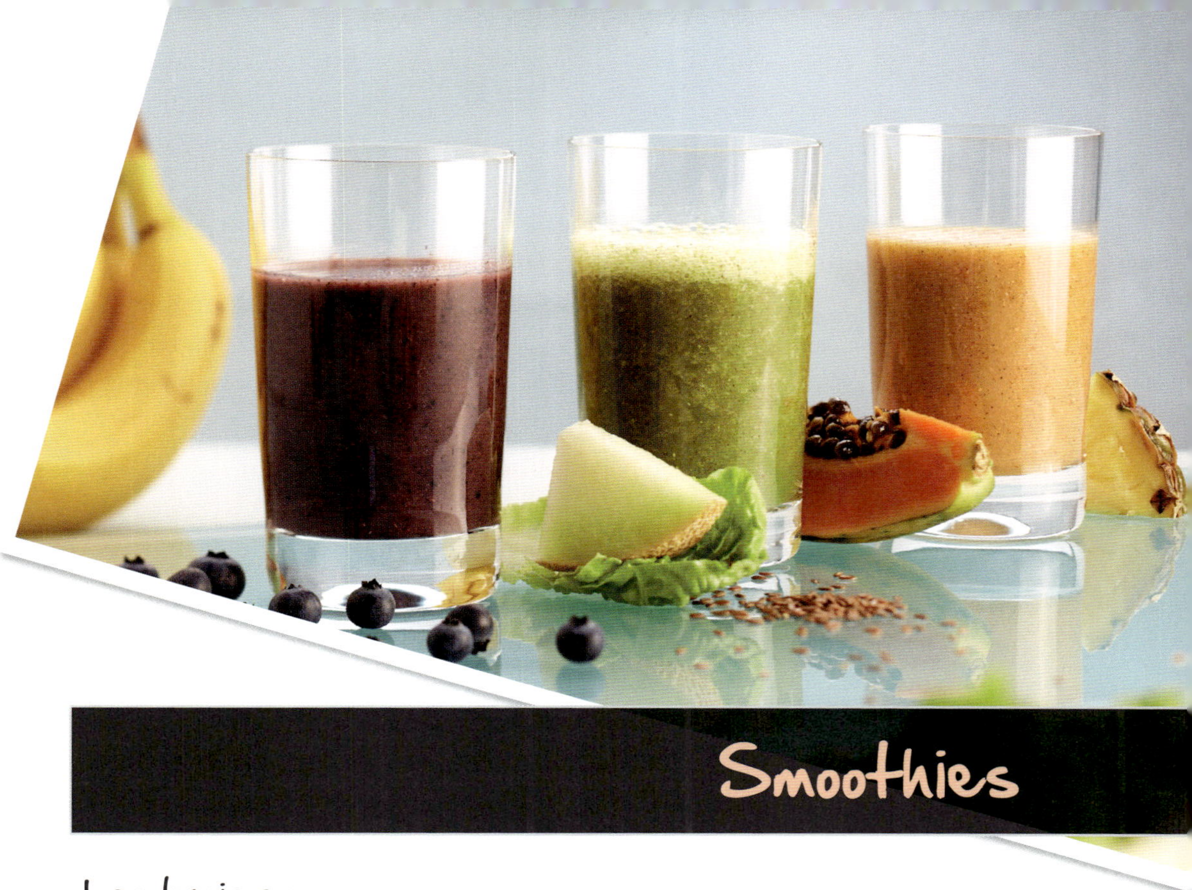

Smoothies

Les basiques

Dans l'idéal, un smoothie doit contenir toutes les substances nutritives d'un repas complet. Les protéines devront provenir d'une source digeste, autrement, cela amoindrira un des aspects bénéfiques qu'offre un smoothie – une digestion facile. Il est préférable que les protéines proviennent d'un aliment complet ayant un pH élevé, et il serait bien qu'au moins une partie de ces protéines viennent d'un aliment cru, comme le chanvre. Les protéines de chanvre cru sont remplies d'enzymes vivantes qui améliorent la digestion et l'absorption, tout en offrant une grande quantité de protéines complètes. Quand je fais un smoothie, j'utilise toujours en premier choix des protéines de chanvre. J'utilise également des graines de lin moulues pour leurs acides gras oméga-3 et oméga-6, leurs lignanes et leurs fibres. Avec ces aliments de base, vous pouvez faire un smoothie nutritionnel et savoureux si vous ajoutez simplement un fruit frais ou congelé. Le fruit sera une source saine de glucides, d'antioxydants et d'enzymes. Une même quantité de mes smoothies instantanés Vega aux aliments complets peut remplacer les protéines de chanvre ou de lin.

Les superfoods

Pour que ces recettes de smoothie ou vos propres mélanges atteignent le *next-level*, ajoutez-y des *superfoods*. Il est vrai qu'aucun d'entre eux n'est essentiel pour obtenir les résultats du *Thrive Diet*, mais en les incluant, votre organisme en profitera de leurs substances nutritives et de leurs bénéfices plus rapidement.

Au lieu de suivre les recettes de smoothies qui se trouvent dans ce livre, vous pouvez aussi utiliser les aliments complets Vega pour une santé optimale, une formule en poudre plutôt commode que j'ai développée. Ce mélange tout fait de smoothies respecte les principes du *Thrive Diet*, et fournit tous les ingrédients *superfoods* en plus des aliments de base du smoothie. Disponibilité voir p. 318.

Un profil en acides aminés équilibré: la combinaison du riz, des pois et du chanvre.

Afin d'optimiser la valeur nutritionnelle de mes smoothies, j'ai commencé à ajouter des pois jaunes et de la poudre de protéines de riz pour équilibrer leur profil en acides aminés et améliorer la qualité des protéines. En mélangeant plusieurs sources de protéine, j'ai remarqué que mon aptitude à récupérer avait été considérablement améliorée. Une meilleure récupération indique que l'organisme a été soulagé d'un stress. J'ai également remarqué des bénéfices immédiats pour la force et l'entretien de la minceur des muscles, même pendant les périodes de grand stress. De plus, mes fingales ayant disparues, j'ai minci.

Le taux d'acides aminés varie selon les sources de protéine. En sélectionnant synergiquement les sources complémentaires et les bonnes quantités, nous pouvons atteindre ce que l'on appelle un profil *flatline*. Le profil *flatline*, c'est-à-dire une combinaison adéquate d'acides aminés, indique que tous les acides aminés ont été réunis en quantités substantielles – ce qui fournit donc une source très variée de protéines.

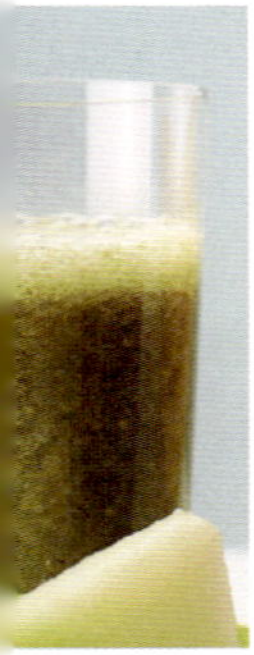

L'édestine, que l'on trouve principalement dans le chanvre, est une forme de protéine très digeste. Bonne pour l'intégrité structurale de notre ADN, l'édestine est ce qui, dans l'ensemble du règne végétal, ressemble le plus aux protéines humaines. Les acides aminés à chaîne ramifiée, c'est-à-dire la leucine, l'isoleucine et la valine sont aussi très riches en protéines de chanvre. Essentiels pour la réparation et la construction des tissus musculaires fins, ces acides aminés à branche ramifiée font également partie intégrante de l'entretien d'un métabolisme sain.

Les protéines de chanvre en elles-mêmes sont complètes mais elles peuvent encore être améliorées. Dans la mesure où les protéines de chanvre sont relativement pauvres en tryptophane – un acide aminé essentiel – les compléter avec des protéines de riz leur sera bénéfique. Les protéines de riz sont riches en tryptophane, lequel aide l'organisme à fabriquer de la sérotonine. Avec plus de sérotonine disponible dans l'organisme, votre humeur sera meilleure et de ce fait les envies de sucre et d'amidon seront moins fortes.

Relativement difficile à trouver dans le règne végétal, la lysine, un autre acide aminé, est exceptionnellement riche en protéines de pois jaune. C'est un acide aminé essentiel, crucial pour la production d'enzymes, d'anticorps et d'hormones. L'aptitude de notre organisme à maintenir un taux d'azote équilibré et à absorber le calcium dépend aussi de la présence de lysine dans l'alimentation. Pendant les périodes plus stressantes, manger des aliments riches en lysine vous aidera à maintenir la minceur de vos tissus musculaires.

La combinaison des protéines de chanvre, de pois jaune et de riz n'est pas seulement complète, elle est aussi complémentaire et synergique, mieux structurée que n'importe quelle source unique de protéines. Cependant, dans la mesure où les protéines de pois jaune et de riz peuvent être difficiles à trouver, les recettes qui suivent demandent seulement des protéines de chanvre et des graines de lin moulues. Si vous suivez le plan de repas de 12 semaines, vous récolterez les bénéfices qu'offre une variété de protéines combinées convenablement. Mais si vous *pouvez* obtenir ces protéines, il faut bien sûr les inclure dans vos smoothies. Ajoutez 10 grammes (4 cuillères à café) de protéines de pois jaune et 5 grammes (2 cuillères à café) de protéines de riz ainsi que des protéines de chanvre.

Maca

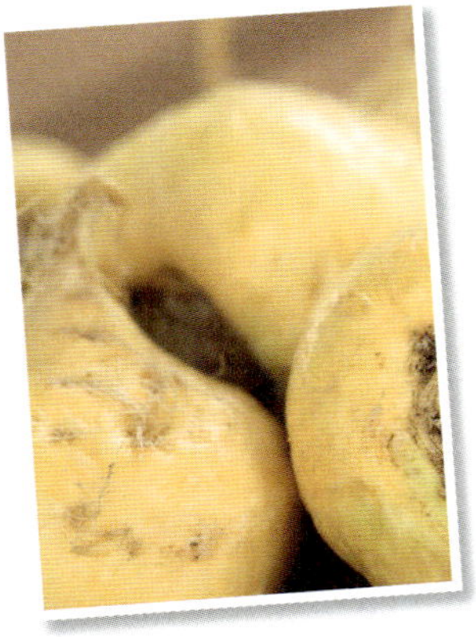

Dans mon mélange de smoothies Vega aux aliments complets optimal pour la santé, j'inclus la maca (ses bénéfices sont détaillés p. 166). La maca, une racine comestible apparentée au navet, tonifie les glandes surrénales. Même si la maca n'est pas essentielle au *Thrive Diet*, elle est d'un bon usage quand vous vous sentez épuisé, car elle augmente la vitesse à laquelle les glandes surrénales peuvent se reconstruire après des accès de stress. En plus de sa myriade de substances nutritives (on y trouve jusqu'à 31 minéraux), la maca fournit à l'organisme une forme d'énergie non stimulante. La maca libère de l'énergie au moyen de la régulation hormonale et en nourrissant les glandes surrénales – non par la stimulation. Au fur et à mesure qu'une alimentation se fait plus saine, les propriétés énergétiques de la maca se font de plus en plus sentir.

Le *Thrive Diet* a pour principe de nourrir l'organisme – ce qui, évidemment, n'exclut pas les glandes surrénales ; or, la maca peut accélérer leur processus de régénération. Inclure la maca dans un smoothie est aussi une manière convenable d'aider à la reconstruction des glandes surrénales après la consommation d'un stimulant tel que la yerba maté, pendant les périodes de stress productif. Quand je dois réaliser une performance particulièrement difficile, que ce soit pour une

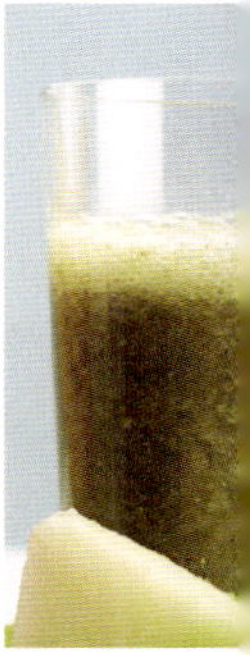

séance d'entraînement, une course ou l'achèvement d'un projet important, il m'arrive parfois de boire de la yerba maté, j'ai alors plus d'énergie mais au détriment de mes glandes surrénales. Pendant ces périodes et immédiatement après, je ferai en sorte de consommer quotidiennement, sans faute, une dose de maca afin d'accélérer leur processus de régénération. La yerba maté est optionnelle dans plusieurs de mes recettes spécifiques aux exercices (p. 126 à p. 129) ; si vous l'incluez, prenez de la maca par la suite.

Dosage suggéré : 2,5 grammes (1 cuillère à café) de maca gélatineuse.

Chlorella

La chlorella est un autre aliment très bénéfique que j'ajoute à mes smoothies (la chlorella en détail p. 163). Algue d'eau douce, la chlorella possède plusieurs propriétés détoxifiantes qui peuvent aider à accélérer le taux auquel l'organisme se débarrasse lui-même des toxines. Le *Thrive Diet* en lui-même détoxifie et consommer quotidiennement de la chlorella rendra ce processus plus efficace. Les toxines sont constamment absorbées par notre organisme avec l'air que nous respirons et la nourriture que nous mangeons ; et plus il y a de toxines dans notre organisme, plus il est stressé dans son ensemble.

Dosage suggéré : 2,5 grammes (1 cuillère à café) de chlorella.

Probiotiques

Les probiotiques sont les « bonnes » bactéries de nos intestins (voir le glossaire p. 313). Comme je l'ai mentionné dans le chapitre 1, si les aliments complets riches en substances nutritives ne sont pas à la base de votre alimentation, les envies alimentaires et une suralimentation risquent d'être de plus en plus importantes. Si elles persistent même après que vous ayez adopté une alimentation riche en substances nutritives, cela pourrait venir de l'absorption. Une fois que les aliments ont été digérés dans l'estomac, ils passent dans l'intestin, où les vitamines et les minéraux sont absorbés pour être utilisés. Si les bonnes bactéries ne sont pas prévalentes dans l'intestin, le processus d'absorption sera gêné. Et au final, ne pas pouvoir utiliser les aliments riches en vitamines est aussi mauvais que de ne pas en faire la base de votre alimentation.

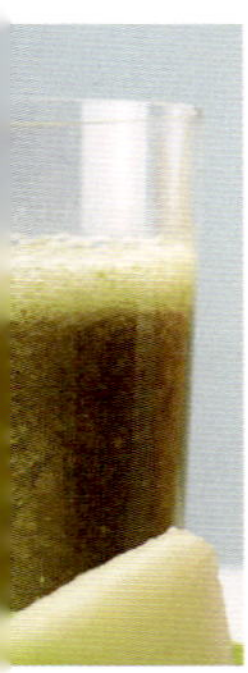

Souvent, lorsque nous sommes malades, on nous préscrit des antibiotiques pour éliminer les bactéries. Ces antibiotiques tuent aussi les bonnes bactéries. D'ailleurs, ils sont de moins en moins efficaces qu'avant car beaucoup de bactéries leur résistent maintenant. La prévention est donc la meilleure solution. En consommant des probiotiques chaque semaine, vos chances d'infection – et par conséquent le besoin d'antibiotiques – seront fortement réduites. Il a été montré qu'une consommation régulière de probiotiques améliore considérablement les fonctions immunitaires. Vous pourriez choisir d'ajouter à vos smoothies des probiotiques non lactés, comme ceux à base de ferments que l'on trouve dans le commerce et qui existent sous la forme de capsules ou de poudre. Il y en a également dans le riz complet et la pâte de miso, que vous trouverez comme ingrédients de quelques-unes des recettes du *Thrive Diet*. Il n'est pas nécessaire de consommer quotidiennement des probiotiques; quelques fois par semaine sera largement suffisant si vous consommez déjà une alimentation saine qui ne combat pas les probiotiques.

Dosage suggéré: ¼ d'une cuillère à café de probiotiques à base de souche de sol.

Acides gras essentiels supplémentaires

Même si les graines de lin moulues et les protéines de chanvre nécessaires aux recettes de smoothies (ci-dessous) fournissent une quantité substantielle d'acides gras essentiels, vous pouvez aussi choisir d'ajouter de l'huile. Comme avec les assaisonnements de salade, le chanvre est une bonne option, mais un mélange de plusieurs huiles garantira la présence de substances nutritives variées. Je mélange souvent l'huile de chanvre à celles de graines de lin et de courge. Vous trouverez la recette de ce mélange, que j'appelle le mélange d'huiles AGE (p. 225).

Variante

Un des meilleurs aspects des smoothies, hormis leur richesse en substances nutritives et leur aspect pratique, c'est leur variété. Quelques-unes de mes recettes préférées se trouvent ci-dessous, mais n'hésitez pas à être créatifs et à utiliser et mélanger d'autres fruits et légumes. Pour les périodes de grande faim, ajoutez du sarrasin germé et d'autres pseudo-céréales. Quand vous utilisez des ingrédients de base qui fournissent des protéines de grande qualité et des acides gras essentiels, comme le chanvre ou le lin, vous pouvez ajouter sans le moindre problème n'importe quels fruits ou légumes.

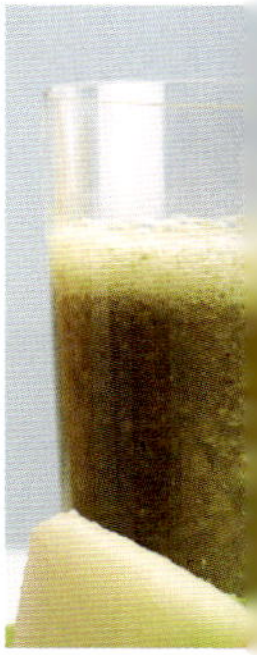

J'utilise des fruits frais quand c'est la saison. Les fruits congelés sont une bonne alternative – choisissez-les sans conservateurs; ils sont pratiquement comparables aux fruits frais. Habituellement, je pèle et congèle les bananes à l'avance pour avoir tout le temps des réserves à portée de main. Utiliser des fruits congelés et des glaçons rend les smoothies plus épais, ce qui rassasie encore plus longtemps. Pour plus de saveur et des électrolytes supplémentaires, remplacez, dans n'importe quelle recette de smoothies, l'eau par de l'eau de noix de coco.

- Les étapes pour faire les smoothies. Pour toutes les recettes de smoothies, il suffit de mixer tous les ingrédients ensemble dans un blender.
- Tous les smoothies peuvent être gardés au réfrigérateur jusqu'à 3 jours mais il est préférable de les consommer frais.

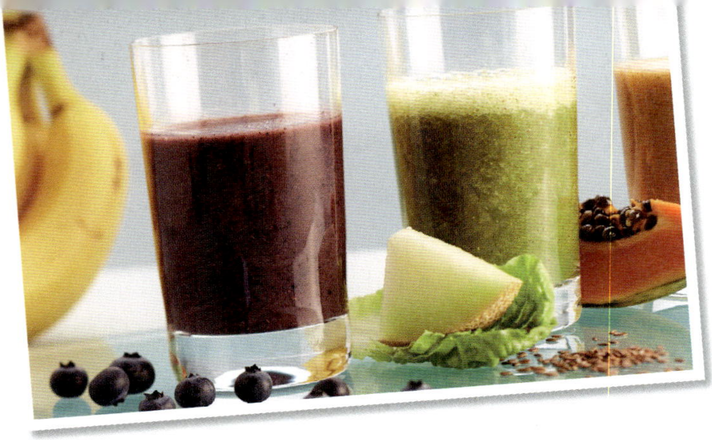

Smoothie gingembre-poire

CRU

(réduit les inflammations)

C'est un smoothie rafraîchissant et croustillant. Il n'est pas trop sucré (mais plus la poire sera mûre, plus il sera sucré). Si vous voulez qu'il soit plus sucré, ajoutez une ou deux dattes fraîches ou séchées et trempées.

- 1 banane
- ½ poire sans le trognon
- 500 ml d'eau froide (ou 375 ml d'eau plus 125 g de glaçons)
- 1 cuillère à soupe de graines de lin moulues
- 1 cuillère à soupe de protéines de chanvre
- 1 cuillère à soupe de gingembre râpé

Équivaut environ à 2 portions.

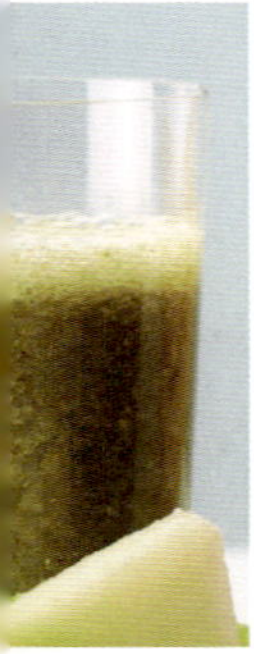

Smoothie chocolat-amandes

CRU EN OPTION

(riche en antioxydants)

C'est un smoothie substantiel qui vous rassasiera pour plusieurs heures.

- 1 banane
- 2 dattes fraîches ou séchées et trempées
- 500 ml d'eau froide (ou 375 ml d'eau plus 125 g de glaçons)
- 35 g d'amandes (ou 2 cuillères à soupe de beurre d'amandes crues)
- 1 cuillère à soupe de graines de lin moulues
- 1 cuillère à soupe de protéines de chanvre
- 1 cuillère à soupe de poudre de caroube grillée (ou des grués de cacao pour que le smoothie soit 100 % cru)

Équivaut environ à 2 grandes portions.

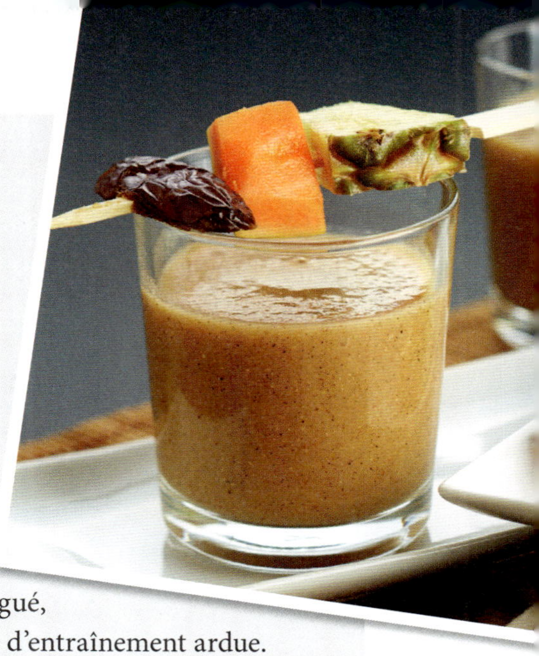

Smoothie tropical à l'ananas et à la papaye

CRU

(pour obtenir rapidement une énergie non stimulante)

La papaïne dans la papaye et la broméline dans l'ananas sont des enzymes digestives actives qui aident à accélérer la digestion. Dans la mesure où il est digéré plus rapidement que les autres smoothies, il est bien de le prendre lorsque le corps est fatigué, quand vous êtes en voyage ou après une séance d'entraînement ardue.

- 1 banane
- 2 dattes fraîches ou séchées et trempées
- 500 ml d'eau froide (ou 375 ml d'eau plus 125 g de glaçons)
- ½ papaye de taille moyenne
- 80 g d'ananas
- 1 cuillère à soupe de graines de lin moulues
- 1 cuillère à soupe de protéines de chanvre
- 1 cuillère à soupe d'huile de noix de coco

Équivaut environ à 2 grandes portions.

Smoothie antioxydant myrtilles et rooibos

(riche en antioxydants)

Les nombreux antioxydants de ce smoothie nettoieront les radicaux libres produits par le stress qui endommagent vos cellules.

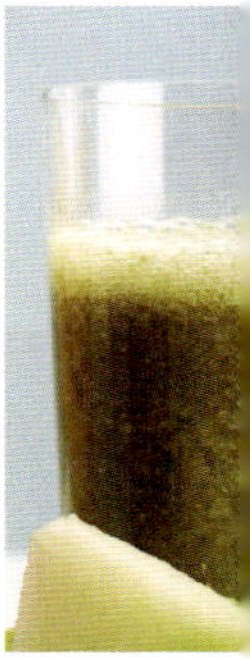

- 1 banane
- 500 ml d'eau froide (ou 375 ml d'eau plus 125 g de glaçons)
- 80 g de myrtilles
- 1 cuillère à soupe de graines de lin moulues
- 1 cuillère à soupe de protéines de chanvre
- 1 cuillère à soupe de sirop d'agave
- 1 cuillère à soupe d'huile de chanvre ou du mélange d'huiles AGE (p. 225)
- 2 cuillères à café de rooibos moulu

Équivaut environ à 2 grandes portions.

Smoothie bénéfique au sang

CRU

(riche en fer)

L'orange riche en vitamine C de ce smoothie aidera votre organisme à absorber le fer des graines de courge.

- 1 banane
- 1 orange
- 500 ml d'eau froide (ou 375 ml d'eau plus 125 g de glaçons)
- 2 cuillères à soupe de graines de courge
- 1 cuillère à soupe de graines de lin moulues
- 1 cuillère à soupe de protéines de chanvre
- 1 cuillère à soupe de sirop d'agave
- 1 cuillère à soupe d'huile de chanvre ou du mélange d'huiles AGE (p. 225)
- ¼ d'une cuillère à café de clous de girofle

Équivaut environ à 2 grandes portions.

Smoothie mangue, citron vert piment rouge

(stimule le système immunitaire)

Ce smoothie aidera votre sang à circuler plus rapidement et créera en vous un sentiment de chaleur. Son taux élevé de vitamines A et C maintiendra votre système immunitaire en bonne forme tout en soutenant la production des globules rouges et blancs.

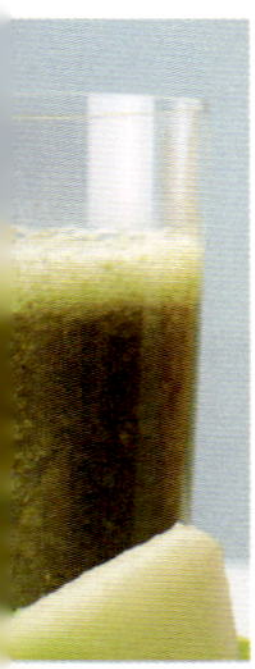

- Du jus d'un citron vert
- 1 banane
- 1 mangue
- ½ jalapeño
- 500 ml d'eau froide (ou 375 ml d'eau plus 125 g de glaçons)
- 1 cuillère à soupe de graines de lin moulues
- 1 cuillère à soupe de protéines de chanvre
- 1 cuillère à soupe de sirop d'agave
- 1 cuillère à soupe d'huile de chanvre ou du mélange d'huiles AGE (p. 225)

Équivaut environ à 2 grandes portions.

Smoothie à la grenade

CRU

(riche en antioxydants)

C'est un smoothie simple et rafraîchissant.

- 1 banane
- 1 datte
- 500 ml d'eau froide (ou 375 ml d'eau plus 125 g de glaçons)
- les graines d'1 grenade
- 1 cuillère à soupe de graines de lin moulues
- 1 cuillère à soupe de protéines de chanvre
- 1 cuillère à soupe d'huile de chanvre ou du mélange d'huiles AGE (p. 225)
- ½ cuillère à café de poivre de Cayenne

Équivaut environ à 2 grandes portions.

Smoothies aux légumes verts

Ces smoothies sont un peu différents des autres dans la mesure où ils incluent des légumes-feuilles verts.

Smoothie sucré aux légumes verts

CRU

(riche en chlorophylle)

La laitue romaine est riche en chlorophylle et étonnamment sucrée. Mélangée au melon, elle donne à ce smoothie un goût particulièrement frais.

- 6 feuilles de laitue romaine
- 2 dattes fraîches ou séchées et trempées
- 500 ml d'eau
- ¼ de melon miel
- 1 cuillère à soupe de graines de lin moulues
- 1 cuillère à soupe de protéines de chanvre
- ½ cuillère à soupe de gingembre frais râpé

Équivaut environ à 2 grandes portions.

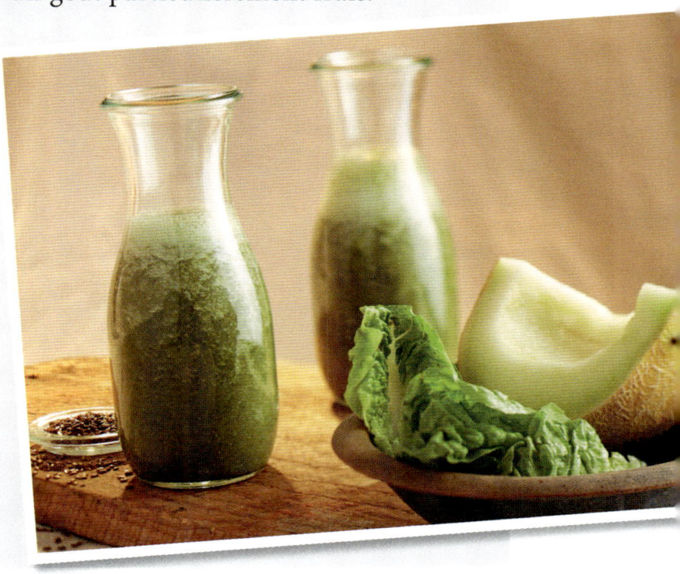

Smoothie stimulant au chou kale

CRU

(riche en calcium)

Ce smoothie est riche en calcium grâce au chou kale et aux graines de sésame du tahin (crème de sésame).

- 3 feuilles de chou kale
- 1 pomme sans le trognon
- 1 datte
- 500 ml d'eau
- 1 cuillère à soupe de graines de lin moulues
- 1 cuillère à soupe de protéines de chanvre
- 1 cuillère à soupe de crème de sésame

Équivaut environ à 2 grandes portions.

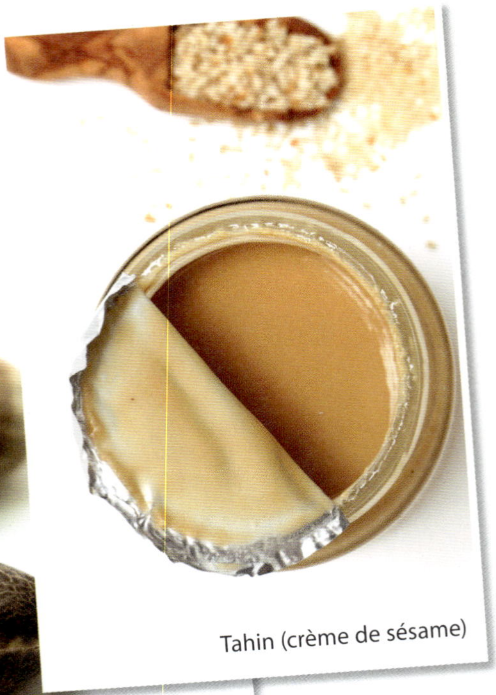

Tahin (crème de sésame)

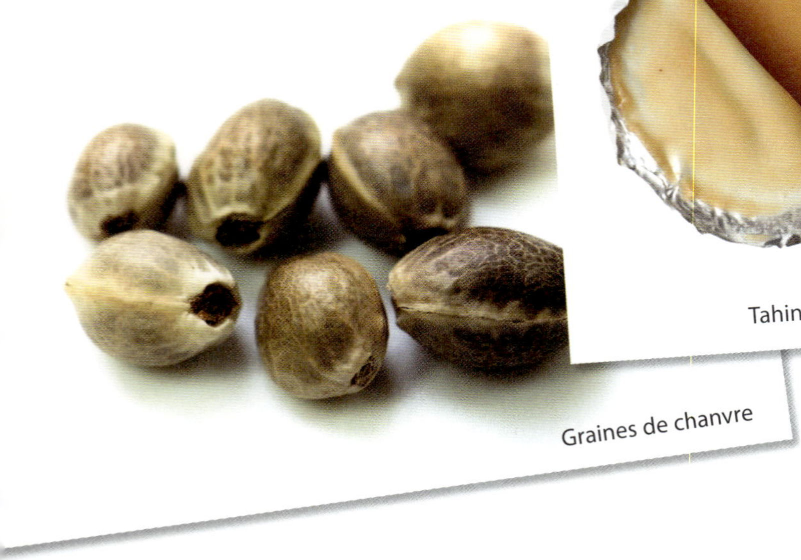

Graines de chanvre

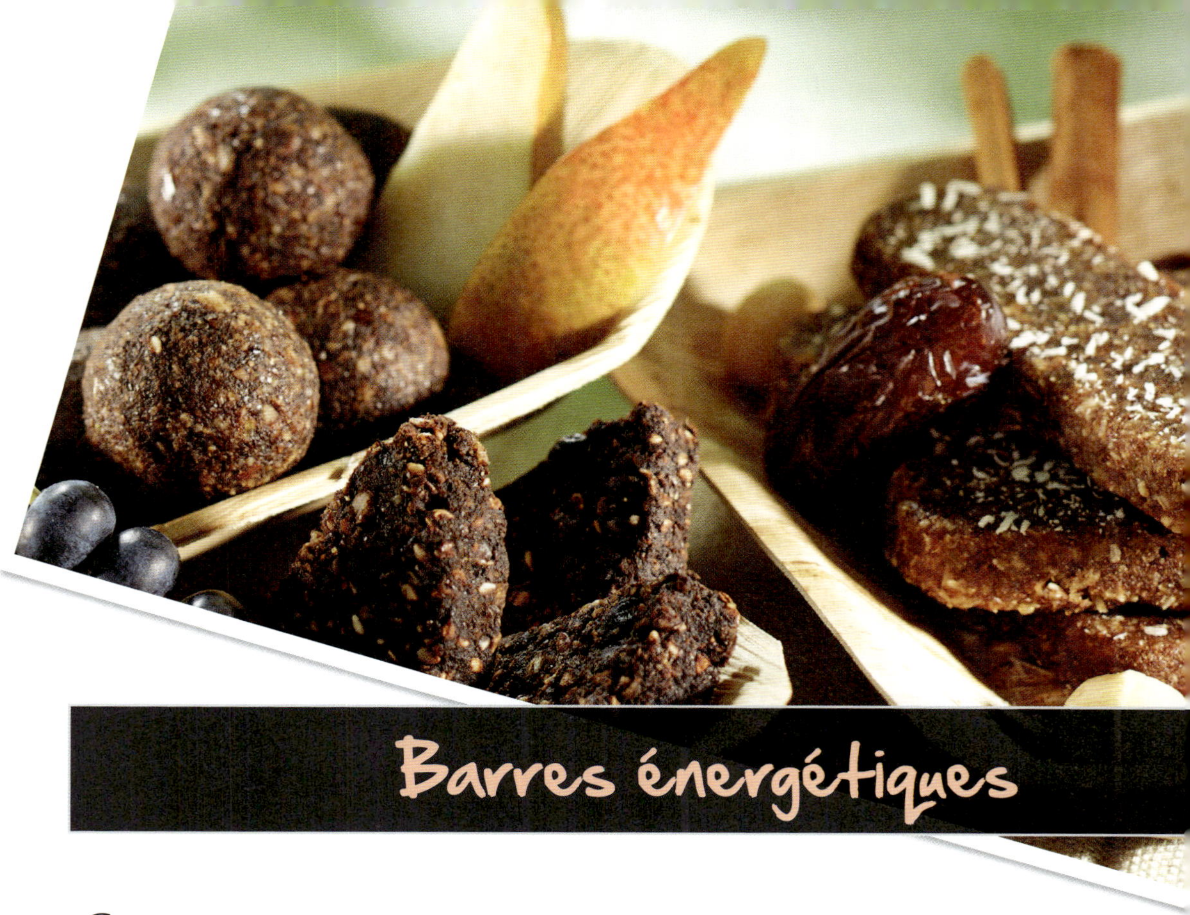

Barres énergétiques

Ces barres sont les plus saines qui soient et parmi les plus faciles et les plus rapides à préparer. Il n'y a pas besoin de cuisiner – seul un mixeur est nécessaire. Comme vous pourrez le voir avec les recettes, ces barres sont nettement différentes des barres énergétiques que l'on trouve dans le commerce. Ce sont des barres très bénéfiques qui ne font pas que stimuler ; elles offrent une valeur nutritive qui donne une énergie durable. Je me prépare ces barres depuis le milieu des années 90. En fait, les recettes qui suivent sont celles qui ont été utilisées pour faire les barres énergétiques complètes Vega. Disponibilté voir p. 318.

Étant donné que l'humidité contenue dans les baies et les dattes varie un peu, si le mélange est trop humide pour former une barre solide, ajoutez un ingrédient sec. S'il est trop sec, ajoutez soit quelques ingrédients humides comme des baies, soit une petite quantité d'eau pour obtenir la bonne consistance.

Je mange une ou deux barres par jour, je fais donc une grosse fournée environ une fois par mois. J'emballe individuellement chaque barre et je les conserve au congélateur, elles sont ainsi faciles à prendre au moment de partir. Au congélateur, ces barres ne vont pas durcir, vous pouvez donc les manger dès que vous les sortez – il n'est pas nécessaire de les dégeler. C'est un avantage de plus quand vous les prenez pendant les sports d'hiver, comme le ski : ces barres restent souples et molles, tandis que de nombreuses barres commerciales durcissent. Un jour de grande chaleur, une barre froide est aussi rafraîchissante qu'une glace.

Vous remarquerez que pour certaines recettes il faut de la poudre de caroube grillée. Comme je l'explique à la p. 220, la saveur de la caroube crue est plutôt douce. Si vous voulez que la recette soit composée d'ingrédients 100 % crus, utilisez des grués de cacao, aussi appelé chocolat cru. (Sachez qu'il contient un peu de caféine).

Les étapes pour faire les barres énergétiques : suivez ces étapes pour toutes les recettes de barre énergétique, sauf indication contraire :

- Dans un mixeur, mixez tous les ingrédients jusqu'à ce que vous obteniez la consistance voulue. Si vous préférez une barre onctueuse, mixez plus longtemps ; si vous voulez une barre plus craquante et consistante, mixez moins longtemps. En général, si je les prépare spécialement pour qu'elles soient mangées lors d'une activité physique, comme les longs entraînements à la course, je mixe le mélange jusqu'à ce qu'il soit onctueux, de manière à mâcher le moins possible. Cependant, pour varier un peu, je ferais certainement quelques fournées qui seront plus craquantes, que je prendrais comme collation.
- Retirez le mélange du mixeur et mettez-le sur une surface propre. Il y a deux manières de donner forme à ce mélange : vous pouvez le rouler jusqu'à obtenir une boule ou faire des barres.
- Pour en faire des boules, utilisez une cuillère à soupe ou vos mains afin de recueillir le mélange (même si vous voulez faire une seule boule) ; roulez-le entre vos mains.
- Pour en faire des barres, aplatissez le mélange sur une surface propre à la main, recouvrez-le de film plastique et aplatissez le mélange à l'aide d'un rouleau à pâtisserie jusqu'à obtenir l'épaisseur désirée. Coupez la plaque obtenue en barres. Vous pouvez aussi en faire une brique et tranchez-la comme du pain.

En séchant, les barres deviennent plus faciles à manipuler.

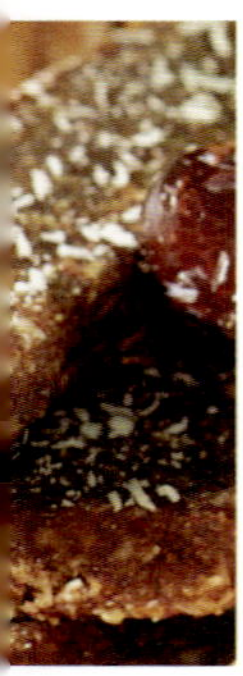

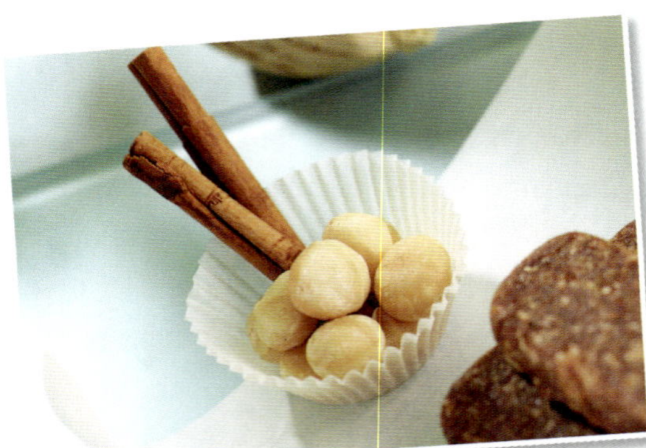

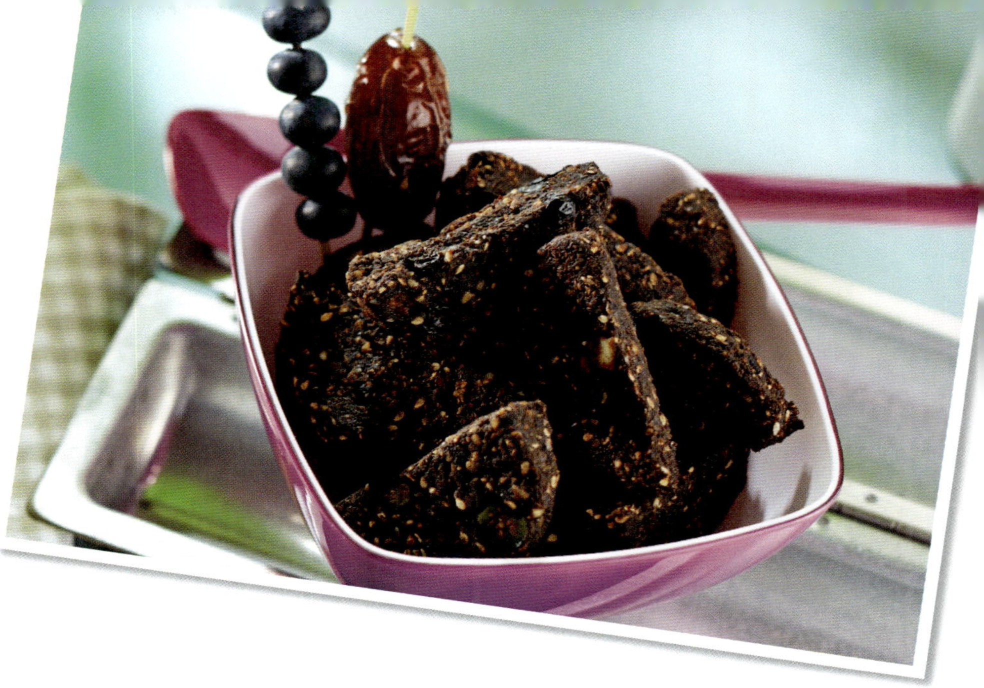

Barres énergétiques chocolat-myrtilles

CRU EN OPTION

Riches en antioxydants et en flavonoïdes, ces barres aident à réduire les effets négatifs des radicaux libres sur l'organisme et à améliorer la régénération cellulaire.

- 150 g de dattes fraîches ou séchées et trempées
- 35 g d'amandes
- 35 g de myrtilles
- 3 cuillères à soupe de poudre de caroube grillée (ou des grués de cacao pour une recette 100 % crue)
- 4 cuillères à soupe de graines de lin moulues
- 4 cuillères à soupe de protéines de chanvre
- 4 cuillères à soupe de graines de sésame non décortiquées
- 1 cuillère à café de jus de citron frais
- ½ cuillère à café de zestes de citron
- Du sel de mer pour rehausser le goût
- 100 g de sarrasin germé ou cuit (optionnel)
- 75 g de myrtilles congelées

Mixez tous les ingrédients excepté le sarrasin et les myrtilles. Pétrissez le sarrasin et les myrtilles à la main.

Équivaut environ à 12 barres énergétiques de 25 grammes.

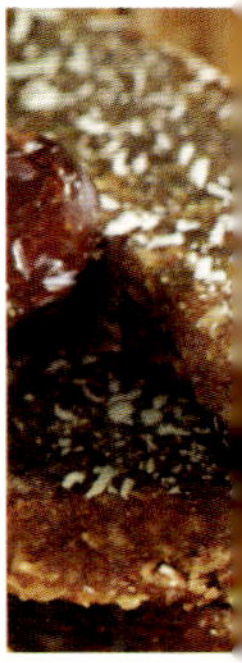

Barres énergétiques au gingembre et à la poire

CRU

Voici une barre rafraîchissante et croquante remplie de substances nutritives dont le gingembre aide à combattre les inflammations et améliore la digestion.

- 1 petite poire sans le trognon
- 120 g de dattes fraîches ou séchées et trempées
- 75 g de graines de tournesol
- 4 cuillères à soupe de graines de lin moulues
- 4 cuillères à soupe de farine de chanvre
- 3 cuillères à soupe de noix
- 2 cuillères à soupe de gingembre frais râpé
- Du sel de mer pour rehausser le goût
- 2 cuillères à soupe de graines de sésame

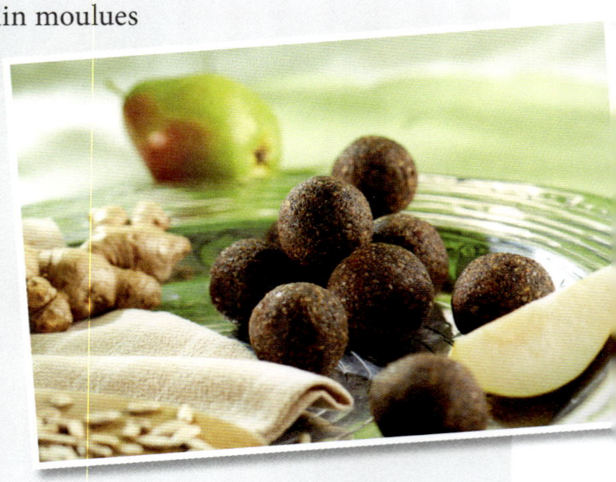

Mixez tous les ingrédients sauf les graines de sésame. Recouvrez le mélange de graines de sésame avant de former des boules ou des barres.

Équivaut environ à 12 barres de 25 grammes.

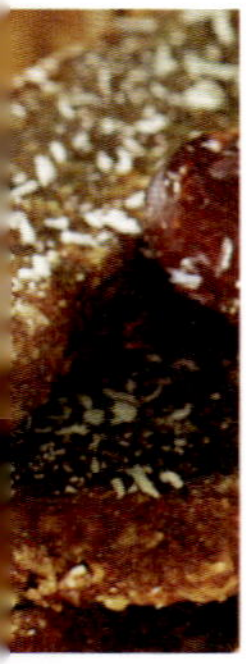

Barres énergétiques pommes-cannelle

CRU

Ces barres énergétiques à la saveur plus traditionnelle, apportent les mêmes bienfaits pour la santé que toutes celles proposées pour le *Thrive Diet*.

- 1 petite pomme sans le trognon
- 150 g de dattes fraîches ou séchées et trempées
- 100 g de quinoa trempé ou cuit
- 35 g d'amandes
- 4 cuillères à soupe de graines de lin moulues
- 4 cuillères à soupe de farine de chanvre
- 2 cuillères à café de cannelle
- ½ cuillère à café de noix de muscade
- Du sel de mer pour rehausser le goût

Équivaut environ à 12 barres de 25 grammes.

Barres énergétiques au chocolat et au piment jalapeño

CRU EN OPTION

Ces barres ont un goût de chocolat – avec un peu de piquant. Les noix de macadamia aident à remplacer les électrolytes perdus tandis que le jalapeño créera en vous un sentiment de chaleur.

- 1 petite banane
- ½ jalapeño
- 120 g de dattes fraîches ou séchées et trempées
- 75 g de graines de tournesol
- 3 cuillères à soupe de poudre de caroube grillée (ou des grués de cacao pour que la recette soit 100 % crue)
- 4 cuillères à soupe de graines de lin moulues
- 55 g de noix de macadamia
- Du sel de mer pour rehausser le goût
- 2 cuillères à soupe de graines de chanvre

Mixez tous les ingrédients sauf les graines de chanvre. Recouvrez le mélange de graines de chanvre avant de former des boules ou des barres.

Équivaut environ à 12 barres de 25 grammes.

Barres énergétiques à la banane

La cannelle et la noix de muscade mélangées à la banane donnent à cette barre le goût du pain aux bananes traditionnel sous une forme saine et pratique.

- 1 petite banane
- 120 g de dattes fraîches ou séchées et trempées
- 10 g de graines d'amarante soufflées (p. 224)
- 50 g de noix
- 4 cuillères à soupe de graines de sésame moulues
- 2 cuillères à café de cannelle
- ⅓ d'une cuillère à café de noix de muscade
- Du sel de mer pour rehausser le goût

Équivaut environ à 12 barres de 25 grammes.

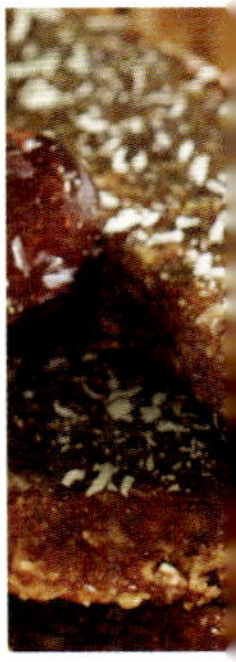

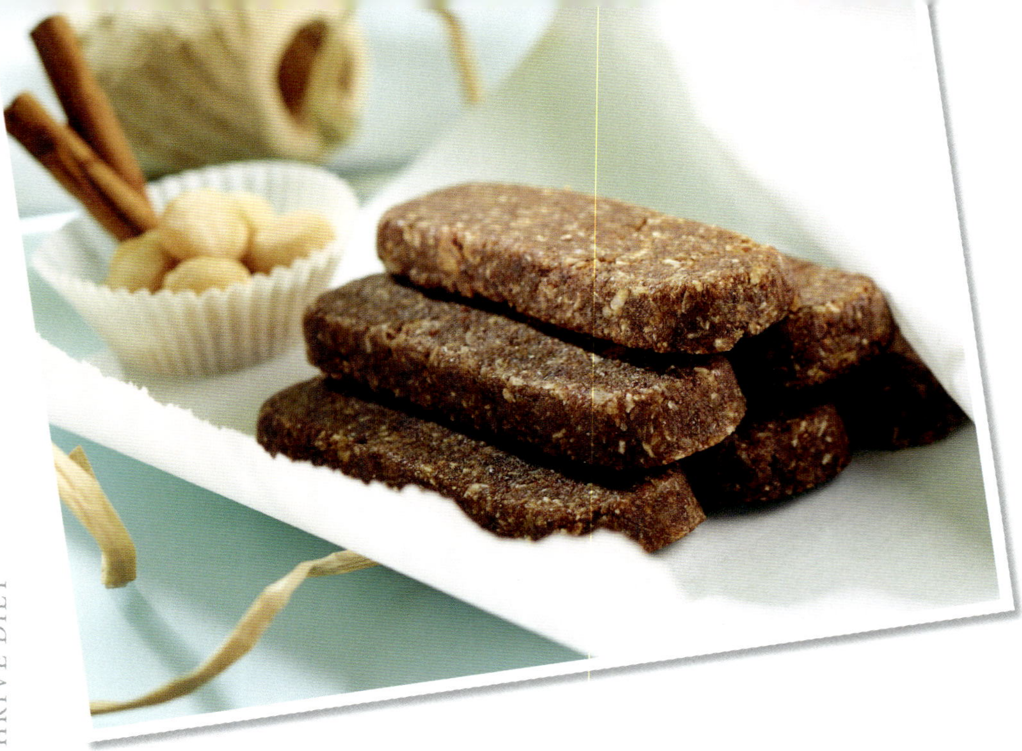

Barres énergétiques mangue et coco

CRU

Riche en électrolytes et en noix de coco énergétique, cette barre à la saveur tropicale est idéale pour les journées d'exercices physiques intenses.

- 120 g de dattes fraîches ou séchées et trempées
- ¼ de mangue hachée
- 6 cuillères à soupe de graines de lin moulues
- 100 g de quinoa trempé ou cuit
- 55 g de noix de macadamia
- 1 cuillère à café de cannelle
- 1 cuillère à café de zestes de citron
- Du sel de mer pour rehausser le goût
- 3 cuillères à soupe de noix de coco râpée

Mixez tous les ingrédients sauf la noix de coco. Retirez le mélange du mixeur ; incorporez-y la noix de coco à la main.

Équivaut environ à 12 barres de 25 grammes.

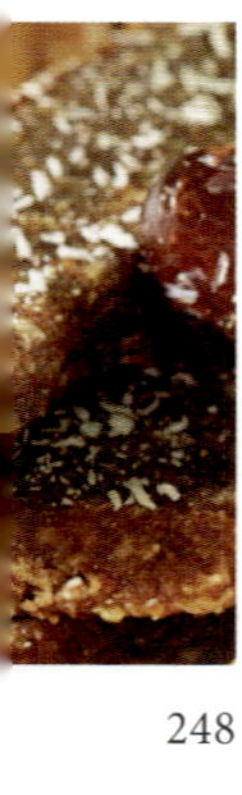

Barres énergétiques à la grenade et aux graines d'amarante

Avec une saveur d'agrumes rafraîchissante, cette barre énergétique est sans noix et riche en antioxydants. Elle est aussi exceptionnellement facile à digérer.

- 120 g de dattes fraîches ou séchées et trempées
- les graines d'½ grenade
- 6 cuillères à soupe de graines de lin moulues
- 4 cuillères à soupe de graines de chanvre
- 3 cuillères à soupe de graines de tournesol
- ½ cuillère à café de zestes de citron
- Du sel de mer pour rehausser le goût
- 5 g de graines d'amarante soufflées (p. 224)

Mixez tous les ingrédients sauf les graines d'amarante. Enlevez le mélange du mixeur ; incorporez-y les graines d'amarante à la main.

Équivaut environ à 12 barres de 25 grammes.

Barres énergétiques agrumes-papaye et yerba maté

Lorsque vous aurez besoin d'énergie supplémentaire, cette barre à la yerba maté vous la fournira instantanément, et ses aspects nutritionnels équilibrés vous remettront sur les rails. Dans la mesure où la papaye aide à la digestion, il est bien mieux de la prendre avant les exercices.

- Des zestes d'½ citron
- Des zestes d'¼ de citron vert
- 2 bandes de dulse
- 120 g de dattes fraîches ou séchées et trempées
- ¼ de papaye hachée
- 10 g de graines d'amarante soufflées (p. 224)
- 6 cuillères à soupe de graines de lin moulues
- 3 cuillères à soupe de graines de tournesol
- 1 cuillère à soupe de farine de sarrasin
- 2 cuillères à café de yerba maté moulue
- 2 cuillères à café de sirop d'agave

Équivaut environ à 12 barres de 25 grammes.

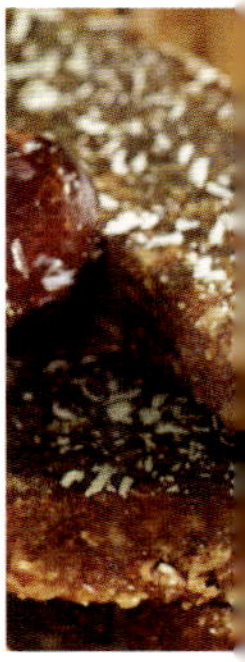

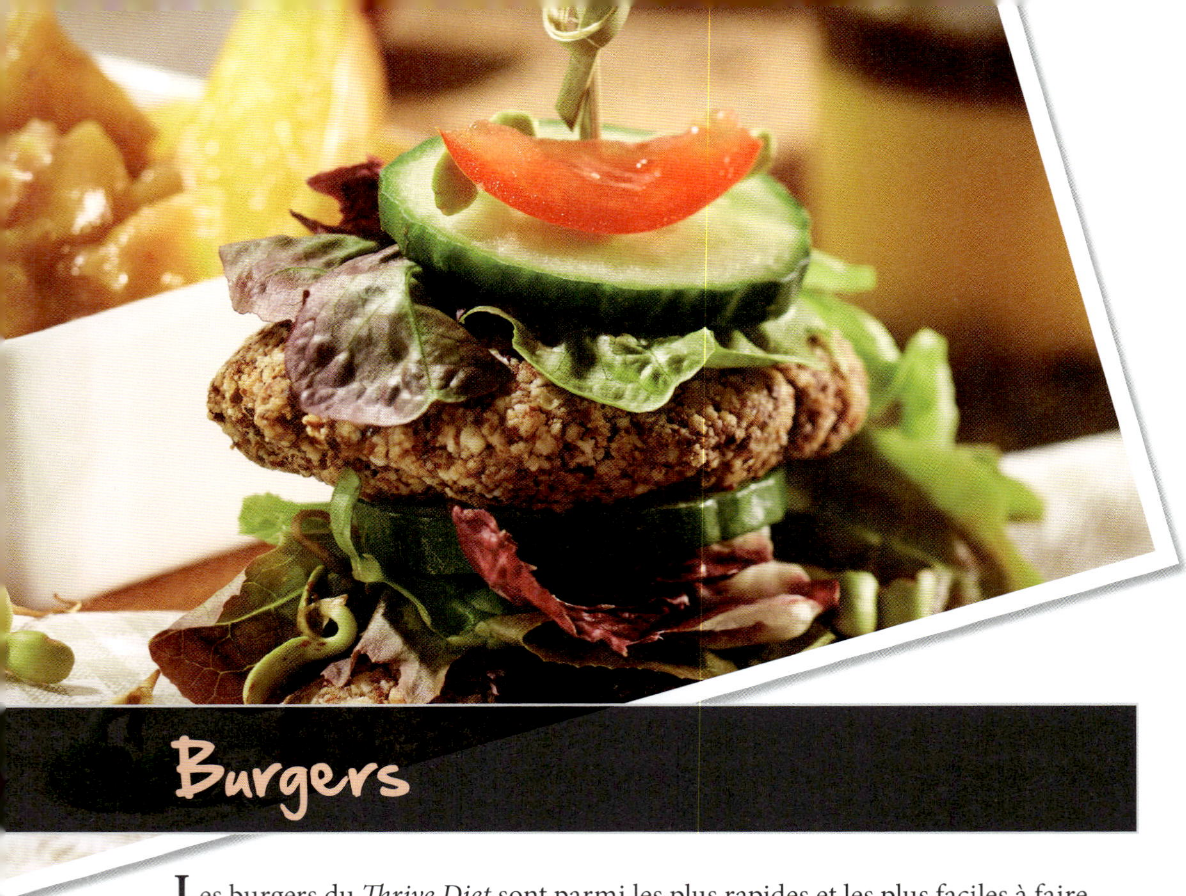

Burgers

Les burgers du *Thrive Diet* sont parmi les plus rapides et les plus faciles à faire – surtout si, comme ceux-là, ils sont servis crus. Ils peuvent être préparés en 10 minutes environ. Même si ces burgers, crus ou cuits, sont délicieux et très nutritifs, sachez qu'ils conservent leur teneur en enzymes quand ils sont crus. J'opte pour la version crue 8 fois sur 10.

J'ai fait en sorte que la saveur de ces hamburgers reste douce pour qu'ils puissent bien aller avec des condiments. Les napper avec une salsa aux haricots noirs et au citron vert (p. 296), avec un chutney de mangue (p. 293), ou bien les agrémenter avec un des assaisonnements pour salade du *Thrive Diet* (les recettes commencent p. 280) est une bonne manière de les accompagner. Si vous préférez encore plus de saveur, vous pouvez remplacer l'huile et le vinaigre de chaque recette par un des assaisonnements pour salade. Elles donneront immédiatement plus de saveur aux burgers. Ce sont en fait de petites galettes consistantes, riches en substances nutritives – un burger avec un mélange de légumes verts en salade est donc généralement suffisant pour faire un repas. Ils peuvent également être servis sur un petit pain au blé complet.

Suivez ces étapes pour toutes les recettes de burgers :

- Mettez tous les ingrédients dans un mixeur. Mixez jusqu'à ce qu'ils soient bien mélangés. Mixez moins si vous préférez une texture plus épaisse. Formez 2 petites galettes. Servez-les crues. Si vous préférez les faire cuire, recouvrez-les légèrement d'huile de noix de coco. Pré-chauffez le four à 150° C, cuisson : 35 minutes. Vous pouvez aussi les faire frire légèrement des deux côtés à feu moyen, jusqu'à ce qu'ils soient dorés.

Burger aux amandes et aux graines de lin

CRU EN OPTION

- Deux gousses d'ail
- 160 g d'amandes
- 6 cuillères à soupe de graines de lin moulues
- 2 cuillères à soupe de vinaigre balsamique
- 2 cuillères à soupe d'huile de noix de coco et d'huile de chanvre, ou du mélange d'huiles AGE (p. 225)
- Du sel de mer pour rehausser le goût

Équivaut à 2 petites galettes.

Burger aux noix et au chanvre

CRU EN OPTION

- 100 g de noix
- 85 g de graines de chanvre
- 2 cuillères à soupe de vinaigre de cidre
- 2 cuillères à soupe d'huile de noix de coco et d'huile de chanvre, ou du mélange d'huiles AGE (p. 225)
- ½ cuillère à café de basilic
- ½ cuillère à café d'origan
- Du sel de mer pour rehausser le goût

Équivaut à 2 petites galettes.

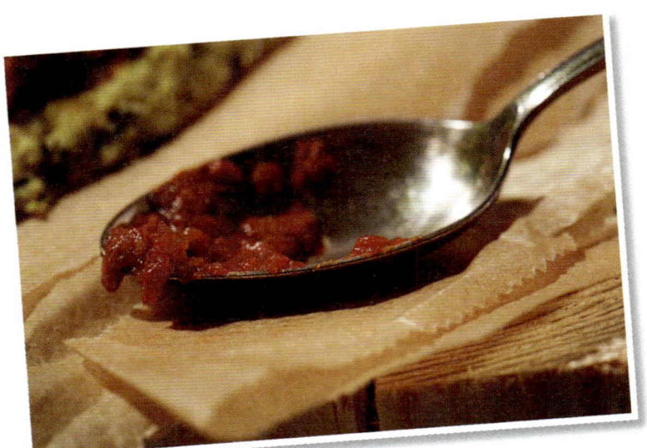

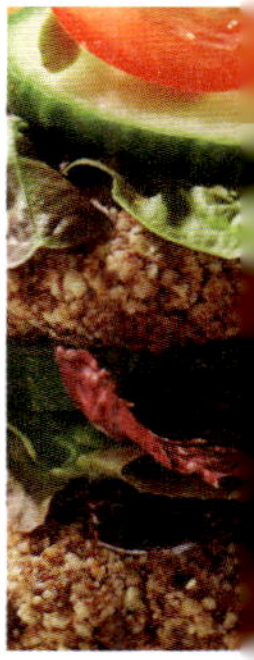

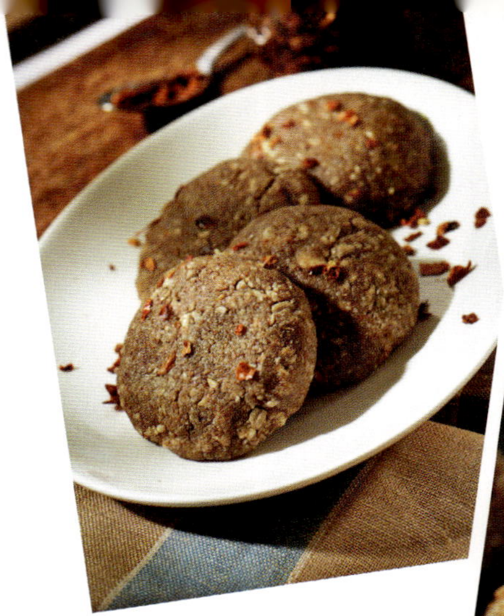

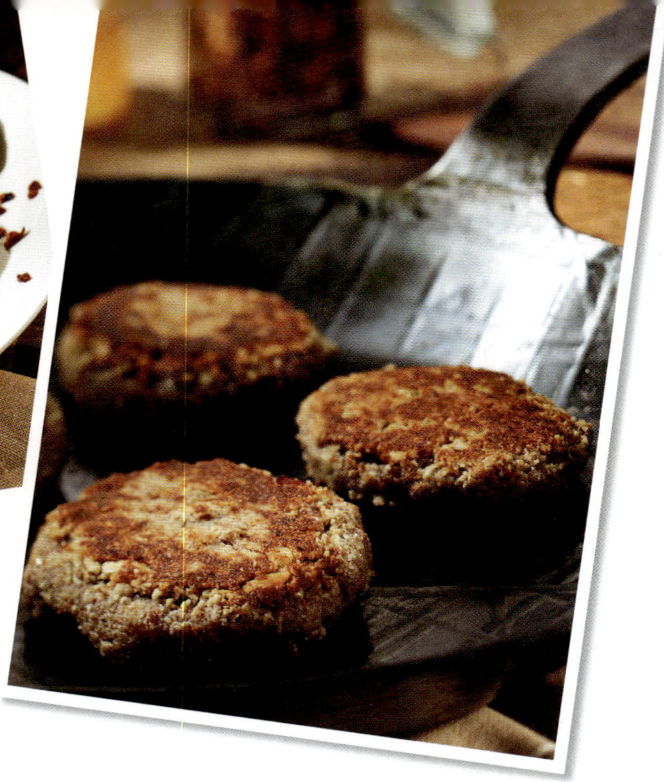

Burger aux noix de pécan et graines de tournesol

CRU EN OPTION

- 120 g de noix de pécan
- 6 cuillères à soupe de graines de tournesol moulues
- 2 cuillères à soupe de vinaigre de cidre
- 2 cuillères à soupe d'huile de noix de coco et d'huile de chanvre, ou du mélange d'huiles AGE (p. 225)
- ½ cuillère à café de flocons de piment
- ¼ de cuillère à café de poivre de Cayenne
- Du sel de mer pour rehausser le goût

Équivaut à 2 petites galettes.

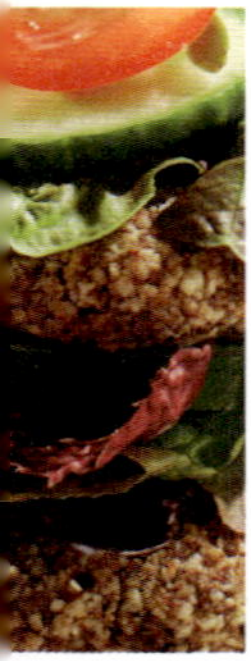

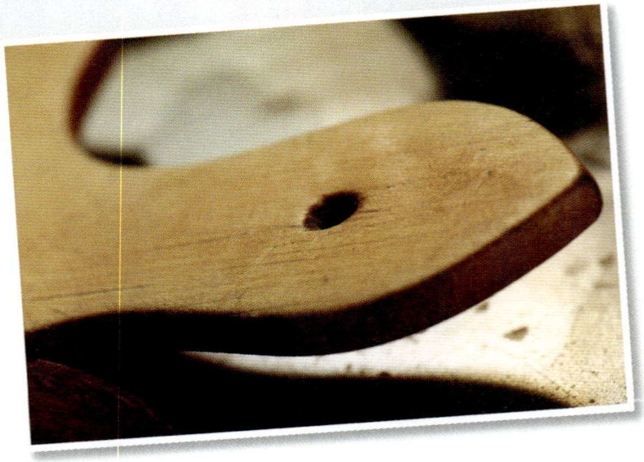

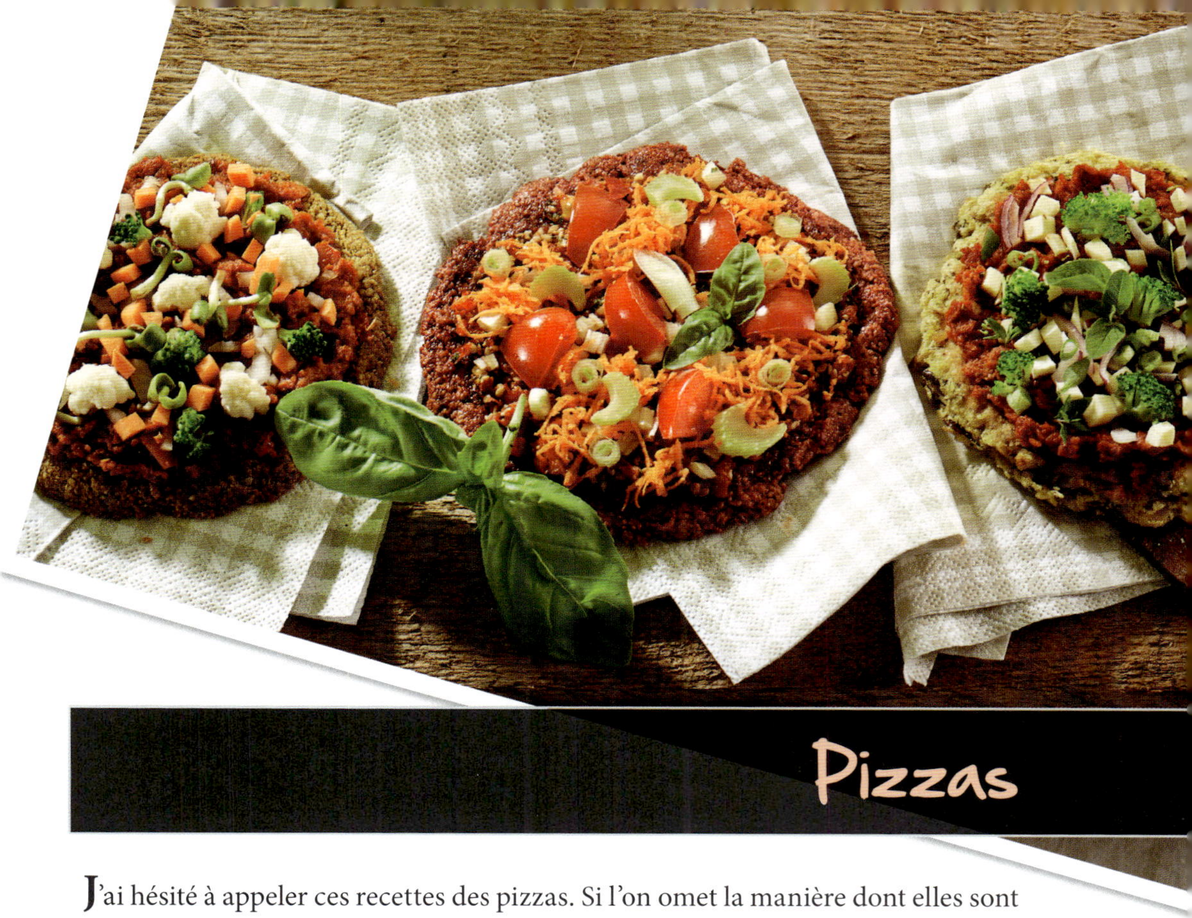

Pizzas

J'ai hésité à appeler ces recettes des pizzas. Si l'on omet la manière dont elles sont servies, elles ressemblent peu aux pizzas traditionnelles.

Les pâtes à pizza du *Thrive Diet* sont faciles à faire et ne demandent que quelques minutes. Dans la mesure où elles sont fines, et qu'aucune levure n'est nécessaire pour la pâte qui n'a pas besoin de lever. De plus, comme elles sont sans farine et sans gluten, il n'est pas nécessaire de les pétrir. La pâte est ferme, elles sont croustillantes et on peut les manger avec un couteau et une fourchette. Les recettes ci-dessous sont très nutritives et offrent une grande variété de saveurs et de textures. Certaines sont croustillantes tandis que d'autres ressemblent plus aux pâtes à pizza traditionnelles. Cette diversité les rend appétissantes. Chaque recette permet de recouvrir une plaque de cuisson rectangulaire de 20 cm sur 40 cm.

Ces pâtes ne sont pas seulement sans farine, sans gluten et sans levure, elles sont aussi sans céréales. Leur base est faite d'un mélange de graines, de légumineuses et de légumes dont les apports nutritifs sont d'une grande richesse.

Comme pour les assaisonnements de salade et les dips, j'ai mis dans la liste l'huile de chanvre comme huile de choix pour les pâtes à pizza. L'huile de chanvre est excellente ; cependant, comme avec les autres recettes, l'idéal serait un mélange d'huiles. Même si l'huile de chanvre suffira pour donner des résultats satisfaisant, le mélange d'huiles AGE (p. 225) offre une meilleure valeur nutritionnelle. Comme les pizzas ne sont pas cuites au-delà de 150° C, les huiles riches en acides gras essentiels ne seront pas altérées.

Les garnitures que j'ai associées à chaque pâte sont parmi mes préférés. Vous pouvez néanmoins en choisir d'autres pour qu'ils correspondent mieux à votre goût. N'hésitez pas à interchanger les garnitures des recettes et même à en créer vous-même en utilisant cette technique facile pour faire des pizzas. Les légumes sont la base du *Thrive Diet*, donc, une fois plus, n'hésitez pas à mélanger et à varier avec vos propres créations. Si vous préférez plus de légumes que n'en demandent les recettes, ajoutez-en.

Comme sauce à pizza, j'utilise soit la sauce marinara aux épices et aux tomates séchées (p. 297), soit le pesto aux poivrons rouges et aux graines de chanvre (p. 291). Ces sauces vont bien avec toutes les pâtes. Pour varier, utilisez n'importe quel assaisonnement pour salade comme sauce à pizza. Incorporez-y des graines de tournesol moulues, de la crème de sésame ou même des haricots noirs pour les épaissir. En mélangeant des haricots noirs germés ou cuits ou d'autres légumineuses aux assaisonnements, vous leur donnerez une texture pâteuse et vous ferez une sauce à pizza originale et nutritive. L'épaisseur de l'assaisonnement pour salade déterminera la quantité de légumineuses qu'il faudra y mélanger. La plupart du temps, il faut mélanger trois volumes d'assaisonnement pour un volume de légumineuses. Pour un goût plus léger et plus neutre, essayez d'utiliser des haricots à œil noir à la place des haricots noirs qui se marient mieux à la saveur de l'assaisonnement.

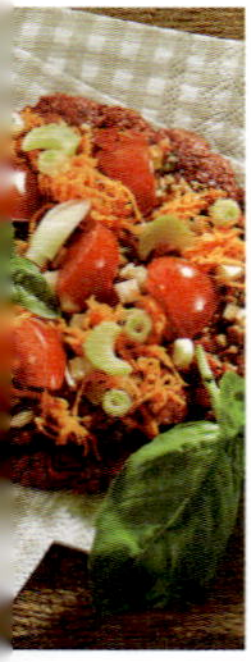

Pour rendre ces pizzas encore plus savoureuses et nutritives, nappez-les une fois sorties du four de sauce crémeuse à la levure nutritionnelle (p. 292).

Les étapes pour faire les pizzas sont les mêmes pour toutes les recettes de pizza :

- Préchauffez le four à 150° C.
- Mixez tous les ingrédients croustillants jusqu'à ce que le mélange commence à prendre forme. Mettez un peu d'huile de noix de coco sur la plaque du four. Étalez le mélange (épaisseur environ ½ cm) sur la plaque du four (diamètre de la pizza à votre convenance). Nappez la pâte de sauce marinara aux épices et aux tomates séchées (p. 297) ou de pesto aux poivrons rouges et aux graines de chanvre (p. 291) ; ajoutez la garniture.
- Faites cuire 45 minutes. Le temps de cuisson variera légèrement selon l'humidité des légumes et votre goût pour une pâte plus ou moins croustillante.

Pizza épicée aux haricots à œil noir et quinoa

La pâte de cette pizza a une saveur onctueuse de noisette et relevée grâce au poivre. Nutritionnellement équilibrée, elle est aussi consistante et vous « tiendra au ventre ».

Pâte

- 2 gousses d'ail
- 150 g d'haricots à œil noir cuits ou germés
- 200 g de quinoa cuit ou germé
- 70 g de farine de pois chiches
- 60 ml d'huile de noix de coco et d'huile de chanvre, ou du mélange d'huiles AGE (p. 225)
- 1 cuillère à café de flocons de piment
- ½ cuillère à café de poivre noir
- ½ cuillère à café de poivre de Cayenne
- Du sel de mer pour rehausser le goût

Garniture

- 1 poivron rouge tranché
- ½ oignon coupé en dés
- ½ patate douce de taille moyenne, tranchée finement ou râpée
- ½ petit chou-fleur (fleurons uniquement)
- ½ betterave râpée
- 1 cuillère à café de flocons de piment

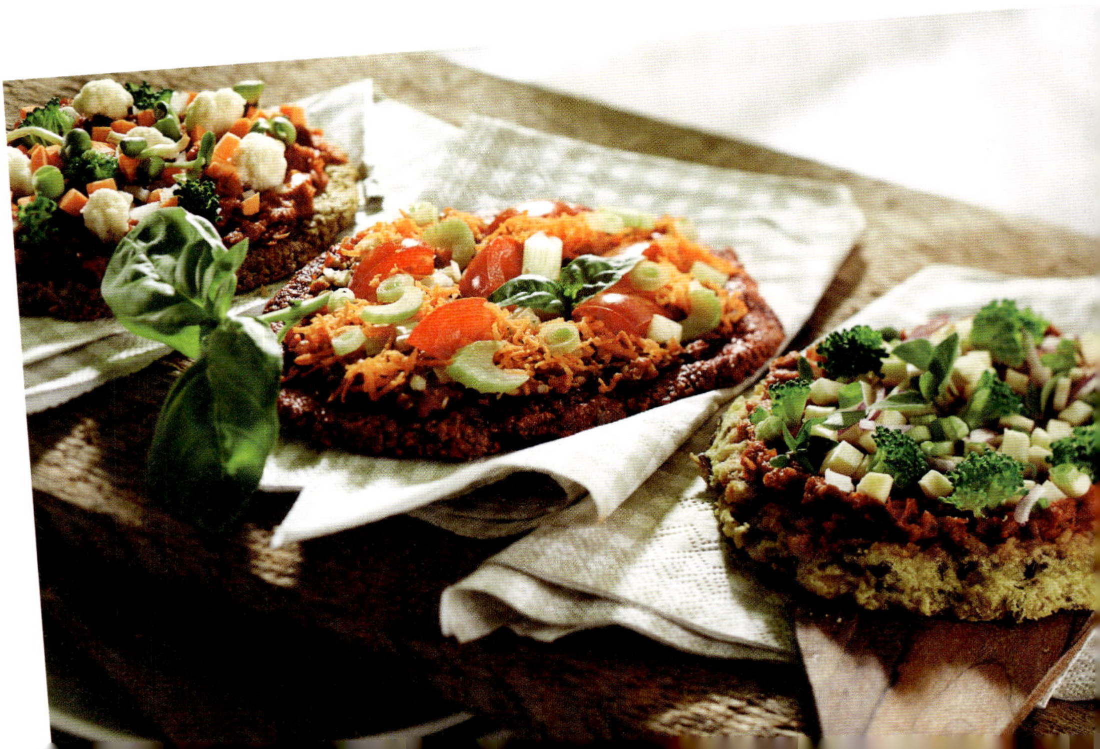

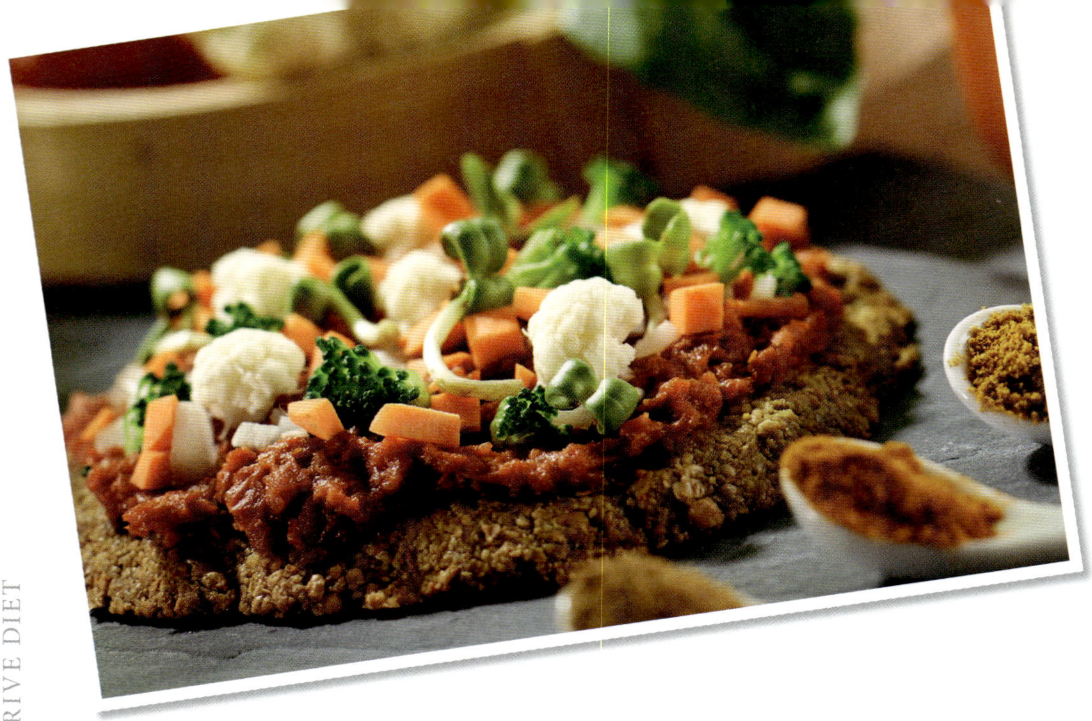

Pizza orientale, curry-pois chiches

Avec sa douce saveur de curry, cette pizza croustillante est bien agrémentée par le pesto aux poivrons rouges et aux graines de chanvre (p. 291) et garnie de tranches de patate douce.

Pâte

- 230 g de graines de tournesol moulues
- 180 g de pois chiches cuits ou germés
- 60 ml d'huile de noix de coco et d'huile de chanvre, ou du mélange d'huiles AGE (p. 225)
- 1 cuillère à café de cumin
- 1 cuillère à café de poudre de curry (p. 225)
- ½ cuillère à café de curcuma
- Du sel de mer pour rehausser le goût

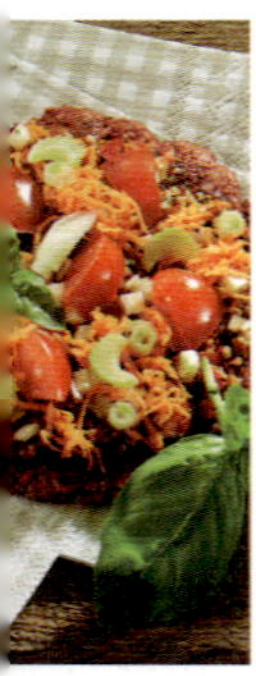

Garniture

- ½ patate douce de taille moyenne, tranchée finement ou râpée
- ½ oignon coupé en dés
- les fleurons d'½ brocoli
- les fleurons d'½ chou-fleur
- 1 poignée de germes de graines de tournesol

Pizza au quinoa et haricots azuki

Cette autre pâte plus consistante vous rassasiera pour un long moment. Avec son riche assortiment d'acides aminés, elle convient spécialement à la fin d'une journée d'activité physique intense.

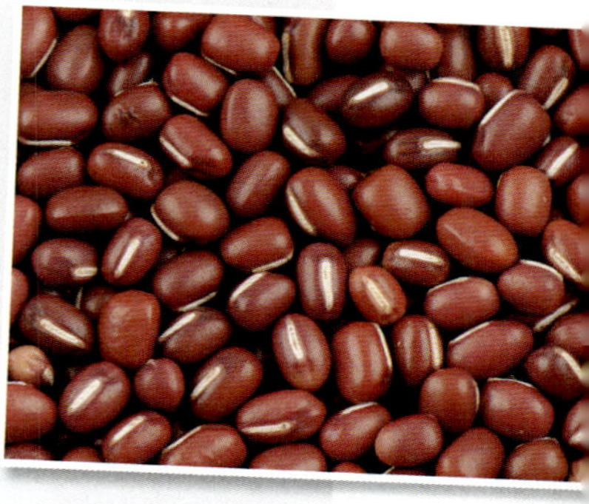

Pâte

- 210 g d'haricots azuki cuits ou germés
- 200 g de quinoa cuit ou germé
- 50 g de graines de sésame moulues
- 60 ml d'huile de noix de coco et d'huile de chanvre, ou du mélange d'huiles AGE (p. 225)
- 2 cuillères à soupe de flocons de dulse

Garniture

- 1 concombre tranché
- ½ oignon coupé en dés
- 4 bandes de dulse
- 1 poignée de germes de haricots
- 1 petite poignée de basilic frais et haché
- 1 ou 2 oignons verts hachés

Pizza aux haricots kidney et au piment

Une pizza particulièrement consistante, qui vous donnera de l'énergie pour de nombreuses heures.

Pâte

- 300 g de riz complet cuit
- 270 g d'haricots kidney
- 60 ml d'huile de noix de coco et d'huile de chanvre, ou du mélange d'huiles AGE (p. 225)
- 1 cuillère à soupe de poudre de piment
- 1 cuillère à café de flocons de piment
- Du sel de mer pour rehausser le goût

Garniture

- 1 tomate coupée en tranches
- ½ oignon coupé en dés
- 1 gros poivron haché (peu importe la couleur)
- 1 carotte râpée
- 1 ou 2 oignons verts hachés
- 1 cuillère à café d'origan (ou 1 cuillère à soupe d'origan frais)
- 1 cuillère à café de thym (ou 1 cuillère à soupe de thym frais)

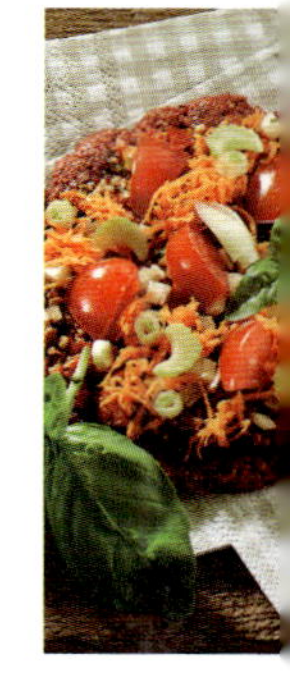

Pizza aux patates douces et graines de sésame

La pâte de cette pizza est riche en calcium et en phosphore. Elle est exquise avec la sauce épaisse au thé vert et au miso (p. 294).

Pâte

- 100 g de graines de sésame moulues
- 1 patate douce râpée
- 70 g de farine de pois chiches
- 60 ml d'huile de noix de coco et de chanvre, ou AGE (p. 225)
- 1 cuillère à soupe d'ail
- 1 cuillère à café de basilic séché
- Du sel de mer pour rehausser le goût

Garniture

- 1 tomate coupée en tranches
- ½ oignon coupé en dés
- 1 gros poivron rouge haché
- ½ betterave râpée
- 1 ou 2 oignons verts hachés
- 1 cuillère à café d'origan (ou 1 cuillère à soupe d'origan frais)
- 1 cuillère à café de thym (ou 1 cuillère à soupe de thym frais)

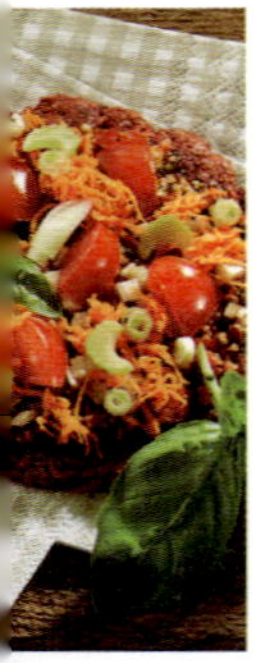

Pizza aux graines d'amarante soufflées et au rooibos

Cette pizza est l'une des plus légères du *Thrive Diet*.

Pâte

- 40 g de graines d'amarante soufflées (p. 224)
- 250 g de lentilles rouges cuites ou germées
- 60 ml d'huile de noix de coco et d'huile de chanvre, ou du mélange d'huiles AGE (p. 225)
- 1 cuillère à soupe de rooibos moulu
- Du sel de mer pour rehausser le goût

Garniture

- 1 tomate coupée en tranches
- 1 gros poivron jaune haché
- 50 g de pois mange-tout hachés
- ½ betterave râpée
- 1 petite poignée de coriandre hachée
- 1 ou 2 oignons verts hachés
- 1 cuillère à café d'origan (ou 1 cuillère à soupe d'origan frais)
- 1 cuillère à café de thym (ou 1 cuillère à soupe de thym frais)

Pizza aux betteraves et graines de tournesol

La pâte de cette pizza est d'un goût plus léger, avec une saveur distincte de betterave. Les betteraves sont alcalines, elles sont donc bienvenues lorsque votre taux de stress est élevé.

Pâte

- 230 g de graines de tournesol moulues
- 1 betterave râpée
- 60 ml d'huile de noix de coco et d'huile de chanvre, ou du mélange d'huiles AGE (p. 225)
- ½ cuillère à café de persil
- Du sel de mer pour rehausser le goût

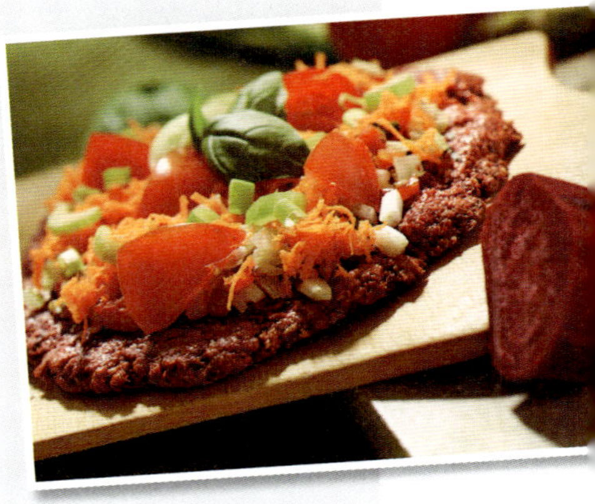

Garniture

- 1 tomate tranchée
- ½ oignon espagnol coupé en dés
- 1 branche de céleri hachée
- 1 petite poignée de basilic frais haché
- 1 carotte râpée
- 1 ou 2 oignons verts hachés

Pizza aux lentilles, au riz et au curry

Cette pizza a pour ingrédients le mélange courant de curry, de lentilles et de riz, mais sous une forme que l'on ne trouve pas souvent : la pâte à pizza.

Pâte

- 300 g de riz complet cuit
- 300 g de lentilles moulues
- 60 ml d'huile de noix de coco et d'huile de chanvre, ou du mélange d'huiles AGE (p. 225)
- 2 cuillères à café de poudre de curry (p. 225)
- 1 cuillère à café de basilic
- Du sel de mer pour rehausser le goût

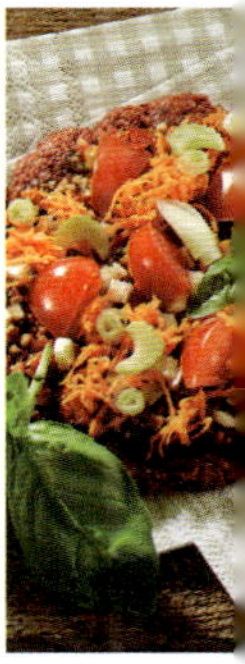

Garniture

- 1 tomate coupée en tranches
- ½ oignon d'Espagne coupé en dés
- 1 branche de céleri hachée
- 1 gros poivron rouge haché
- 1 carotte râpée
- 1 ou 2 oignons verts hachés
- 1 cuillère à café d'origan (ou 1 cuillère à soupe d'origan frais)
- 1 cuillère à café de thym (ou 1 cuillère à soupe de thym frais)

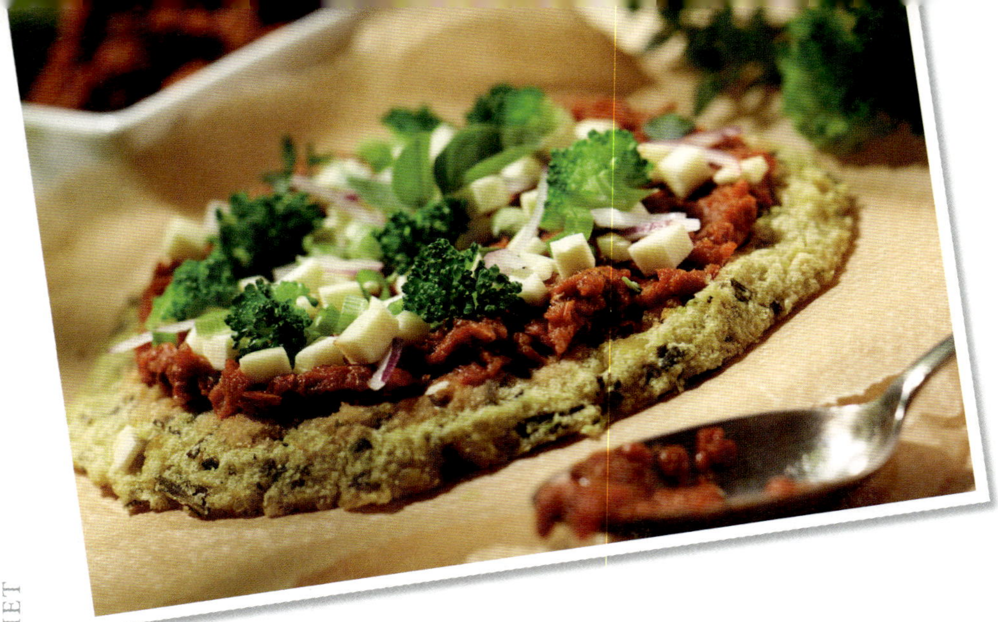

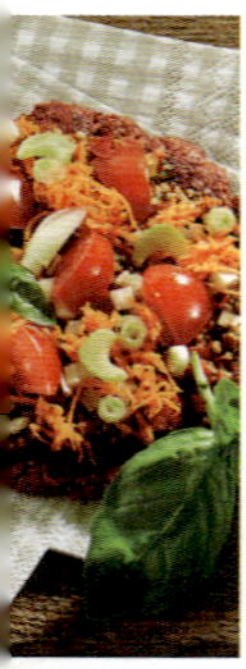

Pizza pois cassés et riz sauvage

Je mange cette pizza principalement en automne ; elle semble correspondre à cette saison.

Pâte

- 300 g de pois cassés jaunes cuits
- 250 g de riz sauvage cuit ou germé
- 60 ml d'huile de noix de coco et d'huile de chanvre, ou du mélange d'huiles AGE (p. 225)
- 2 cuillères à café de basilic
- 1 cuillère à café de thym
- Du sel de mer pour rehausser le goût

Garniture

- ½ oignon rouge coupé en dés
- les fleurons d'½ brocoli hachés
- 1 ou 2 oignons verts hachés
- ½ panais râpé
- 1 cuillère à café de basilic (ou 1 cuillère à soupe de basilic frais)
- 1 cuillère à café d'origan (ou 1 cuillère à soupe d'origan frais)
- 1 cuillère à café de thym (ou 1 cuillère à soupe de thym frais)

>>> Il est inutile de faire tremper les poids avant de les utiliser, car leur coque externe a été ôtée lors du processus de pelage.

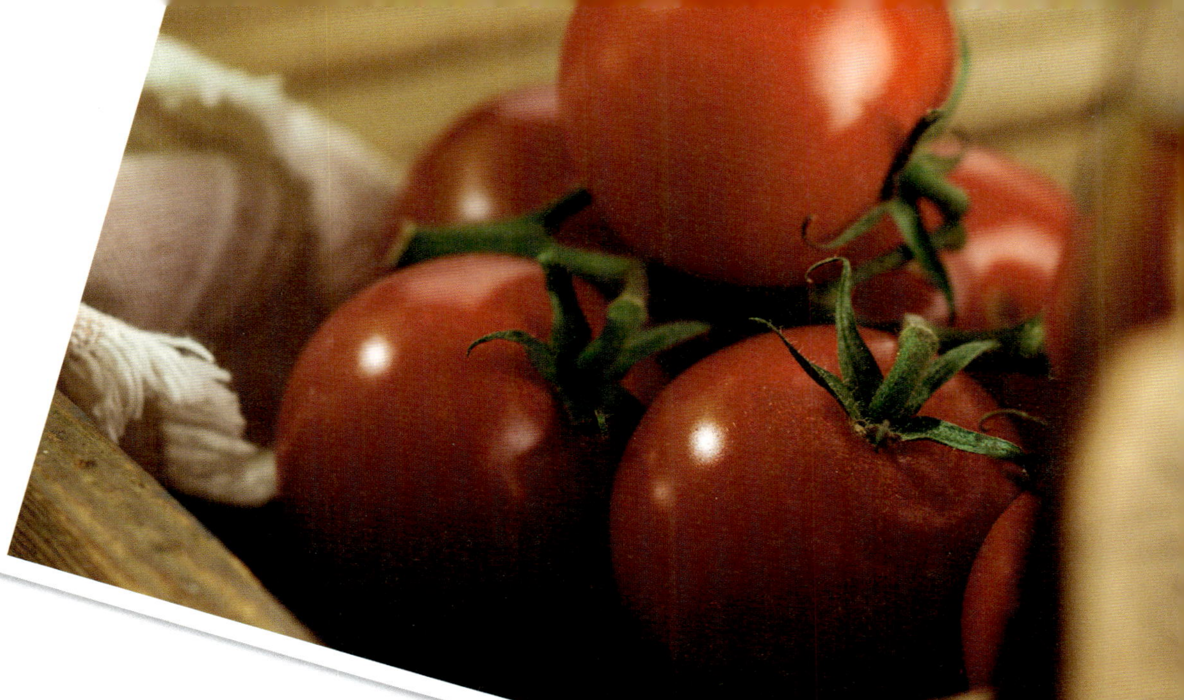

Légumes

Plein de vitamines et de minéraux, ces délicieux plats de légumes peuvent suffire pour un repas ou accompagner une soupe et une salade

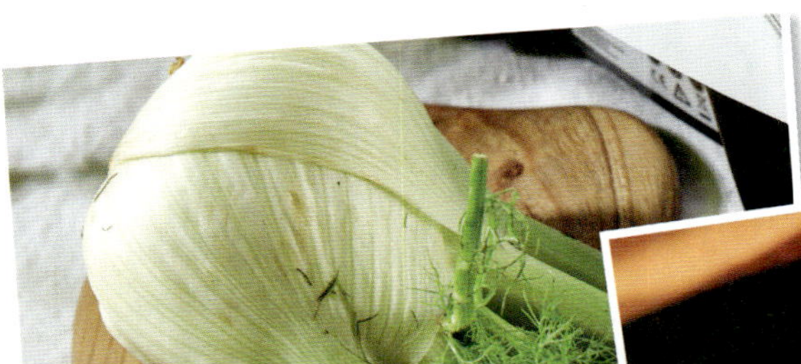

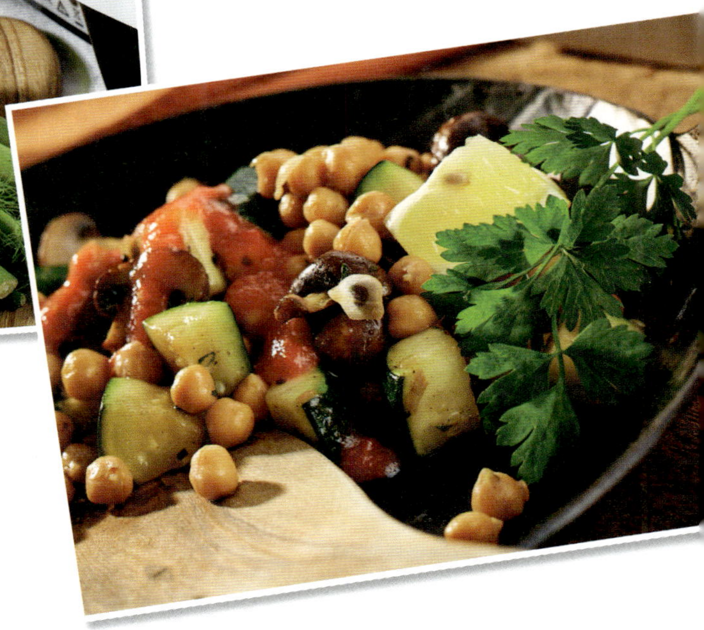

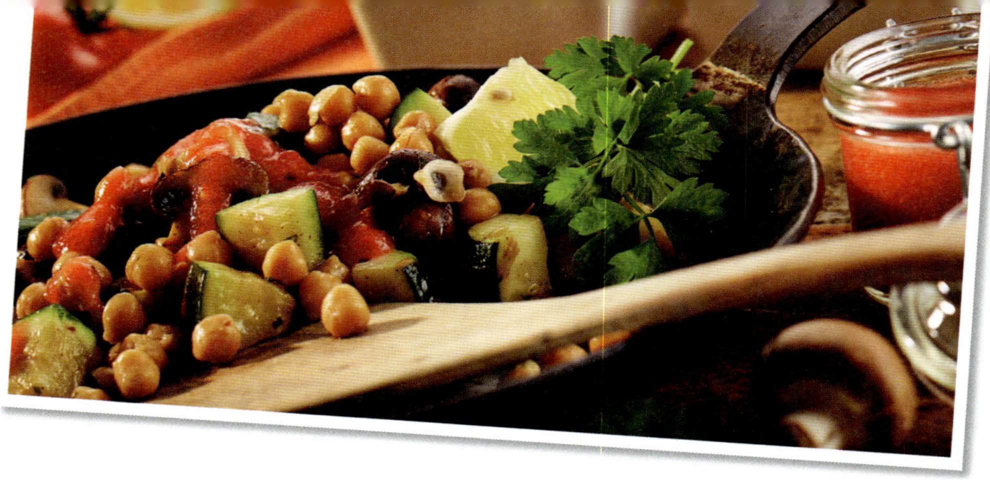

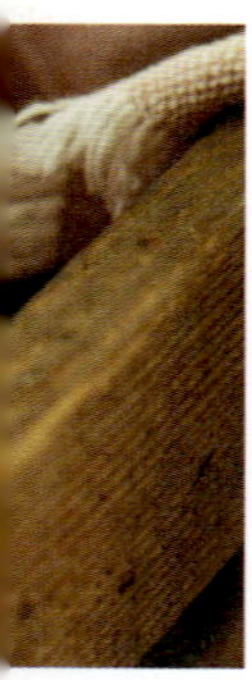

Poêlée de légumes du jardin à l'italienne

Les herbes aromatisent agréablement ce plat.

- 1 cuillère à soupe d'huile de coco
- ½ oignon haché
- 2 courgettes hachées
- 1 grosse poignée de champignons émincés
- 2 gousses d'ail hachées finement
- 420 g de pois chiches cuits
- 1 grosse tomate réduite en purée (environ 125 ml)
- 1 cuillère à café de sucre de palme
- 1 citron
- 2 cuillères à soupe de menthe fraîche ciselée
- 1 cuillère à soupe d'origan ciselé
- 2 cuillères à soupe de persil ciselé
- sel et poivre
- riz complet ou quinoa en accompagnement

- ▸ Chauffez l'huile de coco à feu moyen dans une grande poêle et faites-y rissoler les oignons, courgettes et champignons pendant 3-4 minutes.
- ▸ Ajoutez l'ail et laissez cuire encore 1 mn puis ajoutez les pois chiches, la purée de tomate, le sucre de palme et arrosez du jus d'un ½ citron.
- ▸ Amenez à légère ébullition, puis réduisez la chaleur et ajoutez les herbes fraîches, en réservant un peu de persil pour la décoration finale. Laisser mijoter pendant 5-10 minutes, jusqu'à ce que le liquide ait épaissi.
- ▸ Ajoutez le jus d'un ½ citron, retirez du feu et assaisonnez de sel et de poivre. Servez chaud sur un lit de riz ou de quinoa et décorez de persil haché.

Équivaut à 4-6 parts.

Wrap de chou palmier au quinoa

CRU EN OPTION

Comme repas ou hors-d'œuvre, le quinoa emballé dans du chou palmier est un plat plein de substances nutritives et étonnamment consistant. Pour l'assaisonnement, choisissez-en un du *Thrive Diet*; les recettes commencent p. 280. La vinaigrette au vinaigre balsamique (p. 283) convient particulièrement bien.

- 1 avocat
- 2 tomates roma
- 1 concombre
- 1 grande carotte
- 2 bandes de dulse
- 200 g de quinoa cuit ou trempé
- 1 feuille de chou palmier
- 3 cuillères à soupe d'assaisonnement pour salade

Pelez et coupez l'avocat en cubes, tranchez les tomates et le concombre en, et râpez la carotte. Mettez la dulse et le quinoa sur la feuille de chou palmier. Nappez le tout avec l'assaisonnement pour salade. Enroulez la feuille et pliez-en le bout pour que le tout soit bien enveloppé. Vous pouvez aussi la couper en morceaux.

Variante: Pour en faire un repas complet, ajoutez au mélange 100 g de haricots à œil noir et ½ cuillère à café de poivre de Cayenne pour épicer.

Le chou palmier peut également servir à envelopper du guacamole mélangé soit avec du quinoa, soit avec des graines d'amarante soufflées, soit avec du riz complet.

Équivaut à 1 portion pour un repas ou à 3 portions pour des hors-d'œuvre.

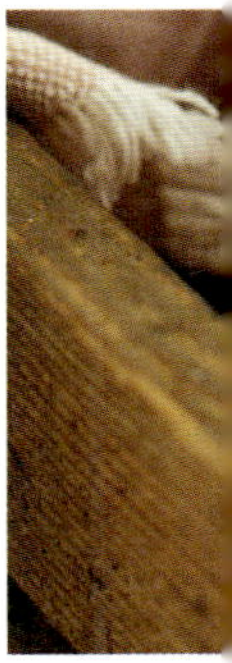

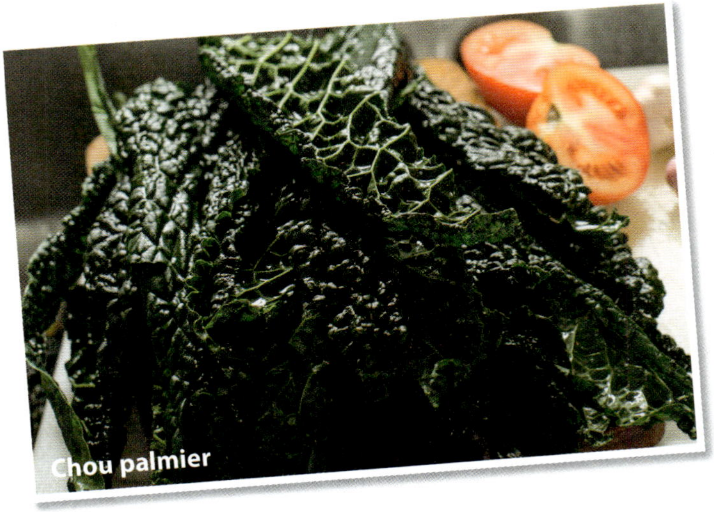

Chou palmier

Bananes plantains gingembre-citron et dulse

Le sucre des bananes plantains caramélise et se mélange avec l'acidité du citron pour donner une mignardise surprenante et rafraîchissante. Plus les bananes plantains seront mûres, plus la recette sera sucrée. Le sel minéral contenu dans la dulse fait vraiment ressortir la saveur. Lorsque le tout est frit, il devient croustillant, en partie grâce aux bandes de dulse. Ajoutez du gingembre pour un goût plus prononcé. Ce plat est un bon accompagnement pour toutes les salades.

- 1 banane plantain
- 4 bandes de dulse
- 1 cuillère à soupe d'huile de noix de coco
- 1 cuillère à soupe de jus de citron frais
- ½ cuillère à soupe de gingembre frais finement haché ou râpé (optionnel)

Pelez la banane plantain et coupez-la en fines tranches. Faites chauffer de l'huile de noix de coco dans une poêle à feu moyen. Faites sauter les tranches de banane plantain jusqu'à ce qu'elles dorent un peu. Incorporez le jus de citron et les bandes de dulse (et le gingembre si vous avez choisi d'en mettre). Continuez à les faire cuire jusqu'à ce que le jus se soit évaporé et que la dulse devienne croquante. *Équivaut à 1 portion.*

Courge au gingembre et au citron vert

CRU EN OPTION

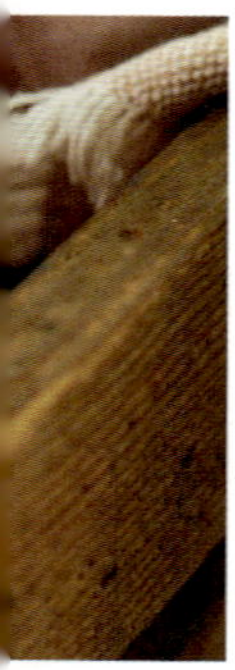

Pour que ce plat soit cru, remplacez la courge par une patate douce crue et finement râpée ou même par une courgette.

- 500 g d'une courge pelée et coupée en cubes (de la taille d'une bouchée)
- 2 oignons verts
- 1 gousse d'ail
- 1 petite poignée de coriandre hachée grossièrement
- 2 cuillères à soupe d'huile de chanvre
- 1 cuillère à soupe de jus de citron vert frais
- Entre ½ et 1 cuillère à soupe de gingembre finement haché
- ¼ d'une cuillère à café de flocons de piment

Faites cuire à la vapeur ou à l'eau la courge coupée en cubes. Pendant ce temps, hachez finement les oignons verts et l'ail (ou utilisez un presse-ail). Laissez refroidir la courge. Dans un bol, mélangez tous les ingrédients. Pour plus de saveur, laissez-les au frais quelques heures ou pendant la nuit.

Équivaut à 2 portions.

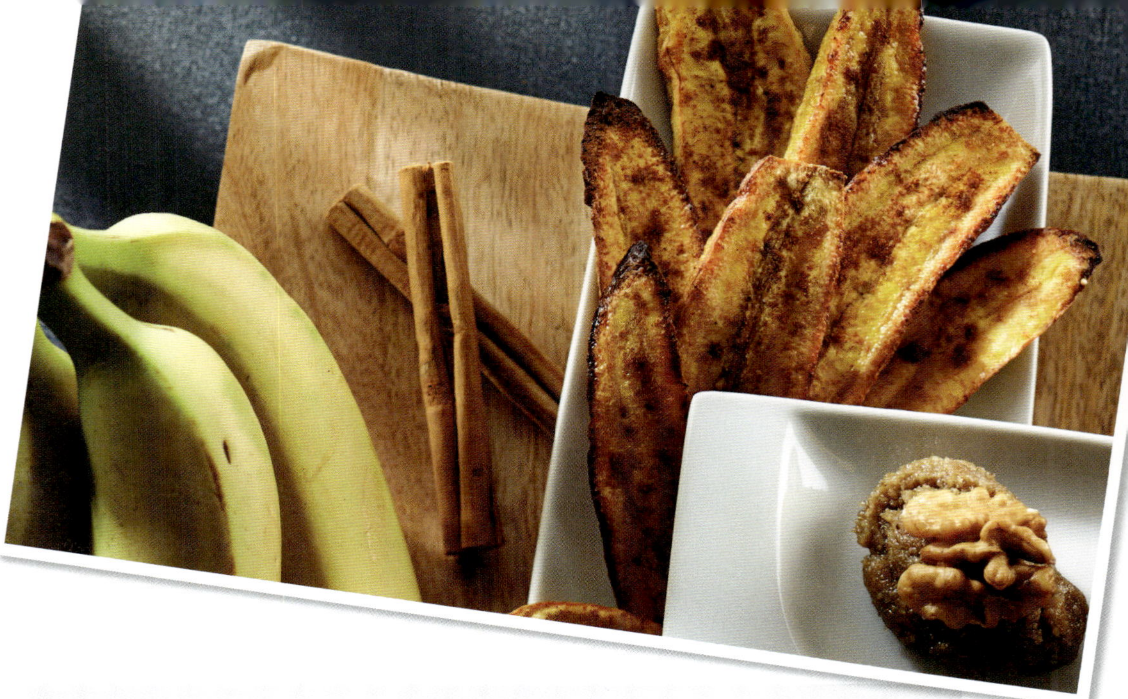

Lamelles croquantes de bananes plantains à la cannelle

En tranches ou sous forme de chips, c'est une bonne collation croustillante dont la saveur est complémentaire. Elles peuvent être mangées seules ou avec un pâté en remplacement des crackers. Le pâté de graines de tournesol (p. 290) est un assortiment parfait.

- 1 grosse banane plantain
- ½ cuillère à soupe d'huile de noix de coco
- 1 cuillère à café de jus de citron frais
- ½ cuillère à café de cannelle
- ¼ d'une cuillère à café de sel de mer

- ▶ Préchauffez le four à 150° C.
- ▶ Pelez et coupez, la banane plantain en fines tranches, les plus longues possibles. Placez-les sur une plaque de four légèrement nappée d'huile de noix de coco.
- ▶ Si l'huile de noix de coco est solide, faites-la chauffer jusqu'à ce qu'elle devienne liquide. Mélangez-la au jus de citron.
- ▶ Frottez le dessus de chaque tranche de banane plantain avec du mélange d'huile et de jus, ainsi qu'avec la cannelle et le sel de mer.
- ▶ Faites cuire au four pendant 25 minutes.

Équivaut à 1 portion.

>>> La banane plantain est cultivé en Afrique et Amérique du Sud. Elle se consomment cuites ou frites et se trouvent dans de nombreux supermarchés.

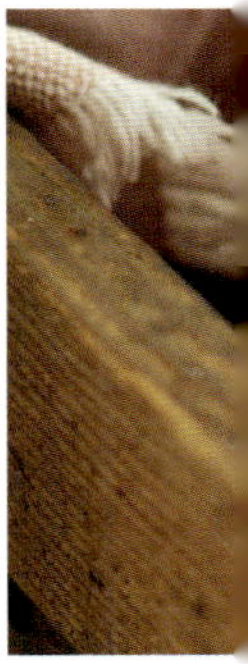

Frites d'igname cuites au four, à l'ail et à l'origan

Bon agrément pour une salade, ces frites sont presque un repas à elles seules. Cette recette est l'une des manières les plus saines de préparer les ignames. Vous pouvez aussi les tremper dans du ketchup (p. 291).

- 2 ignames de taille moyenne
- 2 gousses d'ail
- 2 cuillères à soupe de graines de courge grossièrement hachées
- 1 cuillère à soupe d'origan
- 1 ½ cuillère à soupe d'huile de noix de coco
- ½ cuillère à soupe de basilic
- Du sel de mer pour rehausser le goût

▶ Préchauffez le four à 150° C.

▶ Coupez les ignames en quartiers ou en gros morceaux.

▶ Dans un bol, mélangez l'ail, les graines de courge, l'origan, l'huile de noix de coco, le basilic et le sel de mer. Ajoutez les ignames et remuez le tout à la main pour être sûr que tous les morceaux sont intégrés au mélange.

▶ Mettez les ignames sur une plaque de four légèrement recouverte d'huile de noix de coco ; faites-les cuire environ 35 minutes.

Pour plus de croustillant, laissez-les cuire 5 à 10 minutes de plus.

Équivaut à 2 portions.

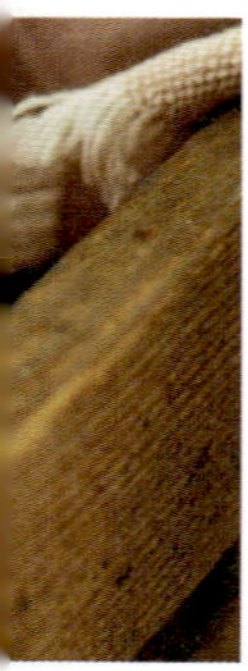

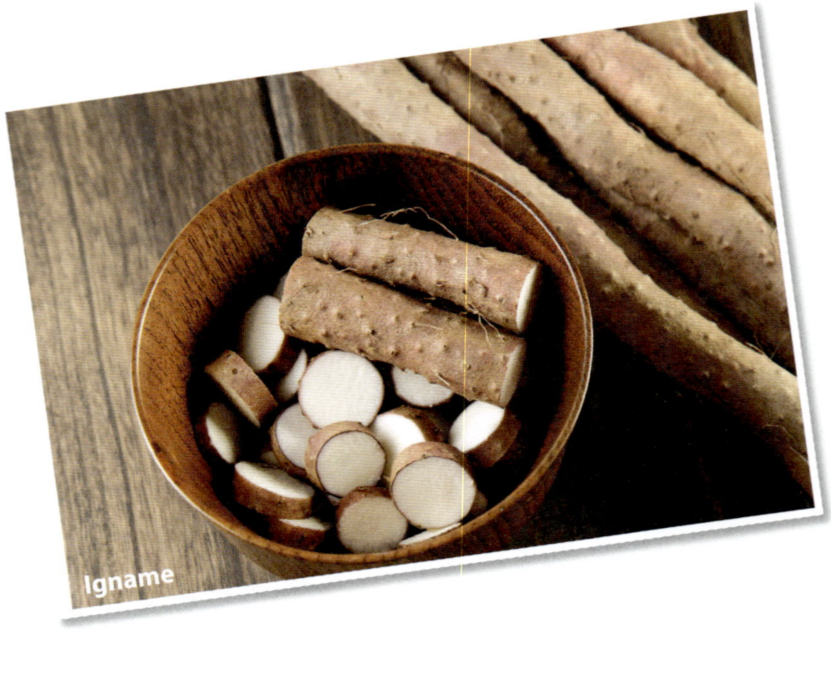

Pâtes de courgettes

CRU EN OPTION

Au lieu de manger des pâtes à base de gluten et riches en féculents, essayez celles aux courgettes crues. Vous pouvez les manger tard dans la soirée sans risquer de prendre du poids. De plus, elles sont très digestes, elles ne feront donc pas fonctionner votre système digestif pendant votre sommeil. Ces « pâtes » vont particulièrement bien avec la sauce marinara aux épices et aux tomates séchées (p. 297).

D'autres légumes, comme les carottes et les betteraves, peuvent remplacer les courgettes ; mais comme elles ont une saveur plus prononcée, elles risquent de prendre le dessus sur le goût de la sauce.

- 1 courgette
- ¾ d'une cuillère à soupe d'huile de noix de coco
- 1 petite gousse d'ail finement hachée
- 40 g d'aramé
- 1 cuillère à soupe de graines de sésame

- Utilisez un économe pour couper les courgettes en lamelles.
- Pour plus de saveur et de variété, faites-les légèrement sauter avec quelques ingrédients goûteux.

Faites tremper l'aramé 20 minutes. Faites chauffer l'huile de noix de coco dans une poêle ou dans un wok à feu moyen. Ajoutez l'ail et faites-le légèrement dorer. Ajoutez l'aramé et les graines de sésame. Faites sauter le tout environ 3 minutes ou jusqu'à ce que vous obteniez la texture voulue – plus les lamelles seront cuites longtemps, plus elles seront croquantes. Retirez-les du feu et nappez-les avec de la sauce.

Équivaut à 1 portion.

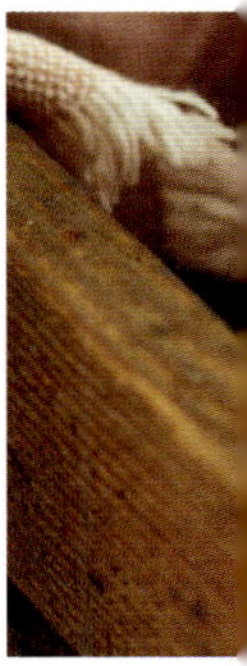

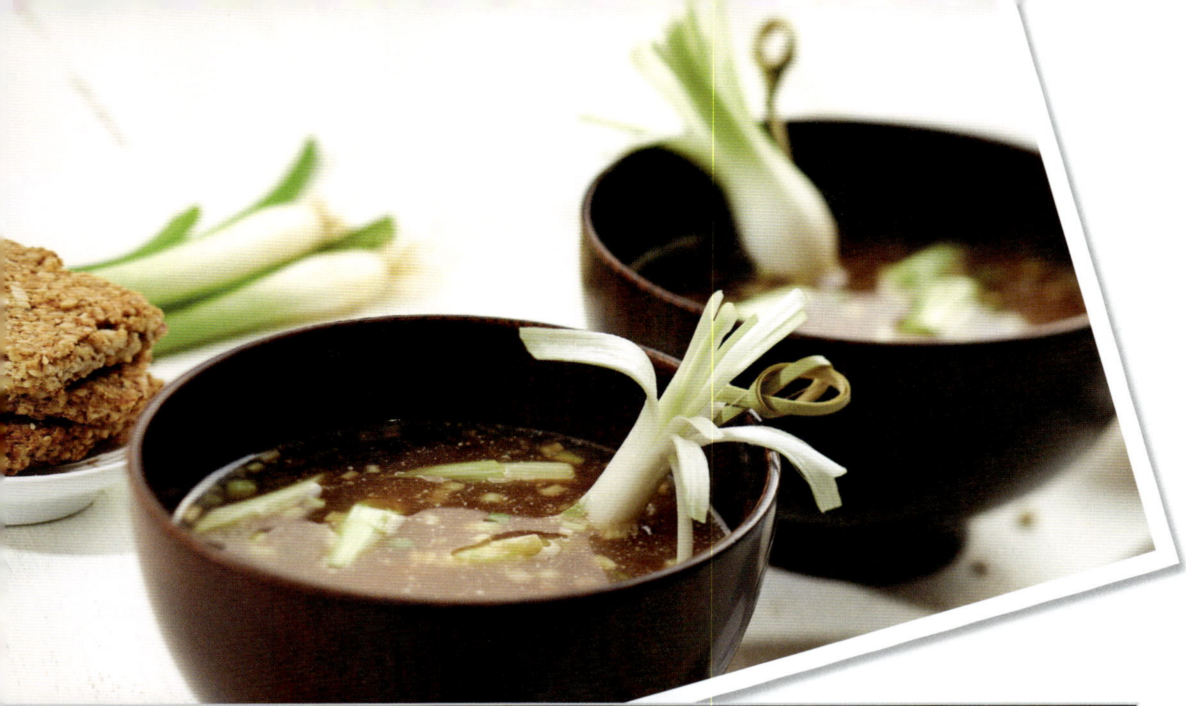

Soupes

Ces soupes sont rapides et faciles à préparer : aucune cuisson n'est nécessaire. La chaleur créée par la rotation du blender vous donnera une soupe légèrement plus chaude que la température ambiante. Si vous choisissez néanmoins de faire chauffer un peu plus ces soupes dans une casserole, veillez à ne pas aller au-delà des 40 °C, le risque étant de détruire les enzymes. Ces soupes sont spécialement rafraîchissantes lorsqu'elles sont servies froides avec un repas d'été léger. Elles vont très bien avec tous les crackers (les recettes commencent p. 286).

Soupe crémeuse au poivron

CRU

Rafraîchissante et pleine de substances nutritives, cette soupe est particulièrement appréciable servie froide pendant une journée chaude.

- 1 avocat, pelé et dénoyauté
- 1 poivron rouge ou jaune
- 500 ml d'eau ou du lait de chanvre (p. 298)
- un peu de coriandre hachée
- ½ cuillère à café de flocons de dulse
- une pincée d'origan

Mixez tous les ingrédients dans le blender.

Équivaut à 2 portions.

Soupe sésame et miso

CRU EN OPTION

Cette soupe alcaline, riche en calcium et en oligo-éléments, fournit des électrolytes de source naturelle pour aider à restaurer l'équilibre de l'organisme après les exercices.

- 500 ml d'eau
- 3 bandes de dulse
- 1 échalote de taille moyenne, finement hachée
- 2 cuillères à soupe de graines de sésame non décortiquées et moulues
- 2 cuillères à soupe de pâte miso de riz complet

Dans une casserole, faites chauffer de l'eau à feu moyen ; ajoutez la dulse, l'échalote, les graines de sésame et la pâte miso.

Variante: Pour une saveur plus intense, faites légèrement sauter l'échalote et les graines de sésame avec 1 cuillère à soupe d'huile de noix de coco. Les graines de sésame noir sont aussi une bonne alternative aux graines blanches habituelles. Pour que la soupe soit plus nutritive, ajoutez 1 cuillère à soupe de protéines de chanvre.

Équivaut à 2 petites portions.

Crème de carottes au gingembre

CRU

C'est une soupe particulièrement facile à digérer. Grâce au gingembre, elle provoque un sentiment de chaleur, qu'elle soit servie chaude ou froide.

- 3 grosses carottes
- 1 avocat, pelé et dénoyauté
- 500 ml d'eau
- 1 cuillère à café ½ de gingembre râpé
- du sel de mer pour rehausser le goût
- un peu de coriandre hachée grossièrement ou coupée en morceaux

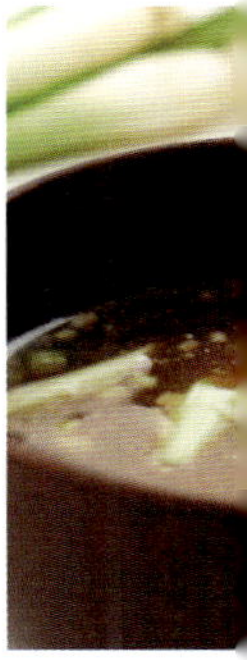

Râpez les carottes. Mixez l'avocat et l'eau dans le blender. Quand le mélange deviendra lisse, ajoutez les carottes, le gingembre et le sel de mer. Mixez pour obtenir la consistance voulue. Incorporez-y la coriandre et servez.

Équivaut à 2 portions.

Potage de légumes verts

CRU

Excellent pour l'été, riche en électrolytes et en enzymes.

- ½ avocat, pelé et dénoyauté
- 750 ml d'eau
- 2 grosses poignées d'épinard
- 1 poignée de persil haché
- 2 cuillères à soupe de protéines de chanvre
- 2 cuillères à soupe de graines de courge
- 1 cuillère à soupe d'huile de chanvre
- ½ cuillère à soupe de gingembre frais râpé
- 1 cuillère à café de jus de citron frais
- ¼ d'une cuillère à café de feuilles de stévia moulues

Mixez tous les ingrédients dans le blender.

Équivaut à 2 grandes portions.

La crème d'asperges façon Tal Ronnen

Tal disait à ce propos « Lorsque je vivais en Virginie, les asperges vertes étaient parmi les rares légumes frais disponibles au printemps. » La recette peut comporter de nombreuses variantes. Si vous n'avez pas d'asperges, vous pouvez les remplacer par des brocolis et en faire une crème de brocolis. Comme dans beaucoup d'autres recettes, je remplace la crème fraîche par de la crème de noix de cajou, qui donne un résultat aussi bon et crémeux.

Temps de préparation : 1 h 15 min

- Sel de mer
- 3 cuillères à soupe d'huile d'olives extra vierge
- 1 grosse botte d'asperges (éliminez la partie inférieure et coupez le reste en morceaux de 5 cm de long)
- 2 branches de céleri hachées
- 1 gros oignon haché
- 2 litres de bouillon de légumes
- 1 feuille de laurier
- 250 ml de crème de noix de cajou épaisse
- poivre noir fraîchement moulu
- 2 poignées d'épinards frais
- quelques graines germées pour la décoration

Équivaut à 6 portions.

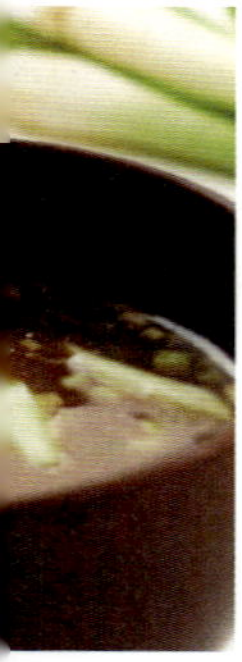

Crème de noix de cajou épaisse

Préparation 10 min; macération: 1 nuit

- 250 g de noix de cajou entières (ne pas utiliser de brisures de noix de cajou, car elles sont souvent désséchées)

Mettez les noix de cajou dans un récipient et recouvrez les d'eau froide. Fermez le récipient et mettez-le au réfrigérateur pendant une nuit.

Le lendemain, rincez les noix de cajou à l'eau claire. Mettez-les dans un blender, recouvrez les d'eau froide à niveau. Mixez à grande vitesse jusqu'à obtenir une purée très fine. S'il reste des grumeaux, passez la crème à la passoire.

- Mettez la casserole avec un peu de sel sur feu moyen et chauffez 1 minute, ajoutez l'huile d'olive. Chauffez 30 secondes en évitant de faire fumer l'huile.
- Ajoutez les asperges, le céleri et l'oignon; faites sauter les légumes 6 à 10 minutes jusqu'à que le céleri soit tendre. Ajoutez le bouillon de légumes et la feuille de laurier et laissez mijoter 30 minutes. Ajoutez la crème de noix de cajou et laissez encore mijoter 10 minutes. Sortez la feuille de laurier, salez, poivrez à votre goût.
- Mixez finement la soupe par portion (protègez-vous des projections chaudes), ajoutez les épinards à la dernière portion, mixez.
- Versez la soupe dans un grand récipient, ajoutez la portion qui contient les épinards et bien mélanger.
- Servez dans des tasses et décorez de quelques graines germées et d'une cuillère à café de crème de noix de cajou.

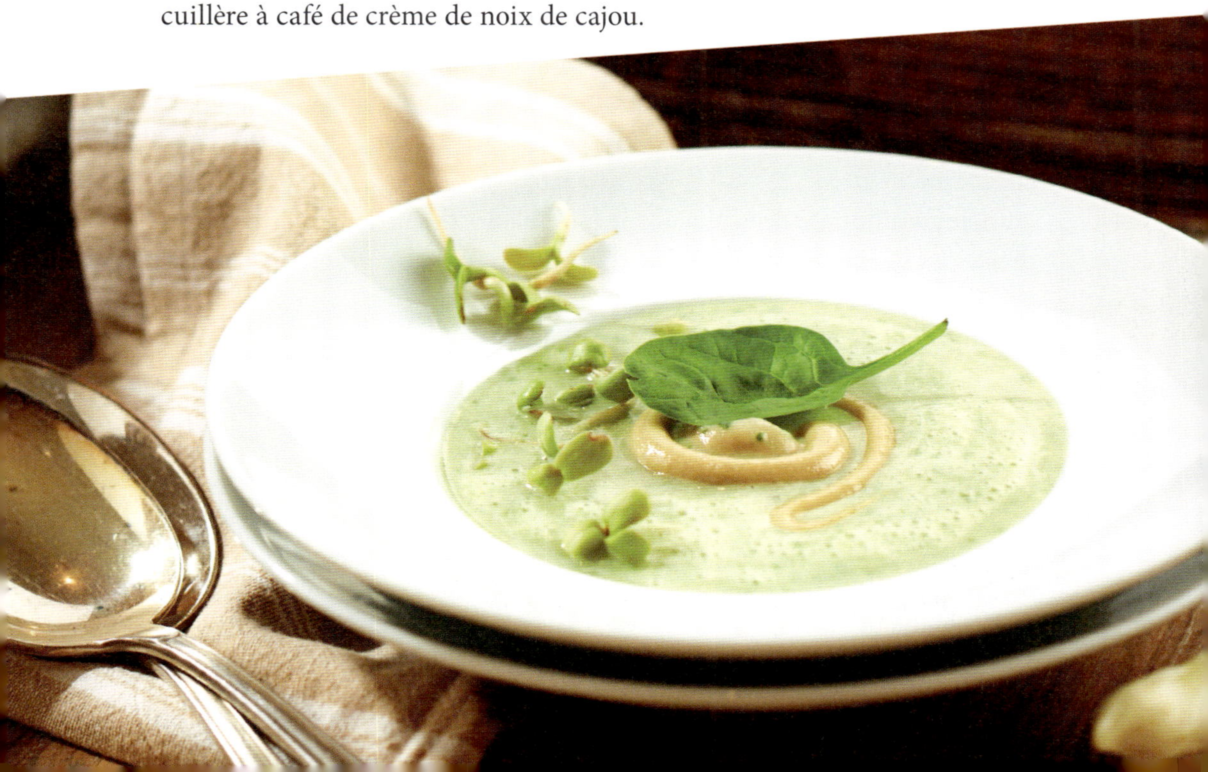

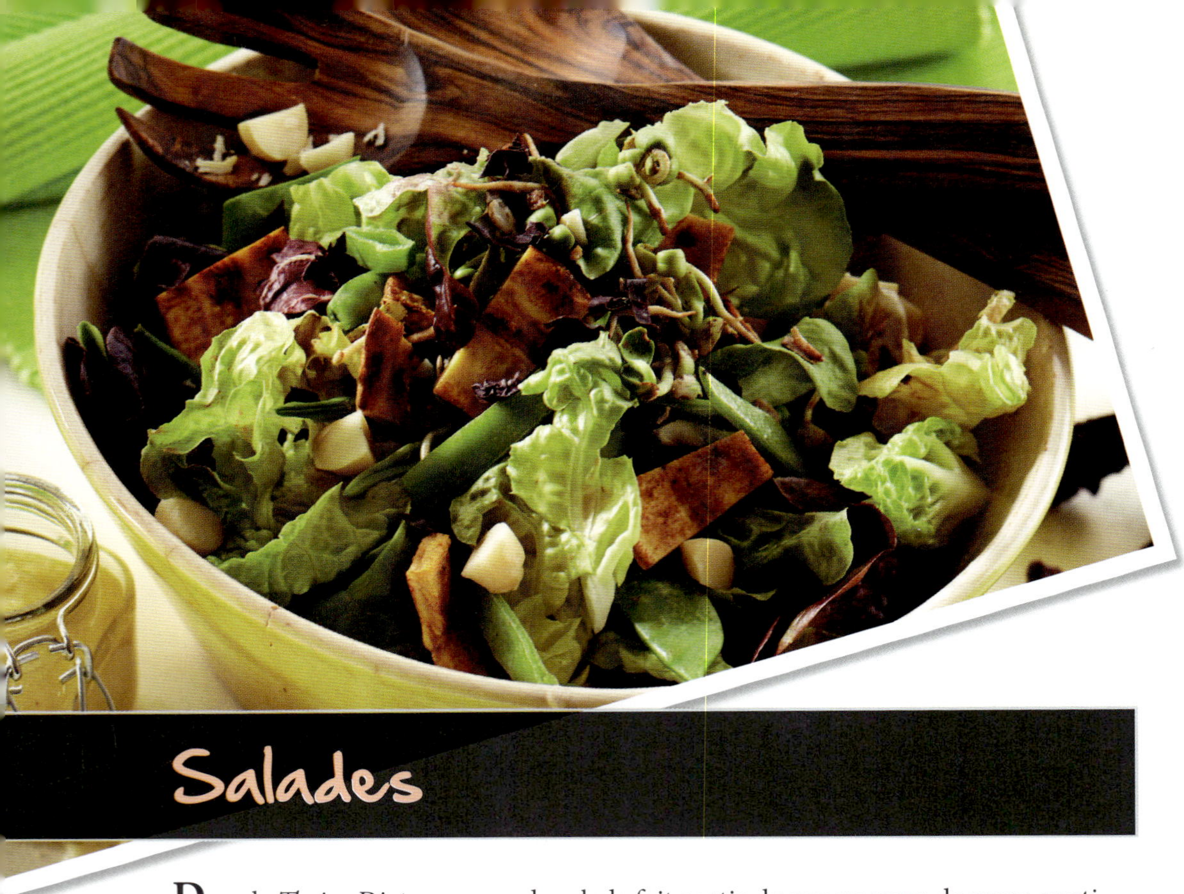

Salades

Dans le *Thrive Diet,* une grande salade fait partie du programme de repas quotidien et souvent en tant que plat principal. Ce sont des repas substantiels et riches en substances nutritives.

Ci-dessous, j'ai fait la liste des ingrédients que j'utilise dans la plupart des salades. On peut les mélanger à sa guise ; chacun d'entre eux est une véritable « bombe » nutritionnelle. Pour chaque recette de salade, je suggère un assaisonnement qui m'aura semblé être le meilleur complément, tant pour le goût que pour les apports nutritifs – les aliments se complètent synergiquement, pour donner des résultats encore meilleurs.

J'utilise comme base de la plupart de mes salades des mélanges de légumes verts prélavés. Cependant, vous pouvez choisir de créer votre propre mélange.

Les ingrédients principaux des salades du ***Thrive Diet*****:**

- Mélange de légumes verts
  - feuilles de betterave
  - laitue grasse
  - choux
  - feuilles de pissenlit
  - chou palmier
  - chou kale
  - feuilles de moutarde
  - feuilles rouges de laitue
  - laitue romaine
  - épinards
  - bettes

- Amandes
- Avocat
- Bandes de dulse
- Betteraves
- Carottes
- Concombres
- Graines d'amarante (soufflées) (p. 224)
- Graines de chanvre
- Graines de courge
- Graines de tournesol germées
- Haricots noirs
- Légumineuses (germées) (p. 215)
- Levure nutritionnelle
- Nori
- Poivrons
- Pois mange-tout
- Pois sucré
- Quinoa

Pour toutes les salades suivez ces étapes, sauf indication contraire :

- Lavez les légumes verts. Mélangez tous les ingrédients dans un bol. Nappez-les avec un assaisonnement.
- Si vous voulez que ces recettes soient 100 % crues, laissez de côté (s'ils sont mentionnés) la levure nutritionnelle, les graines d'amarante soufflées ou les ingrédients cuits (comme les crackers, par exemple).

Salade à l'avocat et au poivre de Cayenne

CRU

Suggestion : vinaigrette au vinaigre balsamique (p. 283).

Les qualités nutritives de l'avocat combinées à la levure nutritionnelle et à la richesse en vitamine B des feuilles de nori, font une bonne salade qui entretiendra votre niveau d'énergie. Le poivre de Cayenne aide à améliorer la circulation du sang et réchauffe l'organisme, ce qui en fait un bon plat pour l'hiver.

- ½ avocat coupé en tranches
- 1 feuille de nori hachée
- 4 poignées de salade verte
- 1 cuillère à soupe de levure nutritionnelle
- ½ cuillère à café de poivre de Cayenne

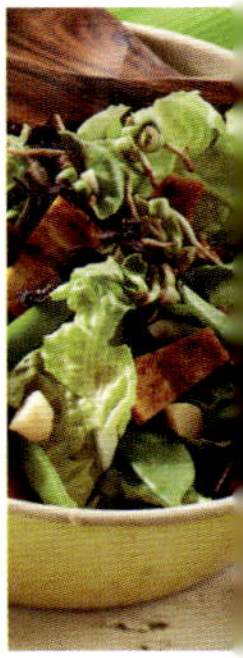

>>> Nori est le mot générique pour une trentaine d'algues rouges ou vertes, qui sont préssées, séchées et grillées. Les feuilles de Nori s'utilisent pour l'élaboration de sushis et de makis mais également en temps qu'épices.

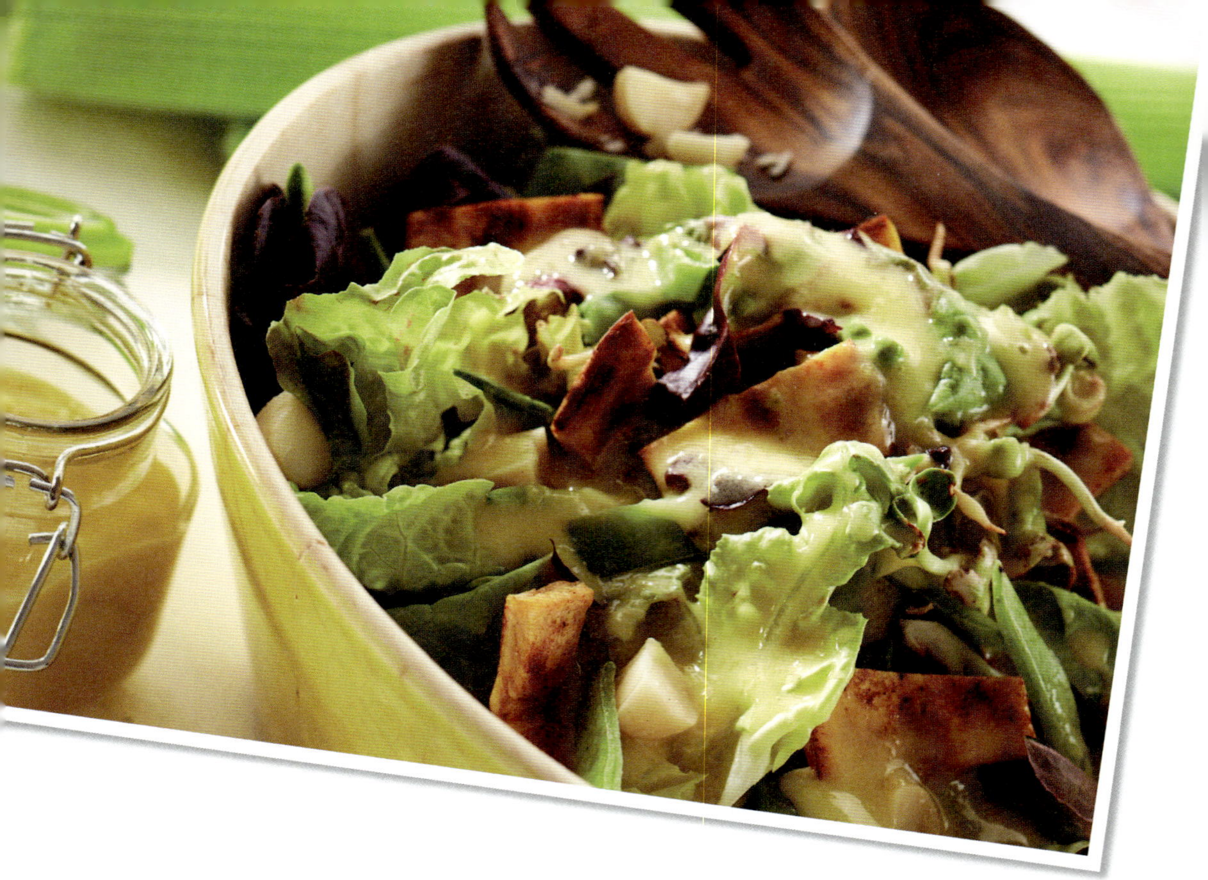

Salade craquante aux bananes plantains et aux noix de macadamia

CRU EN OPTION

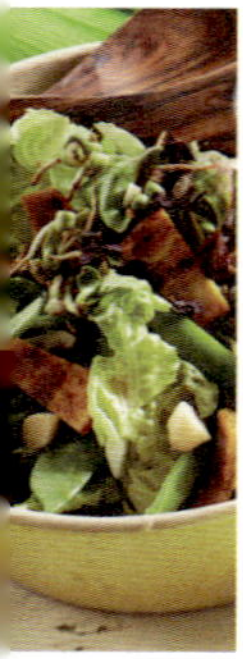

Suggestion: assaisonnement à la mangue et au citron vert (p. 281)

Riche en oligo-éléments, les bananes plantains et la dulse qui se trouvent dans cette salade aident à réapprovisionner l'organisme en électrolytes après des sudations plus importantes que d'habitude – cette salade est idéale après une longue séance d'entraînement, un cours de Bikram yoga, ou encore pendant une chaude soirée d'été. Grâce à leurs bonnes matières grasses, à leurs protéines et à leurs fibres, les noix de macadamia donnent à cette salade une bonne dose de potassium – un électrolyte important qui se perd avec la transpiration.

- 4 poignées de salade verte
- 1 poignée de graines germées de tournesol
- 1 poignée de pois sucrés hachés
- 1 poignée de lamelles craquantes de bananes plantains à la cannelle (p. 265) coupées en bouchée
- 2 cuillères à soupe de dulse hachée
- 2 cuillères à soupe de noix de macadamia hachées

Méli-mélo de carottes, chou et sésame

CRU EN OPTION

Suggestion : assaisonnement aux noix de macadamia à l'aneth (p. 282)

Le chou palmier riche en calcium et les graines de sésame du nappage de graines de sésame et de levure nutritionnelle, font que cette salade est particulièrement riche en calcium – et alcaline. Si la santé de vos os est un sujet d'inquiétude, cette salade sera une solution diététique pratique. Dans la mesure où elle est également riche en vitamine B provenant de la levure nutritionnelle et des germes, cette salade aide l'organisme à brûler les glucides plus efficacement.

- 1 feuille de chou palmier
- 1 carotte râpée
- 3 poignées de salade
- 1 poignée de graines germées de tournesol
- 3 cuillères à soupe du nappage de levure nutritionnelle et de graines de sésame (p. 225)

Salade d'aramé

Suggestion : n'importe quel assaisonnement de ce livre peut être utilisé à la place de l'huile de chanvre et du jus de citron listés ci-dessous.

L'algue aramé est une bonne introduction aux légumes de mer pour ceux qui n'y sont pas habitués. Sa saveur est douce et elle n'a pas vraiment ce goût de mer que peuvent avoir d'autres algues. Comme la plupart des légumes de mer, l'aramé est riche en iode et en calcium, et elle est alcaline.

- 80 g d'aramé
- 2 cuillères à soupe de graines de sésame non décortiquées (ou de graines de chanvre)
- 1 cuillère à soupe d'huile de chanvre
- 2 cuillères à café de jus de citron frais

Trempez l'aramé dans l'eau environ 20 minutes ; 15 minutes seront suffisantes si vous préférez une texture légèrement croustillante. Mélangez tous les ingrédients ensemble.

Variante : Ajoutez 2 cuillères à café de sirop d'agave et ⅛ de cuillère à café de poivre de Cayenne pour une saveur sucrée et épicée.

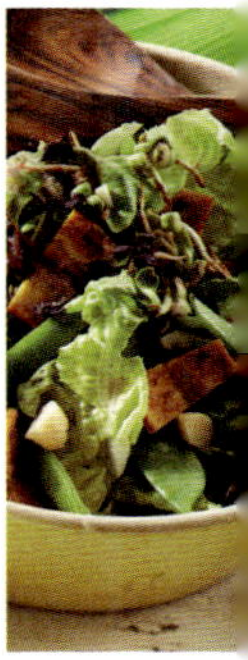

Salade de concombres à l'aneth

Suggestion : assaisonnement au concombre et à l'aneth (p. 284)

Les crackers au curry et aux lentilles qui se trouvent dans cette salade sont nourrissants, tandis que les graines de tournesol fournissent une bonne dose de sélénium et de vitamine E, qui sont tous deux des antioxydants puissants. La fraîcheur de l'aneth se marie bien avec la chaleur du curry.

- ½ concombre râpé
- 4 poignées de salade verte
- 1 carotte râpée
- 1 petite poignée de crackers curry et lentilles (p. 287) coupés en bouchées
- 2 cuillères à soupe de dulse hachée
- 2 cuillères à soupe de graines de tournesol

Salade de concombres au pesto

CRU EN OPTION

Suggestion : assaisonnement à la tomate et au basilic (p. 283)

En partie grâce à l'ail, cette salade est un bon stimulant du système immunitaire. Au premier signe d'un refroidissement cette salade vous sera d'un grand secours. La richesse des pignons de pin en vitamine K aide à prévenir la formation de caillots de sang.

- ½ gousse d'ail hachée
- ½ concombre râpé
- 4 poignées de salade verte
- 3 cuillères à soupe du nappage de levure nutritionnelle et de graines de sésame (p. 225)
- 2 cuillères à soupe de pignons de pin

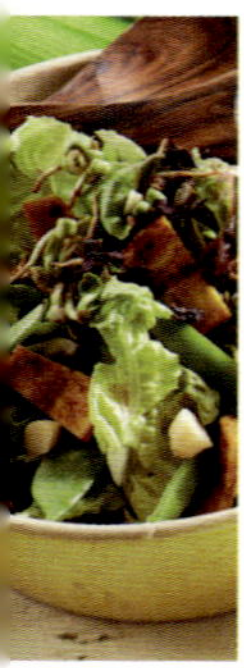

Graines de chanvre et d'amarante soufflées en salade

CRU EN OPTION

Suggestion : assaisonnement au poivre de Cayenne, à l'aneth et à la crème de sésame (p. 280)

Les graines de chanvre mélangées aux graines d'amarante donnent à cette salade un profil protéiné exceptionnel.

- 1 feuille de nori hachée
- 4 poignées de salade verte
- 10 g de graines d'amarante soufflées (p. 224)
- 1 poignée de pois mange-tout hachés
- 2 cuillères à soupe de graines de chanvre

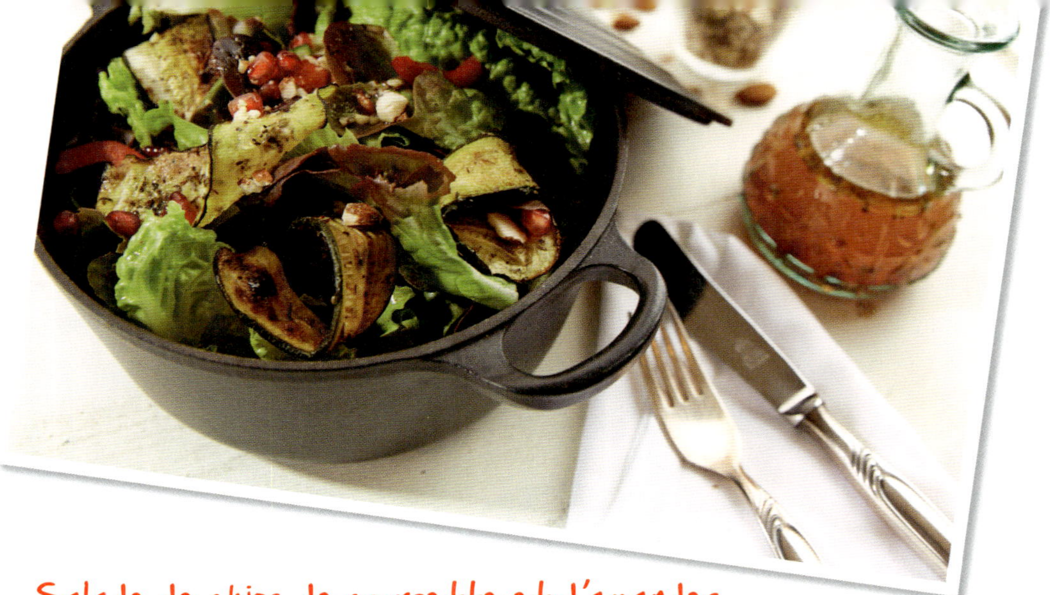

Salade de chips de courgette et d'amandes

CRU EN OPTION

Suggestion : assaisonnement grenade-pavot (p. 284)

Grâce aux amandes trempées et au poivron rouge, cette salade est particulièrement riche en antioxydants. Les chips de courgette sont une bonne source d'électrolytes, ce qui en fait une bonne salade pour réapprovisionner et réparer l'organisme.

- ½ concombre râpé
- 4 poignées de salade verte
- 1 petit poivron rouge coupé en tranche
- 1 petite poignée de chips de courgette (p. 288) coupées en bouchée
- 2 cuillères à soupe d'amandes trempées et hachées

Betterave et chips de citron en salade

CRU EN OPTION

Suggestion : assaisonnement à l'orange et aux graines de courge (p. 282)

Le chou kale riche en fer et les graines de courge combinées à la vitamine C des chips de citron (et à l'assaisonnement à l'orange et graines de courge, si vous l'utilisez) font que cette salade est bénéfique pour le sang dans la mesure où elle aide à la construction des globules rouges.

- 1 feuille de chou palmier
- 2 bandes de dulse
- 3 poignées de salade verte
- ½ betterave râpée
- 1 petite poignée de chips de citron et sésame (p. 289) coupées en bouchée
- 2 cuillères à soupe de graines de courge

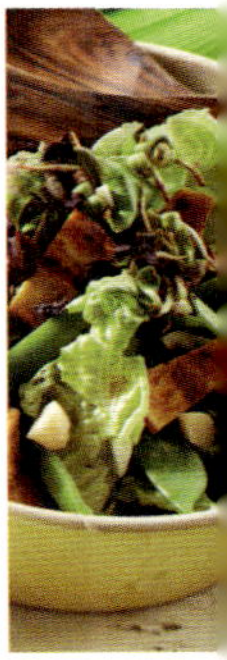

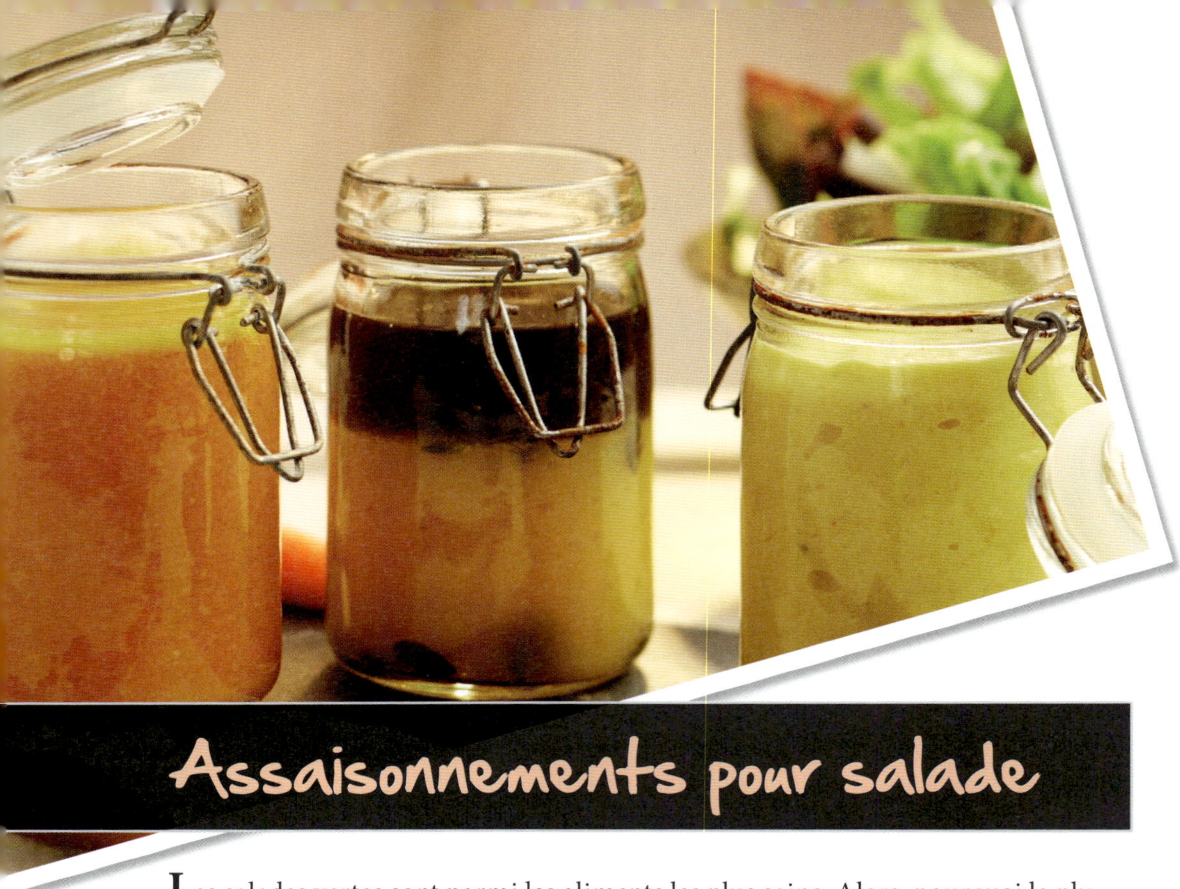

Assaisonnements pour salade

Les salades vertes sont parmi les aliments les plus sains. Alors, pourquoi la plupart de leurs assaisonnements ne seraient-ils pas également bénéfiques pour notre santé ? Aucun des assaisonnements vendus dans le commerce ne correspond aux paramètres du *Thrive Diet*. Beaucoup sont fabriqués avec des huiles de mauvaise qualité, et contiennent du sucre raffiné.

Le prix de ces assaisonnements dépend beaucoup de l'huile utilisée.
Les variétés les moins chères utilisent généralement comme base de l'huile de coton, de palme ou de carthame. Les assaisonnements à base d'huile de soja, de canola et d'olive sont un peu meilleurs, mais ils sont loin d'être l'idéal. L'huile d'olive extra-vierge est généralement la meilleure huile que l'on trouve dans les assaisonnements commerciaux.

Le traitement de l'huile – la manière dont elle est extraite des graines, des olives ou autre – fait la différence. Certaines méthodes d'extraction d'huiles bon marché impliquent une cuisson à haute température, ce qui peut convertir les matières grasses de l'huile en acides gras trans. D'autres méthodes d'extraction utilisent des solvants chimiques pour épurer l'huile, ce qui est généralement fait avec des huiles de qualité inférieure. Quand vous sélectionnez des huiles, assurez-vous de choisir celles qui sont labélisées « pressées à froid » ou « crues ». Cela vous assurera que des mesures convenables ont été prises pour extraire l'huile de manière à préserver sa qualité. Ne croyez pas que beaucoup d'assaisonnements sont crus – la plupart sont traités à haute température.

La qualité est souvent mise à mal quand les huiles de qualité inférieure sont traitées. Pour prolonger la durée de conservation de l'huile et éviter qu'elle rancisse une fois en bouteille, des solvants sont souvent utilisés. Dans la mesure où son goût et son odeur sont altérés par l'utilisation de ces produits chimiques, l'huile est ensuite chauffée à haute température pour éliminer le goût et l'odeur déplaisants provoqués par le processus du traitement. Ces huiles sont particulièrement mauvaises et devraient être catégoriquement évitées. Malheureusement, beaucoup de ces assaisonnements, de ces dips et de ces pâtes à tartiner que l'on trouve dans le commerce incluent des ingrédients de ce type.

Dans la mesure où je mange au moins une grande salade par jour et que le *Thrive Diet* est basé sur des légumes verts, je me suis dit que j'avais besoin de plusieurs bons assaisonnements pour salade afin de varier un peu. Mes recettes sont conçues autant pour leurs ingrédients bons pour la santé que pour leur goût. Grâce aux propriétés riches en substances nutritives de ces assaisonnements, les combiner à d'autres aliments est également une bonne manière d'enrichir leur valeur nutritive. Dans la mesure où l'huile est obtenue à partir de graines, sa valeur nutritive est souvent très proche des graines elles-mêmes ou de celles de la plante dont elles proviennent. Cependant, l'huile en est une forme très concentrée et, par conséquent, elle est d'une très grande richesse nutritive.

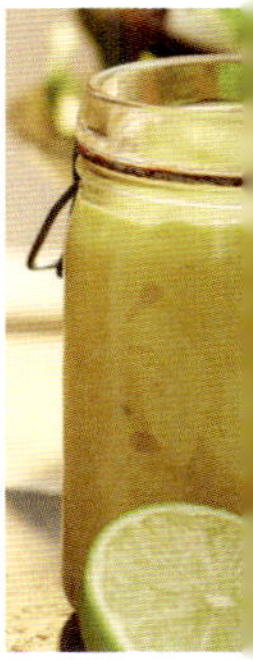

Mélanger des graines de tournesol moulues, des haricots noirs ou des haricots à œil noir aux assaisonnements leur donnera de l'épaisseur, pour qu'ils puissent être utilisés comme dip, pâte à tartiner ou sauce. Essayez-les pour napper une pâte à pizza, un burger, ou pour tremper les frites d'igname à l'ail et à l'origan (p. 266) ou des légumes crus – et même comme sauce pour les pâtes de courgettes (p. 267).

N'hésitez pas à faire vous aussi vos propres assaisonnements. Tant que la base consiste en une huile de grande qualité, comme celle de chanvre ou, mieux encore, le mélange d'huiles AGE (p. 225), et en un vinaigre de grande qualité tel que le balsamique ou celui de cidre, tout ira bien. Le jus de citron est un autre ingrédient de base de grande qualité.

Les étapes pour faire les assaisonnements, suivez ces étapes pour toutes les recettes d'assaisonnement, sauf indication contraire : mixez tous les ingrédients dans un blender. Il faudra une journée pour que les saveurs se marient complètement. Je fais trois ou quatre bouteilles de saveurs différentes et je les mets au frais pour les avoir à portée de main ; elles restent fraîches pendant un mois.

Assaisonnement au poivre de Cayenne, à l'aneth et à la crème de sésame

CRU

C'est un assaisonnement très savoureux et un peu piquant. La crème de sésame offre une bonne quantité de calcium, le poivre de Cayenne aide à faire circuler le sang.

- ½ gousse d'ail
- 125 ml de vinaigre balsamique
- 125 ml d'huile de chanvre ou du mélange d'huiles AGE (p. 225)
- 60 ml d'eau
- 2 cuillères à soupe de crème de sésame
- ½ cuillère à soupe d'aneth
- ½ cuillère à café de poivre de Cayenne
- 60 ml de sirop d'agave
- Du sel de mer pour rehausser le goût

Équivaut environ à 375 ml.

Assaisonnement crémeux au gingembre

C'est un assaisonnement épais et crémeux, à la saveur prononcée. Une petite quantité suffira pour rehausser la saveur de votre salade. Si vous doublez la quantité de crème de sésame et de levure nutritionnelle, il pourra aussi servir comme dip pour les frites d'igname à l'ail et à l'origan (p. 266), ou être parsemé sur un burger.

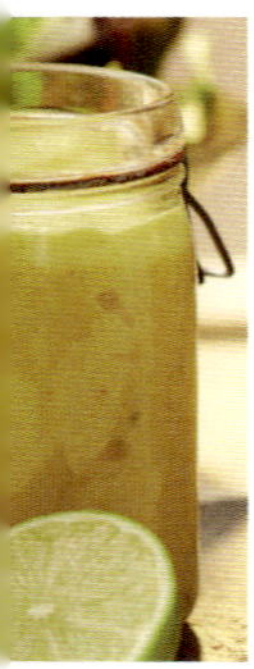

Comme toutes les recettes contenant de la levure nutritionnelle, celle-ci est riche en vitamine B. Grâce au gingembre, elle aide aussi à réduire les inflammations et à digérer – et est particulièrement bonne avec des aliments cuits.

- 125 ml d'huile de chanvre ou du mélange d'huiles AGE (p. 225)
- 2 cuillères à soupe de vinaigre de cidre
- 2 cuillères à soupe de crème de sésame
- 2 cuillères à soupe d'eau
- 2 cuillères à café de gingembre frais râpé
- 2 cuillères à café de levure nutritionnelle
- Du sel de mer pour rehausser le goût

Équivaut environ à 375 ml.

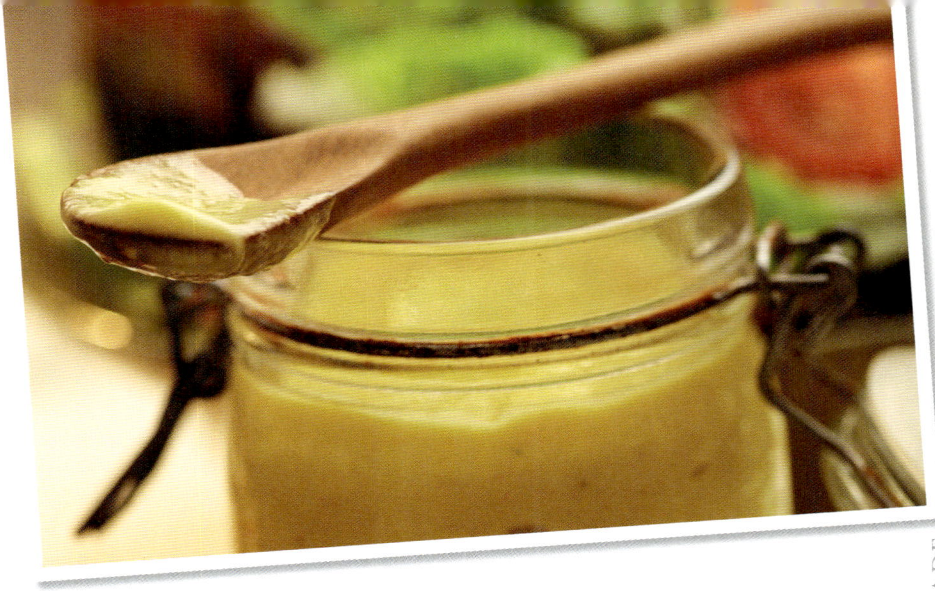

Assaisonnement à la mangue et au citron vert

CRU

Doux et un peu piquant, cet assaisonnement est spécialement bon avec les burgers. Vous pouvez aussi remplacer la mangue par de la papaye.

- 1 mangue
- ¼ de jalapeño
- 60 ml de jus de citron vert frais
- 1 cuillère à soupe d'huile de chanvre ou du mélange d'huiles AGE (p. 225)
- 1 cuillère à soupe de zestes de citron vert
- 1 cuillère à café de sirop d'agave

Équivaut environ à 375 ml.

Assaisonnement à la carotte et au gingembre

CRU

Avec sa saveur légère et fraîche, cet assaisonnement est polyvalent.

- 125 ml de vinaigre de cidre
- ½ carotte râpée
- 60 ml d'huile de chanvre ou du mélange d'huiles AGE (p. 225)
- 2 cuillères à café de gingembre frais râpé
- ½ cuillère à café de jus de citron vert frais

Équivaut environ à 250 ml.

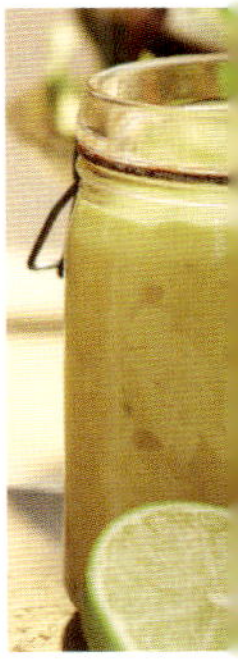

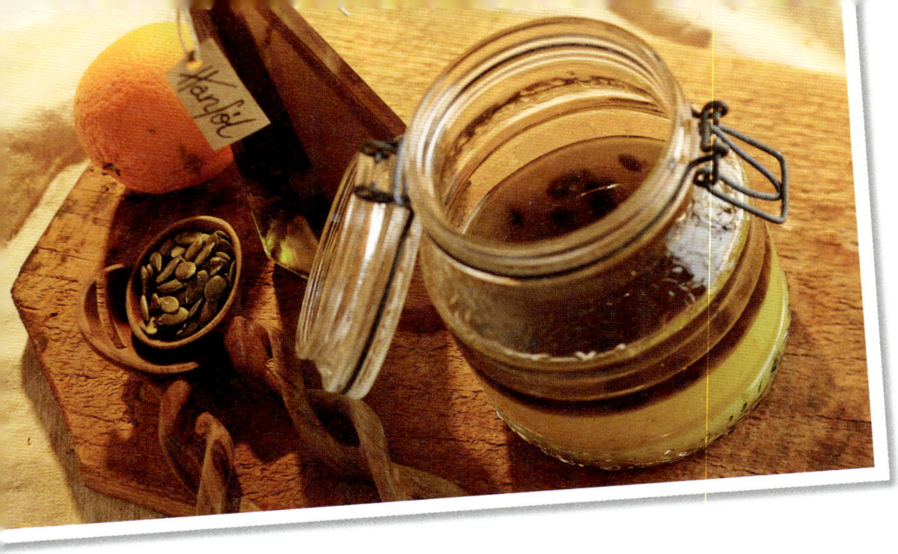

Assaisonnement à l'orange et aux graines de courge

CRU

C'est une vinaigrette légère avec un petit goût aigre-doux. Le jus d'orange la rend sucrée, tandis que le vinaigre de cidre et les graines de courge lui donnent une petite touche d'amertume. Cet assaisonnement est riche en fer : la vitamine C du jus d'orange aide à l'absorption du fer qui se trouve dans les graines de courge.

- 125 ml de jus d'orange
- 60 ml d'huile de chanvre ou du mélange d'huiles AGE (p. 225)
- 1 cuillère à soupe de graines de courge
- 1 cuillère à café de zestes d'orange
- 1 cuillère à café de vinaigre de cidre
- Du sel de mer pour rehausser le goût

Équivaut environ à 250 ml.

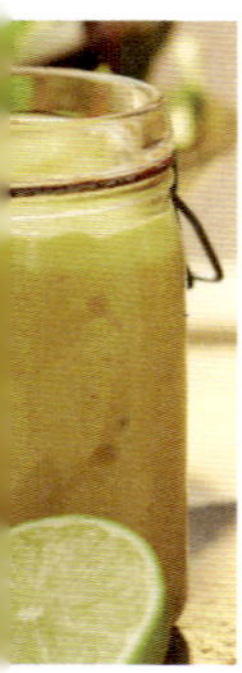

Assaisonnement aux noix de macadamia à l'aneth

CRU

Crémeux et sucré, cet assaisonnement est également bon comme dip ou comme sauce pour un burger.

- 80 g de noix de macadamia
- 60 ml plus 1 cuillère à soupe de vinaigre de cidre
- 4 cuillères à café d'aneth sèche (ou 2 cuillères à soupe d'aneth fraîche)
- 2 cuillères à café de sirop d'agave
- Du poivre noir et du sel de mer pour rehausser le goût

Équivaut environ à 250 ml.

Assaisonnement sauce César

Cet assaisonnement riche et consistant se marie très bien avec de simples légumes verts.

- 1 gousse d'ail
- ⅓ d'un oignon vert râpé
- 180 ml d'huile de chanvre ou du mélange d'huiles AGE (p. 225)
- 55 g de noix de macadamia
- 2 cuillères à soupe de pâte miso de riz complet
- 1 cuillère à soupe ½ de vinaigre de cidre
- 1 cuillère à soupe ½ de jus de citron frais
- 2 cuillères à café de levure nutritionnelle
- ¼ d'une cuillère à café de poivre de Cayenne

Équivaut environ à 375 ml.

Assaisonnement à la tomate et au basilic

CRU

Plus léger et printanier, cet assaisonnement peut également être épaissi pour faire une sauce pizza, en mélangeant une part d'haricots noirs pour une part d'assaisonnement.

- 2 tomates
- 2 cuillères à soupe de vinaigre de cidre
- 2 cuillères à soupe d'huile de chanvre ou du mélange d'huiles AGE (p. 225)
- 1 cuillère à soupe de basilic séché (ou 3 trois cuillères à soupe de basilic frais)
- 1 cuillère à soupe de sirop d'agave
- Du poivre noir et du sel de mer pour rehausser le goût

Équivaut environ à 375 ml.

Vinaigrette au vinaigre balsamique

CRU

Un classique.

- 6 gousses d'ail
- 250 ml d'huile de chanvre ou du mélange d'huiles AGE (p. 225)
- 125 ml de vinaigre balsamique

Équivaut environ à 375 ml.

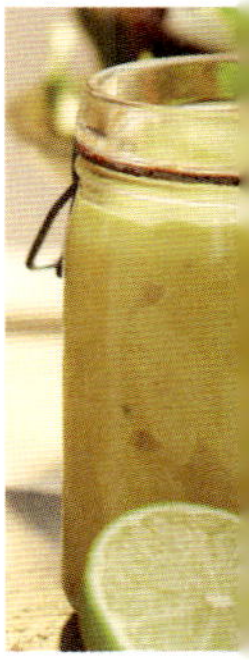

Assaisonnement au concombre et à l'aneth

CRU

Un assaisonnement simple et frais, également bon pour en parsemer les frites d'igname à l'ail et à l'origan (p. 266). Vous pouvez mixer cet assaisonnement jusqu'à ce qu'il devienne onctueux ; si vous préférez qu'il y ait encore quelques morceaux de concombre, mixez-le moins longtemps.

- 4 gousses d'ail
- 2 concombres épluchés
- 125 ml d'huile de chanvre ou du mélange d'huiles AGE (p. 225)
- 4 cuillères à café d'aneth séchée (ou 4 cuillères à soupe d'aneth fraîche)
- Du poivre noir et du sel de mer pour rehausser le goût

Équivaut environ à 500 ml.

Assaisonnement grenade-pavot

CRU

Un assaisonnement riche en antioxydants, très rafraîchissant lors d'une journée de grande chaleur.

- 3 cuillères à soupe de jus de grenade
- 2 cuillères à soupe d'huile de chanvre ou du mélange d'huiles AGE (p. 225)
- 1 cuillère à soupe de sirop d'agave
- 1 cuillère à soupe de vinaigre de cidre
- 1 cuillère à café de zestes de citron
- Du sel de mer pour rehausser le goût
- Les graines d'½ grenade
- 1 cuillère à soupe de graines de pavot

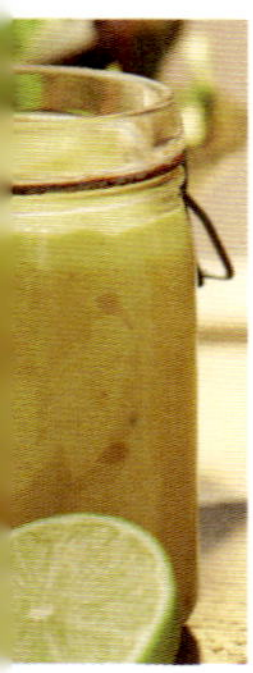

Mixez le jus de grenade, l'huile, le sirop d'agave, le vinaigre de cidre, les zestes de citron et le sel de mer jusqu'à ce que le mélange devienne onctueux. Ajoutez les graines de grenade et les graines de pavot ; mixez encore deux ou trois fois jusqu'à ce que les graines soient cassées mais pas tout à fait incorporées au mélange.

Équivaut environ à 500 ml.

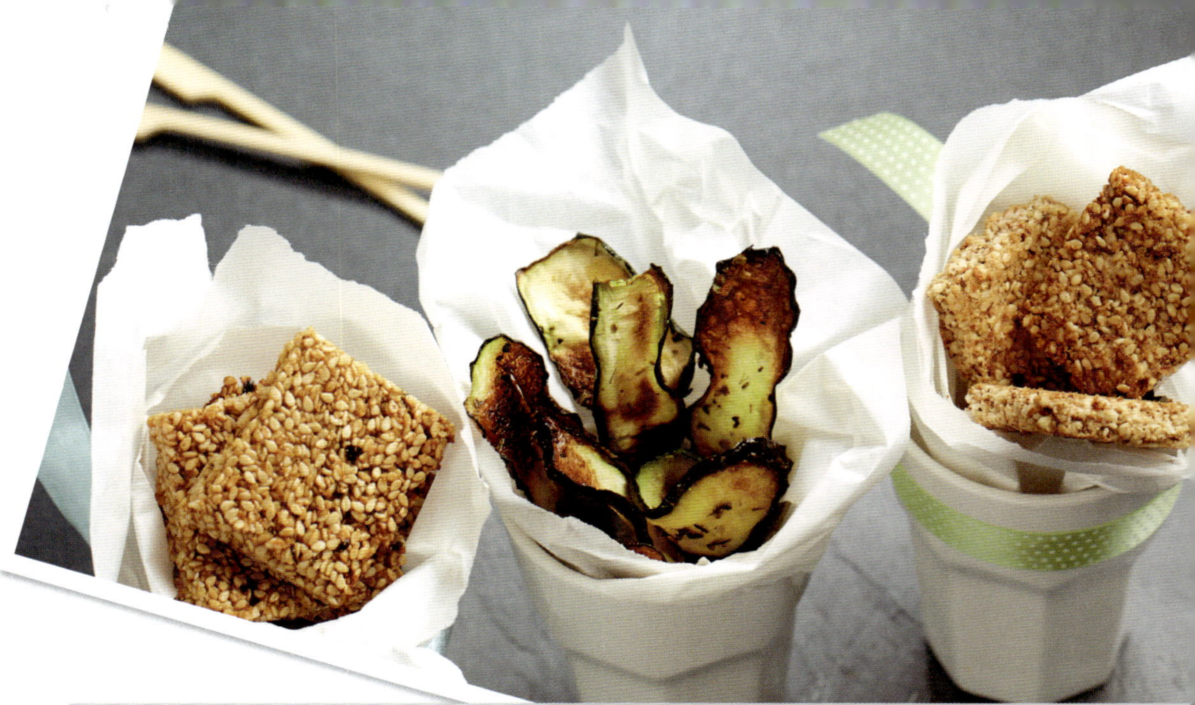

Crackers

Ces crackers vont bien avec la salsa, le guacamole et les dips. Ce sont aussi des bons agréments pour les salades, à la place des croûtons traditionnels. Ils y ajoutent de la texture et, bien sûr, des apports nutritifs de grande qualité.

Dans la mesure où ces crackers se gardent bien, j'en fais une grande fournée une fois par mois ou à peu près, les gardant au frais dans un récipient ouvert.

Pour tous les crackers suivez ces étapes, sauf indication contraire.

- Préchauffez le four à 150° C.
- Mixez tous les ingrédients. Mettez un peu d'huile de noix de coco sur une plaque de four. Mettez le mélange sur la plaque en tranches aussi fines que possible. (Si vous préférez des crackers un peu plus épais, et faites-les cuire environ 10 minutes de plus). Chaque recette doit donner assez de pâte pour remplir une plaque de four rectangulaire (environ 20 cm sur 40 cm). Avant d'enfourner, coupez le mélange avec un couteau pour faire des crackers de la taille que vous voulez.
- Faites cuire 30 minutes. Sortez le tout du four et laissez refroidir.

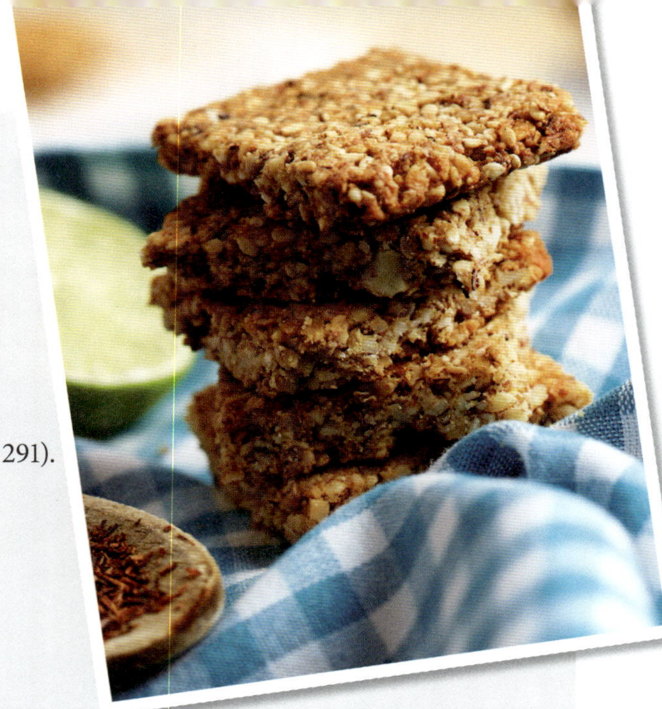

Crackers au citron et au rooibos

Ces crackers riches en antioxydants ont une saveur légèrement aigre-douce. Ils se marient bien avec le pesto aux poivrons rouges et aux graines de chanvre (p. 291).

- 3 cuillères à soupe d'amandes
- 3 cuillères à soupe de noix de pécan
- 3 cuillères à soupe de graines de sésame
- 3 cuillères à soupe de jus de citron frais
- 1 cuillère à soupe de zestes de citron
- 1 cuillère à soupe d'huile de noix de coco
- 1 cuillère à café de rooibos moulu
- ½ cuillère à café de sirop d'agave
- Du sel de mer pour rehausser le goût

Équivaut à 2 portions.

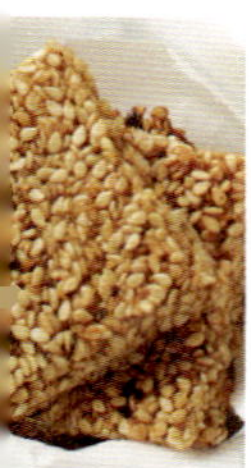

Crackers au thé vert, gingembre et citron vert

Ces crackers offrent une légère touche de gingembre et un léger ton d'agrumes dû au citron vert. Ils vont particulièrement bien avec le guacamole de kelp et de miso (p. 294) et avec la salsa aux haricots noirs et au citron vert (p. 296).

- 3 cuillères à soupe d'amandes
- 5 g de graines d'amarante soufflées (p. 224)
- 3 cuillères à soupe de graines de tournesol
- 3 cuillères à soupe de jus de citron vert frais
- 1 cuillère à soupe ½ de zestes de citron vert
- 1 cuillère à soupe d'huile de noix de coco
- ½ cuillère à soupe de gingembre frais râpé
- 1 cuillère à café de feuilles de thé vert finement moulues (ou ½ cuillère à café de poudre de matcha)
- ½ cuillère à café de sirop d'agave
- Du sel de mer pour rehausser le goût

Équivaut à 2 portions.

Crackers au curry et aux lentilles

Véritable repas à eux seuls, ces crackers mélangés à la salsa à l'ananas (p. 295) ou à la salsa aux haricots à œil noir et au poivre de Cayenne (p. 296) sont très nutritifs – et ce, sous une forme concentrée.

- 3 cuillères à soupe de farine de pois chiches
- 50 g de lentilles cuites ou germées
- 3 cuillères à soupe de graines de tournesol moulues
- 2 cuillères à soupe de vinaigre balsamique
- 1 cuillère à soupe d'huile de noix de coco
- 2 cuillères à café de poudre de curry (p. 225)
- 1 cuillère à café de cumin
- ½ cuillère à café de sirop d'agave
- Du sel de mer pour rehausser le goût

Équivaut à 2 portions.

Crackers aux légumes

Particulièrement bien assortis au pâté de graines de tournesol (p. 290), ces crackers aux légumes sont une collation savoureuse.

- 180 g de graines de lin moulues
- ½ branche de céleri haché
- 2 petites tomates hachées
- 65 g d'amandes
- 75 g de graines de tournesol
- ½ carotte hachée
- 1 cuillère à café de cumin
- Du sel de mer pour rehausser le goût

Équivaut à 2 portions.

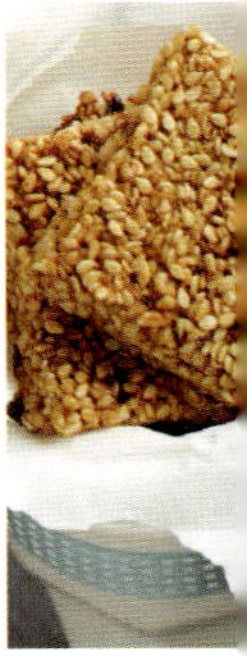

Chips de courgettes

Ces chips de courgette vont bien avec la salsa, le beurre de noisettes et le guacamole. Leur saveur douce se marie bien à celle des aliments qui l'accompagnent. Ces chips de courgettes peuvent également être une mignardise croustillante ainsi qu'une bonne alternative aux croûtons.

- 2 courgettes
- 1 cuillère à soupe d'huile de noix de coco
- Du sel de mer pour rehausser le goût

▶ Épluchez les courgettes ; coupez-les en forme de chips. (Comme alternative, vous pouvez aussi trancher les courgettes en fines lamelles).

▶ Mettez-les sur une plaque de four avec un peu d'huile de noix de coco (en plus de celle qui se trouve dans la recette). Mettez de l'huile de noix de coco et du sel sur chaque lamelle.

▶ Faites-les cuire pendant 30 minutes.

Variante : pour une collation de fin de soirée, ajoutez des herbes pour un peu plus de saveur. Ou, pour un goût plus sucré, ajoutez ½ cuillère à café de feuilles de stévia moulues à la place des herbes.

- 1 cuillère à soupe d'huile de noix de coco
- ½ cuillère à café de thym
- ¼ d'une cuillère à café de basilic
- ¼ d'une cuillère à café d'origan

▶ Faites fondre l'huile de noix de coco à température moyenne.

▶ Incorporez-y le thym, le basilic et l'origan.

▶ Recouvrez les chips de courgettes avec l'huile mélangée aux herbes avant de les mettre au four.

Équivaut à 1 portion.

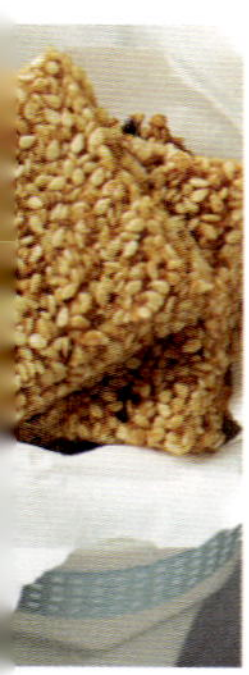

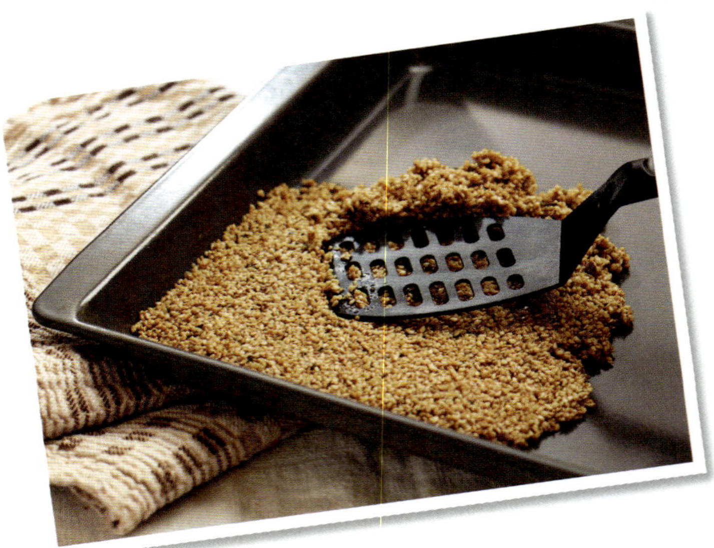

Chips de citron et de sésame

J'ai élaboré ces chips pour qu'elles soient des collations quotidiennes, mais elles sont très bien adaptées aux exercices. Leur texture croustillante contraste bien avec les aliments plus doux ainsi qu'avec les gels généralement consommés pendant le sport. La plupart du temps, je prends avec moi un paquet de ces chips simples et rafraîchissantes pour mes séances d'entraînement plus longues et moins intenses. Les graines de sésame fournissent du calcium nécessaire pour entretenir une bonne contraction des muscles pendant les longues périodes d'exercices. La dulse réapprovisionne l'organisme en électrolytes perdus avec la transpiration.

- 80 g de graines de sésame
- 80 ml de sirop d'agave
- 2-3 cuillères à café de zestes de citron
- 2 cuillères à soupe de flocons de dulse
- 2 cuillères à soupe d'huile de noix de coco
- 2 cuillères à soupe de jus de citron frais

▶ Préchauffez le four à 150° C.

▶ Mixez tous les ingrédients ensemble. Mettez un peu d'huile de noix de coco sur la plaque de cuisson (en plus de celle qui se trouve dans la recette). Étalez le mélange, épaisseur à votre convenance. Avec un couteau, taillez des chips de la grandeur qui vous convient.

▶ Faites-le cuire 20 minutes. Sortez le tout du four, laissez refroidir et durcir avant de le briser en morceaux.

Variante : pour une saveur différente, remplacez les graines de sésame par des graines de chanvre et le citron par du citron vert.

Si vous choisissez de faire ces chips pour les manger pendant vos exercices et que vous voulez un petit peu d'énergie supplémentaire, ajoutez 1 cuillère à soupe de yerba maté moulu ainsi qu'½ cuillère à soupe supplémentaire de sirop d'agave.

Équivaut à 2 portions.

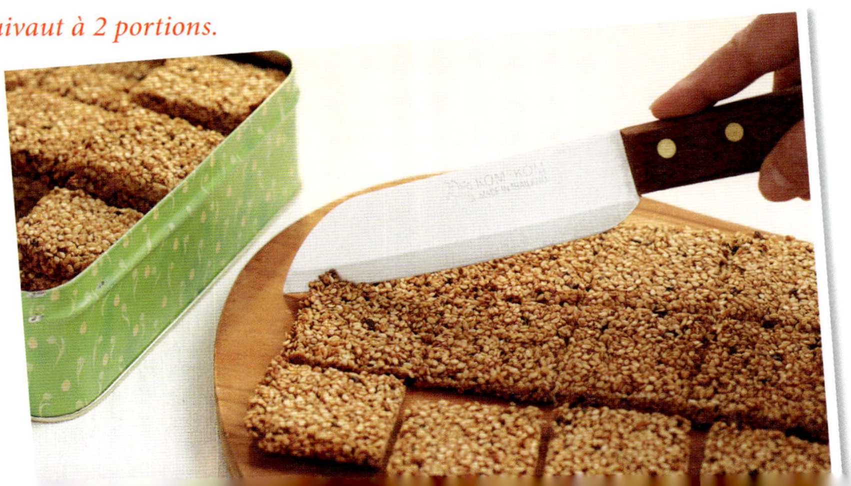

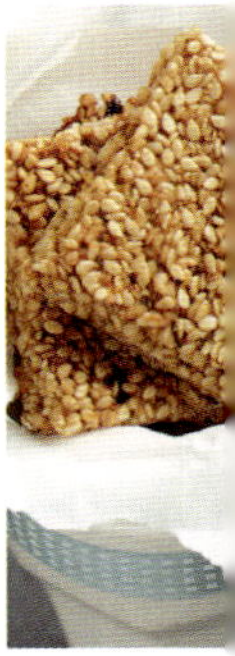

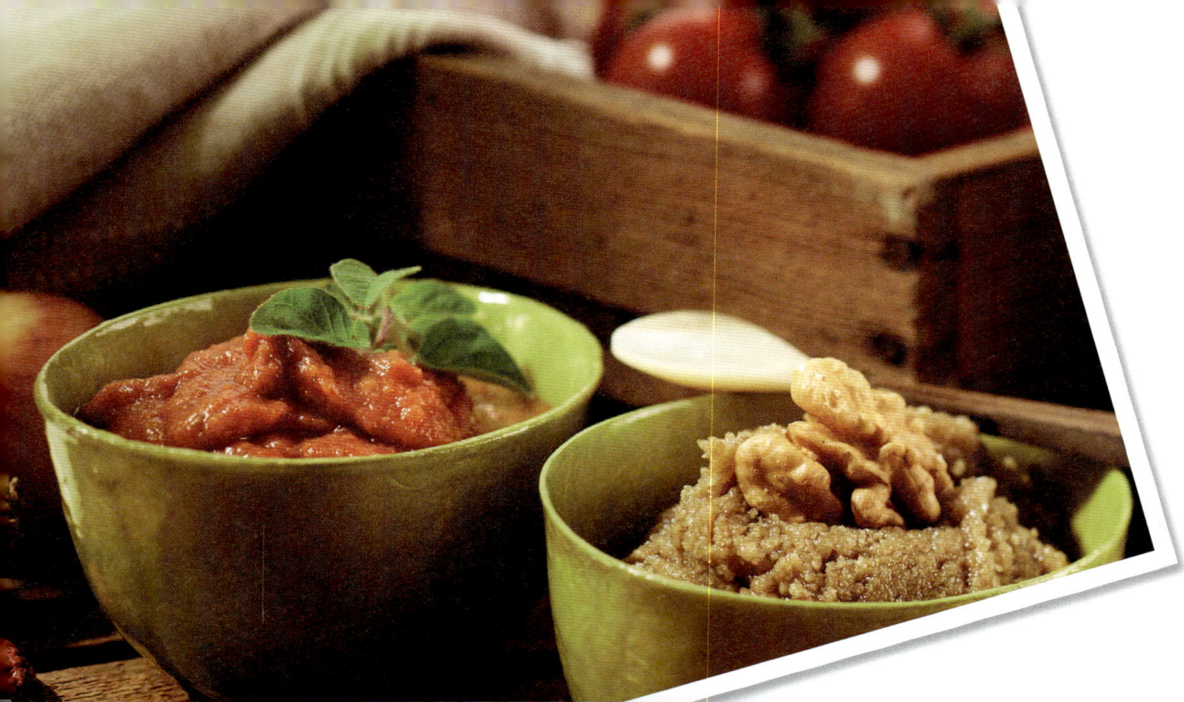

Sauces, dips et pâtes à tartiner

Contrairement à bien des produits commerciaux, ces sauces, dips et pâtes à tartiner se marient bien avec ce qu'elles accompagnent, elles n'en masquent pas le goût. Elles sont toutes très nutritives ; les ajouter à un repas ou à une collation enrichira ces derniers en protéines, en acides gras essentiels et en fibres.

Pâté de graines de tournesol

CRU

Ce pâté doux est un bon choix pour accompagner des crackers savoureux.

- 2 gousses d'ail
- 280 g de graines de tournesol
- 50 g de noix
- 80 ml d'huile de chanvre
- 60 ml de jus d'orange
- 1 cuillère à café de sel de mer

Mixez tous les ingrédients jusqu'à ce que la texture devienne onctueuse. Gardez-le au frais jusqu'à 2 semaines.

Équivaut environ à 500 ml.

Ketchup

CRU

Je n'ai pas mangé de ketchup pendant des années, puis j'ai élaboré le mien. Les ketchups commerciaux sont pleins de sucre raffiné, et comme les tomates sont cuites à haute température, beaucoup de leurs propriétés telles que les enzymes, qui combattent les maladies, sont amoindries. Cette recette est crue, donc le bénéfique pour la santé est intact.

- 4 dattes fraîches ou séchées et trempées
- 200 g de tomates hachées
- 75 g de tomates séchées
- ½ oignon haché
- 60 ml de sirop d'agave
- 60 ml d'huile de chanvre ou du mélange d'huiles AGE (p. 225)
- 2 cuillères à soupe de vinaigre de cidre
- 1 cuillère à café d'origan
- Du sel de mer pour rehausser le goût

Mixez tous les ingrédients jusqu'à ce que le mélange devienne onctueux. Gardez-le au frais jusqu'à 4 semaines. *Équivaut environ à 750 ml.*

Pesto aux poivrons rouges et aux graines de chanvre

CRU EN OPTION

C'est un très bon nappage pour les burgers. Très savoureux et nutritif, ce pesto peut aussi être utilisé comme une sauce pizza ou même pour tremper vos crackers et vos légumes.

- 2 gousses d'ail
- 2 poivrons sans trognon et épépinés
- 1 petite poignée de basilic frais
- 3 cuillères à soupe du nappage levure nutritionnelle et de graines de sésame p. 225
- 2 cuillères à soupe de graines de chanvre
- 2 cuillères à soupe d'huile de chanvre
- Du sel de mer pour rehausser le goût

Mixez tous les ingrédients jusqu'à ce que la texture devienne onctueuse. Gardez-le au frais jusqu'à 1 semaine.

Variante : Avant de tout mélanger, faites griller au four les poivrons légèrement recouverts d'huile de noix de coco pendant 30 minutes, à 150° C. Cela intensifiera leur saveur. *Équivaut environ à 500 ml.*

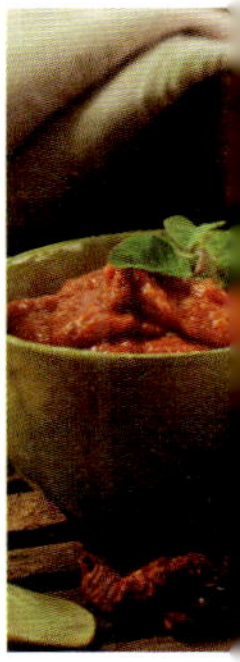

Sauce crémeuse à la levure nutritionnelle

Cette sauce ressemble d'assez près au fromage fondu à la fois par sa texture et par son goût. Elle est parfaite pour napper les burgers, en tant que dip, ou même mélangée au guacamole pour rendre un dip ou un condiment encore plus savoureux. Elle peut aussi être ajoutée sur une pizza.

La levure nutritionnelle offre énormément de vitamine B et d'oligo-éléments et, mélangée à d'autres ingrédients, elle donne une sauce riche en substances nutritives.

- 375 ml d'eau
- 50 g de flocons de levure nutritionnelle
- 75 g de graines de tournesol
- 1 cuillère à soupe de vinaigre de cidre
- 1 cuillère à soupe d'huile de chanvre ou du mélange d'huiles AGE (p. 225)
- 1 cuillère à café de paprika
- ¼ d'une cuillère à café de poivre de Cayenne
- ¼ d'une cuillère à café de sel de mer

Mélangez tous les ingrédients dans un bol. Faites chauffer une poêle à basse température. Versez le mélange dans la poêle ; remuez continuellement pendant 3 à 5 minutes jusqu'à ce que la sauce s'épaississe. Plus la sauce cuit, plus elle devient épaisse. Enlevez-la du feu juste avant qu'elle ait atteint l'épaisseur souhaitée, car il faut savoir qu'elle continuera un peu à s'épaissir par la suite.

Cette sauce peut être gardée au réfrigérateur jusqu'à 1 semaine mais il est préférable de la servir fraîche.

Équivaut environ à 500 ml.

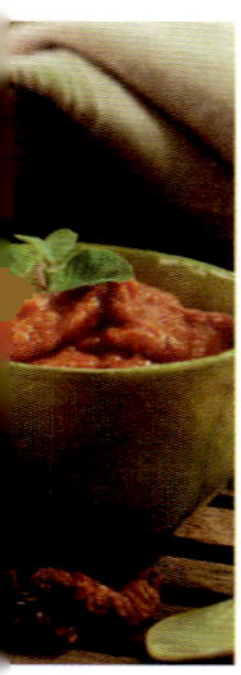

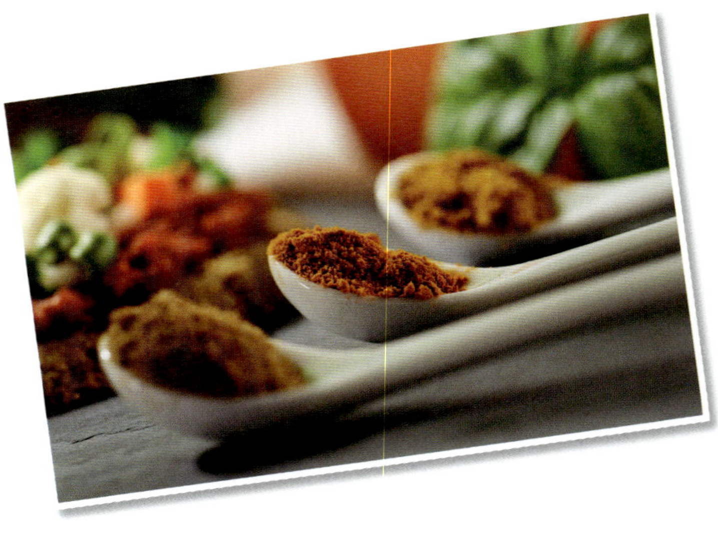

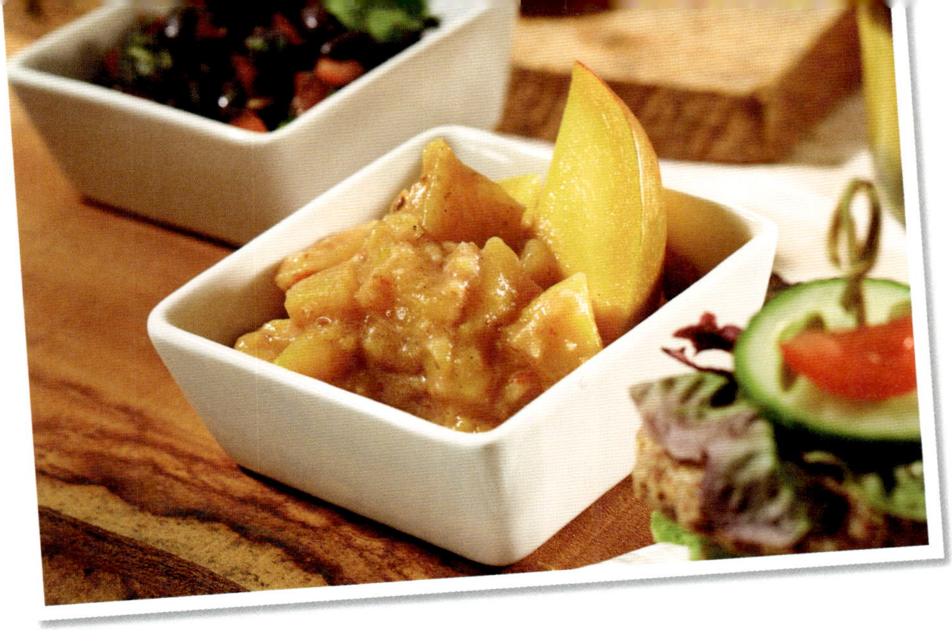

Chutney de mangue

Ce chutney se marie bien avec de nombreuses de recettes du *Thrive Diet* comme dip pour les crackers, spécialement ceux au curry et aux lentilles (p. 287).

On peut aussi en napper des burgers, ou la consommer avec une pizza.

- 7 dattes fraîches
- 125 ml d'eau
- 2 grosses mangues
- 1 gousse d'ail finement hachée
- 60 ml de vinaigre de pomme
- 1 cuillière à soupe de gigembre frais rapé
- 1 cuillière à soupe d'huile de coco
- ¼ cuillière à café de poivre de Cayenne
- ¼ cuillière à café de sel de mer

Hachez 3 dattes. Mixez les 4 restantes avec 125 ml d'eau. Épluchez et hachez les mangues. Faites chauffer une poêle à basse température et ajoutez tous les ingrédients. Laissez mijoter pendant 25 minutes.

Se conserve au frais jusqu'à 1 semaine.

Équivaut environ à 625 ml.

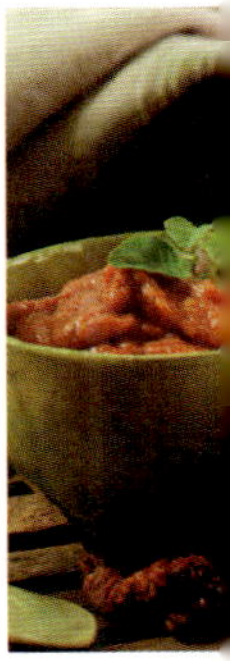

Guacamole de kelp et de miso

CRU

Je vous recommande ce guacamole avec les burgers, ou enveloppé dans une feuille de chou palmier, ou encore avec des crackers.

- 2 avocats bien mûrs, épluchés et dénoyautés
- ½ tomate coupée en dés
- 1 gousse d'ail hachée
- 30 g de kelp finement haché
- ½ oignon haché
- 60 g de crème de sésame
- 3 cuillères à soupe de pâte miso de riz complet
- 1 ½ cuillère à soupe de jus de citron frais

Écrasez tous les ingrédients ensemble ou mixez-les.

Se conserve au frais jusqu'à 1 semaine (il va brunir un peu, ce qui est normal).

Équivaut à environ 500 ml.

Sauce épaisse au thé vert et au miso

Cette sauce savoureuse fournit des probiotiques pour la bonne santé du système digestif.

- 2 cuillères à soupe d'huile de noix de coco
- 1 oignon coupé en dés
- 3 cuillères à soupe de graines de sésame moulues
- 1 cuillère à café de feuilles de thé vert finement moulues (ou ½ cuillère à café de poudre de matcha)
- 1 tasse de thé vert infusé
- 1 ½ cuillère à soupe de pâte miso de riz complet

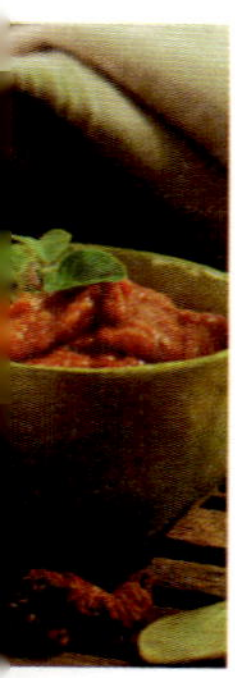

Faites chauffer de l'huile de noix de coco dans une poêle à température moyenne. Ajoutez les oignons et les graines de sésame moulues, et faites-les frire légèrement. Ajoutez les feuilles de thé moulues, le thé vert infusé et la pâte miso ; remuez bien.

Se conserve au frais jusqu'à 1 semaine.

Équivaut environ à 500 ml.

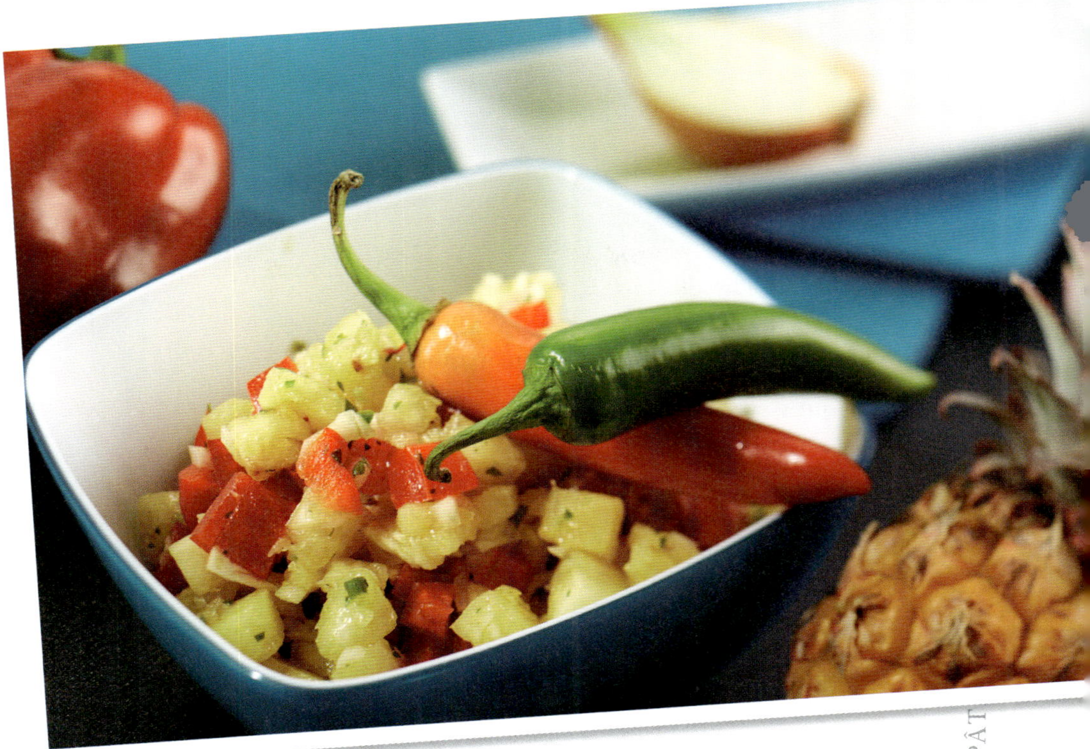

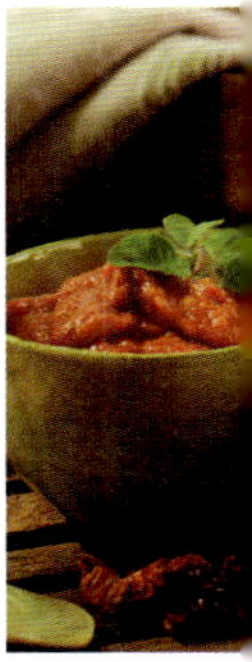

Salsa à l'ananas

CRU

Cette sauce est une bonne alternative à la sauce tomate habituelle.

- ½ jalapeño haché
- 1 petit ananas coupé en cubes
- 1 petit poivron rouge haché
- ½ oignon d'Espagne coupé en dé
- 1 cuillère à soupe de coriandre hachée
- 1 cuillère à soupe de jus de citron vert frais
- 1 cuillère à soupe d'huile de chanvre
- 1 cuillère à café de zestes de citron vert

Mixez tous les ingrédients jusqu'à ce que la texture devienne consistante.

Se conserve au frais jusqu'à 1 semaine.

Équivaut environ à 750 ml.

Salsa aux haricots noirs et au citron vert

CRU

Avec ses touches d'agrumes, cette sauce est l'une de mes préférées. En été, je la consomme au dîner avec des crackers au curry et aux lentilles (p. 287) en plat principal rafraîchissant et équilibré. Cette sauce s'accorde aussi très bien avec les burgers et les crackers aux légumes (p. 287).

- Le jus d'½ citron vert
- 2 gousses d'ail finement hachées
- 1 tomate coupée en dés
- ½ oignon coupé en dés
- 1 poignée de haricots noirs
- 1 poignée de coriandre hachée grossièrement ou coupée en morceaux
- 1 cuillère à soupe de vinaigre balsamique
- 1 cuillère à soupe d'huile de chanvre
- ½ cuillère à café de poivre de Cayenne
- ¼ d'une cuillère à café de sel de mer

Mélangez tous les ingrédients dans un bol. Laissez-les reposer quelques heures à température ambiante pour que les saveurs puissent infuser.

Se conserve au frais jusqu'à 1 semaine. *Équivaut environ à 500 ml.*

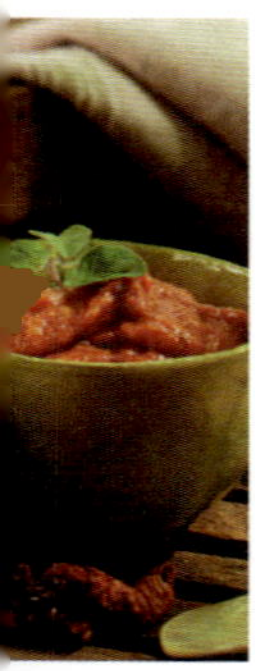

Salsa aux haricots à œil noir et au poivre de Cayenne

CRU EN OPTION

C'est une sauce épicée et nourrissante, bien accordée aux crackers au curry et aux lentilles (p. 287). À essayer également avec les roulés de chou palmier.

- Le jus d'1 citron
- 1 tomate coupée en dés
- ½ oignon coupé en dés
- 200 g de haricots à œil noir
- 1 poignée de coriandre hachée grossièrement ou coupée en morceaux
- 1 cuillère à soupe de vinaigre balsamique
- 1 cuillère à soupe d'huile de chanvre
- ½ cuillère à café de poivre de Cayenne
- ½ cuillère à café de flocons de piment
- ¼ d'une cuillère à café de sel de mer

Mélangez tous les ingrédients dans un bol. Laissez-les reposer quelques heures à température ambiante pour que les saveurs puissent infuser.

Se conserve au frais jusqu'à 1 semaine. *Équivaut environ à 500 ml.*

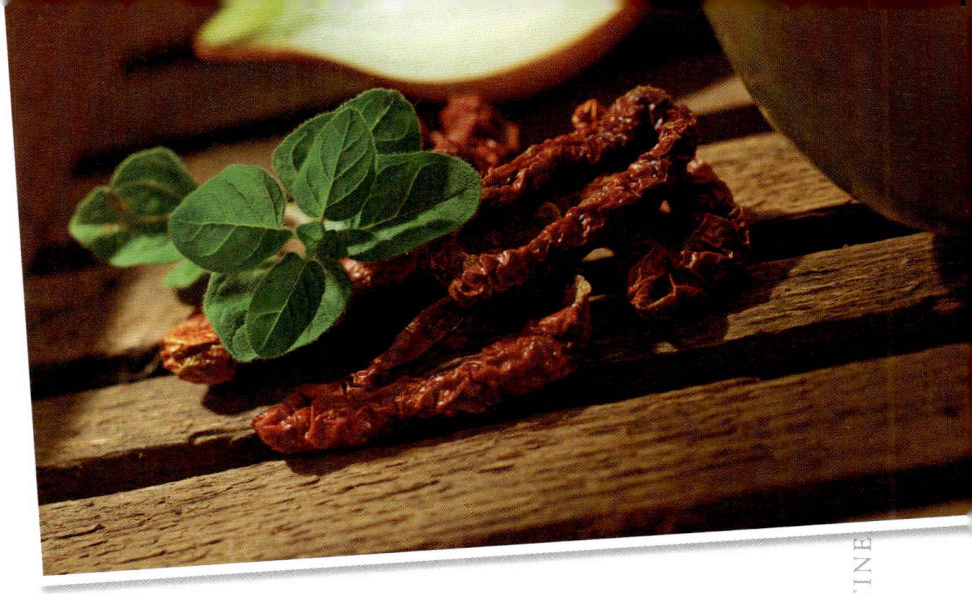

Sauce marinara aux épices et aux tomates séchées

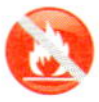 CRU

Grâce aux tomates séchées, cette sauce est très savoureuse. Elle est délicieuse sur des burgers, des pizzas ou des pâtes de courgettes (p. 267).

Cette sauce peut soit être servie crue. Mijotée à feu doux, pendant environ 10 min, les saveurs seront mieux mélangées. Si vous choisissez de la faire chauffer, incorporez-y 125 g de levure nutritionnelle pour lui donner une texture crémeuse.

- 75 g de tomates séchées
- 1 gousse d'ail
- 200 g de tomates hachées
- 250 ml d'eau
- ¼ de concombre râpé
- 3 cuillères à soupe d'huile de chanvre
- 1 cuillère à soupe de vinaigre balsamique
- 1 cuillère à café d'origan
- 1 cuillère à café de romarin
- ¼ d'une cuillère à café de thym
- Du sel de mer pour rehausser le goût

Trempez les tomates séchées dans l'eau pendant 20 minutes. Conservez cette eau. Mixez tous les ingrédients, y compris l'eau des tomates séchées, jusqu'à ce que vous obteniez la consistance voulue.

Se conserve au frais jusqu'à 1 semaine.

Équivaut environ à 875 ml.

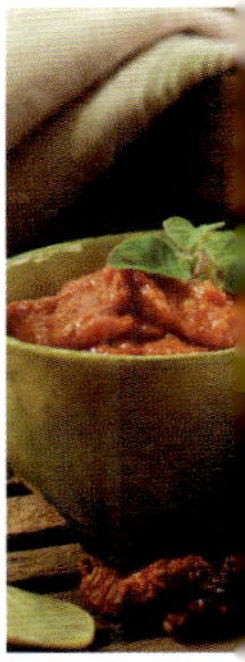

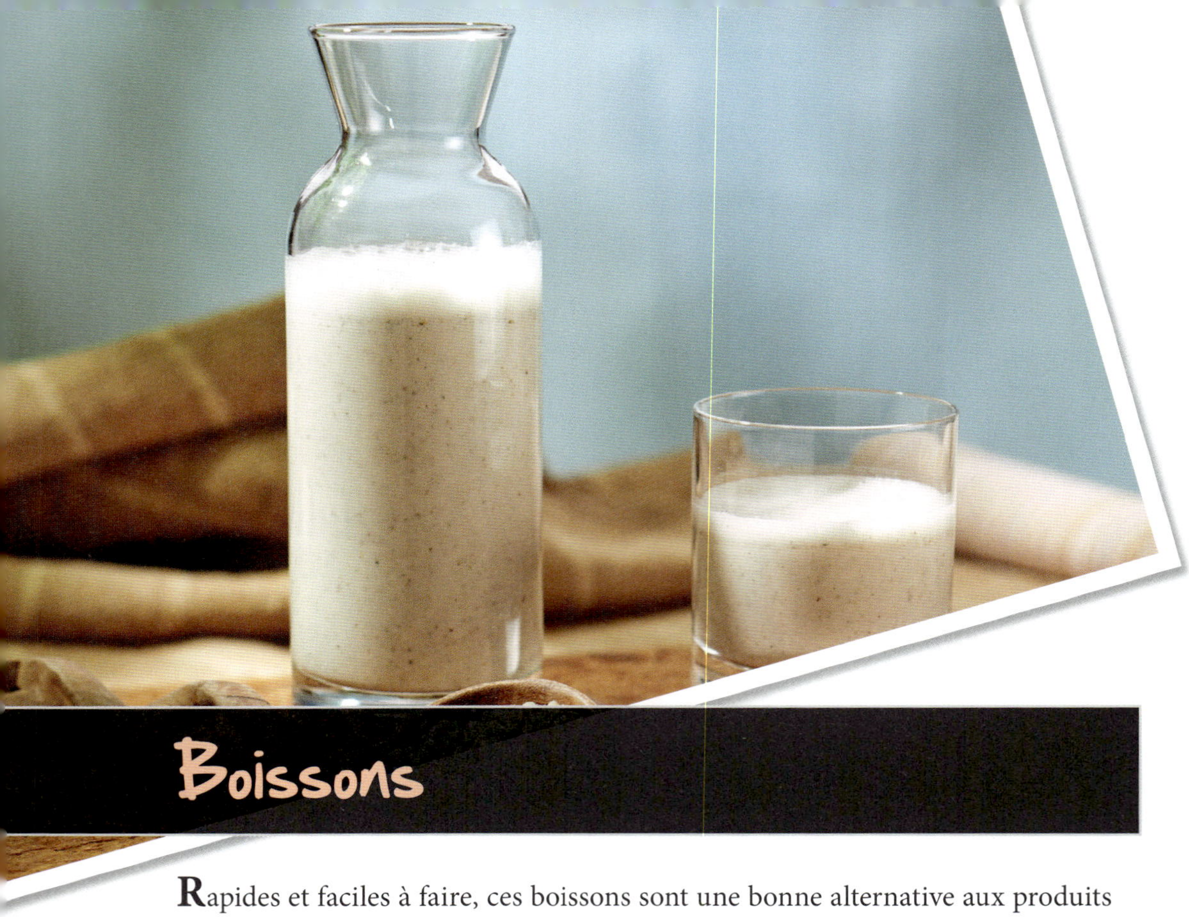

Boissons

Rapides et faciles à faire, ces boissons sont une bonne alternative aux produits qui se trouvent dans le commerce.

Lait de chanvre

CRU

Je fais habituellement des réserves de lait de chanvre pour une semaine, ce qui pour moi équivaut à 2 litres. Pour les céréales, le lait de chanvre est une bonne alternative au lait de vache. La version chocolatée de ce lait est également délicieuse avec les céréales, et elle apporte de la variété. Le lait de chanvre rend également les smoothies onctueux et offre des saveurs subtiles.

- 875 ml d'eau
- 135 g de graines de chanvre
- 2 cuillères à soupe de sirop d'agave

Mixez tous les ingrédients. Se conserve au frais jusqu'à 2 semaines.

Équivaut environ à 1 litre.

Lait de chanvre chocolaté

CRU EN OPTION

Faites usage de poudre de caroube grillée si vous aimez une saveur chocolatée assez intense. Sinon, remplacez la poudre par du cacao concassé pour faire un lait chocolaté cru. Sachez toutefois que le cacao concassé cru contient aussi une petite quantité de caféine.

- 875 ml d'eau
- 135 g de graines de chanvre
- 2 cuillères à soupe de poudre de caroube grillée (ou 2 cuillères à soupe des grués de cacao pour faire du lait 100 % cru)
- 2 cuillères à soupe de sirop d'agave

Mixez tous les ingrédients. Se conserve au frais jusqu'à 2 semaines.

Équivaut environ à 1 litre.

Lait d'amande au rooibos

Ce mélange savoureux et crémeux est délicieux comme boisson ou sur les céréales. Bien entendu, il est très nutritif.

- 750 ml d'eau
- 5 sachets de thé de rooibos (ou environ 2 cuillères à soupe de rooibos si vous utilisez une boule à thé)
- 150 g d'amandes trempées
- 1 cuillère à soupe de sirop d'agave
- 1 cuillère à soupe de jus de citron frais
- Du sel de mer pour rehausser le goût

Faites bouillir l'eau. Versez-la dans une théière ; ajoutez le rooibos. Laissez-le tremper pendant 15 minutes. Retirez les sachets de thé ou la boule à thé.

Dans un blender, mixez le thé, les amandes, le sirop d'agave, le jus de citron et le sel de mer jusqu'à ce que le mélange devienne onctueux.

Se conserve au frais jusqu'à 1 semaine.

Équivaut environ à 1 litre.

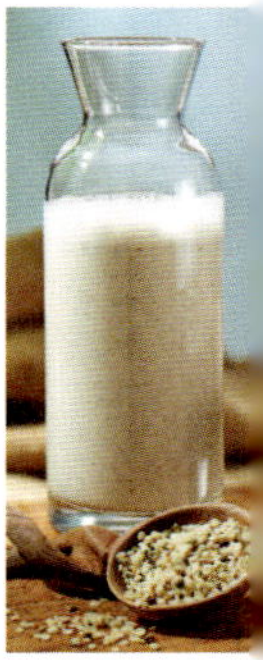

Boisson gazeuse au gingembre

CRU

C'est une boisson simple, bonne pour la santé et très rafraîchissante en été. Il faut faire mousser le gingembre pour le rendre effervescent. Faites usage d'une eau minérale pétillante à la place de l'eau habituelle si vous voulez que la boisson soit encore plus pétillante. Grâce au mélange du citron cru et du gingembre, cette boisson aidera à augmenter le pH de votre organisme et à réduire les inflammations.

- 1 citron
- 500 ml d'eau
- 1 cuillère à soupe de sirop d'agave
- ½ cuillère à soupe de gingembre frais râpé
- Du sel de mer pour rehausser le goût

Pressez le jus de citron dans un blender. Ajoutez l'eau, le sirop d'agave, le gingembre et le sel de mer ; mixez.

Se conserve au frais jusqu'à 2 semaines.

Équivaut environ à 500 ml.

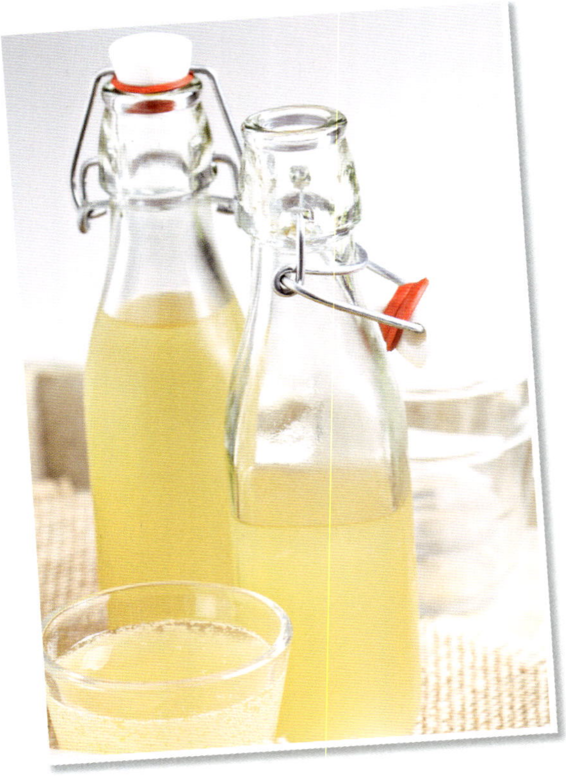

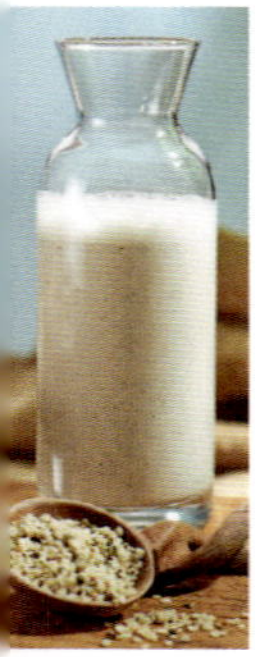

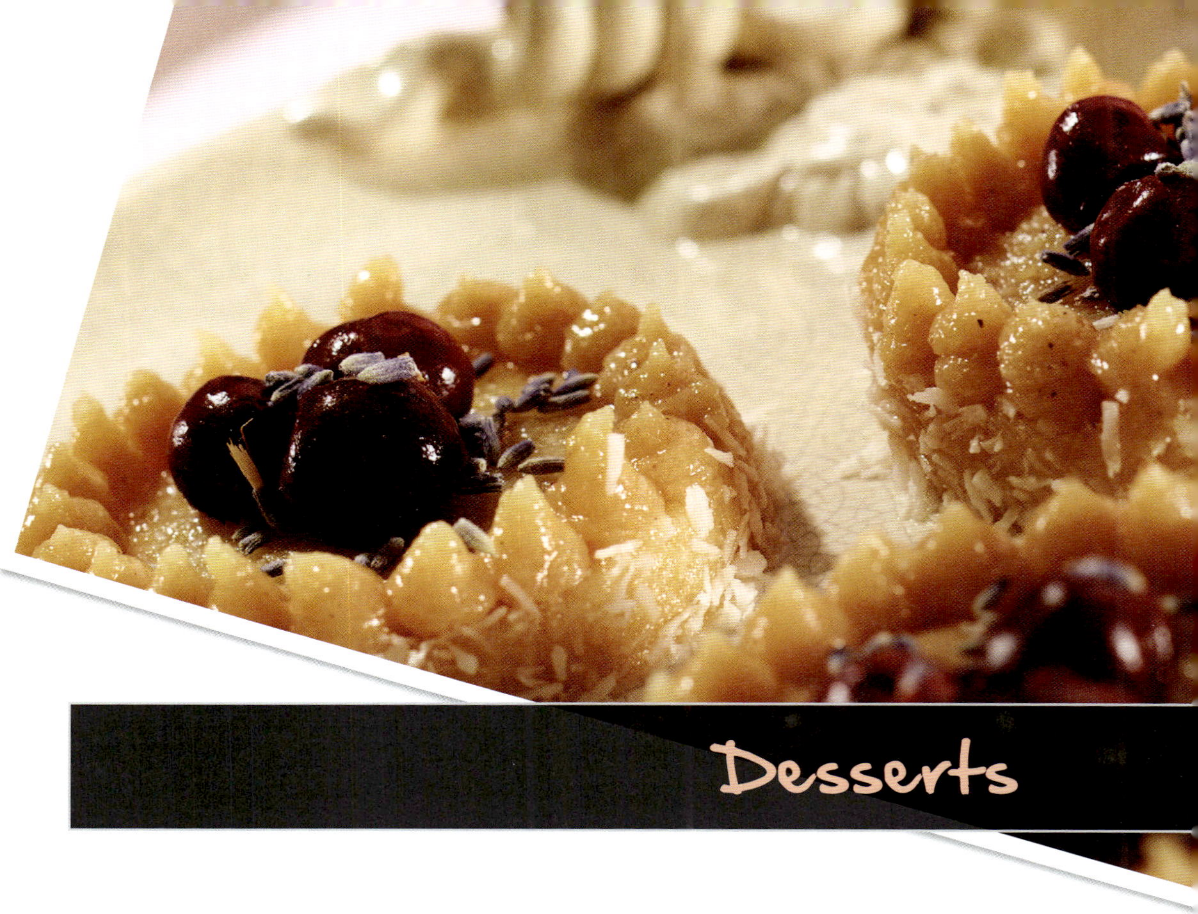

Desserts

Je mange habituellement des crackers aux légumes (p. 287) ou des chips de courgettes (p. 288) au dessert, ou comme collation pour la soirée ; mais, de temps en temps, j'aime avoir un dessert plus traditionnel. Ma tarte à la banane et à la noix de coco (p. 303) est si nourrissante qu'elle peut facilement remplacer une autre collation saine prise à n'importe quel moment de la journée, et même être un bon aliment pour récupérer après les exercices.

Tartelettes aux cerises et à la crème à la vanille

Façon Chad Sarno

Vous épaterez toujours vos invités avec cette recette.

Temps de préparation : 15 min, puis au moins 1 h au réfrigirateur.

Équivaut à 12 – 15 tartelettes

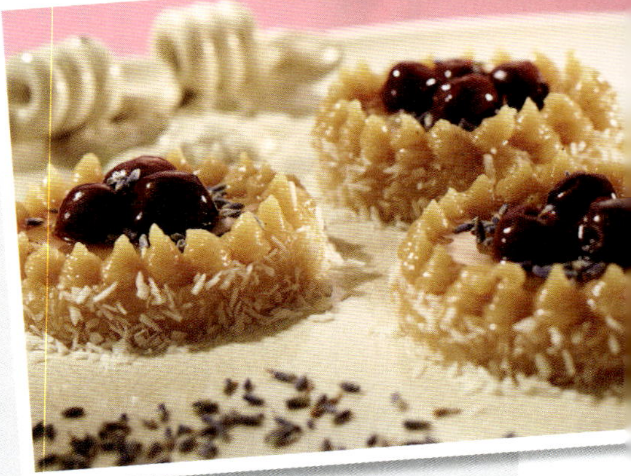

Pâte

- 125 g de noix de Macadamia
- 100 g de noix de coco rapée non sucrée
- 180 g de sirop d'agave
- 3 cuillères à soupe de zeste de citron
- 1 pincée de sel de mer

▶ Dans un blender, mixez finement tous les ingrédients, le mélange doit former une boule compacte.

▶ Recouvrez le fond de vos moules à tartelettes de film étirable.

▶ Garnissez chaque moule de 2 cuillères à soupe de pâte. Réservez au frais.

Crème à la vanille

- 125 g de noix de cajou (préalablement trempées pendant minimum 4 h)
- 60 ml de sirop d'agave
- 3 cuillères à soupe d'huile de noix de coco
- 125 ml de jus d'oranges
- 1 gousse de vanille (pour en récupérer les grains)
- 1 cuillère à soupe de zeste de citron
- 1 cuillère à soupe de zeste de citron-lime

▶ Mixez tous les ingrédients à haute vitesse jusqu'à l'obtention d'une crème lisse. Tenez la crème au frais au moins 1 heure avant de la servir.

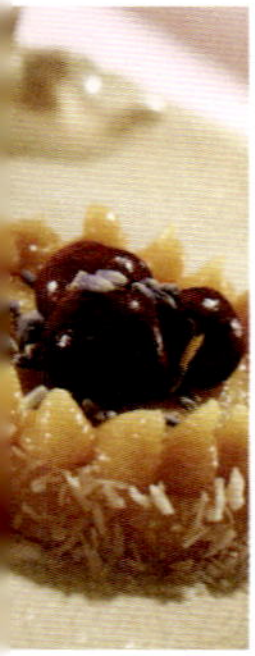

Garniture

- 150 g de cerises entières dénoyautées
- quelques feuilles de menthe ou fleurs comestibles

Sirop de lavande (facultatif)

- 3 cuillères à soupe de fleurs de lavande
- 250 ml de sirop d'agave
- 250 ml d'eau chaude

▶ Faites infuser les fleurs de lavande 20 min dans l'eau chaude.

▶ Filtrez ensuite cette préparation et ajoutez le sirop d'agave.

Suggestion de présentation

▶ Placez une tartelette au milieu d'une assiette, la garnir avec 2 cuillères à soupe de crème à la vanille, recouvrez-la avec les cerises.

▶ Ajoutez le sirop de lavande puis décorez de feuilles de menthe ou de fleurs comestibles.

Tarte à la banane et à la noix de coco

CRU

Pleine de protéines complètes, d'acides gras essentiels, de fibres et de nombreux minéraux et vitamines, elle est bien plus qu'une collation sucrée. Les ingrédients purs et naturels fournissent beaucoup d'apports nutritifs sous la forme d'un dessert traditionnel. Vos invités l'adoreront.

Pâte

- 150 g de dattes fraîches ou séchées et trempées
- 40 g de noix de coco râpée
- 6 cuillères à soupe de graines de lin moulues
- 6 cuillères à soupe de farine de chanvre
- 75 g de graines de tournesol
- 1 cuillère à soupe de gingembre frais râpé
- 1 cuillère à café de jus de citron frais

Garniture

- 2 bananes
- 1 poire
- 40 g de noix de coco râpée
- 80 g de noix de macadamia
- 3 cuillères à soupe de farine de chanvre
- 3 cuillères à soupe de graines de tournesol
- 1 cuillère à soupe de gingembre frais râpé
- ½ cuillère à café de sel

Nappage

- 80 g de noix de macadamia
- 3 cuillères à soupe de graines de tournesol
- ¼ d'une cuillère à café de cannelle

- Mixez tous les ingrédients jusqu'à ce qu'ils aient la consistance d'une pâte. Mettez-la dans un moule à tarte et tassez-la.
- Pour la garniture, mixez tous les ingrédients jusqu'à ce que la texture devienne crémeuse. Étalez-la équitablement sur la pâte.
- Pour le nappage, mixez les ingrédients à petits coups. Répartissez-le sur la garniture.
- Reservez au frais environ 60 minutes pourque la tarte refroidisse et devienne ferme.

Équivaut à 8 portions.

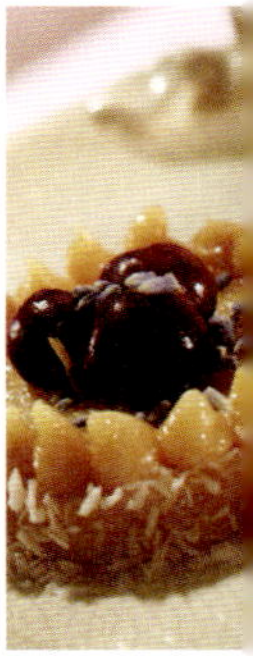

Vitamines et minéraux

Il est important de se familiariser avec les divers minéraux et vitamines, de comprendre pourquoi ils sont essentiels, dans quels aliments et dans quelles recettes du *Thrive Diet* on les trouve en grand nombre. Les vitamines et les minéraux font partie intégrante de l'alimentation de tout un chacun, indépendamment de notre niveau d'activité. Cependant, beaucoup de personnes actives, surtout les athlètes qui font de la compétition, s'inquiètent de ne pas avoir assez de substances nutritives dans leur alimentation. Un programme basé sur les principes du *Thrive Diet* fournira toutes les substances nutritives nécessaires pour une santé optimale et pour faire culminer les performances athlétiques. Les recettes que j'ai créées constituent une bonne source en substances nutritives dont une personne a besoin pour s'épanouir : fruits frais, légumes, pseudo-céréales, légumineuses, noix et graines y sont omniprésents et offrent les doses nécessaires de vitamines et de minéraux.

Vitamine A

La vitamine A aide l'organisme à résister aux infections, lesquelles sont plus courantes après des efforts physiques ; elle permet aussi au corps d'utiliser ses réserves pour réparer et régénérer les tissus musculaires (au lieu de combattre les attaques infectieuses) – ce qui a pour résultat une récupération plus rapide. La vitamine A soutient également la croissance et la réparation musculaires et entretient les globules rouges et blancs – ce qui est crucial pour les performances. *Les meilleures sources dans le Thrive Diet sont* : les légumes orange et verts foncés, incluant les carottes, les courges, les patates douces, les courges d'hiver, les brocolis, la kale, le persil et les épinards ; les abricots, les mangues, les papayes, le melon cantaloup.

Vitamine B1

La vitamine B1 aide le corps à convertir les glucides en énergie. Maintenir un taux d'énergie élevé dépend en partie de la présence d'une quantité adéquate de vitamine B1 dans l'alimentation. Les personnes qui mangent rarement des choses saines n'ont pas assez de vitamine B1 qui se retrouve en abondance dans beaucoup d'aliments. Comme les personnes actives dépensent plus d'énergie que la moyenne, elles ont besoin de plus de vitamine B1. Pour le dire encore une

fois, ce n'est pas un problème dans la mesure où une activité accrue engendre un plus grand appétit.
Les meilleures sources dans le Thrive Diet sont: les légumineuses, les pseudo-céréales, les noix, le riz complet, la levure nutritionnelle et la mélasse.

Vitamine B2

La vitamine B2 aide l'organisme à décomposer les acides aminés (protéines) pour qu'il puisse les utiliser. L'utilisation des acides aminés est un facteur-clé pour une récupération et une régénération musculaire rapides après l'effort. Comme la vitamine B1, la vitamine B2 aide l'organisme à convertir les glucides en énergie. Elle aide aussi à la formation des hormones de croissance, ce qui est un facteur primordial pour la santé et le développement musculaire. Elle contribue également à une production saine des globules rouges qui transportent de l'oxygène aux muscles. Cette vitamine est indissociable des performances.
Les meilleures sources dans le Thrive Diet sont: les légumineuses, les pseudo-céréales, les noix, le riz complet, la levure nutritionnelle et la mélasse.

Vitamine B3

Cette vitamine est essentielle pour que l'organisme décompose et utilise les glucides et les protéines. Comme les autres vitamines B, la vitamine B3 fait partie intégrante de la conversion des aliments en énergie. Elle a un rôle important dans le maintien de la santé du système digestif. Un système digestif en bonne santé permettra à l'organisme de bénéficier davantage des aliments, ce qui réduira la faim et la quantité de nourriture nécessaire. De plus, il extraira des oligo-éléments de la nourriture, ce qui est essentiel pour les performances.
Les meilleures sources dans le Thrive Diet sont: les betteraves, les graines de tournesol, la levure nutritionnelle.

Vitamine B5

Comme les autres vitamines B, cette vitamine aide l'organisme à convertir les aliments en énergie. Elle facilite également la production de stéroïdes – un aspect majeur du processus de régénération après les efforts. Cette vitamine se trouve dans une grande variété d'aliments sains, et ses carences sont rares.
Les meilleures sources dans le Thrive Diet sont: les graines, les pseudo-céréales et les avocats.

Vitamine B6

Comme les vitamines B, la vitamine B6 participe à la libération de l'énergie qui se trouve dans les aliments et à la formation des globules rouges. Elle aide aussi

à la production des anticorps – ce qui est essentiel pour repousser les infections et maintenir l'aptitude à récupérer rapidement après des efforts. La vitamine B6 favorise également la santé cardiovasculaire, en aidant le cœur à faire circuler plus de sang avec efficacité, comme l'exige l'organisme d'une personne active.
Les meilleures sources dans le Thrive Diet sont: les pseudo-céréales, les bananes, le riz complet, les noix, les avocats et l'avoine.

Vitamine B12

La vitamine B12 est essentielle pour un système nerveux sain, puisqu'elle aide à la coordination et à la souplesse des mouvements musculaires. Comme les autres vitamines B, cette vitamine joue un rôle dans la production des globules rouges et dans la conversion des aliments en énergie utilisable. Mais contrairement aux autres vitamines B, celle-ci ne se trouve pas en abondance dans les aliments. Il faut être très attentif pour vous assurer que vous ayez cette vitamine nécessaire, surtout si votre alimentation ne contient pas de produits animaux et ce, que votre niveau d'activité physique soit modéré ou élevé.
Les meilleures sources dans le Thrive Diet sont: la chlorella, le miso, la levure nutritionnelle.

Biotines

Les biotines travaillent de concert avec les vitamines B pour convertir les aliments en énergie utilisable.
Les meilleures sources dans le Thrive Diet sont: les noix, la levure nutritionnelle.

Vitamine C

La vitamine C est un antioxydant puissant, elle joue un rôle majeur dans la réduction de l'endommagement des tissus corporels et des muscles dû à l'activité physique; elle est essentielle aux personnes actives. Les dégâts cellulaires, dus à des facteurs environnementaux tels que la pollution, peuvent être minimisés grâce à une consommation quotidienne de vitamine C. Sa capacité à réduire le stress environnemental améliorera beaucoup l'aptitude de l'organisme à repousser les infections et lui permettra de récupérer considérablement plus vite des activités physiques. L'absorption de fer est facilitée quand il est consommé en même temps que des aliments riches en vitamine C.
Les meilleures sources dans le Thrive Diet sont: la plupart des légumes et des fruits (surtout les agrumes).

Vitamine D

La vitamine D permet à l'organisme d'absorber le calcium plus efficacement – un facteur-clé pour la formation (et la guérison) convenable des os et une bonne contraction musculaire.

Les meilleures sources dans le Thrive Diet sont : la levure nutritionnelle, l'exposition au soleil.

Vitamine E

Cette vitamine, comme la vitamine C, est un antioxydant puissant. Les gens actifs ont besoin de plus de vitamine E que les gens sédentaires, dans la mesure où, de concert avec les autres vitamines, elle réduit le stress constant dû aux exercices. Un des autres rôles de cette vitamine est de favoriser la santé cardiovasculaire, en maintenant un taux optimal de « bon » et de « mauvais » cholestérol. Cette aptitude à maintenir un taux idéal est un facteur-clé pour une production convenable d'hormones de croissance – et la pierre angulaire du rajeunissement musculaire après des efforts physiques. La vitamine E combat aussi les effets nuisibles des radicaux libres produits par l'activité physique.

Les meilleures sources dans le Thrive Diet sont : l'huile de graines de lin, l'huile de graines de chanvre, l'huile de graines de courge et surtout les huiles de graines de framboise, de graines de canneberge et de grenades ; les noix, les avocats.

Vitamine K

La vitamine K joue un rôle considérable dans la coagulation du sang. Elle fournit également au cœur les substances nutritives dont il a besoin pour un fonctionnement optimal.

Les meilleures sources dans le Thrive Diet sont : les légumes-feuilles verts, les pignons de pin.

Folate (acide folique)

Le folate est une vitamine B qui se trouve naturellement dans les aliments ; quand il se trouve sous la forme d'un complément, il est appelé acide folique. Le folate travaille de concert avec la vitamine B12 pour produire les globules rouges qui transportent l'oxygène. Il joue un rôle majeur en aidant l'organisme à faire usage des protéines alimentaires, ce qui facilite la réparation musculaire. Le cœur compte en partie sur le folate pour l'aider à entretenir une pulsation souple, rythmée, efficace – et une plus grande tolérance à l'activité physique.

Les meilleures sources dans le Thrive Diet sont : les légumes-feuilles verts, les légumineuses, les pseudo-céréales, le jus d'orange, la levure nutritionnelle.

Calcium

Pour la plupart des gens, la solidité et la réparation des os sont principalement dues au calcium. Pour les gens actifs, cependant, ce minéral a un autre rôle important : celui de la contraction des muscles et de l'entretien d'une bonne pulsation cardiaque. Plus de 95 % du calcium est conservé dans le squelette, et une carence en calcium pourrait bien révéler plus tard une ostéoporose. Une carence se fera sentir par une pulsation cardiaque irrégulière sera responsable de crampes. Dans la mesure où le calcium qui se trouve dans le système sanguin se perd par la transpiration et la contraction des muscles, il est recommandé aux gens actifs d'avoir une alimentation riche en calcium.

L'organisme orchestre la combinaison efficace du calcium et de la vitamine D pour maximiser l'utilisation du calcium.

Les meilleures sources dans le Thrive Diet sont : les légumes-feuilles verts, les graines de sésame non décortiquées, la crème de sésame.

Chrome

Le chrome travaille avec les autres vitamines et minéraux pour convertir les glucides en énergie utilisable.

Les meilleures sources dans le Thrive Diet sont : les pseudo-céréales, les noix, la levure nutritionnelle, le poivre noir, le thym.

Cuivre

Comme la vitamine C, le cuivre aide à l'absorption du fer. Avec ce dernier, le cuivre joue un rôle dans le transport de l'oxygène dans l'organisme – ce qui est impératif pour des performances optimales. Faisant partie du mécanisme de défense de l'organisme, le cuivre travaille avec les antioxydants pour réduire les effets provoqués par les dégâts environnementaux et physiques, en fournissant à l'organisme la base nécessaire pour se régénérer et se renforcer.

Les meilleures sources dans le Thrive Diet sont : les légumineuses, les pseudo-céréales, les raisins secs, les noix.

Iode

L'iode est important pour la production d'hormones thyroïdiennes. Ces dernières aident les cellules dans la fabrication de protéines et le métabolisme des matières grasses – ce qui est essentiel pour maintenir l'énergie. Beaucoup d'iode se perd par la transpiration, c'est pourquoi il est plus nécessaire aux gens actifs qu'aux gens moins actifs.

Les meilleures sources dans le Thrive Diet sont : les légumes de mer (spécialement la dulse).

Fer

Le rôle principal du fer est de fabriquer des hémoglobines pour favoriser la bonne santé des globules rouges. Un taux de fer adéquat est un paramètre important pour des personnes actives ; il assure l'aptitude qu'a notre organisme à délivrer un sang riche en oxygène pour les moments d'activité intense, ce qui maximalise son efficacité. Également utilisé pour construire les protéines sanguines nécessaires au métabolisme alimentaire, à la digestion et à la circulation, le fer est essentiel pour un bon fonctionnement de l'organisme.
Les meilleures sources dans le Thrive Diet sont : les épinards, les légumineuses (surtout les pois cassés), les graines de courge.

Magnésium

Crucial pour le bon fonctionnement des muscles, le magnésium contribue à un bon rythme cardiaque en aidant le cœur à se relaxer entre les pulsations, ce qui a pour conséquence de relaxer tous les autres muscles. Le magnésium aide également à la consolidation des os.
Les meilleures sources dans le Thrive Diet sont : les légumes-feuilles verts, les haricots verts, les légumineuses, les pseudo-céréales, les bananes, les noix, les avocats.

Manganèse

En tant qu'activateur des enzymes antioxydantes, le manganèse contribue à accélérer le processus de récupération, ce qui est essentiel pour les personnes actives. Il est un cofacteur dans la production d'énergie et il métabolise les protéines et les matières grasses.
Les meilleures sources dans le Thrive Diet sont : les légumes-feuilles verts, les légumineuses, les pseudo-céréales, les noix, le riz complet.

Molybdène

Le molybdène est un oligo-élément dont le rôle principal est de mobiliser et de transférer les réserves de fer du foie au système sanguin – ce qui est particulièrement important pour les gens actifs. En favorisant le processus de détoxification, le molybdène permet à l'organisme de se débarrasser lui-même des matières toxiques potentielles, ce qui minimise le stress.
Les meilleures sources dans le Thrive Diet sont : les légumineuses, les pseudo-céréales, les noix.

Phosphore

Crucial pour l'entretien du système métabolique de l'organisme, le phosphore permet d'utiliser les aliments comme combustible. Il travaille avec le calcium dans la production, la réparation et l'entretien des os.

Les meilleures sources dans le Thrive Diet sont: les pseudo-céréales, la plupart des fruits exotiques.

Potassium

Le potassium, en tant qu'électrolyte, aide l'organisme à réguler l'équilibre des fluides et par conséquent favorise l'hydratation. Être convenablement hydraté est essentiel pour que nos mouvements soient efficaces. Par ailleurs, cela entretient un écoulement léger et une bonne viscosité du sang et par là même augmente la quantité de sang que le cœur pourra pomper – ce qui améliore les performances. Des contractions musculaires souples et efficaces dépendent du potassium. La transmission des pulsions nerveuses et la conservation des cellules dépendent aussi, dans une certaine mesure, du potassium. Par conséquent, une motricité souple, une bonne pulsation cardiaque et une contraction musculaire efficace demandent une consommation adéquate de potassium. Comme les autres électrolytes, le potassium se perd par la transpiration – les gens actifs en ont donc besoin en plus grande quantité.
Les meilleures sources dans le Thrive Diet sont: les légumes-feuilles verts, la plupart des fruits (surtout les bananes et les kiwis).

Sélénium

Avec la vitamine E, le sélénium préserve l'élasticité des tissus musculaires, ce qui favorise des mouvements aisés et souples. Le sélénium est un oligo-élément qui, combiné avec les autres antioxydants, protège les globules rouges des dégâts causés par les efforts physiques. Il renforce également le système immunitaire. Comme les autres antioxydants, il protège du stress environnemental qui affecte régulièrement la plupart des gens.
Les meilleures sources dans le Thrive Diet sont: les noix du Brésil, les noix, le riz complet, la levure nutritionnelle.

Zinc

Le rôle majeur du zinc est de permettre à l'organisme d'utiliser les protéines alimentaires comme composantes pour la régénération musculaire. Par ailleurs, il joue un rôle majeur dans la préservation d'une bonne fonction immunitaire.
Les meilleures sources dans le Thrive Diet sont: les pseudo-céréales, les graines de courge, la levure nutritionnelle.

Glucides, matières grasses et protéines

Glucides

Les glucides sont abondants et présents en partie dans la plupart des aliments. Une alimentation normale fournira à l'organisme des personnes inactives tous les glucides dont elles auront besoin. Cependant, pour les personnes actives, plus de glucides sont essentiels afin d'entretenir leur taux d'énergie et réapprovisionner leurs muscles après des efforts physiques. Les glucides aident également à la digestion et à l'utilisation de tous les autres aliments. Ils sont faits de trois composants : le sucre, l'amidon et les fibres. Lorsque les céréales sont raffinées, leurs fibres sont supprimées – ce qui augmente le pourcentage d'amidon et de sucre. Ce sont les « mauvais » glucides. Malheureusement, ces glucides raffinés sont ceux que l'on trouve le plus dans l'alimentation habituelle d'un occidental. Toutefois, les céréales complètes riches en fibres, les fruits en particulier, sont les « bons » glucides nécessaires à l'organisme pour qu'il puisse être en bonne santé et fonctionner de manière optimale. Et, comme vous le savez, une santé optimale a pour résultat un corps mince. De plus, les glucides raffinés et traités provoquent des inflammations, lesquelles sont les signes visibles d'un vieillissement prématuré. A l'opposé, les glucides provenant des fruits crus aident à réduire les inflammations et contribuent à une récupération plus rapide après l'exercice et à ralentir le vieillissement biologique.

Les premiers symptômes apparaissant chez les personnes ayant mangé peu de bons glucides pendant une longue période, sont une léthargie mentale et un accroissement de la fatigue générale. Si une alimentation pauvre en glucides est perpétuée pendant une longue période, cela peut mener à un endommagement des organes internes et, paradoxalement, à une réduction de la minceur des muscles ainsi qu'à une accumulation des tissus adipeux. Les glucides complexes provenant des céréales complètes sont une excellente source de combustible pour les muscles et le cerveau.

Les meilleures sources dans le Thrive Diet sont : les légumes, les pseudo-céréales, les fruits.

Matières grasses

Quand le corps prend part à une activité de faible intensité, les matières grasses sont sa source première d'énergie. (Les glucides prennent la suite quand l'intensité augmente). Les matières grasses assurent la libération et l'utilisation des vitamines liposolubles A, D, E et K par l'organisme. Elles jouent un rôle majeur dans la santé globale ; les matières grasses alimentaires aident à les activer et à les transporter. *Les meilleures sources dans le Thrive Diet sont* : le lin, le chanvre et la courge sous la forme de graines et d'huiles, les avocats.

Les acides gras essentiels oméga-3 et oméga-6 sont les deux acides gras essentiels (AGE) ; *essentiels* voulant dire que l'organisme ne peut pas les produire – ils doivent être consommés par le biais d'aliments riches en AGE. Les AGE sont un type de matières grasses connu comme étant des acides gras polyinsaturés à longue chaîne.

Ce sont des composants alimentaires importants pour la santé globale. En favorisant le bon fonctionnement des systèmes cardiovasculaire, immunitaire et nerveux, les AGE jouent également un rôle important dans la bonne santé des cellules. Réparer et régénérer les membranes cellulaires est vital pour garder un organisme biologiquement jeune et lui permettre de conserver sa mobilité et sa vitalité. En contribuant à entretenir l'aptitude de nos cellules à bénéficier de la nutrition et à éliminer les déchets, les AGE maintiennent en mouvement le processus de régénération cellulaire. En somme, la capacité de notre organisme à repousser les infections et à réduire les inflammations est dépendante en partie d'un taux adéquat d'AGE dans notre alimentation. D'ailleurs, un développement sain et efficace du cerveau chez les enfants est relié à une alimentation riche en AGE.

Un bon équilibre des AGE oméga-3 et oméga-6 est vital pour la santé de la peau. Une peau sèche est généralement hydratée localement, ce qui est passé à côté de la véritable cause du problème. Une alimentation contenant les AGE adéquats préservera une peau souple (aussi bien du point de vue de notre ressenti qu'en apparence). *Les meilleures sources dans le Thrive Diet sont* : pour les oméga-3 : les graines de lin, l'huile de lin, tous les produits à base de chanvre (protéines, farine, graines, huile), les noix ; pour les oméga-6 : les produits à base de chanvre (protéines, farine, graines, huile), les graines, la plupart des noix, les huiles de légumes (incluant l'huile d'olive extra-vierge), les avocats.

Protéines

Les protéines aident à la formation des hormones, des enzymes et des anticorps. Des hormones bien constituées sont essentielles pour de nombreuses fonctions de notre organisme – la réparation et la préservation des muscles pendant des efforts musculaires n'étant que deux éléments parmi d'autres. Une des tâches des enzymes est d'extraire les substances nutritives des aliments de manière à ce que l'organisme soit capable d'en faire usage. Protéger le corps des bactéries et des infections virales (comme un banal rhume) dépendent des anticorps, lesquels

sont élaborés une fois que les protéines alimentaires ont été consommées. Les protéines sont surtout prisées pour leur capacité à fournir aux muscles, lors du processus de dégradation, les composantes nécessaires pour qu'ils se renforcent toujours davantage. Combinées avec les glucides, les protéines sont capables de donner aux muscles fatigués plus d'énergie que les glucides.
Les meilleures sources dans le Thrive Diet sont: les légumes-feuilles verts, les légumineuses, les pseudo-céréales, les graines (surtout le chanvre).

Glossaire

Acides gras

La différence entre les acides gras et les acides gras essentiels est que l'organisme est capable de produire les premiers, tandis que les acides gras essentiels doivent provenir de la nourriture. (Voir *Acides gras essentiels* en annexe, p. 312).

Acides gras essentiels

Voir p. 312.

Âge biologique

L'âge biologique fait référence au temps que met l'organisme à se régénérer au niveau cellulaire. Il peut être réduit en accélérant le processus de régénération. Le stress complémentaire, celui, par exemple, dû aux exercices et à des aliments de grande qualité, réduit l'âge biologique, tandis que le stress non complémentaire et les aliments raffinés le font augmenter.

Aliments complets

Ces aliments dont aucune partie n'a été supprimée pendant leur traitement, sont connus en tant qu'aliments complets. Le terme « aliment complet » est également utilisé pour faire référence aux aliments qui sont tout simplement dans leur état naturel, comme les fruits et les légumes frais et crus.

Aliments de source première

Les cultures qui poussent pour être consommées directement sont des aliments de source première. Les animaux qui sont élevés pour être consommés ou pour leurs produits, comme le lait ou les œufs, sont des aliments de source secondaire. Eux-mêmes consomment des aliments de source première et ils sont ensuite consommés par les humains. Une étape supplémentaire est donc ajoutée quand

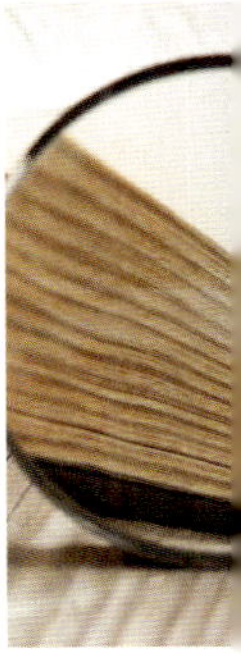

des aliments de source secondaire plutôt que de source première sont consommés, ce qui a pour résultat une consommation et une perte accrues d'énergie.

Aliments vides

Souvent remplacé par celui de « calorie vide », ce terme désigne habituellement les aliments qui ont été fortement traités ou raffinés. N'ayant que peu, voire aucune valeur nutritionnelle, de tels aliments conservent toujours leurs calories, généralement l'amidon et le sucre, ce qui peut mener à une prise de poids rapide et à un sentiment d'insatisfaction constant.

Anciennes graines

Les anciennes graines sont celles qui, au cours des siècles, n'ont pas été altérées soit par les premières techniques de croisement, soit par les modifications génétiques modernes. L'épeautre, l'orge, le teff et le millet en font partie.

Antioxydants

« Antioxydants » est le nom donné à plusieurs composantes naturelles, telles que les vitamines C et E et le sélénium. Les caroténoïdes, la composante responsable des différentes couleurs des légumes, agissent comme antioxydants. Ces derniers sont surtout loués pour leur capacité à protéger les cellules. En aidant l'organisme à se débarrasser des radicaux libres, les antioxydants, suppose-t-on, entretiennent la santé et la régénération cellulaires. Si les dégâts cellulaires dus à plusieurs types de stress ne sont pas combattus par les antioxydants, ils pourraient progresser rapidement et peut-être même mener à un cancer et à d'autres maladies.

Les meilleures sources dans le Thrive Diet sont : les légumes colorés, les baies, les huiles pressées à froid.

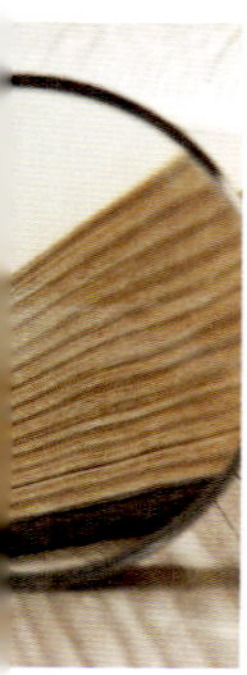

Dette biologique

La dette biologique fait référence à l'état de fatigue éprouvé par l'organisme après que l'énergie provenant de la stimulation ait été dissipée. Cela provient souvent des sucres raffinés ou du café, consommés pour obtenir de l'énergie à court terme.

Electrolytes

Les électrolytes sont des sels ayant pour propriétés la conduction d'électricité. A travers les tissus, les fluides et le sang de notre organisme, les électrolytes conduisent des éléments qui sont essentiels pour la contraction des muscles, la pulsation cardiaque, la régulation des fluides et la fonction nerveuse en général. Le chlore, le calcium, le magnésium, le sodium et le potassium sont les principaux minéraux des électrolytes. Si une alimentation ne contient pas suffisamment ces

minéraux, cela peut provoquer des crampes et des palpitations du cœur. Il en est de même lorsqu'une personne boit trop de liquide dépourvu d'électrolytes, car cela peut éliminer ceux déjà présents dans notre organisme.
Les gens qui perdent leurs électrolytes par des moyens autres que l'exercice devraient se réapprovisionner autrement qu'avec des boissons pour sportifs, dans la mesure où ces dernières apportent également du sucre indésirable. Diarrhée, vomissements et autres pertes de fluides requerront un réapprovisionnement en électrolytes. Manger de la dulse peut être une bonne solution.
Les meilleures sources dans le Thrive Diet sont: les algues (spécialement la dulse), les agrumes, les boissons pour sportifs (les recettes commencent p. 126).

Fructose

Aussi connu comme étant le sucre des fruits, le fructose est naturel dans la plupart des fruits. Dans la mesure où il est très sucré, il est souvent extrait des fruits pour sucrer les autres aliments.

Gain net

Gain net est le terme que j'utilise pour me référer à la nourriture utilisable par l'organisme une fois qu'il a digéré et assimilé les aliments. Plus l'organisme travaille pour digérer, plus il perd de l'énergie, principalement par la chaleur, ce qui le laisse parfois avec un déficit net.

Glucides simples

Aussi connus en tant que sucres simples, les glucides simples sont présents dans la plupart des fruits. Ce sont ceux que l'organisme utilise avec le plus de facilité, c'est pourquoi il les choisit en priorité comme combustible; ils sont nécessaires à la fois à l'activité mentale et physique. Sans nourriture contenant des glucides simples, l'organisme aura à convertir des glucides complexes, ce qui demande un travail supplémentaire – ce n'est donc pas une bonne manière d'utiliser l'énergie.
Le glucose et le fructose, les principaux composants des glucides simples, sont les meilleurs combustibles qui soient puisqu'ils se trouvent déjà sous une forme que l'organisme peut utiliser. De plus, les enzymes digestifs sont capables de les décomposer plus efficacement que les glucides complexes.
Les meilleures sources dans le Thrive Diet sont: toutes sortes de fruits.

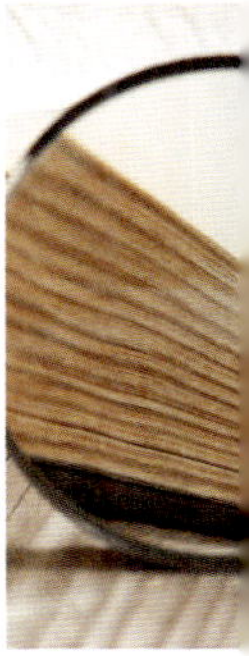

Glucose

Le glucose est une forme de glucides simples et c'est le sucre principal que l'on trouve dans le sang.
Les meilleures sources dans le Thrive Diet sont: les dattes.

Lignanes

Les lignanes sont des composants dérivés des plantes qui, combinés avec d'autres composants, fabriquent la membrane cellulaire de la plante. Les lignanes sont considérés comme l'un des meilleurs composants pouvant nous protéger du cancer et réduire le taux de cholestérol. Si vous consommez des aliments riches en lignanes, les bactéries bénéfiques les convertiront en lignanes mammifères, ce qui délivrera leurs attributs thérapeutiques dans l'organisme.
Les meilleures sources dans le Thrive Diet sont: les graines de lin, de courge et de sésame.

Maladie cœliaque

La maladie cœliaque est l'intolérance aux aliments contenant du gluten, comme le blé. Une personne atteinte de la maladie cœliaque qui consomme du gluten risque d'endommager son intestin grêle.

Matières grasses trans

Aussi connues en tant qu'acides gras trans, c'est une forme de matières grasses produite par les huiles chauffées à haute température, ce qui altère leurs composants chimiques et fait que ces matières grasses sont difficiles à traiter par l'organisme. Elles empêchent également l'organisme de brûler efficacement les bonnes matières grasses comme combustible.

Nutrition one-step

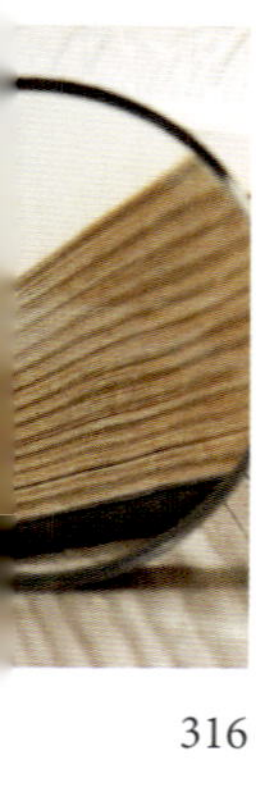

Nutrition one-step est le nom que je donne aux aliments qui contiennent une forme de substances nutritives qui peut être directement utilisée par l'organisme, sans qu'il ait tout d'abord à la décomposer. Par exemple, les glucides simples que l'on trouve dans les fruits peuvent être directement utilisés par l'organisme en tant qu'énergie, et ce avec un taux d'efficacité élevé. Les acides aminés et les acides gras essentiels sont d'autres exemples de cette nutrition one-step. À chaque fois que des substances nutritives sont décomposées par l'organisme pour qu'il puisse en faire usage, de l'énergie est perdue.

Oligo-éléments

Également connus comme microminéraux, les oligo-éléments ont plusieurs fonctions importantes dans l'organisme favorables à une santé optimale. Comme leur nom le laisse entendre, ces minéraux ne sont nécessaires qu'en petite quantité; une alimentation riche en aliments variés garantira leur présence.
Les meilleures sources dans le Thrive Diet sont: la plupart des aliments, mais surtout les algues, la yerba maté, la maca et le thé vert.

Phytonutriments

Aussi connus comme composants phytochimiques, les phytonutriments sont un composant de la plante qui, en stimulant le système immunitaire, offre des bénéfices pour la santé indépendants de leur valeur nutritionnelle. Classé parmi les micronutriments, les phytonutriments ne sont pas essentiels, mais ils peuvent améliorer la vitalité et, de ce fait, la qualité de vie.

Probiotiques

Probiotique est un mot grec signifiant « en faveur de la vie ». Connus en tant que « bonnes » bactéries, les probiotiques sont bénéfiques à la flore intestinale. Entretenir une bonne flore intestinale aide l'organisme à digérer, à traiter et à utiliser les glucides complexes et les protéines. La consommation régulière de probiotiques accroît la biodisponibilité des minéraux, spécialement le calcium.

Radicaux libres

Parce qu'ils endommagent les composantes qui altèrent nos membranes cellulaires et peuvent nuire à notre ADN, les radicaux libres sont indésirables. Les radicaux libres sont produits naturellement par le corps – régulièrement et en petite quantité. Cependant, cette production augmente en même temps que le stress. Si on laisse le stress persister pendant une longue période, les dégâts provoqués par les radicaux libres pourraient être considérables ; ils ont été mis en rapport avec le cancer et d'autres maladies sérieuses. Il a également été démontré qu'ils provoquent des signes prématurés de vieillesse quand ils sont conservés dans l'organisme. Une réduction du stress par le biais d'une meilleure alimentation est une des manières de combattre la production des radicaux libres. Les antioxydants aident spécialement l'organisme à se débarrasser des radicaux libres, excrétés dans l'urine et la transpiration.

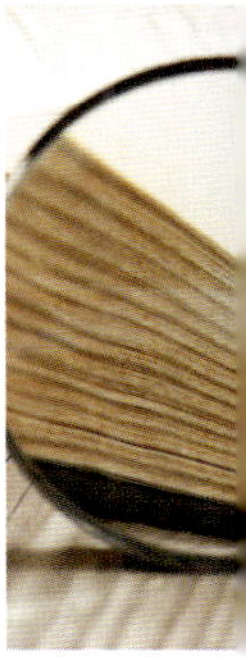

Rééquilibration

C'est un réajustement d'un ou plusieurs des cinq sens de notre organisme. La rééquilibration est requise quand on essaie de réduire la quantité de stimuli nécessaires pour obtenir de l'énergie. Elle sert à modifier la « perception » que l'organisme a des aliments. Quand une nourriture stimulante est éliminée de l'alimentation, l'organisme est capable d'obtenir de l'énergie d'aliments complets et naturels et, par conséquent, il n'a plus besoin de ces aliments stimulants qui sont mauvais pour la santé.

Stérols

Les stérols sont des composants semblables aux stéroïdes que l'on trouve aussi bien dans les plantes que dans les animaux. Les stérols des plantes peuvent faire baisser le taux de cholestérol et ils ont été reconnus comme étant bénéfiques pour la santé du cœur et pour combattre les maladies cardio-vasculaires. Toutes les sources majeures des stérols de plantes sont abondantes dans le *Thrive Diet*. *Les meilleures sources dans le Thrive Diet sont :* les légumes, les légumineuses, les fruits, les noix, les graines, et les huiles de graines, spécialement celles de chanvre, de lin et de courge.

Substances nutritives riches

Les aliments riches en substances nutritives sont ceux qui ne sont pas raffinés et qui, de ce fait, sont pleins d'apports nutritifs. Certains aliments sont naturellement plus riches en substances nutritives que d'autres ; ce sont ceux qui ont un taux élevé d'antioxydants ainsi qu'une abondance de vitamines et de minéraux.

Adresses utiles

La majeure partie des produits mentionnés dans le livre comme le chia, la chlorella ou la maca sont disponibles dans les magasins de produits naturels.
Vous pouvez également vous les procurer dans notre boutique en ligne www.unimedica.fr sous l'onglet « Produits naturels ». Vous y trouverez un grand choix de produits naturels mais aussi des articles plus rares comme le sacha inchi. L'électroménager nécessaires à l'élaboration des recettes et les produits de la gamme Vega de Brendan Brazier sont également disponibles.
Brendan Brazier a développé sa propre ligne de superfoods « Vegan in topform ». ainsi que les protéines bios véganes « Vegan in topform » sont disponibles sur le site www.unimedica.fr

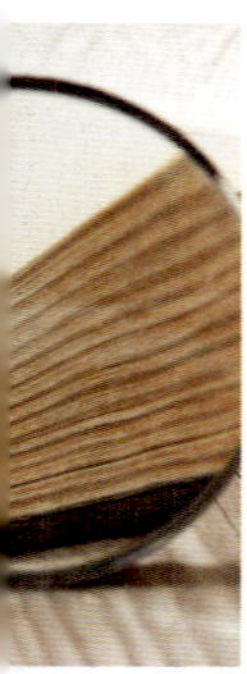

Vega

Depuis 10 ans, la gamme Vega et ses nombeux produits nourrissants n'a cessé de croître. En 2004, à partir d'une recette issue de ma jeunesse et qui a été optimisée, Vega One est devenue la boisson idéale pour la phase de régénération entre les séances d'entraînement. La ligne actuelle comprend en plus des barres énergétiques, la série Vega-Sport spécialement conçue pour les sportives et sportifs qui cherchent à améliorer leurs performances. Tous les produits Vega sont totalement végétaux, ne contiennent pas d'allergènes (blé, levures, gluten, maïs, soja, et lait de vache) et sont cultivés naturellement. Dans notre laboratoire « Thrive Energie » seuls les produits Vega sont utilisés.
www.myvega.com ; www.vegasport.com ; www.unimedica.fr

Bibliographie

ADLERCREUTZ, H. Western diet and Western diseases: Some hormonal and biochemical mechanisms and associations. In: Scand J Clin Lab Invest 1990, 201 (Suppl):3S–23S.

ALFINO, MARK, JOHN S. CAPUTO, ROBIN WYNYARD, Hrsg. McDonaldization Revisited: Critical Essay on Consumer Culture. Westport, CT: Praeger, 1998.

BRAVO, L. Polyphenols: Chemistry, dietary sources, metabolism, and nutritional significance. In: Nutr Rev 1998, 56(2):317–33.

BURKE, E.R. Optimal Muscle Recovery. New York: Avery Publishing Group, 1999.

CAMPBELL, C.J. Ölwechsel: Das Ende des Erdölzeitalters und die Weichenstellung für die Zukunft, Deutscher Taschenbuch Verlag, 2007.

CAO, G., et al. Antioxidant capacity of tea and common vegetables. J Agric Food Chem 1996, 44:3426–31.

—. Increases in human plasma antioxidant capacity after consumption of controlled diets high in fruit and vegetables. Am J Clin Nutr 1998, 68:1081–87.

COLGAN, M. Essential Fats. Vancouver: Apple Publishing, 1998.

—. Hormonal Health. Vancouver: Apple Publishing, 1995.

—. Optimum Sports Nutrition. New York: Advanced Research Press, 1993.

—. Protein for Muscle and Strength. Vancouver: Apple Publishing, 1998.

—. The New Nutrition. Ernährung und Fitness im neuen Jahrtausend. Ihr persönlicher Leitfaden zu optimaler Gesundheit. Ralf Reglin Verlag Köln 2002.

CONRAD, C. Heilpflanze Haschisch. Geschichte und Heilwirkung von Cannabis sativa. Knaur, 1998.

Consumers Union Education Services. Captive Kids: A Report on Commercial Pressures on Kids at School. Yonkers, NY: Consumers Union, 1998.

CORDAIN, L. The Paleo Diet: Lose Weight and Get Healthy by Eating the Food You Were Designed to Eat. New York: John Wiley and Son, 2001.

COULSTRON, A.M. The role of dietary fats in plant-based diets. Am J Clin Nutr 1999, 70 (Suppl):512S–15S.

COYNE, L.L. Fat Won't Make You Fat. Calgary, AB: Fish Creek Publishing, 1998.

DE KLOET, E.R. Corticosteroids, stress, and aging. Annals of New York Academy of Sciences 1992, 663:358.

ERASMUS, U. Fats and Oils. Vancouver: Alive Books, 1986.

FABRIS, N., et al., Hrsg. Physiopathological Processes of Aging. New York: Academy of Sciences, 1992.

FERRANDIZ, M. L., et al. Anti-inflammatory activity and inhibition of arachidonic acid metabolism by flavonoids. In: Agents Actions 1991, 32:283–88.

GABOR, MATE. Quand le corps dit non : Le stress qui démolit, Les Éditions de l'Homme 2004

GIESE, A.C. Living with Our Sun's Ultraviolet Rays. Plenum Press, 1976.

GRACI, S. The Power of Super Foods: 30 Days That Will Change Your Life. Toronto:Prentice Hall Canada, 1997.

GREEN, M.B. Eating Oil: Energy Use in Food Production. Boulder, CO: Westview Press, 1978.

HALL, J.V. Valuing the health benefits of clean air. Science 1992, 255:812–16.

HART, A. Adrenaline and Stress: The Exciting New Breakthrough That Helps You Overcome Stress Damage. Rev. ed. Waco, TX:Word Publishing, 1995.

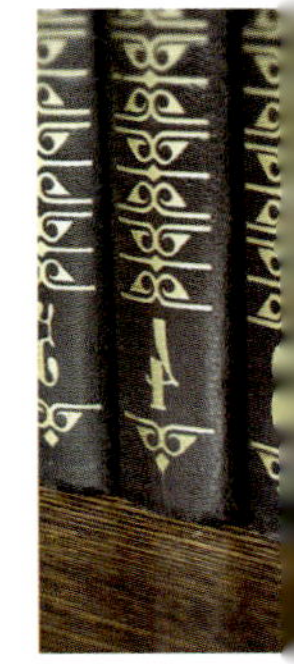

HAYFLICK, L. Auf ewig jung? Ist unsere biologische Uhr beeinflusbar? VGS Verlagsgesellschaft, 1996.
HOLICK, M.F. Vitamin D: The underappreciated D-lightful hormone that is important for skeletal and cellular health. Curr Opin Endocrinal Diabetes 2002, 9:87–98.
HOWELL E., M. MURRAY. Enzyme Nutrition. Twin Lakes, WI: Lotus Press, 1986.
HUNTER, Beatrice T. The Natural Foods Primer. New York: Simon and Schuster, 1972.
JOSEPH, J.A., et al. Oxidative stress production and vulnerability in aging: Putative nutritional implications for intervention. Mech Ageing Dev 2000, 116(2–3): 141–53.
KIKUZAKI, H., Y. KAWASAKI und N. NAKATANI. Structure of antioxidative compounds in ginger. ACS Symposium Series 1994, 547:237–43.
KING, B.J. Fat Wars Action Planner. Toronto: John Wiley and Sons, 2003.
KING, B. J., SCHMIDT. M.A. Bio-Age: Ten Steps to a Younger You. Toronto: Macmillan Canada, 2001.
KRAEMER, W. J. et al. Effects of heavy-resistance training on hormonal response patterns in younger and older men. J Appl Physiol 1999, 87(3):982–92.
KREBS-SMITH, S.M. et al. The effects of variety in food choices on dietary quality. J Am Diet Assoc 1987, 87(7):896–903.
KUSHI, M., A. KUSHI. Macrobiotic Diet. New York: Japan Publication, 1985.
KUSNECOV, A., B. S. RABIN. Stressor-induced alterations of immune function: Mechanisms and issues. Int Arch Allergy Immunol 1994, 105(2):108.
LEY, B.M. Maca: Adaptogen and Hormonal Regulator. Detroit Lakes, MN: BL Publications, 2003.
—. Chlorella: The Ultimate Green Food. Detroit Lakes, MN: BL Publications, 2003.
LARDINOIS, C.K. The role of omega-3 fatty acids on insulin secretion and insulin sensitivity. Med Hypotheses 1997, 24(3): 243–48.
LEIBOWITZ, S., et al. Insulin plays role in controlling fat craving. New York: News from the Rockefeller University, 1995.334
LEVENSTEIN, HARVEY. Paradox of Plenty: A Social History of Eating in Modern America. New York: Oxford University Press, 1993.
LEVINE, S., H. URSIN. What Is Stress? In Psychobiology of Stress, ed. S. Levine and H. Ursin, 17. New York: Academic Press.
LOCHE, S.E. Stress, adaptation, and immunity: Studies in humans. General Hospital Psychiatry 1982, 4:49–58.
MCCORMICK, D.B., D. BIER und R.J. COUSINS, Hrsg. Annual Review of Nutrition, vol. 22. Palo Alto, CA: Annual Reviews, 2002.
MCNEAL, JAMES U. Kids as Customers: A Handbook of Marketing to Children. New York: Lexington Books, 1992.
MESSINA, M. Legumes and soybeans: Overview of their nutritional profiles and health effects. Am J Clin Nutr 1999, 70(3) (Suppl):439S–50S.
NATTRASS, BRIAN und MARY ALTOMARE. The Natural Step for Business: Wealth, Ecology and the Environmental Corporation. Gabriola Island, BC: New-Society, 2001.
NICK, G.L. Detoxification properties of low-dose phytochemical complexes found within select vegetables. JANA 2002, 5(4):34–44.
NUERNBERGER, P. Freedom from Stress. Honesdale, PA: Himalayan International Institute, 1981.
PERRICONE, N. Le Programme anti-rides, Mon programme 100 % naturel pour arrêter le temps Editions M. Lafond 2007

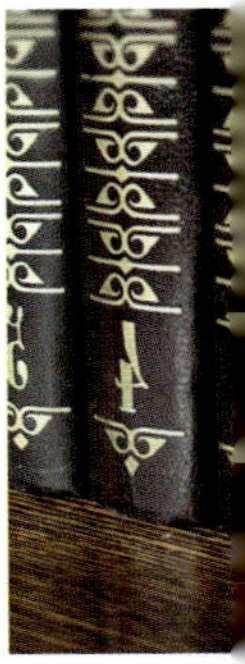

PERT C. Molecules of Emotions: Why You Feel the Way You Feel. New York: Touchstone, 1999, 22–23.

PIERI C. et al. Melatonin as an effective antioxidant. Arch Gerontol Geriatr 1995, 20:159–65.

POLLAN, MICHAEL. The Omnivore's Dilemna: The secret behind what you eat; Young Readers Edition 2010

PRASAD, C. Food, mood and health: A neurobiologic outlook. Braz J Med Biol Res 1998, 31(12):1517–27.

QUILLIN, P. Beating Cancer with Nutrition. Tulsa, OK: Nutrition Times Press,1994.

RANKIN, J.W. Role of protein in exercise. Clin Sports Med 1999, 18(3):499–511.

REITER, R.J. Oxygen radical detoxification processes during aging: The functional importance of melatonin. Aging Clin Exp Res 1995, 7:340–51.

RICHARDSON J.H., T. PALMENTON und H. CHENAN. The effect of calcium on muscle fatigue. J Sports Med 1980, 20:149.

ROBINSON, R. The Hemp Manifesto: 101 Ways That Hemp Can Save Our World.
Rochester, VT: Inner Traditions International, 1997.

SACKS, Oliver. L'homme qui prenait sa femme pour un chapeau; Essais, Poche, Points 2014

SCHMIDT, M. A. Smart Fats. Berkeley, CA: North Atlantic Books, 1997.

SEARS, B. The Anti-Aging Zone. New York: HarperCollins, 1999.

SEEMAN, T. E., B. S. MCEWEN. Impact of social environmental characteristics on neuroendocrine regulation. Psychosomatic Medicine 1996, 58:462.

SIMOPOULOS, A.P. Essential fatty acids in health and chronic disease. Am J Clin-Nutr 1990, 70 (Suppl):560S–69S.

SOMER, E., N. L. SNYDERMAN. Food and Mood: The Complete Guide to Eating Well and Feeling Your Best. New York: Owl Books, 1999.

STANITSKI, C. Air pollution affects exercise performance. Clin Sports Med 1986, 4:725–26.

STOLL, A.L. The Omega 3 Connection. New York: Simon and Schuster, 2001.

TEITELBAUM, J. E., WALKER, W.A. Nutritional impact of pre- and probiotics asprotective gastrointestinal organisms. Annu Rev Nutr 2002, 22:107–38.

VAN CAUTER, E., G. COPINSCHI. Interrelationships between growth hormone and sleep. Growth Horm IGH Res 10 (Suppl B) 2000:57S–62S.

VANDLER, A.J. Nutritional Stress and Toxic Chemicals. Ann Arbor: University of Michigan Press, 1981.

VIRU, A. Hormones in Muscular Activity. Boca Raton, FL: CRC Press, 1985.

WILSON, J.L. L'adrénaline: Trop c'est trop! Le syndrome du stress du 21e siècle, Les Éditions le mieux-être 2007

WOOD, R. The New Whole Foods Encyclopedia: A Comprehensive Resource for Healthy Eating. New York: Penguin, 1999.

WRIGHT, S. Essential fatty acids and the skin. Br J Derm 1991, 125:503–15.

WURTMAN, J. J., S. Suffers. The Serotonin Solution. New York: BallantineBooks, 1997.

YOUDIM, K. A., A. Martin und J. A. JOSEPH. Essential fatty acids and the brain: Possible health implications. Int J Dev Neurosci 2000, 18:383–99.

YOUNG. V. R., P.L. PELLETT. Plant proteins in relation to human protein andamino acid nutrition. Am J Clin Nutr 1994, 59 (5 Suppl):1203S–12S.

Mentions légales

Brendan Brazier
Vegan power
Optimisez votre santé et vos performances sportives grâce au guide de nutrition végane.
Le Thrive Diet sans gluten, sans soja du célèbre triathlète canadien.

Titre original : *Thrive: The Vegan Nutrition Guide to Optimal Performance in Sports and Life*
1. édition anglaise 2007 © Brendan Brazier c/o SEVENTH AVENUE LITERARY AGENCY, South Surrey (BC), Canada
Traduction de l'anglais au français : Walerian Levert
Design : Karin Jerg, Staufen
Illustration de couverture : Photo principale – Melissa Schwartz © Brendan Brazier, vignettes au bas de la couverture, de gauche à droite – Donovan Jenkins © Brendan Brazier, © Jörg Wilhelm, wilhelm-media, Dan Barham © Brendan Brazier

ISBN 978-3-944125-59-6
1. édition francophone © 2016, Narayana Verlag GmbH

Unimedica aux Éditions Narayana, Blumenplatz 2, 79400 Kandern, Allemagne
Tel. : +49 7626 9749 700 ou ligne Skype : +33 9 70 44 64 88
info@unimedica.fr www.unimedica.fr

Note aux lecteurs : Les recommandations contenues dans cet ouvrage ont été rédigées et contrôlées par l'auteur et par l'éditeur au mieux de leurs connaissances. Elles ne peuvent en aucun cas tenir lieu de garantie. L'auteur et l'éditeur ne sauraient être tenus responsables de tout dommage ou préjudice résultant des indications données dans ce livre.

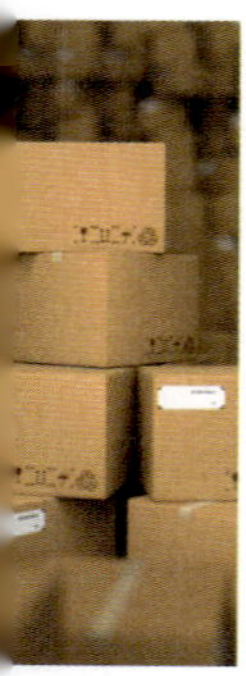

Crédits photo

p. IV ©Brendan Brazier ; p. V (à gauche) ©Brendan Brazier ; p. V (à droite) ©Joerg Wilhelm, Wilhelm Media ; p. VI ©Brendan Brazier ; p. VII ©AGorohov, shutterstock.com ; p. VII ©Brendan Brazier

Préface
p. VIII ©Gettyimages174364315 (RM) Hugh Jackman Visit « Late Night With Jimmy Fallon » ; pp. IX à XVIII ©Brendan Brazier

Introduction
pp. XI à XVII ©Brendan Brazier

Chapitre 1
pp. XVIII à 23 ©Brendan Brazier

Chapitre 2
pp. 24 à 27, 37 à 39, 53 à 55, 65 à 79, 85 à 87 ©Brendan Brazier ; pp. 28 à 36 ©Pefkos, shutterstock.com ; p. 25 (à droite) ©Bauer Alexander, shutterstock.com ; pp. 40 à 48 ©Sabine Kappel, shutterstock.com ; pp. 49 à 52 ©Dream79, shutterstock.com ; pp. 56 à 58 ©Lisovskaya Natalia, shutterstock.com ; pp. 59 à 64 ©Repina Valeriya, shutterstock.com ; pp. 80 à 82 ©smuay – Fotolia.com ; pp. 83 à 84 ©duesV – Fotolia.com

Chapitre 3
p. 88 ©Smileus, shutterstock.com ; pp. 89 à 92 ©Rashid Valitov, shutterstock.com ; pp. 93 et 94 ©Stephen Mcsweeny, shutterstock.com ; pp. 95 et 96 ©ronstik, shutterstock.com ; p. 97 ©Stauke – Fotolia.com ; pp. 98 et 99 ©Vlad Siaber, shutterstock.com

Chapitre 4
pp. 100 à 103, pp. 117 à 120, p. 125 ©Brendan Brazier ; pp. 104 20120816 vega 2624-2 (2) ; pp. 108 à 110 ©Joerg Wilhelm, Wilhelm Media ; pp. 111 à 116 ©Peter Zijlstra, shutterstock.com ; pp. 121 à 124 ©Antonio S, shutterstock.com ; pp. 126 à 132, 134 à 135 ©Joerg Wilhelm, Wilhelm Media ; pp. 126 à 133 (bouton « cru ») ©Alex White – Fotolia.com ; p. 133 ©Foodpictures, shutterstock.com

Chapitre 5
pp. 136 à 138 ©Brendan Brazier ; pp. 139 à 141 ©squirlgirl – Fotolia ; pp. 142 et 143 ©Jutta Schneider und Michael Will ; pp. 144 à 148, p. 156 (au milieu à gauche) ©Joerg Wilhelm, Wilhelm Media ; pp. 149 à 151 ©marekuliasz, shutterstock.com ; pp. 152 et 153 ©AGorohov, shutterstock.com ; pp. 154, 155 et 156 (en bas à gauche) ©dominique landau, shutterstock.com ; pp. 157 et 158 ©shutterstock.com images64 ; pp. 159 à 161 ©Rasbak ; pp. 162 à 165, p. 167 à 170 ©marekuliasz, shutterstock.com ; p. 166 (en bas à gauche) ©Ildi Papp, shutterstock.com ; pp. 171 et 172, p. 173 (en bas à droite) ©grafvision, shutterstock.com ; p. 173 (en bas au milieu) shutterstock.com 110963774 ; p. 173 (en haut à gauche) ©Anneka, shutterstock.com

Chapitre 6
p. 174 ©Brendan Brazier ; p.p 176 à 178 ©Jill Battaglia, shutterstock.com ; pp. 179 à 209 ©Joerg Wilhelm, Wilhelm Media

Chapitre 7
pp. 210 à 213 ©Brendan Brazier ; p. 214 ©Ariene Studio, shutterstock.com ; pp. 215 à 218 ©Enlightened Media, shutterstock.com ; pp. 219 et 220 ©mrkornflakes, shutterstock.com ; p. 221 (en haut à droite) ©Jiri Hera, shutterstock.com ; p. 221 (au milieu à droite) ©Robert Taylor, shutterstock.com ; pp. 222 à 241, 243 à 303 ©Joerg Wilhelm, Wilhelm Media ; p. 224 et 225 ©Subbotina Anna, shutterstock.com ; pp. 225, 231, 238 à 242, 245 à 248, 251 et 252, 263 et 264, 267 à 270, 273 à 277, 280 à 284, 290 et 291, 294 à 300, 303 ©Alex White – Fotolia.com; p. 235 (en bas à gauche) ©Ildi Papp, shutterstock.com ; p. 242 ©eye-blink, shutterstock.com ; p. 242 (en bas à droite) ©Diana Taliun, shutterstock.com ; p. 257 (en haut à droite) 122600596 Azukibohnen, shutterstock.com ; p. 263 (en bas au milieu) ©Anna Hoychuk, shutterstock.com ; p. 266 (en bas au mileu) ©manfeiyang, shutterstock.com

Annexes
pp. 304 à 312 ©Madlen, shutterstock.com ; pp. 313 à 318 ©Laborant, shutterstock.com ; pp. 319 à 321 ©serazetdinov, shutterstock.com ; p. 322 ©Tashatuvango, shutterstock.com ; p. 322 cartons, shutterstock.com ; p. 323 ©Maksim Kabakou, shutterstock.com ; pp. 324 à 339 ©card index, shutterstock.com

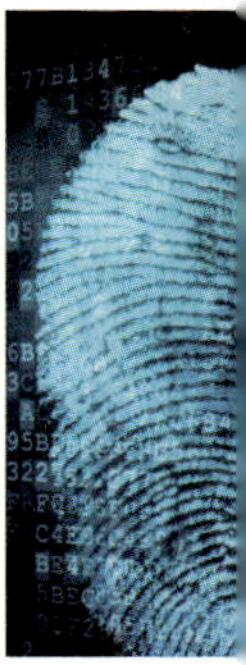

Index général

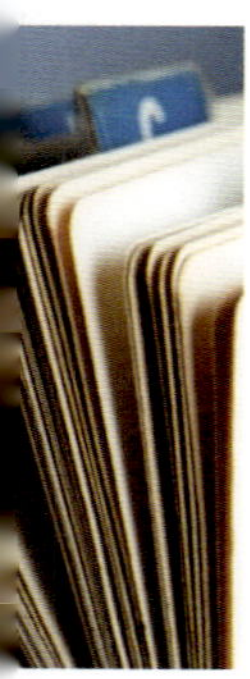

C

D

E

F

G

H

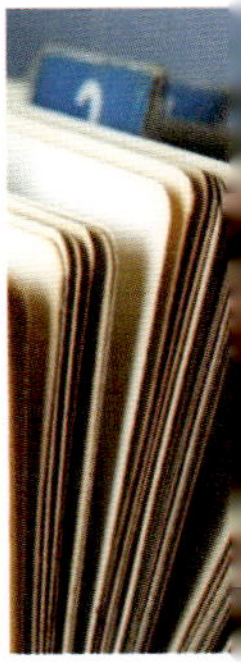

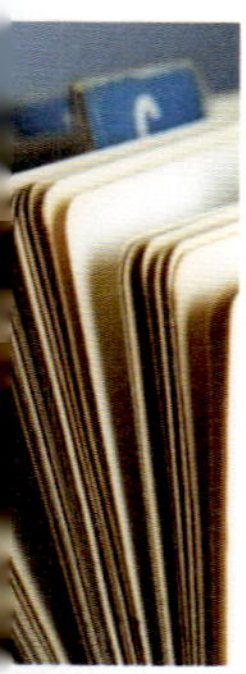

Index des recettes

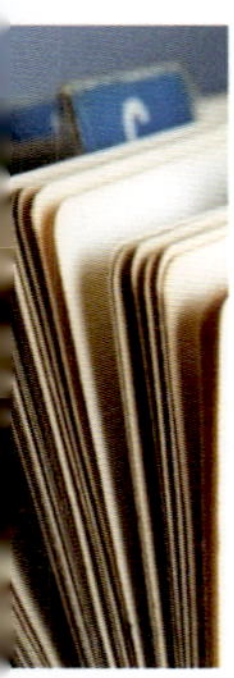

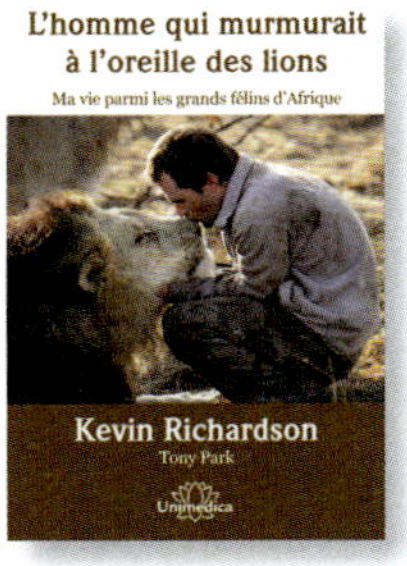

Kevin Richardson / Toni Park

L'homme qui murmurait à l'oreille des lions

Ma vie parmi les grands félins d'Afrique

264 pages, 19 €

Dans son premier livre, le soigneur de lions et comportementaliste animalier Richardson, instance populaire sur YouTube, raconte l'histoire de sa vie et de son itinéraire professionnel, et parle de la capacité insolite qu'il possède pour gagner la confiance de fauves tels que les lions et les hyènes.

Au cours de son travail dans le Lion Park en Afrique du Sud et dans la réserve du «Parc du royaume du lion blanc», Richardson fut accepté comme un frère par quelques-uns de ses lions, «parfois même comme un père... par d'autres comme un ami, et par le reste des lions comme une connaissance.» Sud-Africain natif, Richardson entretient un contact libre avec ses lions; même s'il lui est déjà arrivé de se faire attaquer, il pense que son «histoire d'amour à vie avec le danger» est liée à sa capacité à rester cool. Bien qu'au début de sa carrière il ait failli être déchiqueté, il s'exprime ainsi: « Que faites-vous lorsque qu'un lion essaie de vous dévorer? Tout ce qui vous passe par l'esprit. »

Après avoir quitté l'université, Richardson rencontra Rodney Fuhr du Lion Park, situé en périphérie de Johannesburg, et, d'entraîneur en conditionnement physique pour le personnel, y devint dresseur d'animaux à plein temps et cinéaste.

Cette histoire d'aventures constitue un captivant récit d'une jeune vie en Afrique et permet une étonnante plongée dans l'âme des plus belles et des plus dangereuses créatures d'Afrique.

Une relation intime avec les grands félins illustrée de nombreuses photos couleur.

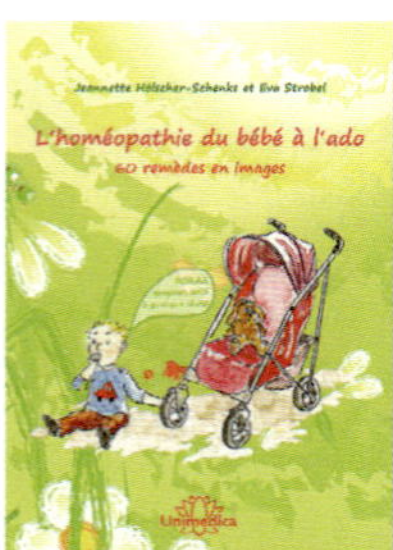

Jeannette Hölscher-Schenke / Eva Strobel

L'homéopathie du bébé à l'ado

60 remèdes en images

312 pages, 29 €

Un vrai régal pour les yeux : le premier livre illustré destiné aux parents et aux thérapeutes et illustrant 60 profils homéopathiques d'enfants. Des aquarelles drôles et touchantes démontrent avec brio qu'un petit dessin vaut mieux qu'un long discours.

On y trouvera les « grands classiques » pédiatriques que sont *Sulfur, Belladonna*, *Calcarea carbonica*, *Pusatilla* ou encore *Lycopodium*, mais aussi des remèdes plus récents comme *Beryllium* et son manque de confiance en lui, *Androctonus* (scorpion) belliqueux et froid, *Chocolat* et ses troubles de l'alimentation, *Falco peregrinus* (faucon) et son comportement agressif ou encore *Lithium phosphoricum* et son hyperactivité, tous sont dépeints en mots et en images avec beaucoup de fraîcheur, pour le plus grand plaisir des lecteurs. Ouvrage de référence, son répertoire pédiatrique exhaustif permet d'orienter facilement ses recherches.

«*Il est très intéressant; en le parcourant je me suis dit que j'aurais bien aimé savoir il y a 30 ans, comment soigner l'eczéma avec des méthodes douces!!!*
Je me suis amusée à retrouver le «profil» de mes enfants, de mes neveux, de mon petit-fils et je suis impressionnée par la justesse des remarques.» Christine M., France

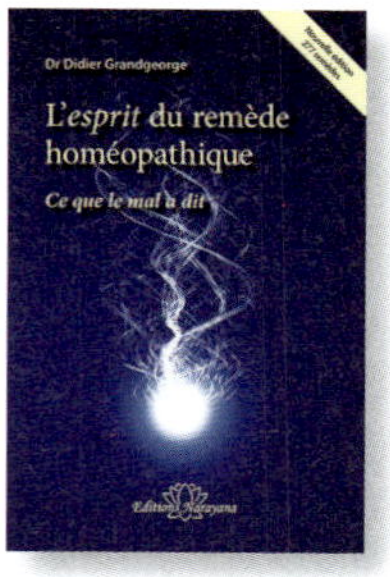

Didier Grandgeorge

L'esprit du remède homéopathique

Ce que le mal a dit

220 pages, 24,50 €

Quelle est la signification de la maladie ? Nos maux surviennent-ils par hasard ou sont-ils la résultante d'une logique dont il nous reste à déceler le sens caché ?

Grâce à cet ouvrage qui s'adresse à la fois aux professionnels de la santé et au grand public, le Dr Grandgeorge nous permet de découvrir le fil conducteur qui relie la souffrance physique à nos problèmes psychiques inconscients. En nous révélant l'esprit de quelques 277 remèdes homéopathiques, il nous offre la clef qui nous ouvre les portes de notre inconscient.

La première édition de ce livre a dit a été publiée il y a plusieurs dizaine d'années. Cet ouvrage a connu un succès considérable, tant en France qu'à l'étranger, où il a été traduit en 9 langues. Depuis lors, le Dr Grandgeorge a continué inlassablement à étudier la matière médicale homéopathique pour dégager l'esprit de nouveaux remèdes par la synthèse de leurs nombreux symptômes issus des expérimentations de la pathogénésie. De plus, en se tenant à l'écoute du travail d'autres équipes dans le monde entier, qui œuvrent également dans cette même voie, le Dr Grandgeorge a enrichi sa pratique de nombreux remèdes qui sont d'une grande utilité pour les malades concernés et d'un grand profit pour tous.

Cette nouvelle édition enrichie est également augmentée de 27 remèdes et bénéficie de toutes les nouvelles avancées, fruits de ses années fécondes passées au chevet des malades.

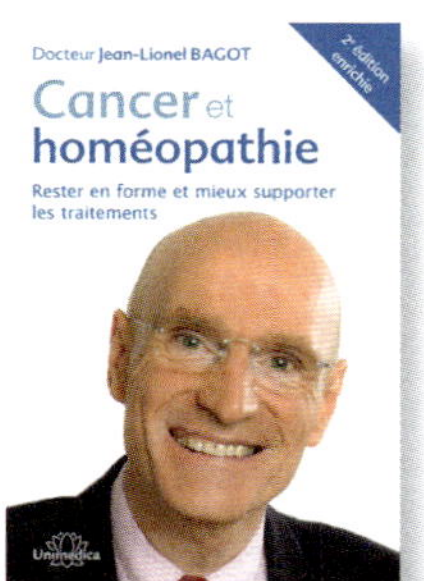

Dr Jean-Lionel Bagot

Cancer et homéopathie

Rester en forme et mieux supporter les traitements – 2nde édition enrichie

400 pages, 29 €

Le traitement du cancer a énormément progressé ces dernières années. Cependant le parcours de soins expose souvent les malades à des effets secondaires qui peuvent altérer leur qualité de vie. C'est ce constat qui anime le Dr Jean-Lionel Bagot depuis plus de dix ans. Avec une équipe d'oncologues de Strasbourg, il propose l'homéopathie en soutien à la chirurgie, la chimiothérapie, la radiothérapie et l'hormonothérapie. Et le succès est au rendez-vous ! L'homéopathie se révèle étonnamment capable de soulager et soutenir les malades.

Cet ouvrage détaille les remèdes homéopathiques et leur posologie par type de cancer, de traitement et de troubles rencontrés, sans oublier la gestion émotionnelle de la maladie et des soins.

Premier guide sur le sujet, il est remarquable par la précision de ses recommandations couvrant tous les temps de la maladie, de l'annonce du diagnostic au retour à la vie « normale ». Facile à lire et surtout simple à mettre en pratique, c'est un outil précieux, aussi bien pour les malades que pour les thérapeutes.

Cette seconde édition, augmentée de presque cent pages est le fruit de quatre nouvelles années d'expérience et de recherche en soin de support. On y découvre notamment 15 nouveaux protocoles de chimiothérapie, les avancées sur l'hormonothérapie de la prostate et les dernières connaissances sur l'alimentation pendant la chimiothérapie

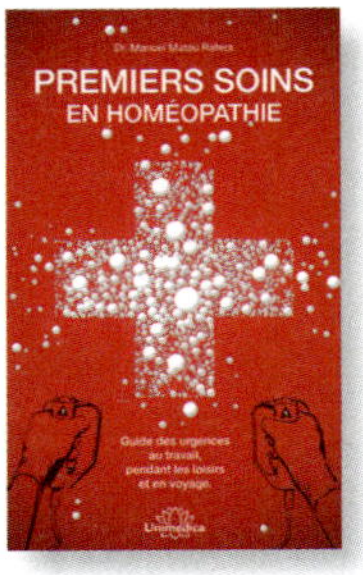

Manuel Mateu i Ratera

Premiers soins en homéopathie

Guide des urgences au travail, pendant les loisirs et en voyage

900 pages, 36 €

L'homéopathe espagnol Manuel Mateu i Ratera, travaille depuis plusieurs années sur l'utilisation de l'homéopathie en médecine urgentiste et a acquis une grande expérience dans ce domaine, notamment durant ses expéditions, particulièrement dans l'Himalaya.

Il a rassemblé ses expériences dans ce livre riche en conseils professionnels et empreint de sagesse, qui s'adresse aussi bien aux homéopathes qu'au grand public.

Un livre original couvrant le vaste sujet des urgences et qui est devenu en peu de temps un bestseller et une référence en la matière.

De façon synthétique, Mateu i Ratera traite les accidents, des plaies aux chocs, en passant par les morsures de serpent et autres animaux, les brûlures, les gelures, les chocs électriques, les troubles dus à l'altitude, les arrêts respiratoires, les intoxications alimentaires, la dysenterie, le choléra, et autres maux divers rencontrés en voyage.

Doté d'une Matière Médicale riche et de diagnostics différentiels précis, ce livre est un ouvrage de référence pour des premiers soins efficaces que l'on soit en altitude ou sous les tropiques.

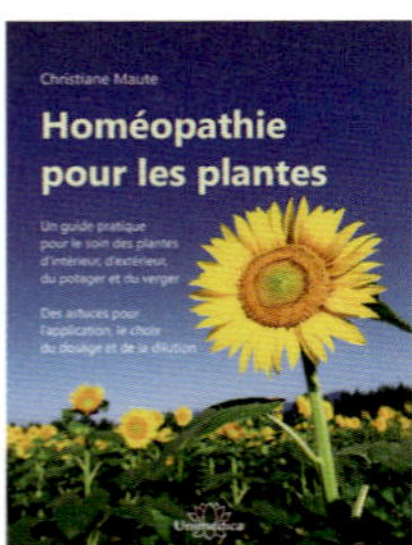

Christiane Maute

Homéopathie pour les plantes

Un guide pratique pour le soin des plantes d'intérieur, d'extérieur, du potager et du verger

Des astuces pour l'application, le choix du dosage et de la dilution

160 pages, 24 €

Pionnière dans ce domaine, l'auteure commença il y a plus de dix ans à traiter en homéopathie les plantes de son jardin. La manière dont les plantes réagirent aux traitements fut dans de nombreux cas tout simplement incroyable.

Christiane Maute nous propose les principaux remèdes homéopathiques utilisés dans les maladies les plus communes comme par exemple, les taches noires du rosier, le mildiou de la tomate, le feu bactérien des arbres fruitiers, la cloque du pêcher, le cancer, la pourriture, la fumagine, ainsi que dans les infestations de limaces et les problèmes de croissance.

Les traitements pour les conséquences du gel ou de la grêle, des excès d'humidité, de sécheresse ou de soleil, ainsi que pour les « blessures » occasionnées par la taille ou le rempotage, sont clairement expliqués, donnant même au moins expérimenté d'entre nous la possibilité de les appliquer en toute confiance.

Des illustrations ainsi que des résumés concis sont fournis, offrant ainsi aux novices la possibilité de reconnaître du premier coup d'œil la maladie et de trouver le remède correspondant. Le livre se termine par une matière médicale claire et concise.

Ce livre, facile à utiliser, s'adresse tout particulièrement au jardinier amateur et saura convertir le « non-homéopathe » en utilisateur enthousiaste.

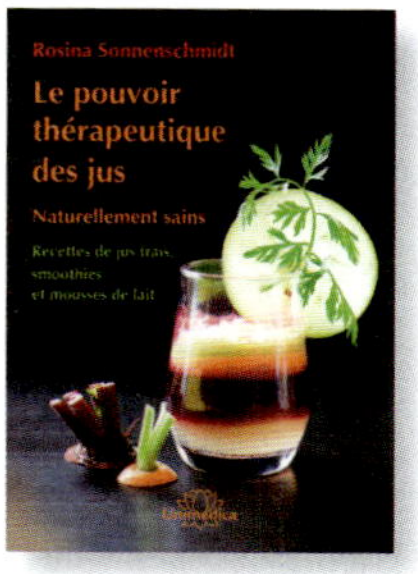

Rosina Sonnenschmidt

Le pouvoir thérapeutique des jus

Naturellement sains

Recettes de jus frais, smoothies et mousses de lait

160 pages, 24 €

L'auteure, Rosina Sonnenschmidt, très appréciée outre-Rhin partage avec nous ses connaissances sur les vertus curatives des jus frais. Outre les traditionnels jus de fruits et de légumes crus, elle aborde également les très « tendance » smoothies et nous fait découvrir le domaine encore peu connu des mousses de lait, autant de boissons à visée préventive ou à consommer dans le cadre d'un traitement holistique.

Les jus de fruits et de légumes crus fraîchement pressés stimulent les fonctions rénales et hépatiques, ainsi que le métabolisme cutané. Ils activent les glandes et le système nerveux, et libèrent les fonctions régulatrices. Ils participent à la désacidification et au drainage de l'organisme. L'intégration thérapeutique des mousses de lait a été développée par Rosina Sonnenschmidt. Ces recettes ont été accueillies par ses patients avec beaucoup d'enthousiasme ; en effet, la mousse de lait améliore l'assimilation des vitamines lipophiles.

Réussissez une délicieuse cure de jus frais, souvent inédite : du jus de roses à la fraise et du jus d'ananas à l'orge germé au smoothie mangue-avocat en passant par la mousse de lait au chou blanc ! L'auteure détaille aussi l'efficacité de ses boissons selon la saison et les symptômes.

Ce livre est une source d'inspiration pour les thérapeutes comme pour le grand public souhaitant mettre à profit les vertus curatives des jus frais.

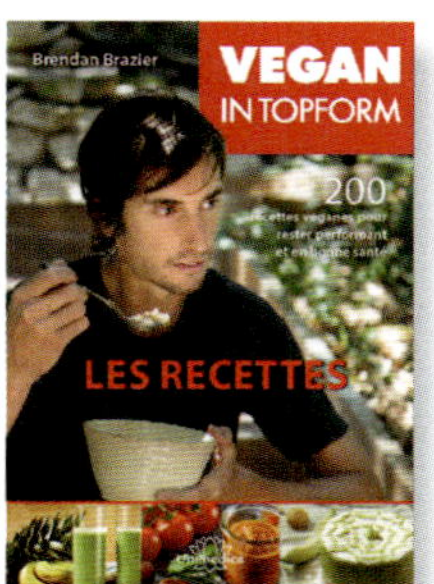

Brendan Brazier

Vegan Power – Les recettes

200 recettes véganes pour rester performant et en bonne santé

320 pages, 29 €

Le célèbre Ironman et triathlète Brendan Brazier a révolutionné, sur la base de ses années d'expérience, l'alimentation végane et il l'a optimisée pour les sportifs et pour les performances de haut niveau.

Dans son ouvrage, ce sportif apprécié, démontre les liens existant entre la protection du climat, l'alimentation d'origine animale et végétale et les ressources disponibles. Il démontre qu'une alimentation végétale équilibrée est le meilleur moyen de protéger à la fois la santé et l'environnement.

Dans cet ouvrage culte, il propose 200 recettes de plats nutritifs, faciles à préparer et qui contiennent les pouvoirs de super-aliments tels que la maca, le chia, le chanvre ou la chlorella. De plus, il a laissé de côté les produits potentiellement allergènes, tels que le blé, la levure, le gluten, le soja et le maïs.

Nous trouvons dans cet ouvrage d'une part des recettes élaborées par de célèbres chefs américains tels que Tal Ronnen et Matthew Kenney, ce sont de délicieux gnocchis de potiron, une cassolette de légumes italiens, un chili de haricots, des fallafels de quinoa, d'onctueux smoothies au chocolat, un carpaccio rafraichissant de noix de coco et d'orange, un chanvre-burger indien, une tarte à la crème de banane, une salade d'été du chef et d'autre part, les recettes de barres et de gels énergétiques mises au point par Brendan Brazier et bien d'autres encore.